U0303617

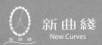

新曲綫
New Curves

用心雕刻每一本......

http://site.douban.com/110283/
http://weibo.com/nccpub

用心字里行间　雕刻名著经典

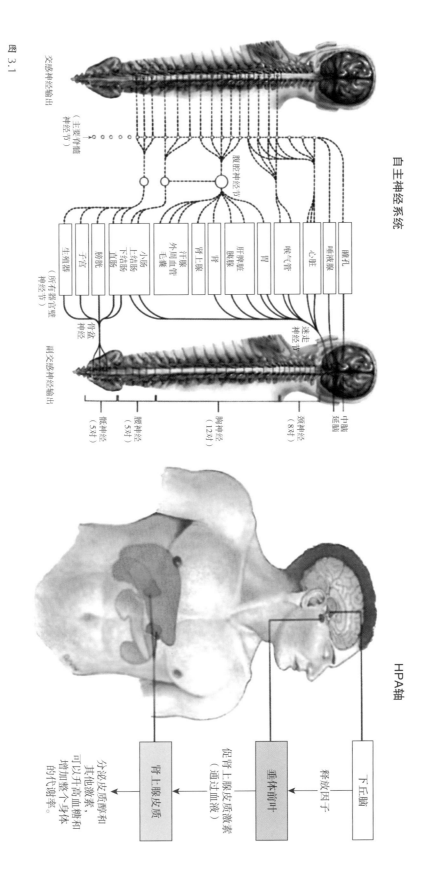

图 3.1 面对压力的战斗或逃跑反应（见正文第 41 页）

资料来源：Kalat, Biological psychology, 4E. 1992 Wadsworth, a part of cengage Learning Inc. Reproduced by permission

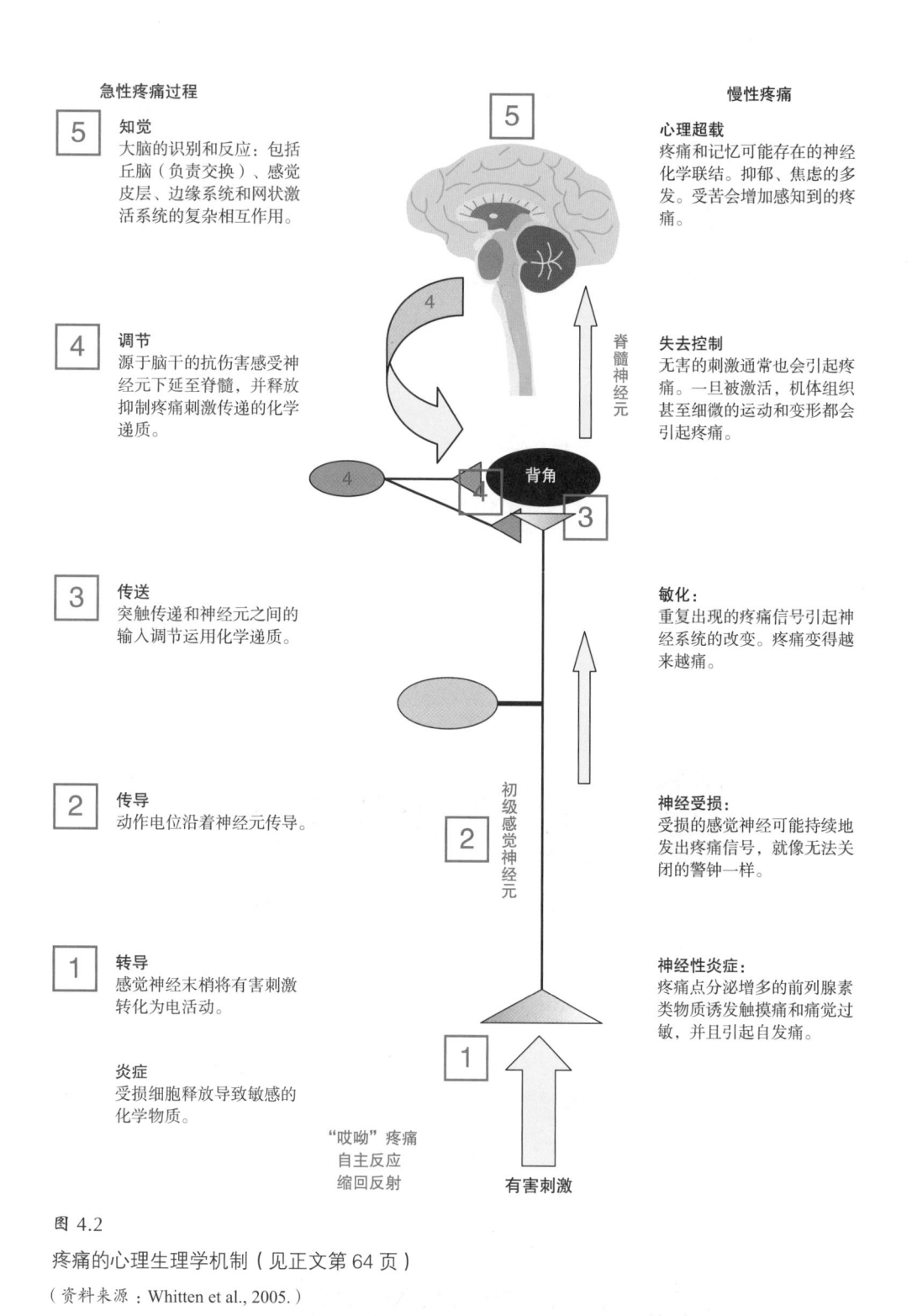

急性疼痛过程

5 知觉
大脑的识别和反应：包括丘脑（负责交换）、感觉皮层、边缘系统和网状激活系统的复杂相互作用。

4 调节
源于脑干的抗伤害感受神经元下延至脊髓，并释放抑制疼痛刺激传递的化学递质。

3 传送
突触传递和神经元之间的输入调节运用化学递质。

2 传导
动作电位沿着神经元传导。

1 转导
感觉神经末梢将有害刺激转化为电活动。

炎症
受损细胞释放导致敏感的化学物质。

慢性疼痛

心理超载
疼痛和记忆可能存在的神经化学联结。抑郁、焦虑的多发。受苦会增加感知到的疼痛。

失去控制
无害的刺激通常也会引起疼痛。一旦被激活，机体组织甚至细微的运动和变形都会引起疼痛。

敏化：
重复出现的疼痛信号引起神经系统的改变。疼痛变得越来越痛。

神经受损：
受损的感觉神经可能持续地发出疼痛信号，就像无法关闭的警钟一样。

神经性炎症：
疼痛点分泌增多的前列腺素类物质诱发触摸痛和痛觉过敏，并且引起自发痛。

脊髓神经元

初级感觉神经元

背角

"哎呦"疼痛
自主反应
缩回反射

有害刺激

图 4.2

疼痛的心理生理学机制（见正文第 64 页）

（资料来源：Whitten et al., 2005.）

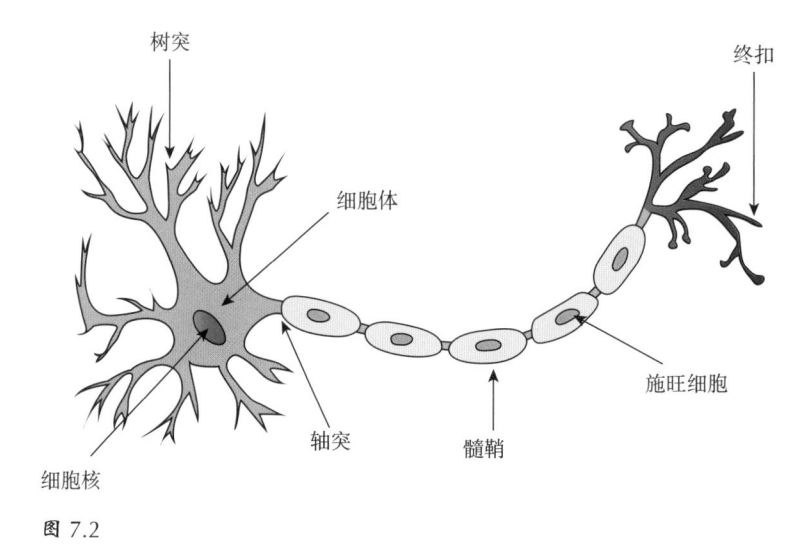

图 7.2

神经元的结构（见正文第 116 页）

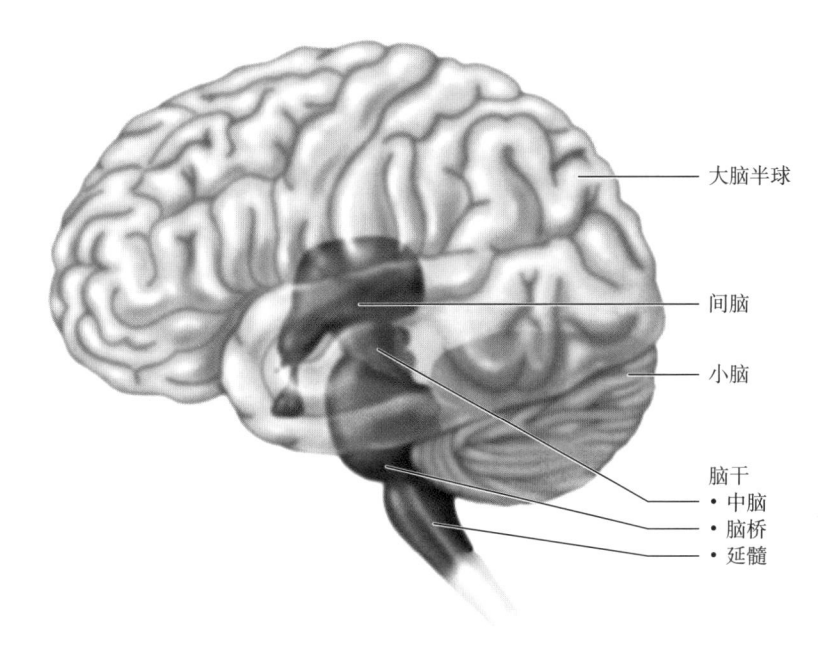

图 7.3

大脑的解剖结构（见正文第 120 页）

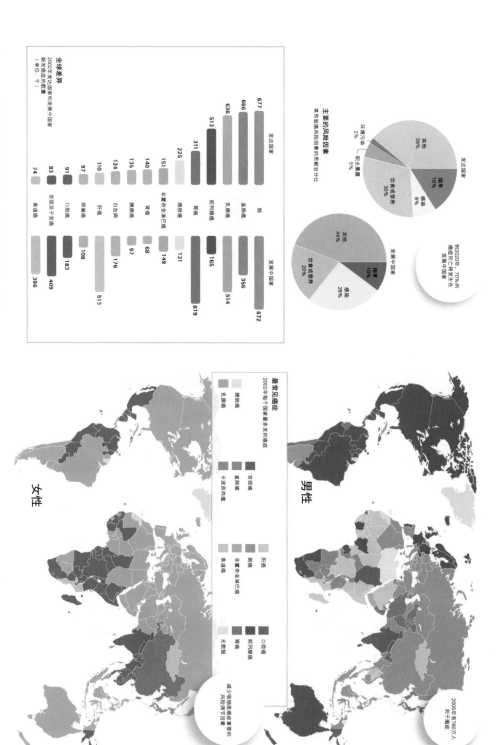

图 11.1 世界最常见癌症分布（见正文第 204 页）

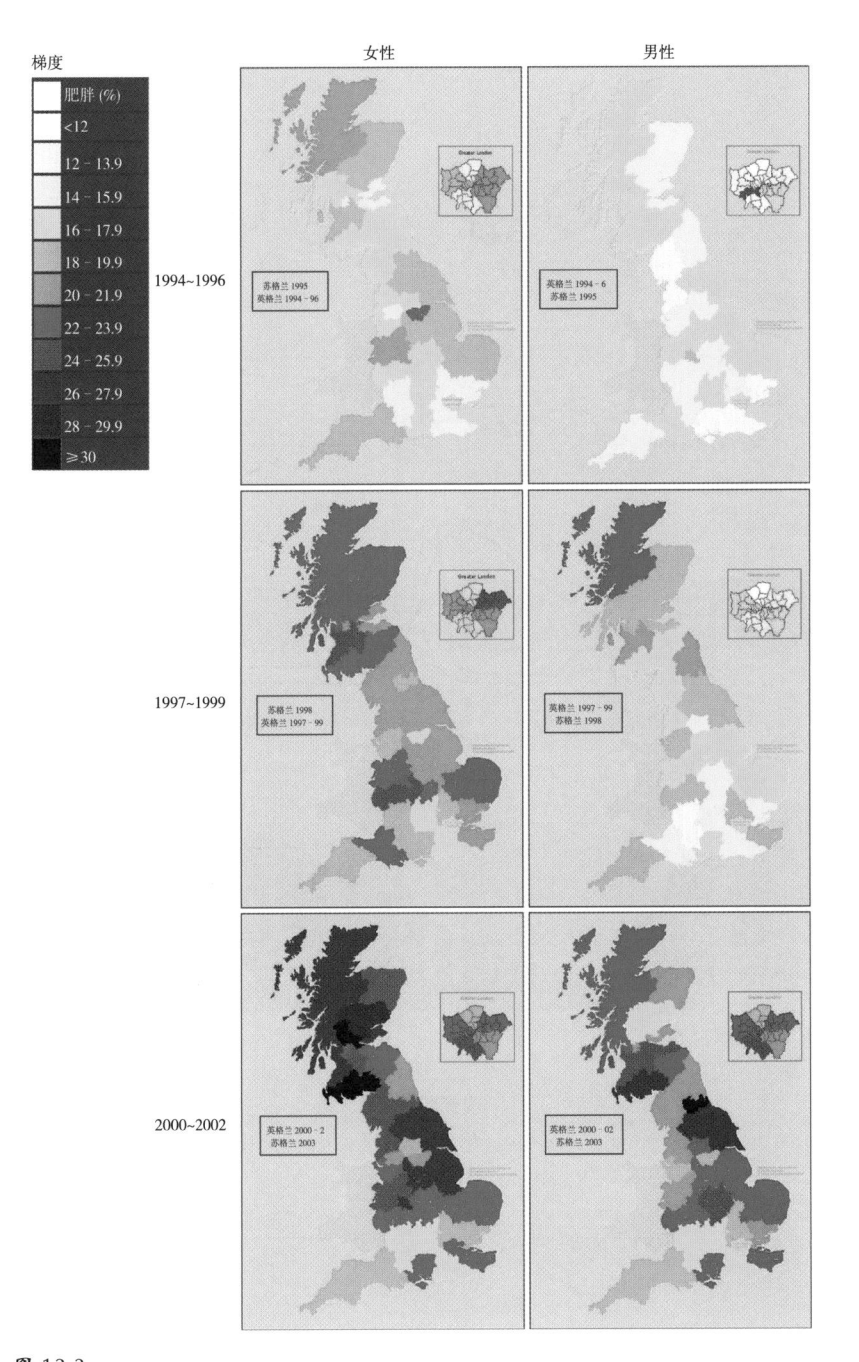

图 13.3

英国男女两性的肥胖趋势（1994~2002 年）（见正文第 241 页）

资料来源：Foresight Report（2007）. *Tackling Obesities: Future Choices. Project Report*（2nd edition）. London: Government Office for Science.

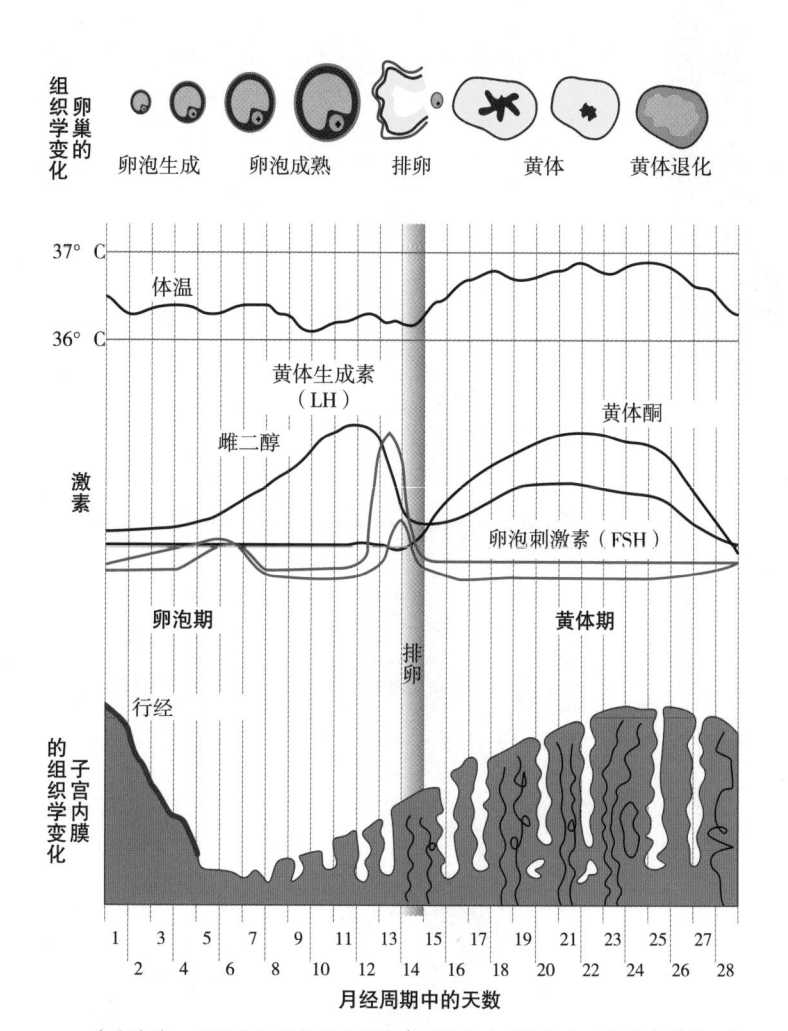

卵巢的组织学变化

卵泡生成　卵泡成熟　排卵　黄体　黄体退化

37° C

36° C

体温

黄体生成素（LH）

雌二醇

黄体酮

卵泡刺激素（FSH）

激素

卵泡期

排卵

黄体期

行经

子宫内膜的组织学变化

1　3　5　7　9　11　13　15　17　19　21　23　25　27

2　4　6　8　10　12　14　16　18　20　22　24　26　28

月经周期中的天数

（平均值：不同的女性或月经周期在时长和生理指标上可能存在差异。）

图 14.1

月经周期中的生理事件（见正文第 254 页）

商务印书馆（成都）有限责任公司出品

医学心理学

〔英〕苏珊·艾尔斯 理查德·维泽 著

洪 炜 等译

商务印书馆

2019年·北京

Susan Ayers, Richard de Visser

Psychology for Medicine

ISBN 978-1-4129-4690-2

书的翻译工作由国内医学心理学领域的11位专家学者通力合作完成，全书的译校工作由北京大学医学部应用语言学系乔玉玲老师完成。各部分译者依序为（按章节顺序排列）：

洪　炜　　北京大学医学部医学心理学系

第1章　心理学与医学

官锐园　　北京大学医学部医学心理学系

第2章　动机、情绪与健康
第3章　压力与健康

母嫘修　　天津师范大学心理学部

第4章　症状与疾病
第5章　健康与行为

庞　英　　北京大学肿瘤医院康复科

第6章　慢性疾病、死亡与临终
第7章　大脑与行为

徐红红　　北京大学医学部医学心理学系

第8章　毕生心理社会性发展
第9章　社会心理学

刘德详　　山东大学医学心理学系

第10章　学习、知觉与记忆
第11章　免疫与保护
第12章　心血管与呼吸系统

张　茜　　山东大学医学心理学系

第13章　胃肠系统
第14章　生殖与内分泌系统

赵冉然　　河北医科大学第一医院

第15章　泌尿生殖医学

方建群　　宁夏医科大学总医院心理卫生中心

第16章　精神病学与神经病学

潘　芳　　山东大学医学心理学系

第17章　循证医学

谢中垚　　中国政法大学社会学院

第18章　临床访谈
第19章　心理干预

推荐序一

2015 年，国家级的医学教材审定委员会决定要出版一套英文的医学系列教材，供来华留学的外国学生使用，委托本人担任其中 *Medical Psychology*（《医学心理学》）的主编。我们四处寻找相关的权威教科书，一位英国专家热心推荐了苏珊·艾尔斯教授颇有影响力的 *Psychology for Medicine* 一书。正巧，在中国心理卫生协会学术大会上，陆瑜老师跟我谈了新曲线和商务印书馆正在编辑出版这本书中译本的事情，我也介绍了对这本教科书的看法。几年后，非常专业的中文翻译版终于要面世了，可喜可贺！

医学心理学是"舶来品"，其概念始于 1852 年的欧洲。一百多年以来，世界各国的专家学者对医学心理学的名称、范围、边界的理解还没有统一的看法，但对其基本内容还是有较多的共识，尤其是都将医学心理学当作推广"生物 - 心理 - 社会"医学模式的重要工具。

发达国家医学教育中涉及医学心理学的课程内容十分丰富，教学时数较多。例如：德语国家的"医学心理学""心身医学与心理治疗"是医学生的必修课程；美国大学基础医学阶段的"行为科学"及"行为医学""临床心理学"，连同临床阶段的"脑与精神""精神病学"，共同构成了医学教育阶段的重要知识板块，理论和实践环节的总课时超过了其他任何一门课程。

改革开放以来，我国的学术界、政府部门认定医学心理学为一门内容丰富的理论和应用兼具的学科，是医学与心理学之间的桥梁学科，与生命科学（尤其是神经科学）、人文社会科学关系密切，在培养医生及心理健康服务人员的专业能力和人文素养等方面，能起到不可替代的作用。所以，多年以来，医学心理学都是全国各地医学院校学生的必修课，也是执业医师资格证书考试的重要科目。

当前，我国政府倡导"大健康观"，正在大力推动"健康中国行动"。其中，心理健康促进是其重要组成部分。从事这一光荣而艰巨工作的人员，不仅有医学人员，也有很多来自其他不同学术和技术背景的人。他们接受了不同的专业教育和训练，但相互之间常常缺乏良好的沟通与合作。其中一个重要原因是，医学教育背景的人与心理学、社会工作教育背景的人，还没有建立起专业上很重要的基本共识。而医学心理学就是这样一处非常重要的共识领域，可以拉近不同专业背景人员之间的距离，可以在促进相关多学科背景人员发展共同语言、建立共识以及增进相互理解等方面发挥有益的作用。

现在我们看到的这本艾尔斯教授等人所著、洪炜教授等人翻译的《医学心理学》教科书，从医学应用的角度介绍了心理学原理和现象。选材精当，内容丰富，各个篇章皆紧扣人们关心的健康、疾病问题。作者切合临床实践，根据大量的实验研究、流行病学资料和临床循证研究证据，详细介绍了心理与躯体之间的互动影响机制，条分缕析，并对临床应用的实际场景和技术都提出了很具体的指导建议。

例如，书中对"安慰剂效应"和"惊吓剂效应"的介绍，有理有据，加上有趣的例子，可以帮助我们理解，为什么有的医生开给病人与以前同样的药物，却让病人产生跟以前服用别的医生的处方药后完全不一样的效果。这样的事例可以让我们进一步思考，为什么医患关系、医患沟通不仅是态度和礼貌问题，还是很重要的技术问题。又比如，在介绍生殖泌尿系统相关的心理问题时，本书并没有局限于讨论躯体的、病理的内容，而是认为"性"的内涵远远超出了男性科、妇产科、性医学、生殖医学的范围，首先要从社会文化的角度理解正常的性，然后在临床上要综合处理相关的问题。这是在我们以前的教科书里比较缺乏的明朗态度和实用指导建议。

本书的结构、角度与我既往看过的很多医学心理学教科书都不一样，希望大家能从中受益！

赵旭东

同济大学医学院医学心理学、精神医学教授

中国心理卫生协会副理事长

世界心理治疗学会副主席

2019 年 8 月 5 日于上海

推荐序二

　　我自 1984 年起至今在山东医科大学（后并入山东大学，成立山东大学齐鲁医学部）讲授"医学心理学"这门课程三十余年，也一直从事医学心理学这门课程的教材编写工作，一方面有感于医学与心理学在理论框架和实践操作层面结合度不够，普通的医学生要学习和掌握医学心理学的知识，往往需要学习好几门的心理学基础课程；另一方面也面临着医学心理学相关资料的搜集、整理、综合和总结方面的现实困难。而苏珊·艾尔斯教授所撰写的这本《医学心理学》(*Psychology for Medicine*)曾经是我从事教学及科研工作的重要参考资料，恰好能填补这两方面的空白。因此，我一直特别期待见到她的中译本正式出版。收到译稿清样后，我暂时放下手头的工作，专注而又快速地通读完这本书，既非常兴奋，又获益匪浅。在此，我特别向临床医学及应用心理学专业的师生、医院院长、主任医师、临床医生、护士、护工、住院患者及其照料家属，以及对医学心理学感兴趣的普通读者推荐这本《医学心理学》。

　　本书的二位作者，苏珊·艾尔斯是健康心理学家和拥有资格认证的认知行为治疗师，理查德·维泽是心理学高级讲师。他们都长期在医院从事健康心理学、行为医学和心理干预工作，撰写本书的初衷是要为医学生提供一本优秀的与医学有关的心理学教材。在撰写本书的过程中，两位作者根据医学临床工作实践，对本书知识内容的呈现及其方式、患者临床症状解释的各种心理学理论等均做了精致的工作。最终，《医学心理学》呈现给读者的是一部囊括与医疗实践有关的心理学研究、理论、应用和最新进展的教科书，内容全面，深入浅出。因此，本书可以用作医学本科生学习医学心理学的教材，也可供相关专业研究生和临床医生参考，而对关注身心健康和疾病康复的普通读者而言，本书也是既科学严谨又通俗易懂的医学心理入门图书。

　　医学心理学是医学与心理学两门学科相互交叉形成的新学科，是心理学理论知识在医学实践领域中的应用。但是，在浩瀚的医学和心理学知识体系中，哪些知识点对医学生或者临床医生是必不可少或者是大有裨益的呢？心理学在患者治疗和康复过程中应起到的作用是什么？为此，本书紧紧围绕着心理学在病症正确诊断和适当治疗中的作用展开讨论，内容全面而经典、可操作性强，非常实用。比如，在了解和解释患者的症状和疾病行为方面，包括疾病信念如何影响患者的求助行为和患者的治疗决策；信念和情绪如何影响治疗；安慰剂效应和反安慰剂效应；疾病信念及其表征等内容。在医生应当具备的技能方面，涉及治疗的依从性；医患沟通；临床访谈和医疗背景中的心理干预等内容。在探讨心身相关的机制和研究进展方面，介绍了免疫疾病的心理方面；生活方式与胃肠健康；内分泌紊乱与心理社会健康等内容。除此之外，该书还以实际案例详细地阐述了预测和改变健康行为的 4 种理论模型，便于医学生和临床工作者在实践工作加以应用。

本书内容的呈现方式新颖、独特。如每一章都配有内容丰富的学习指南，包括内容提要、学习目标、案例研究、研究专栏、临床实践等内容，这能让学生清晰地了解本章的内容框架、知识内容和要点。更为可贵的是，学习指南中的案例研究、研究专栏、临床实践等内容均选取真实的生活情境和医疗过程，让医学生尤其是临床医生能够将心理学的各种理论、概念与医疗实践相结合，学以致用。每一章的最后都配有拓展阅读和复习题，可以让学生总结和提炼本章的内容，从而达到巩固知识的目的。除此之外，本书还有大量的插图、图表、漫画和照片，既让学习过程变得生动有趣，又能加深读者对知识的理解，拓展视野。这种多角度、全方位、立体化地呈现知识的方式使整本书可读性更强，甚至自学也饶有趣味。

特别值得一提的是，一本优秀学术教材的引进出版，不仅需要原著的学术水平很高，中译本的翻译和编校也必须字斟句酌、精益求精，才能保证出学术精品。令人欣慰的是，《医学心理学》一书从翻译到编校都层层把关，反复修改和编辑，保证了中译本最大限度地忠实于原著，全书文字表述精炼、明晰。《医学心理学》的主译洪炜教授在北京大学医学部从事医学心理学的教学、科研和临床工作近四十年，主编过多部医学心理学教材和专著，专业知识扎实、临床经验丰富、为本书翻译的学术质量提供了保障。本书的责任编辑和审校专业功底扎实、细致认真，保证了本书在编校上的高专业水准。

故此，我认为这是一部高质量的医学心理学教材。我诚挚地向大家推荐本书。

潘 芳
山东大学教授、博导、医学心理学与伦理学系主任

推荐序三

我作为一名多年讲授"医学心理学"课程的教师和一名从事临床多年的心理医生，特别向医学师生、医护人员、心理学专业师生和心理学爱好者推荐《医学心理学》一书。

本书由苏珊·艾尔斯（Susan Ayers）和理查德·维泽（Richard de Visser）共同编写完成。苏珊·艾尔斯是伦敦大学城市学院的教授，并担任英国妇幼健康研究中心的主任，也是苏塞克斯大学的客座教授，主要研究女性在怀孕期间和产后的安康状况和心理健康。她也是一名健康心理学家和认证的认知行为治疗师，曾担任《剑桥心理学、健康与医学手册》的编辑，曾多次应邀开办讲座和工作坊，并在2012年荣获生殖与婴儿心理学会年度讲师奖。理查德·维泽是英国的布莱顿和苏塞克斯医学院心理学高级讲师。他的研究领域主要有：健康行为、酗酒、性心理及性行为、公共卫生等。

这两位作者都是心理学教授和健康心理学家，有着多年的教学经验和研究实践经历。两位作者撰写本书的两个目标：第一，他们致力于编写一本适合医学生学习的心理学教科书。第二，要以学生能够理解的方式来呈现信息。他们投入了大量的时间和精力，才使得这本优秀的医学心理学教材得以出版。

《医学心理学》涵盖的主题和理论非常丰富，可以说基本涵盖心理学所有与医学相关的方面，并且突出这些信息的临床相关性及其应用。通过提供与医学有关的"大一统"式的心理学概览，能有效地指导医学生们思考如何在临床实践中应用这些知识。全书共分为四编。第一编着眼于健康心理学，介绍了与大部分医学实践（如应激、症状和慢性病）相关的理论和研究。第二编讨论了心理学其他相关领域的知识，例如脑与行为，从婴儿到老年的发展，以及社会环境对人类行为的影响。第三编概述了与不同的人体系统有关的心理学，包括心血管、呼吸、消化、免疫、泌尿和生殖系统。最后第四编概述了与医疗临床实践相关的心理学，如沟通技巧和心理干预。全面而深入地介绍了医疗实践中与心理学有关的研究、理论、应用情况和当前进展。通过对这本书的学习，可以帮助医学生们更深入地探索心理学，并将其应用于临床实践。由于每个人都是具有不同思想、情感、人格、行为方式、个人历史与经验的独特个体，只有更好的理解"治疗人而不仅仅治疗疾病"这一观点，更透彻地理解心理学在医疗和保健中的意义，才能保证患者获得周到细致而又科学合理的治疗和护理。

本书结构清晰，文字表述精确而明晰，图文并茂且生动有趣，内容的呈现重点突出，每一章都以一张内容概览图解开始，使学生可以一目了然地了解本章的框架，从而快速、清晰地明了本章的内容和要点。然后在每章正文前给出这一章的学习目标，列出本章需要掌握的重要知识点。采用专栏的形式来阐述正文中的重要概念和研究结果，并详尽地说明如何把不同的研究方法应用到医疗环境中。再通过案例研究来阐述与正文所述问题有关的患者个人经验，案例研究还展示了如何在临床实践中运用心理学理论和技术来帮助病人康复。案例大多来自个体病例和媒体报道的真实事件，这样可以将下面要介绍的内容与真实生活情境紧密联系起来，使得学生不仅能掌握知识要点，还能进一步了解具体知识点在现实生活中的应用，体现了医学心理学在临床应用中的价值。另外，值得特别推荐的是，本书还设计了临床笔记这个小环节，在每章正文介绍的心理学原理和技术基础之上，临床笔记针对医疗实践给出了重要的建议和小贴士。此外，在书中每一节结束处都以条目形式对术小结最重要的心理学理论和应用进行了总结，列出了重要的术语和概念以及进一步阅读的建议，帮助读者学习和复习。在每一章的最后是复习题，可以帮助读者学习、思考和备考。本书内容的编排和设计，处处体现了作者的用心和对心理学知识和理论运用的高超水平，也正是这些细节，决定了这本教材的高品质。

另外值得一提的是，一本好的译著不仅需要原著的专业水准高，中译本的翻译和编校也必须精而又精，才能保证出精品。译者洪炜先生，是北京大学医学部教授，临床心理学博士，博士生导师。任中国心理卫生协会心理评估专业委员会副主任委员、中国心理学会理事、医学心理学专业委员会任副主任委员。他主编过《医学心理学》（"十一五"国家级规划教材，2009），编写了卫生部应用心理学专业培训教材《变态心理学》和《临床心理学》，专业功底十分深厚，保证了本书在翻译编校上的专业水准。对于本书的翻译和编校，洪炜先生投入了极大的热情、时间和精力，从翻译到编校都层层把关，反复修改和编辑，真正保证中译本最大限度地忠实于原文，结构清晰严谨，文字表述精炼而明晰。

基于上述理由，我相信这是一部高质量的医学心理学教材，是医学生学习心理学相关知识宝贵的参考用书。尽管两位作者的初衷是编写一本适合医学生学习的心理学教科书，但我认为这本《医学心理学》同时也适合广大医护人员、心理学专业学生和心理学爱好者。我很喜欢这本书，会将其列为医学心理学教学的辅助教材，并诚挚地向大家推荐本书。

朱熊兆

中南大学教授、博导、医学心理学研究所副所长

湘雅二医院医学心理中心副主任

中国高等教育学会医学心理学分会副理事长

译者序

　　这是一部适合医学生阅读和学习的医学心理学教科书，也可用作医学心理学教学的参考用书。当然，对医学及心理学感兴趣的非专业人士也可以从中了解许多有益的信息及知识。

　　心理学与医学有着什么样的关系？医学生为什么要学习心理学？在考入大学之前，我曾有 4 年作为下乡知青到农村插队的经历。有一次一位同学深夜患急腹症，我陪他去乡村医院看病，值班医生做了简单处置后就离开了。后半夜这位同学的病情再次发作，我又去找医生，值班护士说，已经做了处置，要看医生也得等白天上班以后了。这让我很无语，也很无奈。我为作为弱势群体的患者而悲哀。因此我也暗暗下了决心，如果有机会我一定要学医，要将健康与命运掌握在自己的手里。1978 年初恢复高考，我有幸考入了白求恩医科大学（现合校为吉林大学），成为一名医学生（恢复高考后的首批 77 级）。

　　改革开放后，中国万象更新，一派欣欣向荣景象。几乎与此同时，美国医生恩格尔在"科学"（Science）杂志上发表了一篇文章《需要新的医学模式：对生物医学的挑战》，提出了生物医学模式需要转换到生物 – 心理 – 社会医学模式的新理念。心理学这门在文革曾被取消的学科在中国恢复了其应有的位置，中科院心理所的一批学者开始面向大众普及心理学知识，并恢复了医学心理学的学科设置；北京医学院（现北京大学医学部）的几位老师开始举办面向全国医学院校的医学心理学骨干师资培训班；一大批心理学的经典著作（如《精神分析引论》《梦的解析》等）也再次被翻译成中文，出版发行。此时作为医学生的我也在思考，医学是关乎人的健康及生命的学科，医学不仅仅是"生命科学"，医学也是"人学"。人并非一个简单的生物体，我们除了要学习和掌握解剖学、生理学、病理学、药理学等生物学知识体系外，是否还应该了解一些心理学、伦理学、法学等人文学科的知识？而这些内容在当时的医学教育设置中几乎是空缺的。

　　1982 年底我大学毕业，进入白求恩医科大学第一临床学院，恰逢刚分配到该院的梁宝勇老师，梁老师文革前曾毕业于北京大学心理学系，后转行做了医生，文革后又考取了浙江大学心理学系的硕士研究生。我们算是志同道合，在他的引领下我进入了医学心理学领域。1983 年我们一起组建了白求恩医科大学的医学心理学教研室。为了满足医学本科生的教学需要，在当时缺少教科书及参考资料的情况下我们一起编撰了"医学心理学概论"，作为当时国内为数不多的几本医学心理学教材之一。

　　那么作为医学生学习"医学心理学"到底该学习哪些内容，程度又该多深？首先，心理学的基本知识是必不可少的（这在国家的一些医学教育大纲中已作为基础教育的内容之一），对我们来说是"补课"。其次，医学生重点需要了解的内容就是"心理与健康""心理与疾病（心身医学及精神病学相关内容）""心理评估与心理干预（临床心理学相关内容）"以及"病人的心理问题""医患沟通"等内容。这是我们在编撰医学心理学的教材时的基本构想，现在我们手里的这本《医学心理学》也基本围绕着这些内容。

此外一个重要议题是如何理解"医学心理学"？这部译著的英文原名为"*Psychology for Medicine*"，直译就是"为医学所用的心理学"。显然，这并不是一个学科的概念，更像是心理学主动来贴近医学，"我来为你服务，你看看你那里有那么多的心理学相关的问题"。关于本书的中文译名，经过与责任编辑商榷，他还是建议译为"医学心理学"。在中国，医学心理学（Medical Psychology）是作为一个学科分支隶属于中国心理学会，在医学领域的应用也是作为学科存在的。关于此点，国内的一些学者有不同理解。业内的一位知名学者曾经和我谈起，美国没有"医学心理学"这样一个学科，相关领域倒是有"健康心理学"、"临床心理学"，我们是不是也用这样的名称？据我所知，在欧洲有"医学心理学"这样的概念名称，但作为学科，其影响力可能不大。一个相关学科"心身医学"近年来得到了快速发展，需要医学与心理学的通力合作，但学科属性应该隶属于医学。我还是持"医学心理学"应作为一个学科存在的观点，也许这也可谓"中国特色"吧。首先，"医学心理学"在1950年代已经被中国科学院心理研究所确立为一个独立学科，并进行了相关的研究及应用实践，取得了丰硕的成果。其次，自1970年代末以来，国内一大批医务工作者顺应医学模式转变的潮流，对"医学心理学"表现出极大的热忱，结合各自的医学专业工作，投入该领域的学习、研究和实践之中，实属难能可贵。第三，医学心理学的基本研究内容是心理因素对疾病与健康的影响，其内涵十分复杂，作为一个学科独立存在，不仅对医学教育及医学模式的转化非常重要，并且对心理学的发展也具有特殊的意义。

四十多年来，我作为这个领域的亲历人和探索者，酸甜苦辣的个中滋味一言难尽。能够作为这本书的主译也算是对我职业生涯所做的一个圆满收官。关于本书的背景，读者可以从几位教授的推荐序以及作者的致谢涵里获悉一些关键信息。我们注意到一些医学生对本书原作的出版做出了特殊的贡献，这也回应了我前面提出的问题：作为医学生——未来的医务工作者关注医学心理学这一领域的意义和必然性。

这本译著从翻译到出版经历了六年的时间，在此我要感谢一起参与本书翻译的学生和同道们，特别要感谢对全书进行统筹校译的乔玉玲老师，以及参与本书编辑工作的新曲线的同仁们，他们是：本书的责任编辑王伟平先生、特邀编审谢呈秋博士和总编辑刘力先生。

洪 炜

北京大学医学部教授、博导、医学心理学教研室主任

中国心理学会医学心理学专业委员会前主任、现副主任

2019年5月

目　录

第 1 章　心理学与医学 / 1

1.1　心理学与医学 / 2

1.2　什么是健康 / 3

1.3　心理学为什么重要 / 7

1.4　医学的不同取向 / 9

第一编　心理学与健康 / 17

第 2 章　动机、情绪与健康 / 19

2.1　动机 / 20

2.2　动机与健康 / 23

2.3　情绪 / 25

2.4　情绪与健康 / 30

第 3 章　压力与健康 / 38

3.1　什么是压力 / 39

3.2　压力与健康 / 46

3.3　医疗中的压力 / 51

3.4　压力管理 / 52

第 4 章　症状与疾病 / 56

4.1　症状觉知 / 58

4.2　疼痛 / 61

4.3　安慰剂效应和反安慰剂效应 / 67

4.4　疾病信念和疾病表征 / 69

第 5 章　健康与行为 / 75

5.1　预测和改变健康行为 / 76

5.2　健康信念模型 / 78

5.3　计划行为理论 / 80

5.4　跨理论模型 / 85

5.5　PRIME 理论 / 88

第 6 章　慢性疾病、死亡和临终 / 92

6.1　慢性疾病 / 94

6.2　心理干预 / 98

6.3　死亡和临终 / 100

6.4　死亡和医疗实践 / 105

第二编　心理学基础知识 / 111

第 7 章　大脑和行为 / 113

7.1　神经系统的组织结构 / 114

7.2　神经元的信息传导 / 117

7.3　大脑和中枢神经系统的结构 / 119

7.4　运动控制 / 123

7.5　睡眠、意识和生物钟 / 126

第 8 章　毕生心理社会性发展 / 133

8.1　童年期 / 134

8.2　青少年期 / 145

8.3　成年期 / 148

8.4　老年期 / 148

第 9 章　社会心理学 / 152

9.1　态度 / 153

9.2　自我心理学 / 157

9.3　个体和群体 / 161

9.4　反社会和亲社会行为 / 168

第 10 章　学习、知觉与记忆 / 171

　　10.1　知觉 / 172

　　10.2　注意 / 176

　　10.3　学习 / 180

　　10.4　记忆 / 185

第三编　身体系统 / 191

第 11 章　免疫与保护 / 193

　　11.1　感染、炎症与免疫 / 194

　　11.2　免疫疾病的心理方面 / 198

　　11.3　皮肤 / 200

　　11.4　癌症 / 202

第 12 章　心血管和呼吸系统 / 210

　　12.1　心血管健康 / 211

　　12.2　呼吸健康 / 222

第 13 章　胃肠系统 / 229

　　13.1　心理因素和胃肠系统 / 230

　　13.2　生活方式与胃肠健康 / 234

　　13.3　胃肠疾病 / 246

第 14 章　生殖与内分泌系统 / 252

　　14.1　生殖 / 253

　　14.2　内分泌紊乱与心理社会健康 / 262

第 15 章　泌尿生殖医学 / 269

　　15.1　性健康 / 270

　　15.2　性传播疾病 / 273

　　15.3　前列腺癌和睾丸癌 / 279

　　15.4　尿失禁和肾衰竭 / 283

第 16 章　精神病学与神经病学 / 288

16.1　精神病学 / 289

16.2　精神障碍的诊断与治疗 / 296

16.3　神经障碍 / 301

16.4　神经心理评估和康复 / 303

第四编　医疗保健实践 / 309

第 17 章　循证医学 / 311

17.1　循证医学 / 312

17.2　治疗依从性 / 316

17.3　医患沟通 / 322

第 18 章　临床访谈 / 329

18.1　我们如何沟通 / 330

18.2　临床访谈 / 335

18.3　高难度访谈 / 340

18.4　传达坏消息 / 344

第 19 章　心理干预 / 348

19.1　什么是心理治疗 / 350

19.2　哪种治疗最好 / 360

19.3　医疗背景中的心理干预 / 361

参考文献 / 369

索引 / 410

致　谢

要写一本好的学术教材，不仅仅是搜集材料、整理资料那么简单，写作背后的故事本身也很精彩。我们写这本书的初衷是因为适合医学生学习的优秀心理学教材太少，有的晦涩难懂，有的囿于一隅。在一次与 SAGE 出版公司有关人士的交流中，我们恰巧提到了目前还没有一本好的适合医科的心理学教材，他们对此十分感兴趣，满怀激情同时又非常专业地给我们提供帮助。SAGE 公司启动了这个项目，并且一直支持我们写作，对于他们的激励和帮助我们始终心存感激，尤其要感谢马修·沃特斯（Matthew Waters）和安东尼·海恩斯（Anthony Haynes）两位出版人。

在两年的写作期间，我们经历了很多人生的事件，包括小婴儿的诞生、搬家、装修房子和游览世界。我们带着书稿乘坐房车到过法国，还长途跋涉前往日本、非洲和墨西哥。不幸的是，就在交稿日期临近之际，我们将书稿落在了墨西哥的一家酒店里，这让我们很恐慌，想着怎样才能拿回来。最后，我们得到了一位"同路人"的帮助，他帮着把书稿带回了英国（谢谢你，迈克！）。讽刺的是，与迈克同行的竟然是英国国家医疗服务系统（NHS）的医学总监！所以从这本书并不顺利的开端来看，它已经是一次大冒险了。

不过，这本书的出版与医学生的帮助密不可分。也只有学生的参与才能给这本书赋予生命。我们诚挚地感谢许多杰出的学生，有他们的付出本书才能更加贴近学生，更加实用。首先，我们有一个很棒的心理学学生小组，他们利用暑假来完成本书的很多琐细工作。Louise Fernay，Lizzie Shine，Gemima Fitzgerald，Amalia Houlton 和 Michele McKenner 花了很多时间搜索文献、追溯版权并获得许可、安排插图等，这些都需要极大的热情和惊人的组织能力才能确保本书的完工。大家在工作中幽默风趣，一路上我们欢歌笑语！

桑德拉（Sandra Popescu）是英国布莱顿大学（University Of Brighton）的摄影学研究生，她用了好几周的时间拍摄了很多照片用作本书的插图（其中也有她的照片）。实际上，书中的大部分模特都是布莱顿大学和苏塞克斯（Sussex）大学的教职员工和学生（包括我们两位作者——看看你能猜出哪两个是我们！）。此时我们有必要指出，许多案例研究都是虚构的，其中的照片都来自志愿模特。而真实的案例通常会在文中言明，并且会对案例涉及的每个人致谢。

学生们的贡献并不止于此。西蒙（Simon Hall）是位了不起的艺术家，在我们统稿时他恰好在学习医学。他在奔波于各个医院之余，还抽出大量时间为本书绘制卡通漫画，我们对此致以深深的谢意。我们还很幸运地碰到杰出的医院会诊医生，他们对整本书的各个章节都给我们提出了宝贵的建议。

此外，我们还必须感谢通读、反复阅读本书多次修订的手稿并在每一章给出建议的医学生们。他们给出了最诚实的意见，帮助我们让本书更加完善。我们招募志愿者时，绝想不到有这么多的学生热烈响应。学生告诉我们，他们喜欢书中的哪些内容，不喜欢哪些内容；哪里的语气不对；我们忽略了什么特点，等等。他们的热情、投入的时间以及给本书增添的特色都令我们敬服。每一遍的审阅都会解决一些重点问题，由此我们才得知一些学生先前做过图书编辑、记者、律师等各种令人羡慕的工作。本书每章的临床笔记就是完全由这些学生提出、写作和修改完成的。如此多的人鼎力相助，令我们鼓舞，更令我们感激。我们特意把他们的名字列在后面以示感谢，谢谢他们对本书做出的贡献。我们还欢迎任何人提出反馈意见，可以给我们写电子邮件：psychologyformedicine@gmail.com。

　　本书付梓之时，可谓历经锤炼，见证了很多人的同心协力，他们投入了大量的时间和精力，本书才得以出版。这当然包括我们两位作者的家人，他们忍受了我们变成"书痴"的两年，在写作的每个阶段都一如既往地支持我们。苏珊·艾尔斯：感谢我的伴侣安德鲁、孩子汉娜和卡勒姆以及我亲密的家人，你们不遗余力地支持我，提醒我珍惜生命中真正重要的事物。理查德·维泽：感谢苏珊邀请我参与本书的写作；特别要感谢我的爱侣莉斯和孩子汤姆、菲力克斯、艾丽斯给我腾出这么多的"写作时光"，也能让我写作之余如此快乐。

研究和行政支持

Amalia Houlton, Clinical Psychology Department, University of Leicester

Gemima Fitzgerald, School of Psychology, University of Sussex

Lizzie Shine, School of Psychology, University of Sussex

Louise Fernay, School of Psychology, University of Sussex

版权许可

Michele McKenner, School of Psychology, University of Sussex

漫画创作

Simon Hall, Brighton & Sussex Medical School

章节审校

Alice Hart-George, Brighton & Sussex Medical School

Alifa Isaacs Itua, Brighton & Sussex Medical School

Alison Burridge, Brighton & Sussex Medical School

Alison Pike, School of Psychology, University of Sussex

Amina Buba, Brighton & Sussex Medical School

Andrew Eagle, Central & North West London NHS Trust

Andy McGovern, Brighton & Sussex Medical School

Anna Crown, Brighton & Sussex University Hospitals

Ben Carter, Brighton & Sussex Medical School

Camilla Davis, Brighton & Sussex Medical School

Camilla Tooley, Brighton & Sussex Medical School

Charlotte Marks, Brighton & Sussex Medical School

Eleanor de Sausmarez, Brighton & Sussex Medical School

Georgie Kirby, Brighton & Sussex Medical School

Imogen Bone, Brighton & Sussex Medical School

Joseph Norris, Brighton & Sussex Medical School

Julia Montgomery, Brighton & Sussex University Hospitals

Julian Birch, Brighton & Sussex Medical School

Julie Appleton, Brighton & Sussex Medical School

Karen Walker-Bone, Brighton & Sussex Medical School

Katie Bishop, Brighton & Sussex Medical School

Leon Campbell, Brighton & Sussex Medical School

Lewys Morgan, Brighton & Sussex Medical School

Liam Mahoney, Brighton & Sussex Medical School

Lizzie Jackson, Brighton & Sussex Medical School

Meher Lad, Brighton & Sussex Medical School

Natalie Farmer, Brighton & Sussex Medical School

Patrick Harrington, Brighton & Sussex Medical School

Pollie Harrison, Brighton & Sussex Medical School

Rakshita Roplekar, Brighton & Sussex Medical School

Reshad Malik, Brighton & Sussex Medical School

Ruth Arnold, Brighton & Sussex Medical School

Sarah King, School of Psychology, University of Sussex

Sophie Binks, Brighton & Sussex Medical School

照片模特

Abeer Faisal Al Amin, University of Brighton

Alice Campion, Brighton & Sussex Medical School

Alison Burridge, Brighton & Sussex Medical School

Amy Tostevin, University of Sussex

Bobbie Farsides, Brighton & Sussex Medical School

Bradley Tully, University of Sussex

Callum Smith, University of Sussex

Cat Tighe, University of Brighton

Chris Boyson, Brighton & Sussex Medical School

Claire Brooks, Brighton & Sussex Medical School

Daisy Ryan, Brighton & Sussex Medical School

David Smalley, University of Sussex

Emma Brennan, Brighton & Sussex Medical School

Erica Strang, University of Brighton Postgraduate Medical School

Farrah Shah, Brighton & Sussex Medical School

Francesca Flohr, Brighton & Sussex Medical School

Gemima Fitzgerald, University of Sussex, and her daughter Emily Mason

Jim Price, University of Brighton Postgraduate Medical School

Joc Hinds, University of Sussex

Katie Stillwell, University of Brighton

Kuljinder Danjhal, University of Sussex

Liz Ford, University of Sussex, and her baby Eva Ford

Liz McDonnell, University of Brighton, and her children Thom, Felix, and Iris de Visser

Louise Fernay, University of Sussex, and her family Lindsay, Keith, and Zoe Fernay

Luke Holland, Brighton & Sussex Medical School

Mehreen Rizvi, Brighton & Sussex Medical School

Melanie Martin, University of Brighton

Natalie Farmer, Brighton & Sussex Medical School

Nathan Gardner, University of Sussex

Patrick Saintas, University of Brighton

Robert Miller, University of Brighton

Rose Meades, School of Psychology, University of Sussex

Sandra Popescu, graduate of University of Brighton

Sara Balouch, University of Sussex

Sara Smith, University of Brighton

Sarah Wade, University of Brighton

Warran Woodruff, University of Brighton

Wesely Scott-Smith, University of Brighton Postgraduate Medical School

Will Butterworth, Brighton & Sussex Medical School

Zonunmawia Zonunmtwit, University of Brighton

学习指南

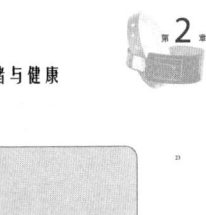

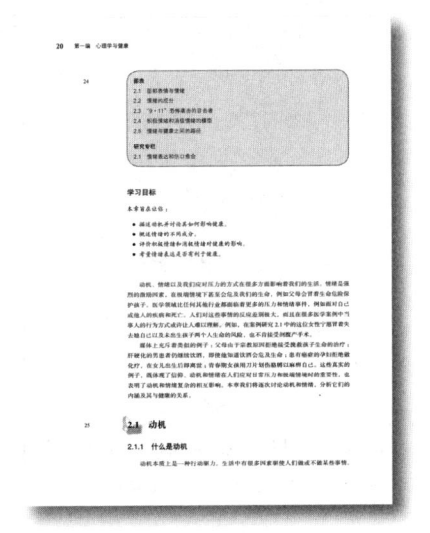

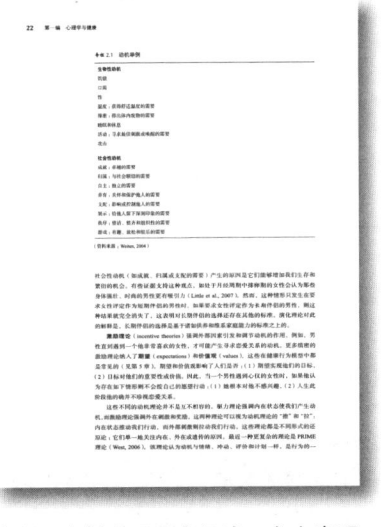

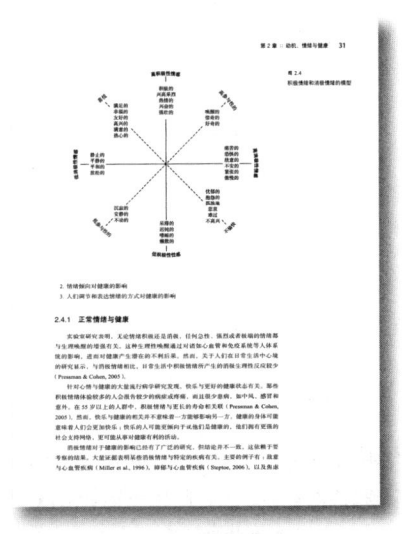

本章提要 每一章一开始就清楚地列出了这一章的主要内容，包括各级标题、案例研究、研究专栏和其他一些特色内容。

学习目标 在每一章的正文前给出了这一章的学习目标，各个目标都是我们希望你掌握的重要知识点。

专栏 专栏主要用来阐述正文中出现的重要概念。但某些专栏列举了若干重要的观点，某些专栏介绍了重要的议题，还有些专栏以图表的形式传递信息。

图表 各种图可以帮助你理解正文中的知识点。其形式包括照片、示意图、流程图和理论模型等。

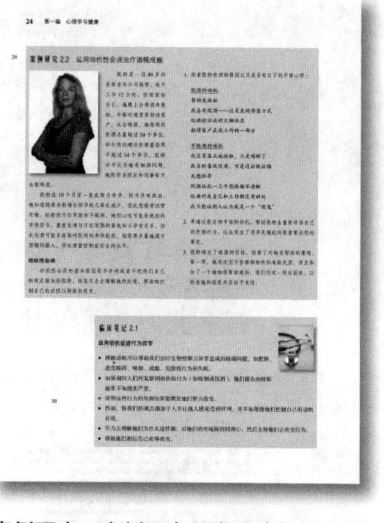

案例研究 案例研究用来阐述与正文所述问题有关的患者个人经验。案例研究还展示了如何在临床实践中运用心理学理论和技术来帮助病人康复。

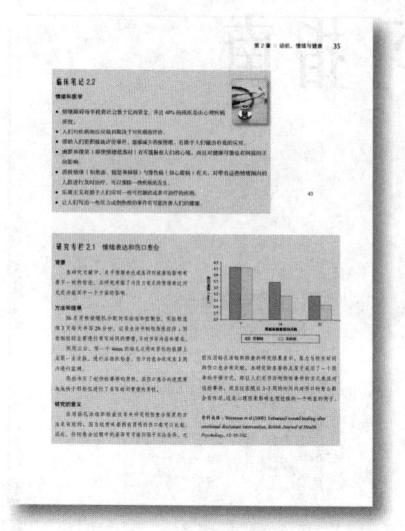

研究专栏 每个研究专栏都介绍了一项学术研究，以阐明正文中出现的心理学概念或研究结果，同时用例子说明如何把不同的研究方法应用于医疗环境中。

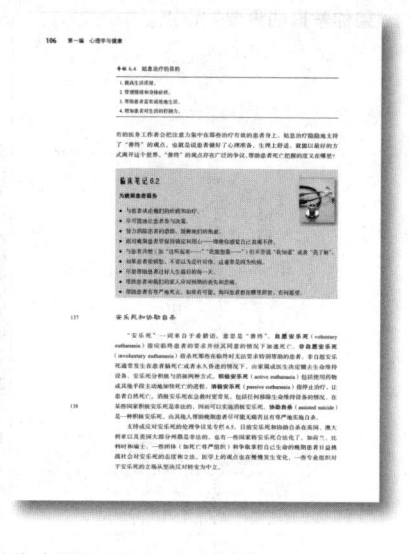

临床笔记 在正文介绍的心理学原理和技术基础之上，临床笔记针对医疗实践给出重要的建议和小贴士。

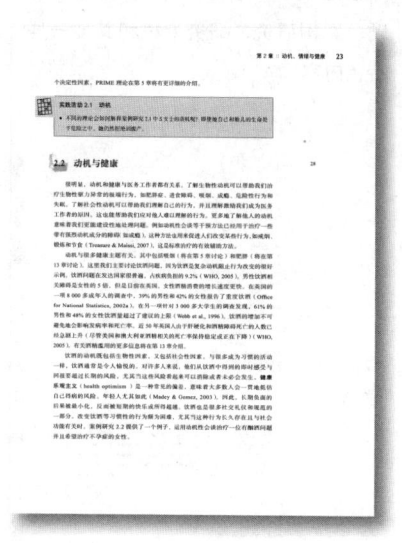

实践活动 设计实践活动的目的是帮助你思考正文的知识点，考虑如何在你的现实生活中运用这些知识。

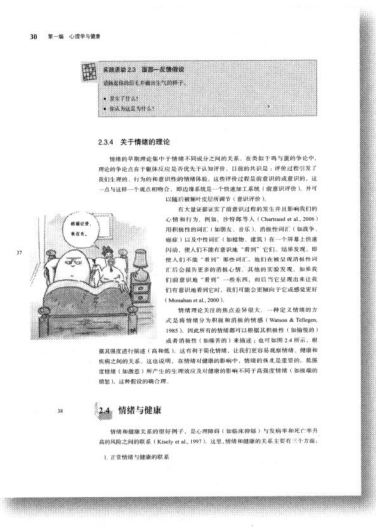

漫画　漫画让你从文字的海洋里暂时上岸休息，以轻松而幽默的方式介绍心理学与医疗知识！

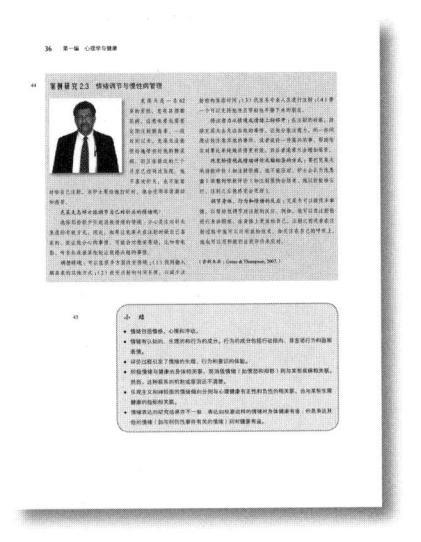

小结　在每个小节结束处都以条目形式总结了本小节最重要的心理学理论和应用。小结与学习目标及复习题都密切相关，可以帮助你学习和复习。

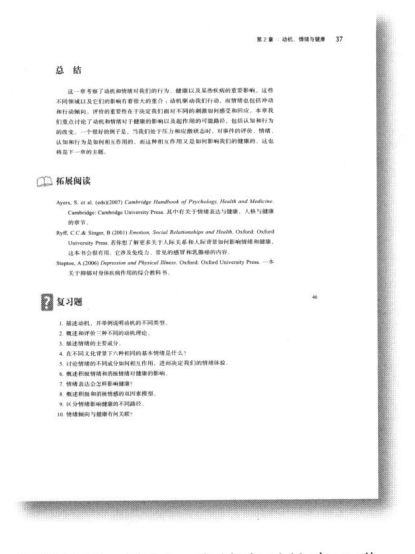

拓展阅读　在每一章结束时给出了进一步阅读的建议，同时简短地评价了每一本图书，以帮助你做出阅读选择。

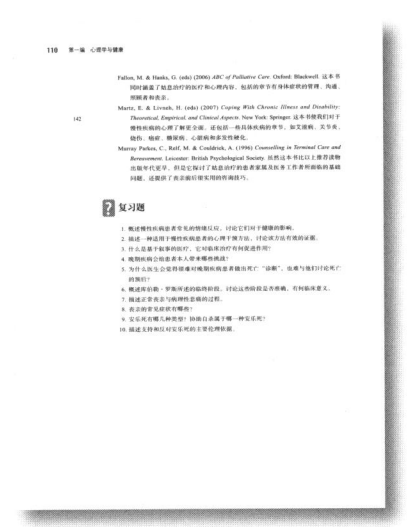

复习题　在每一章的最后是复习题，可以帮助你学习和备考。

第 1 章

心理学与医学

本章提要

1.1 心理学与医学

1.2 什么是健康

1.3 心理学为什么重要

1.4 医学的不同取向

    1.4.1 生物医学取向

    1.4.2 生物 – 心理 – 社会取向

专栏

1.1 心理学的专业分支

1.2 健康的定义

1.3 常识：客观事实还是无稽之谈

1.4 生物医学取向与生物 – 心理 – 社会取向的比较

案例研究

1.1 这些人是否健康

1.2 安娜玛丽亚

图

1.1 疾病 – 安康连续体

1.2 生物医学取向下的健康

1.3 英国传染病死亡率的下降

1.4 生物 – 心理 – 社会取向下的健康

研究专栏

1.1 社会阶层与发病率

2

学习目标

本章旨在让你：

- 理解健康的不同定义并讨论其对于治疗的意义。
- 描述医疗的生物医学取向与生物—心理—社会取向。
- 分析心理与社会因素在医疗中的作用。

1.1　心理学与医学

人们正日益意识到医学心理学的重要意义，大多数的医学课程都会讨论心理学的议题。英国《明日医生》（*Tomorrow's Doctors*）的一篇报告强调了在医学培训中纳入心理学和社会科学的紧迫需要（General Medical Council, 2009）。大量的研究表明，心理因素对躯体和心理健康的很多方面都有重要的影响，上述论断即基于此，在整本书中你都会看到这一点。

然而根据我们的经验，医学学生学习心理学还存在着不少的障碍。首先，在医学界心理学常被视为"软"科学，它有点像医学上的"马麦酱"（一种酿酒时提取的沉淀物，富含维生素 B，但气味难闻——译者注）——学生们有的喜欢，有的厌恶。本章稍后还将提及这一点，但我们希望这本书会促使你们更深入地探索心理学，并将其应用于临床实践。其次，心理学包罗万象，分支庞杂。因此，很少有学生或医生有时间了解那些丰富的心理学实用证据和理论。专栏 1.1 列举了心理学的各个专业领域，并用例子说明了它们与医学的关联。心理学涉及领域之广使得医务工作者很难找到与临床实践最相关的内容。第三，各种各样以心理学名头的出版物层出不穷，这使得人们更难区分哪些是基于证据的信息，而哪些是通俗的"事实"。另外，分清医疗护理的止点和心理或社会护理的起点也是一项新的挑战。

医学生学习心理学的最后一个障碍是，迄今为止尚无一本教科书涵盖心理学所有与医学相关的方面，并且突出这些信息的临床相关性及其应用。通过提供与医学有关的"大一统"式的心理学概览，并思考如何在临床实践中应用这些知识，我们希望这本教科书能解决这个问题。本书分为四部分。在开始的绪论一章，我们要考察基本的概念问题：什么是健康和疾病，为什么心理学重要，医学有几种不同取向。

第一编着眼于健康心理学，介绍了与大部分医学实践（如应激、症状和慢性病）相关的理论和研究。第二编将讨论心理学其他相关领域的知识，例如脑与行为，从婴儿到老年的发展，以及社会环境对人类行为的影响。第三编侧重与不同的人体系统有关的心理学，人体系统包括心血管、呼吸、消化、免疫、泌尿和生殖系统。最后第四编概述了与临床实践相关的心理学，如沟通技巧和心理干预。

本书的"临床笔记"将为你提供与临床相关的信息及建议。"实践活动"将鼓励你在实际经验中运用心理学。"学习目标"和"小结"是对主要知识点的简明指引，可能有益于考试。每章结尾的复习题可以帮助你回顾知识点和进行自我测验。

专栏 1.1　心理学的专业分支

专业领域	关注点	与医学的关系
健康心理学	健康以及与健康相关的心理因素	了解健康行为，健康促进和干预效果，以及心理因素与健康的关联。
临床心理学	心理障碍	了解情绪，情绪障碍（心理病理学），找到有效的干预措施。
发展心理学	毕生的心理发展与心理变化	了解毕生发展中的正常及异常的心理现象。
司法心理学	犯罪与司法行为及其相关体系	了解与医学相关的犯罪，医学—法学研究以及相关证据。
社会心理学	社会与群体过程	了解在医学背景下社会与群体过程对医生及患者行为的影响。
生物与神经心理学	生理与心理过程或行为的关系	了解心理与躯体系统的交互作用。
认知心理学	内部的心理过程，如知觉、记忆	了解风险感知和决策过程，记忆过程如何影响服药的坚持性。
职业心理学	工作、工作场所和组织	了解工作绩效和训练要求，以及医疗组织如何运行。
教育心理学	学习和教育	促进医务人员的教育和培训，健康教育。

1.2　什么是健康

　　作为医务工作者，你在职业生涯中将承担帮助人们"好起来"的重任。但"好起来"和"健康"一样，对于每个人的意思并不相同。那么如何决定谁需要治疗，谁不需要治疗呢？请看案例研究 1.1 中的案例以及专栏 1.2 中有关健康的定义。

　　这些案例表明，"健康"一词非常个人化，并不容易对其定义。研究表明身患绝症的人生活质量一般都会下降。然而生活质量不是单一的概念，虽然患者感到身体状态差、疼痛、机体功能下降，但在生病期间他们可能会增加对生活、家庭或其他积极事件的感恩（如戴维的案例所示）。而凯伦则可能格外危险，正如研究所示，离异或寡居的年轻妇女最可能试图自杀（虽然男性的自杀成功会更高）。处于抑郁状态是特别危险的因素，在欧洲，28% 具有临床抑郁的人在其生活的不同时期都曾试图自杀（Bernal et al., 2007）。随着对疾病遗传危险因素的筛查越来越普及，像艾米莉这样的案例也更为常见。对女性进行预防性的乳腺切除手术可降低患癌症的风险，尽管这会对她们的生活带来其他负面影响。

　　显然，健康问题很复杂，需要进行个人化的思考。我们必须承认，对于个体来说，健康和疾病都是一种主观状态。换言之，当事人感觉或认为自己健康还是患病？他们是否有躯体症状，并认为这意味着他们的健康存在问题？当然我们还要考虑疾病潜在的病理学，虽然研究表明大多数的躯体症状并没有发现其生理基础。事实上，初级治疗中患者所报告的症状通常仅有 10%~15% 可以找到器质性病因（Katon & Walker, 1998）。

案例研究 1.1　这些人是否健康

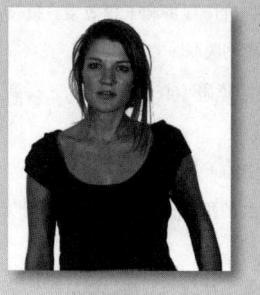

22 岁的艾米莉是位大学生。她饮食健康，热爱运动。艾米莉 13 岁时母亲患乳腺癌去世，她的姐姐也刚被诊断出患有乳腺癌。筛查表明艾米莉携带乳腺癌的突变基因，这意味着她也是乳腺癌的高危患者。作为预防措施，医生建议她切除两侧的乳房。

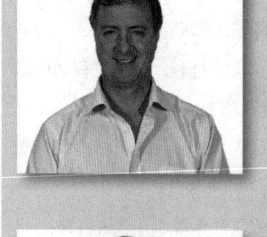

50 岁的戴维是一位退休商人。他正在接受一项滑雪训练，目标是穿越"死亡之墙"，那是瑞士阿尔卑斯山上一段难度极高的著名滑雪坡道。戴维在年轻身强体健时曾经尝试过一次穿越，但在最难滑的一段不得不停下来，缓慢地步行下降。上周他重燃梦想，并试图一步不停地滑降全程。他说这让他兴奋无比。他已被查出肝癌晚期，生命也许只有 6 个月了。

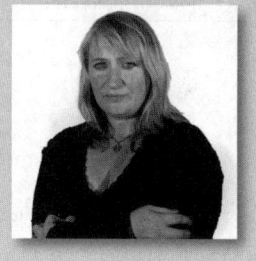

32 岁的凯伦离婚时带着 4 个未满 7 岁的孩子，以兼职为生。她的前夫再婚了，并且又生了一个孩子。凯伦对离婚感到非常沮丧，发现很难再和他人建立稳定的亲密关系。她患了抑郁症，每天要吸 30 支烟。4 周前她服用了大量扑热息痛（一种解热镇痛药），还喝了一瓶红酒。当她醒来时发现自己在医院里。

5

专栏 1.2　健康的定义

定义	定义的特征	他们是否健康		
		艾米莉	戴维	凯伦
躯体的	没有疾病	健康	患病	健康
	对疾病不具有易感性	患病	患病	健康
	体力充沛	健康	患病	健康
	身体健康，有活力	健康	健康	患病
主观的	没有躯体疾病的症状	健康	患病	健康
行为的	保持健康的生活方式	健康	健康	患病
功能的	保持日常生活的功能	健康	健康	患病
心理的	心理状态完好	健康	健康	患病
社会的	对社会有所贡献	健康	健康	患病
文化的	符合健康的文化标准	健康	患病	患病

健康包含许多层面，如躯体上的、主观上的、行为上的、功能上的和社会上
的，等等。一项涉及 9 000 人的调查表明，人们一般对健康的评判包含 6 个不同方
面（Blaxter, 1990）：

1. 没有疾病的症状。
2. 能承担体力或社会工作。
3. 拥有健康的生活方式。
4. 身体健康或者有活力。
5. 心理幸福感。
6. 能够胜任所承担的社会角色的功能。

我们采用其中的哪条定义，显然对那些正在接受治疗的患者具有启示意义。专
栏 1.2 所示的戴维、凯伦、和艾米莉案例就应用了这些定义，他们每个人都既可以
被视为健康人，也可以被视为疾病患者。戴维患了晚期癌症而凯伦有自杀倾向，通
常来看两人都可被视作疾病患者，需要治疗。根据健康的躯体定义，而非根据行为、
功能或心理学的定义，戴维会被划分为病人。相反，根据行为、功能及心理学的定义，
而非根据躯体的定义，凯伦会被划分为病人。事实上，能把他们两人都归类为病人
的唯一健康定义是健康的文化规范。换言之，从我们的社会对健康的标准来看，他
们都不健康。

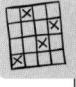

实践活动 1.1　什么是健康
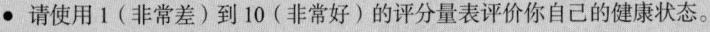
- 请使用 1（非常差）到 10（非常好）的评分量表评价你自己的健康状态。
- 在评价自身健康状况时，哪些因素是重要的？

因此，我们要在多个层面上考虑健康。世界卫生组织（World Health Organisation,
WHO）为此非常宽泛地把**健康**（health）定义为："*一种躯体、心理和社会功能完全
安好的状态，而不只是没有疾病或病症*"（WHO, 1992）。该定义的价值在于包含了健
康的各个方面，并侧重于不同个体在健康主观体验上的差异。然而这一定义也因其
界定过于宽泛以致难于应用而受到诟病，很少有人能达到其所指的理想化的"完全
安好"状态，即便我们感到健康时。

对健康定义的吹毛求疵似乎有迂腐之嫌，但这样做对健康机构所提供的医疗服
务却具有广泛的意义。例如，若使用 WHO 的健康定义，那么要使每个人都达到完全
安好状态，则将给各国的社会环境和医疗系统带来无法承受的压力。然而，也有人
认为完全安好的概念混淆了幸福与健康（Saracci, 1997）。如果人们将追求幸福看作
合理的医疗目标，那将为无限治疗打开一扇大门。整形外科手术的迅猛增加就是例证，
整容使人们对自己的容貌感觉更幸福。

因此，健康的定义对于负责我们健康的医务工作者以及所提供的治疗方法也具
有启示意义。这种意义并不仅限于医疗，还影响着社会政策和法律的制定。在西方
社会，主流的观点认为个体应对自己的健康负责，因为他们采取了健康或不健康的
生活方式。已实施的一些政策试图改善我们的生活方式或健康状况，例如给学校的

孩子们提供新鲜水果，在公共场所禁烟等。

我们的健康定义影响治疗的一个典型例子是：政府为了使那些肥胖的儿童减肥，送入养护中心的肥胖儿童变得越来越多。在案例研究 1.2 中就讲述了这样一个肥胖女孩的故事。这种做法的依据是若干还存在争议的假设，包括以下观点：

1. 肥胖是一种疾病；
2. 通过饮食可以控制肥胖；
3. 家长的养育方式是儿童肥胖的主要原因；
4. 孩子的身体健康比起孩子们离家在外所受的心理冲击更重要。

总而言之，健康具有多维度的属性，要找到恰当的定义很困难。因此，安东诺维斯基（Antonovsky, 1987）建议我们可以将健康视为一个连续体，从最佳安康到死亡（如图 1.1 所示）。健康促进技术侧重于连续体的安康一端，鼓励人们选择积极的生活方式，以促进健康。当人们表现出疾病的信号或症状时，医学治疗则关注的是连续体的疾病一端。然而讽刺的是，英国所谓的国民健康服务（National Health Service）医疗制度，压倒性地应对的却是连续体的疾病一端！

图 1.1

疾病 – 安康连续体

资料来源：Antonovsky, 1987.

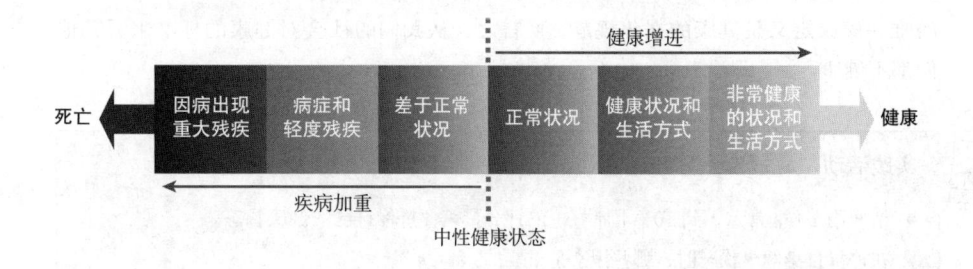

8

案例研究 1.2　安娜玛丽亚

2000 年 8 月发生了一个颇具争议的案件，新墨西哥州政府取得了 3 岁儿童安娜玛丽亚（Anamarie Martinez-Regino）的法律监护权，因为她病态肥胖。她被带离父母并安置在养护中心 3 个月。她父母还收到禁言令，即在 5 个月内不得公开谈论该案件。

安娜玛丽亚比正常 3 岁儿童重 3 倍，身高也超出正常儿童的一半。她接受了大量的检查，试图确定何种因素致使她生长加速，但医生并未发现任何医学上的原因。

在养护中心，安娜玛丽亚饮食有严格的规定，要减肥，学习独自行走。但从父母身边带走所致的情感影响则很难估量（例如，她不再讲西班牙语了，这是他父亲的母语）。

经过了 3 个月的法律和政策上的争论，安娜玛丽亚回到了父母身边。但州政府暂时还保留了对她的监护权，以监督她的进展。数年来安娜玛丽亚一直和父母生活在家里，遵循严格的节食与锻炼计划。她仍然肥胖并且比同龄人长得快很多。7 岁时她已长到 154 厘米，她的情况始终是一个医学之谜。

1.3　心理学为什么重要

"治疗人而不仅仅治疗疾病"的重要性已得到广泛认知。每个人都是具有不同思想、情感、人格、行为方式、个人历史与经验的独特个体。更多地理解这一点将有助于我们更好地治疗患者。然而在医学界，正如我们之前提到的，心理学更像是"医学上的马麦酱"，医学生不是爱就是恨。那些不喜欢心理学的人常说"心理学只是一些常识"，"只是有趣但我看不出有什么用"，以及"我宁愿从事真正的医学"。这里我们要对这些异议依次进行探讨。

"心理学只是常识"

心理学研究的结论确实往往与常识吻合。这样的例子包括"压力不利于健康""健康的生活方式很重要"以及"慢性疾病患者的生活质量较差"等等。如果这就是我们从心理学得出的全部观点，那么大多数人的确会把心理学这门学科贬低为纯粹的常识。但心理学研究的价值在于：

9

- 以实证的方法检验常识观点，以证实或摒弃之；
- 超越常识；
- 人们并非总是依照常识行事！

首先，让我们看看针对常识观点的实证检验，会发现许多常识其实是相互矛盾的。例如，西方谚语中的"人多反碍事"和"人多力量大"就是彼此对立的。有时心理学研究证实了某些常识观点，有时又会否定某些常识。在专栏 1.3 中给出了若干已被研究所检验的常识观点，请你检视一下这些陈述，自己判断它们是事实还是无稽之谈。

事实上，专栏 1.3 所列的全部观点并未都得到研究的支持。因而研究不仅质疑常识，也检验那些超越普通常识的事物，比如为什么抑郁使人更易患心脏病；是否存在着发展的关键期，幼儿在此期间对心理社会或生物生存环境更为敏感；心理治疗是否应尝试改变人们的观念或与之相关的身心关系。全书你还将看到诸多这样的例子。

专栏 1.3　常识：客观事实还是无稽之谈

---

1. 变老会导致抑郁和社交退缩 [1]
2. 人们的生活水平越高就越幸福 [1]
3. 阴性检查结果能使忧虑的患者安心 [2]
4. 性格是在父母管教中形成的 [1]
5. 阴雨天外出使人更易感冒 [3]
6. 服用维生素 C 能预防感冒 [4]
7. 患者卧床休息是良好的辅助治疗手段 [2]

资料来源：1 – McCrae & Costa (2003); 2 – Flaherty (2007); 3 – NIAID (2006); 4 – Hemilä et al. (2007).

"心理学有趣但无用"

大多数人会发现，至少心理学的某些内容是有趣的，但这未必表示心理学就有用。我们要探讨的是，医疗里所谓的"有用"究竟意味着什么。如果医疗目标是有效地治疗患者并使其恢复健康，那么这一过程涉及什么，心理学又有何助益？为有效地治疗患者，我们必须有能力做到：（1）正确地诊断病症；（2）适当地进行治疗。心理学对这两个方面都有帮助。在正确诊断方面，心理学可以帮助我们了解：人们的信念如何影响求助行为、他们对疾病的认识及对症状的陈述（见第 4 章）。在治疗方面，心理学能帮助医务工作者理解患者如何做决策、哪些因素会使患者更坚持治疗、患者的观念与情绪如何影响治疗，从而协商制定出患者能接受的有效治疗方案（见第 17 章）。某些疾病（如艾滋病）并没有医疗方法，行为改变才是限制疾病传播的关键（见第 15 章），有效的沟通技术有助于此（见第 18 章）。因此了解心理学和社会学方面的知识有助于我们更有效地诊断和治疗患者。

心理学还能够帮助我们了解心理病症，如从轻度到重度的焦虑和抑郁；也能帮助了解诊断性障碍，如疼痛障碍、抑郁症或精神分裂症。英国焦虑或抑郁的心理病症占一般诊疗咨询的 9%（Office for National Statistics, 2000）。然而大多数具有心理症状的患者也会显现生理症状（Kroenke, 2003a）。英国有项研究请求初级保健医生（即全科医生）评估 2 206 次诊疗服务，发现除了心理症状的咨询，仍有 30% 的诊疗咨询会涉及某些心理内容（Ashworth et al., 2003）。

显而易见，生理健康与心理健康有着紧密的联系，如果我们仅仅关注一个方面就有可能遗漏某些重要信息，做出无效的治疗。例如，慢性疾病与心理障碍的多发有关（Cooke et al., 2007）。而心理障碍患者也更易出现生理疾病。一项全球研究考察了医学无法解释的病症与心理障碍的关系，结果发现，在具有 5 种以上无法解释的病症的患者中，69% 的人伴有心理障碍；相形之下，没有这类病症的患者中只有 4% 伴有心理障碍（Kisely et al., 1997）。心理干预（如认知行为治疗）能有效地控制或治疗兼具生理和心理原因的疾病，如肥胖症、慢性疼痛、肠易激综合征及成瘾行为（见11~16 章）。心理干预也可以用于治疗各种心理障碍，包括双相情感障碍、人格障碍和精神分裂症（见第 16 和 19 章）。

尽管心理学知识能让医疗实践变得更有效，但许多学生仍反感心理学，因为他们觉得心理学就像"一团乱麻"或"虽有趣但没有正确答案"。心理学由于存在着许多冲突的理论，的确显得抽象或者含糊。其原因是，做心理研究时，研究者必须应对受许多因素影响的各种结果（如行为）。因此需要采用各种研究方法和统计技术以确定哪些因素最重要，从而验证解释性理论。这就意味着心理学往往呈现给学生对立的理论和支持或否定的证据（本书也不例外！）。医学生的前几年都要学习大量的生理和解剖知识，这与心理学的模糊性和不确定性形成鲜明的对比。

因而心理学可能需要一种不同的思考方式，但无疑这种思考方式本身即是一种非常实用的技术——今后的医疗实践能证明它必不可少。例如，患者很少会表现出教科书所明确界定的系列症状。要做出诊断和治疗病人，你往往必须先提出可能的病因假设，然后找到检验假设的方法；如果无法证实，就需要重新构建假设。在医学领域中，依然有许多问题没有合适的验证方法，如慢性疲劳综合征和肠易激综合征（见第 13 章）。与心理学的学习一样，这些情况需要容忍模糊性，对各种可能的解释持开放态度，特别是在诊断和治疗的早期阶段。

"心理学不是真正的医学"

大部分医学生最初都渴望了解身体的运作机制，如身体怎么出现了问题、如何修复等。人们普遍认为，与健康行为或应激这类主题相比，要成为医生更应了解心脏以及如何进行心肺复苏。这隐含了身体和医学的机械观点。这类观点并不新奇，它源自二元论，即心理和身体彼此独立。二元论源自古典哲学，被后来的思想家如笛卡儿（Descartes, 1637）所继承。在 18 和 19 世纪，对身体机制的侧重使医学突飞猛进。随着医生和研究者关注越来越具体的生理过程和识别病理学的病因，人们对医学的了解飞速增长。治疗技术也不断进步：发现了抗生素和疫苗，并且引入了麻醉术。然而，二元论的不足在于其导致了**生物医学取向**（biomedical approach）或生物医学模式，并主导了医学几个世纪。*这种取向以身心的割裂为基础，存在诸多缺陷，下文详述。*

1.4　医学的不同取向

1.4.1　生物医学取向

图 1.2 描绘了生物医学取向。这一取向假定所有的疾病都能以生理过程解释：因而治疗针对的是疾病而非患病的那个人。从病原体到患者存在线性的递进因果关系，并不存在其他致病原因。心理过程和社会过程是分离的、偶发的。因此生物医学取向并不把患者视为一个整体的人。

尽管生物医学取向一度主导着医学领域，带来了巨大的进步，但也因许多原因遭受批评，特别是没有考虑心理或社会因素对健康的影响。从历史上看，社会因素对人群健康的影响是明显的，让我们看一个传染病的例子。图 1.3 显示了英国从 1859 年到 1978 年间传染病致死的迅速下降，同时也显示了引进疫苗的时间。从图中可以看到，传染病致死的最大降幅发生在多数疫苗被引进之前。部分原因可能是有效的治疗方法得到推广，但更重要的是源于人们对疾病的了解以及生活方式的转变。

12

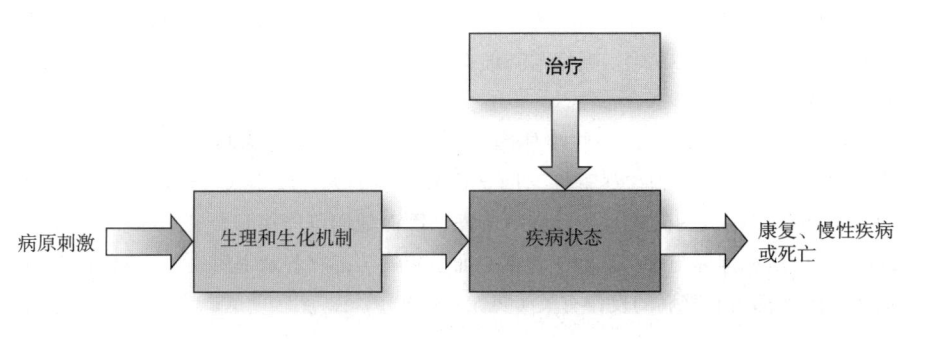

图 1.2

健康的生物医学取向

（资料来源：Lovallo, 2004.）

病原刺激 → 生理和生化机制 → 疾病状态 → 康复、慢性疾病或死亡

治疗

图 1.3
英国传染病死亡率的下降

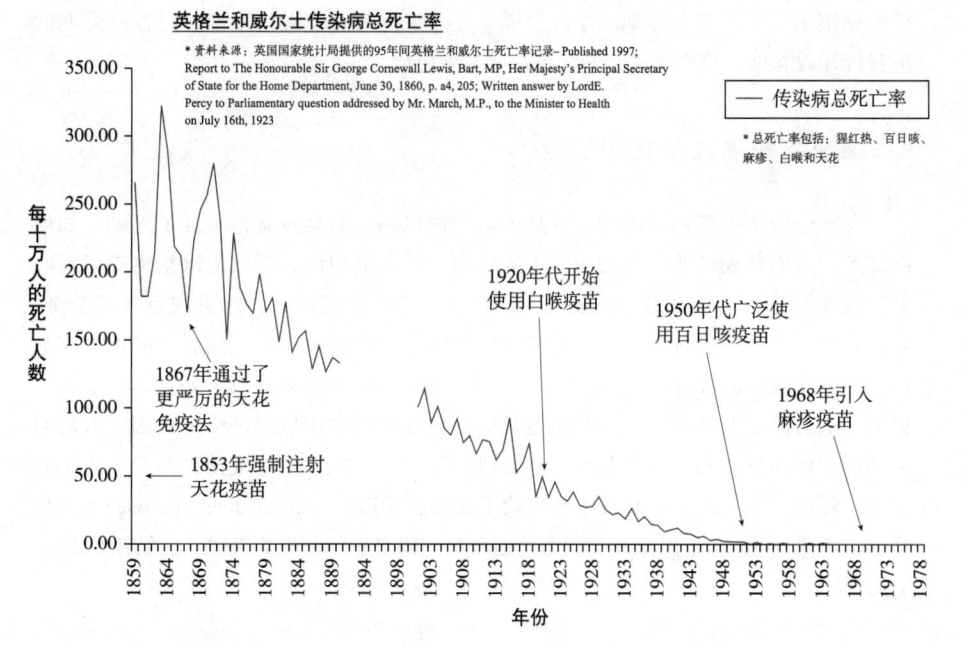

英格兰和威尔士传染病总死亡率

* 资料来源：英国国家统计局提供的95年间英格兰和威尔士死亡率记录– Published 1997;
Report to The Honourable Sir George Cornewall Lewis, Bart, MP, Her Majesty's Principal Secretary
of State for the Home Department, June 30, 1860, p. a4, 205; Written answer by LordE.
Percy to Parliamentary question addressed by Mr. March, M.P., to the Minister to Health
on July 16th, 1923

—— 传染病总死亡率

* 总死亡率包括：猩红热、百日咳、麻疹、白喉和天花

1920年代开始使用白喉疫苗

1950年代广泛使用百日咳疫苗

1968年引入麻疹疫苗

1867年通过了更严厉的天花免疫法

1853年强制注射天花疫苗

纵轴：每十万人的死亡人数

横轴：年份

13　　　　例如，在 19 世纪中叶，内科医生约翰·斯诺发现，伦敦霍乱爆发的特点是集中在特定水源的周围。这使人们对霍乱的爆发原因和传播方式有了更好的理解；并改变社会环境，例如改进供水系统及卫生条件。这里我们可以看到，生物医学或公共卫生知识推动了社会环境的改变，霍乱以及许多其他疾病的减少并不能仅仅根据生物医学基础来解释。

　　社会因素如今同样重要。公共健康研究中最一致的一个结果是，社会阶层对健康存在影响。社会阶层较低的人由于各种原因患病的风险（**发病率，morbidity**）或死亡的风险（**死亡率，mortality**）更高。这种高风险的部分原因是生活方式的差异。例如，社会阶层较低的人饮食较差、工作艰苦、居住条件不佳，更可能吸烟。然而有研究表明，即便控制了这些不利因素，低社会阶层人群健康状况差的风险仍然更高（见研究专栏 1.1）。

14　　　　生活方式对疾病的影响证明了心理因素的重要性，但生物医学模式并没有考虑心理因素。了解并培养健康行为比其他任何因素都更能降低我们社会的发病率和死亡率（见第 5 章）。例如，据估计，英国癌症死亡中有四分之一是因不健康的饮食和肥胖所致（Cancer Research UK, 2010）。酒精使用的增加与肝病及消化道肿瘤的高发有直接关系（见第 13 章）。吸烟与肺癌有直接的关系——而肺癌是英国第三大致死原因（见第 12 章）。

　　不仅生活方式重要，一些个体因素，如人格、健康行为和信念，也影响着健康。例如，人格测验中"尽责性"因子得分较高的人，就不太可能做出危险行为，而更可能采取积极的健康行为。毫不奇怪，因而他们可能更长寿（Stone & McCrae, 2007）。应激和抑郁与许多病症（包括心血管疾病）都有着紧密的关联，有证据表明，这两个因素都与心脏病的发作有关（见第 12 章）。

研究专栏 1.1　社会阶层与发病率

背景

发病率与死亡率除了受健康行为的影响，还与社会经济状况有关。这项研究旨在确定社会阶层和健康行为的相对重要性。

方法和结果

丹麦全国工作环境群组研究（cohort study，又译断代研究、队列研究）是一项前瞻性的科研项目，以 5 001 位 18~59 岁的国民为研究对象，进行了为期五年的评估。对参与者分别在第一年和五年后进行了访谈。测量的项目包括自评健康状况、社会阶层、生活方式和工作性质。

与社会阶层最高的人相比，社会阶层最低的人报告健康不良的可能性是前者的三倍多，他们的健康状况在五年研究期间更可能变糟。然而，健康不良也与生活方式（吸烟、肥胖）及工作因素（单调重复、技术含量低、安全性差、长时间暴露于户外、环境风险）有关。生活方式和工作因素解释了社会阶层对健康 66% 的影响，而工作因素的作用最大（见图）。不过，纵使社会阶层对健康的影响削弱，但仍旧显著。

研究的意义

虽然该研究依据单一的自我报告来评价健康，没有考

察其他已知的对健康有重要影响的因素（如社会资源和支持），但是研究结果显示，工作因素和生活方式是社会阶层对健康最重要的影响因素。

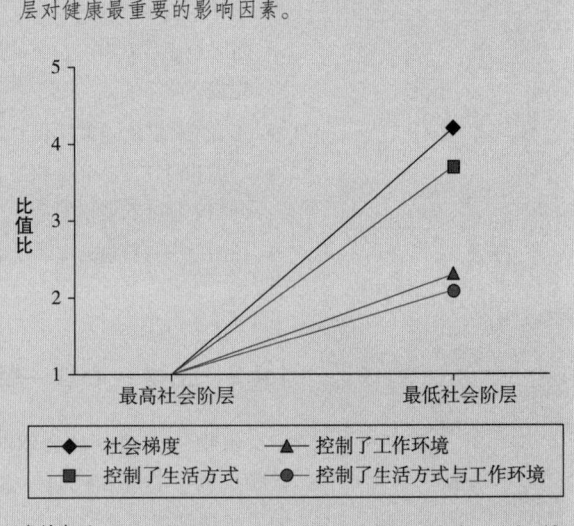

资料来源：Borg, V. & Kristensen, T.S. (2000) Social class and self-rated health: Can the gradient be explained by differences in life style or work environment?, *Social Science & Medicine, 51*: 1019-1030.

信念会影响健康和疾病，一个很好的例证就是**安慰剂效应**（placebo effect），即人们康复的原因是他们认为自己一定会康复，而非由于药物或物理治疗。安慰剂效应经典的实验是，给一组患者服用一种没有任何药理及毒副作用的假药（安慰剂组），给另一组患者服用针对其疾病的真药（药物组），或者不服任何药物（控制组），随后对比他们的康复情况。安慰剂效应是指假药组的康复状况好于控制组。安慰剂效应已是定论，有证据表明良好的康复信念在其中起着重要作用。例如，一项骨关节炎外科手术的研究对比了两种不同的手术，即关节镜下清理术或关节镜下冲洗术组与安慰剂手术组，后者只为患者麻醉并切开皮肤，但没有插入关节镜就又缝合了。两年后，做了安慰性手术的患者也得到了同样好的康复（Moseley et al., 2002）。有关安慰剂效应将在第 4 章详述。

生物医学取向并不能解释任何社会及心理因素对健康的影响。即使在生物医学取向主导医疗期间，大多数医务工作者也意识到了心理和社会因素的重要性。但是在生物医学的框架下，这些因素并不清晰，也没有用于促进医学的进步。因此这些因素始终是医学艺术的一部分，而非医学科学。尽管讽刺的是，英文"medicine"（医

15

学）一词来自拉丁文 *medicina*（*ars*）—— 意思是"治愈的（艺术）"。

临床笔记 1.1

在初级保健中：

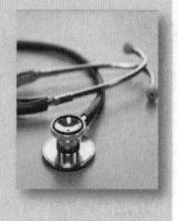

- 每三位患者就有一位可能患有心理障碍，更多的人还会表现出心理问题或症状。
- 患者的症状中通常仅有 15% 的能够找出明确的身体病因。
- 心理和身体症状高度相关。许多患者通常仅提及自己的身体症状，所以在问诊时同时也询问心理症状就格外重要。
- 在治疗中，药物的许多作用可归为患者相信他们会康复，而并非药物本身的作用。

1.4.2 生物 – 心理 – 社会取向

生物 – 心理 – 社会取向（biopsychosocial approach）由恩格尔提出，这是一种兼顾生物、心理和社会因素的框架体系（Engel, 1977）。这一取向后来又得到扩展，加入了诸如民族和文化等因素（Kaplan, 1990; Matarazzo, 1980; Schwartz, 1982）。生物 – 心理 – 社会取向如图 1.4 所示，图中显示了个人和外部因素对健康的影响。

外部因素包括社会文化环境，例如贫困、可利用的社会资源、医疗保健及其他设施的使用、涉及健康的法律法规。外部因素也包括病原刺激，例如接触病毒、被动吸烟、生活在氡气浓度过高的地区等。外部因素还包括个体所接受的各种治疗——可能针对病原刺激或者个体本身。所有这些外部因素既影响着个体，同时也受个体的影响。

图 1.4
生物 – 心理 – 社会取向下的健康

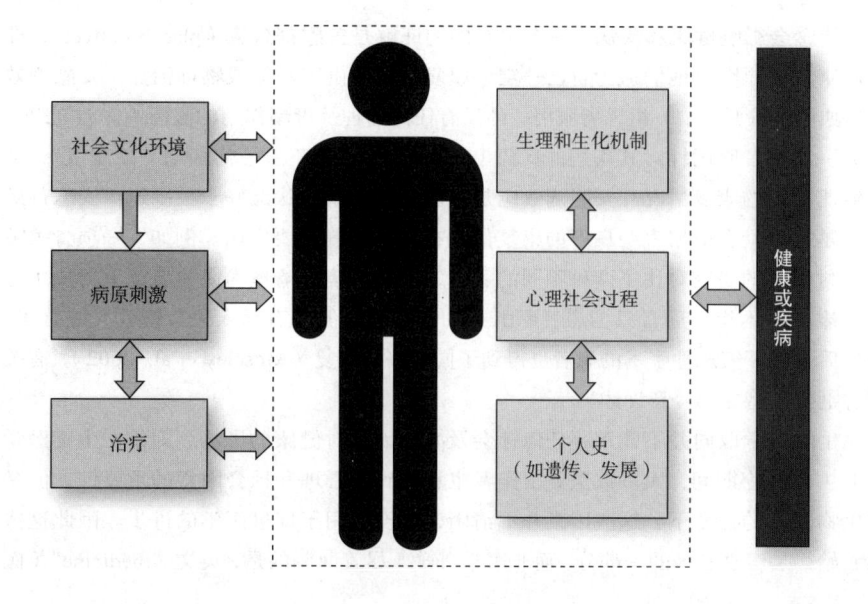

内部因素包括个人史、心理社会过程以及生理和生化机制。个人史包括多种因素，例如民族特征、遗传结构、习得行为、发展经历及病史等。这些都不可避免地会对心理社会过程产生影响，包括生活方式、社会交往、人格、情绪、对症状的认知、行为、是否坚持治疗，等等。所有这些因素都会进而影响生理社会机制，并且也会受生理社会机制的影响。

以吸烟为例，许多人都说第一次吸烟的味道相当恶心，那人们为何还会继续吸烟直到上瘾呢？大多数人都是在青少年时期开始吸烟的——这是获得同伴认可并与群体规范保持一致的重要时期。吸烟在社会经济地位较低的贫困人群中最普遍（West & Hardy, 2007）。因此，在贫困地区长大的孩子更可能接触到吸烟的人，更可能开始吸烟，并进而强化了这一群体规范。这样的孩子并没有戒烟的动机，也不可能会寻求帮助。

17

烟草的致病性在于：长期持续吸烟会增加罹患许多疾病的风险，包括肺癌、慢性阻塞性肺病、心脏病、头颈部肿瘤、阳痿、不育、牙周疾病、背部疼痛及 Ⅱ 型糖尿病（West & Hardy, 2007）。个体是否罹患这些疾病还取决于生物－心理－社会取向的其他方面，例如他们的个体易感性、生理机能、其他生活方式以及与其他病原体的接触。然而，回到我们的例子，并不是所有在贫困环境中生活的孩子都会吸烟。因此，社会文化环境会与每个孩子的特性相互作用，共同决定了在周围人都吸烟的不良环境中孩子寻求帮助的可能性及其患病的风险。

生物－心理－社会医学取向提供了一种清晰的框架，将许多医务工作者已经凭直觉获得的知识进行了总结。这种取向彰显了心理和社会因素与健康的联系，也是对生物医学取向的改进。疾病可以视为许多因素在不同水平上引起的，而不是像生物医学模式所假定的那样只由病原体引起。因此，个体及社会对疾病和健康都负有一定的责任，而非仅仅是医务工作者的责任。而治疗同样要考虑躯体、心理和社会的致病因素，而不是孤立地只关注躯体。专栏 1.4 进一步比较了生物医学取向与生物－心理－社会取向的关键特征。

生物－心理－社会取向对医学研究、医学教育和临床实践都有重要意义，应该引发更加综合的研究，以检验与健康有关的多水平、多系统和多因素。此外，在临床实践中，生物－心理－社会取向应让我们对影响健康和疾病的诸多因素有更为全

18

专栏 1.4　生物医学取向与生物－心理－社会取向的比较

	生物医学	生物－心理－社会
身心关系	分离的；独立的（二元论）	同一动力系统的各组成部分；互相影响
病因	病原体	在不同水平上多重因素相互作用的结果
因果关系	线性	环性
心理社会因素	无关的	必要的
疾病和治疗取向	还原论的	整体论的
健康责任	医务工作者——如：战胜疾病	个体／社会——如：健康的生活方式
治疗焦点	病理学的去除或抑制	致病的躯体、心理和社会因素
健康促进的焦点	远离病原体	减少躯体、心理和社会的风险因素

面的理解。这继而导致更为**整体论取向**（holistic approach）——即对整个人的治疗。生物－心理－社会取向已经导致医疗走向更加以患者为中心的模式（Borrell-Carrio et al., 2004），它还将引起更好的医学教育，把心理学和社会学的内容纳入医学教育之中。

因此，生物－心理－社会取向与生物医学取向相比是进步，它的应用将导致明显的益处。然而令人费解的是，这一医学取向的提出已有三十多年，但在医学和心理学领域仍未得到广泛的应用和实践。虽然大多数医学专业的培训课程中都会讲授生物－心理－社会取向，但是更倾向于讲成一种理论框架，而较少讲述其在临床实践中的应用。正如一位医学生所说："在前两年的课堂中，'生物－心理－社会取向'一词经常在医学课堂出现，但在最后两年的临床实习中却完全消失了"（Myunclestu, 2005）。

因此要将生物－心理－社会取向适当地融入医学领域，我们还有很长的路要走。这样的现状有许多原因。生物医学取向主导医学已有几个世纪，并且现代医学正是在此框架下得以发展。尽管生物－心理－社会取向可能看起来并不复杂，但事实上纳入了所有不同的因素，这使得研究和医疗的施行都变得更加复杂。此外，生物－心理－社会取向倡导环性而非线性的因果关系；换言之，躯体、心理和社会因素都在影响着健康，同时它们还相互影响。这就意味着，单一因素与疾病之间几乎不存在简单的线性因果关系。这让临床实践变得更为困难，因为我们必须选定或优先考虑某一种治疗方法。为此，我们不得不对各种致病因素进行所谓的排序（如某种病因比其他原因更重要），从而采用线性的治疗（如消除这种病因就能驱除疾病）（Borrell-Carrio et al., 2004）。

让我们来看一下安妮的案例，她是一位50岁的高血压患者。她的高血压可能源于高胆固醇、肥胖、吸烟、工作强度大、缺少家庭支持、完美主义倾向以及过强的责任感，这就意味着她工作时间过长，压力过重。我们采用以上哪种解释，进而会影响治疗方法的选择。如果考虑生物学病因（高胆固醇），那么我们会给安妮服用降胆固醇的药物。如果考虑行为因素（吸烟和肥胖），我们会支持安妮戒烟或减肥。如果考虑心理方面的因素（压力和不恰当的观念），我们会给安妮提供压力管理或心理治疗。最后，如果考虑社会方面的因素（工作压力大及缺少支持），我们可能建议她去向当地的支持群体、自助团体或职业咨询师求助。实际上，安妮的高血压也许受

19

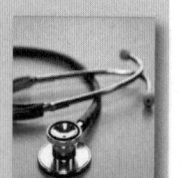

临床笔记 1.2

在临床实践中：

- 倡导健康的生活方式是医疗的重要方面，有可能拯救成千上万人的生命。
- 人们对疾病的反应千差万别，因此不要想当然地以为你了解患者的感受，这点很重要。
- 容忍模糊性及对病症不同解释的检验能力是必要的临床技能。
- 整体论取向意味着我们应考虑生物医学因素、生活方式中的各种行为、心理学因素（如观念、情绪、症状等）及社会因素。

所有这些因素的影响，但我们需要找到一种最有效的治疗方法。那么，什么算是"有效的"治疗呢？为判明这一点，我们需要考虑哪一种治疗方法能以最少的时间和成本对安妮产生最好的治疗效果。

实践活动 1.2　医学的不同取向

- 回顾一下你最近一次的就医经历。

- 这次经历中，医生在多大程度上看似在生物医学框架或者生物 – 心理 – 社会框架下工作？

- 如果他们改变了其临床实践框架，治疗会有怎样的不同？

我们看到，生物 – 心理 – 社会取向的应用存在一些障碍，包括以下事实：（1）不可能处理影响疾病的所有因素；（2）为了制定治疗计划，我们要考虑线性的因果关系而不是环性的因果关系。但这并不意味着我们就应该放弃这一取向，再返回到完全忽视心理社会及环境因素的生物医学取向。毕竟，一方面要认识所有可能的决定因素，然后有选择地对个体实施治疗；而另一方面则只能侧重生物医学因素，因为这是所有医务工作者都必须寻找的，这两个方面存在重大差异。心理学家也要谨记这一点。正如医务工作者会自然而然错误地偏向于生物学的解释一样，心理学家也会自然而然错误地偏向心理学的解释。

因此在评估和治疗患者时，我们需要有意识地提醒自己，要探索生物 – 心理 – 社会取向中每一水平中不同因素的作用。这将使我们对疾病有一个更为全面的了解，促进对患者整体的治疗，其中既包括了解影响疗效的潜在心理社会因素，也允许我们在第一种取向并不像预期的那样有效时，相应地改变或调整治疗方案。

20

小　　结

- 很难对"健康"下一个定义。不同的定义对医疗实践及社会有着不同的意义。

- 没有哪一个有关"健康"的定义是恰当的，也许将健康与疾病看作是一个从完全安康状态到死亡的连续体会让人们更容易理解。

- 心理学与医学的分离最初起源于心—身相割裂的理念（二元论）。

- 生物医学取向主导了医学很多年。

- 近年来，生物 – 心理 – 社会取向在理论和实践方面将不同的学科整合起来，并且倡导整体取向的医学。

📖 **拓展阅读**

Frankel, R.M., Quill, T.E. & McDaniel, S.H. (eds) (2003) *The Biopsychosocial Approach: Past, Present, Future*. Rochester: University of Rochester Press. 一本涉及生物 – 心理 – 社会取向、临床应用、以患者为中心的临床方法、教育 / 管理问题以及这一取向的未来等问题的全面读本。

White, P. (ed.) (2005) *Biopsychosocial Medicine: An Integrated Approach to Understanding Illness*. Oxford: Oxford University Press. 根据专家们对生物 – 心理 – 社会取向在医学领域中应用的讨论而编撰的书籍。

❓ **复习题**

1. 心理学有哪些不同的专业分支？
2. 简述心理学的两个专业分支，它们与医疗保健有何关系？
3. 概述四种不同的健康定义。
4. 比较和对照健康的两种定义，每一定义对治疗有何种影响？
5. 什么是二元论？它如何影响着医学？
6. 试述医疗中的生物医学取向并概述这一取向的优点和缺点。
7. 试述医疗中的生物 – 心理 – 社会取向并概述这种取向的优缺点。
8. 比较和对照生物医学取向及生物 – 心理 – 社会取向对医学的影响。

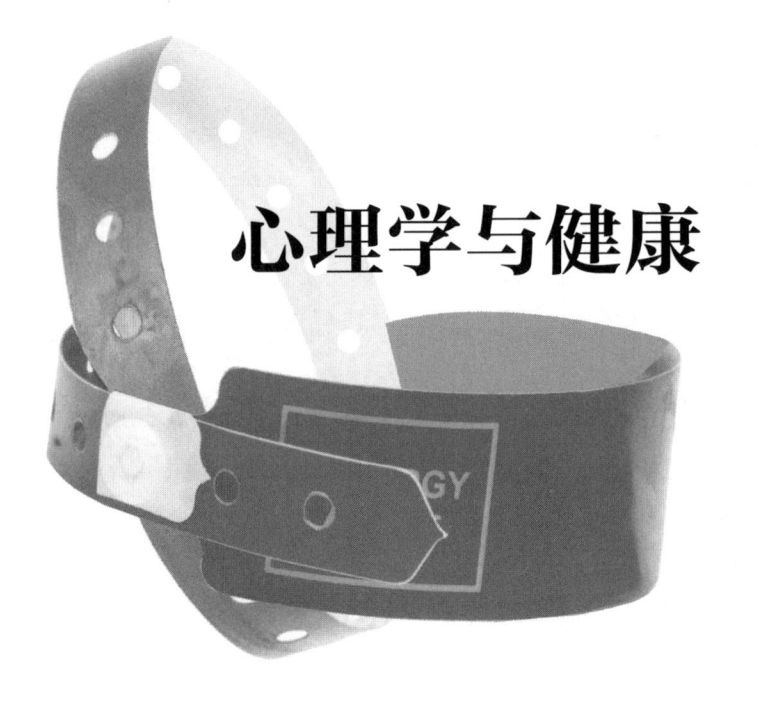

心理学与健康

第 2 章

动 机、情 绪 与 健 康

本章提要

2.1　动机

　　2.1.1　什么是动机

2.2　动机与健康

2.3　情绪

　　2.3.1　情绪的认知成分

　　2.3.2　情绪的生理成分

　　2.3.3　情绪的行为成分

　　2.3.4　关于情绪的理论

2.4　情绪与健康

　　2.4.1　正常情绪与健康

　　2.4.2　情绪倾向与健康

　　2.4.3　情绪表达、情绪调节与健康

专栏

2.1　动机举例

2.2　发现乳房肿块之后的反应

2.3　个案盖奇

2.4　五种主要人格特质（OCEAN）

2.5　乐观主义的测量

案例研究

2.1　拒绝生命救治

2.2　应用动机性会谈治疗酒精成瘾

2.3　情绪调节与慢性病管理

24

> **图表**
>
> 2.1 面部表情与情绪
>
> 2.2 情绪的成分
>
> 2.3 "9·11" 恐怖袭击的目击者
>
> 2.4 积极情绪和消极情绪的模型
>
> 2.5 情绪与健康之间的路径
>
> **研究专栏**
>
> 2.1 情绪表达和伤口愈合

学习目标

本章旨在让你：

- 描述动机并讨论其如何影响健康。
- 概述情绪的不同成分。
- 评价积极情绪和消极情绪对健康的影响。
- 考量情绪表达是否有利于健康。

　　动机、情绪以及我们应对压力的方式在很多方面影响着我们的生活。情绪是强烈的激励因素，在极端情境下甚至会危及我们的生命，例如父母会冒着生命危险保护孩子。医学领域比任何其他行业都面临着更多的压力和情绪事件，例如面对自己或他人的疾病和死亡。人们对这些事情的反应差别极大，而且在很多医学案例中当事人的行为方式或许让人难以理解。例如，在案例研究 2.1 中的这位女性宁愿冒着失去她自己以及未出生孩子两个人生命的风险，也不肯接受剖腹产手术。

　　媒体上充斥着类似的例子：父母由于宗教原因拒绝接受挽救孩子生命的治疗；肝硬化的男患者仍继续饮酒，即使他知道饮酒会危及生命；患有癌症的孕妇拒绝做化疗，在女儿出生后即离世；青春期女孩用刀片划伤胳膊以麻痹自己。这些真实的例子，既体现了信仰、动机和情绪在人们应对日常压力和极端情境时的重要性，也表明了动机和情绪复杂的相互影响。本章我们将逐次讨论动机和情绪，分析它们的内涵及其与健康的关系。

25 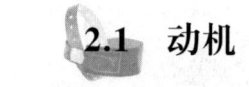 **2.1 动机**

2.1.1 什么是动机

　　动机本质上是一种行动驱力。生活中有很多因素驱使人们做或不做某些事情。

案例研究 2.1　　拒绝生命救治

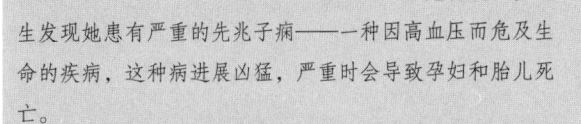

S 女士是 29 岁的单身女人，在她怀孕的大部分时间里都没有去看医生。怀孕 36 周的时候，她去就医，医生发现她患有严重的先兆子痫——一种因高血压而危及生命的疾病，这种病进展凶猛，严重时会导致孕妇和胎儿死亡。

患有先兆子痫的孕妇通常要立即住院，安排引产或者剖腹产。

但是，尽管有两名医生都建议住院，S 女士却一再拒绝。她坚持要在乡下的一个谷仓里自然分娩。当医生告诉她，她和孩子都可能死亡时，S 女士回应说，"就这样吧。"

医生们请来一位社工，其推断 S 女士缺乏生存意愿，对孩子的生命也漠不关心。她提到过惩罚她的前男友，如果她死了，希望前男友感到内疚。这位社工和医生随即将她强制转介到一家精神病院。尽管精神科医生判断她有精神能力，但是 S 女士还是很快被转到一家附近的医院，并且医院向法院申请了实施紧急剖腹产手术。法院批准了强制令，S 女士被迫接受了剖腹产。她的女儿平安地出生了。

S 女士向上级法院申诉，法院判决强制住院及剖腹产手术是非法的，因此 S 女士获得了经济赔偿。法官承认社工和医生看来都是出于好意，但是她有权拒绝做手术，即使会危及母子的生命。S 女士坚决主张，自己不想住院分娩，因为她不喜欢医疗流程，她宁愿冒着自己和女儿生命的风险进行自然分娩，因为她对此深信不疑。

因此，心理学诸领域和其他学科中的动机理论都是相通的。包括健康行为（见第 5 章）和决策（见第 17 章）。一些动机是生物性的，如饮食或繁殖。而另一些动机则是心理和社会性的，如对成就和地位的渴望。专栏 2.1 虽然列举了一些生物性和社会性动机示例，但值得注意的是，生物性和社会性动机的区别并不分明。例如，性动机既是生物性的（生殖驱力），也是社会性的（归属和养育需要）。

动机的理论可以分为三大类，即驱力理论、演化理论和激励理论。**驱力理论**（drive theories）使用体内平衡的概念来解释动机。体内平衡（homeostasis，又译内稳态）是一种生理均衡或者有机体要努力维持的稳定状态。有机体的行为和生理系统会联动以保证躯体机能的稳定性，这对生存来说必不可少。我们当前的状态和需要之间缺乏均衡，就会产生一种内部的紧张，从而使我们产生动机去消除这种紧张感。

驱力理论最适合解释生物性驱力，如饥饿。当我们饥饿时会产生动机寻找食物和进食。我们也更可能想到食物，注意与食物有关的刺激，如食物广告或信号（Berry et al., 2007）。有研究甚至表明，饥饿的男性会觉得体型较丰满的女性更加有吸引力（Nelson & Morrison, 2005; Swami & Tovee, 2006）。驱力理论可以预测，一旦我们已经吃过东西，就不再有动机继续进食。尽管这是常态，但也有很多人已经不饿了却继续进食，反之亦然。节食行为就提供了一个很好的例子，表明进食驱力并没有起作用（这部分内容将会在第 13 章探讨饮食行为与肥胖时详述）。因此驱力理论可以解释某些生物性的驱力和动机，但是在解释很多人类行为时存在局限性。

动机的**演化理论**（evolutionary theories）认为社会性特征与躯体特征一样，也是通过自然选择塑造的：理想的社会性特征可以最大限度地增加成功繁衍的机会。因此，

26

27

专栏 2.1　动机举例

生物性动机

饥饿

口渴

性

温度：获得舒适温度的需要

排泄：排出体内废物的需要

睡眠和休息

活动：寻求最佳刺激或唤醒的需要

攻击

社会性动机

成就：卓越的需要

归属：与社会联结的需要

自主：独立的需要

养育：关怀和保护他人的需要

支配：影响或控制他人的需要

展示：给他人留下深刻印象的需要

秩序：整洁、整齐和组织性的需要

游戏：有趣、放松和娱乐的需要

（资料来源：Weiten, 2004）

社会性动机（如成就、归属或支配的需要）产生的原因是它们能够增加我们生存和繁衍的机会。有些证据支持这种观点，如处于月经周期中排卵期的女性会认为那些身体强壮、时尚的男性更有吸引力（Little et al., 2007）。然而，这种情形只发生在要求女性评定作为短期伴侣的男性时。如果要求女性评定作为长期伴侣的男性，则这种结果就完全消失了，这表明对长期伴侣的选择还存在其他的标准。演化理论对此的解释是，长期伴侣的选择是基于诸如供养和维系家庭能力的标准之上的。

　　激励理论（incentive theories）强调外部因素引发和调节动机的作用。例如，男性直到遇到一个他非常喜欢的女性，才可能产生寻求恋爱关系的动机。更多缜密的激励理论纳入了**期望**（expectations）和**价值观**（values），这些在健康行为模型中都是常见的（见第 5 章）。期望和价值观影响了人们是否：（1）期望实现他们的目标，（2）目标对他们的重要性或价值。因此，当一个男性遇到心仪的女性时，如果他认为存在如下情形则不会按自己的愿望行动：（1）她根本对他不感兴趣，（2）人生此阶段他的确并不珍视恋爱关系。

　　这些不同的动机理论并不是互不相容的。驱力理论强调内在状态使我们产生动机，而激励理论强调外在刺激和奖励。这两种理论可以视为动机理论的"推"和"拉"：内在状态推动我们行动，而外部刺激则拉动我们行动。这些理论都是不同形式的还原论：它们单一地关注内在、外在或遗传的原因。最近一种更复杂的理论是 PRIME 理论（West, 2006），该理论认为动机与情绪、冲动、评价和计划一样，是行为的一个决定性因素。PRIME 理论在第 5 章将有更详细的介绍。

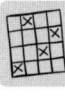

> **实践活动 2.1　动机**
>
> ● 不同的理论会如何解释案例研究 2.1 中 S 女士的动机呢？即使她自己和胎儿的生命处于危险之中，她仍然拒绝剖腹产。

2.2　动机与健康

28

很明显，动机和健康与医务工作者都有关系。了解生物性动机可以帮助我们治疗生物性驱力异常的极端行为，如肥胖症、进食障碍、吸烟、成瘾、危险性行为和失眠。了解社会性动机可以帮助我们理解自己的行为，并且理解激励我们成为医务工作者的原因。这也能帮助我们应对他人难以理解的行为。更多地了解他人的动机意味着我们更能建设性地处理问题。例如动机性会谈等干预方法已经用于治疗一些带有强烈动机成分的障碍（如成瘾）。这种方法也用来促进人们改变某些行为，如戒烟、锻炼和节食（Treasure & Maissi, 2007），这是标准治疗的有效辅助方法。

动机与很多健康主题有关。其中包括吸烟（将在第 5 章讨论）和肥胖（将在第13 章讨论）。这里我们主要讨论饮酒问题，因为饮酒是复杂动机阻止行为改变的很好示例。饮酒问题在发达国家很普遍，占疾病负担的 9.2%（WHO, 2005）。男性饮酒相关障碍是女性的 5 倍，但是目前在英国，女性酒精消费的增长速度更快。在英国的一项 8 000 多成年人的调查中，39% 的男性和 42% 的女性报告了重度饮酒（Office for National Statistics, 2002a）。在另一项针对 3 000 多大学生的调查发现，61% 的男性和 48% 的女性饮酒量超过了建议的上限（Webb et al., 1996）。饮酒的增加不可避免地会影响发病率和死亡率。近 50 年英国人由于肝硬化和酒精障碍死亡的人数已经急剧上升（尽管美国和澳大利亚酒精相关的死亡率保持稳定或正在下降）（WHO, 2005）。有关酒精滥用的更多信息将在第 13 章介绍。

饮酒的动机既包括生物性因素，又包括社会性因素。与很多成为习惯的活动一样，饮酒通常是令人愉悦的。对许多人来说，他们从饮酒中得到的即时感受与回报要超过长期的风险，尤其当这些风险看起来可以消除或者未必会发生。**健康乐观主义**（health optimism）是一种常见的偏差，意味着大多数人会一贯地低估自己得病的风险。年轻人尤其如此（Madey & Gomez, 2003）。因此，长期负面的后果被最小化，反而被短期的快乐或所得超越。饮酒也是很多社交礼仪和规范的一部分。改变饮酒等习惯性的行为颇为困难，尤其当这种行为长久存在且与社会功能有关时。案例研究 2.2 提供了一个例子，运用动机性会谈治疗一位有酗酒问题并且希望治疗不孕症的女性。

29

案例研究 2.2　运用动机性会谈治疗酒精成瘾

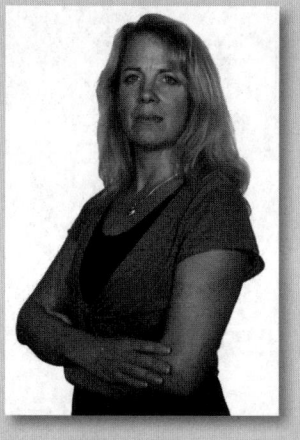

凯特是一位 40 岁的资深音乐公司高管，每天工作 12 小时，很难放松自己。她晚上会喝酒来放松。午餐时通常要招待客户，也会喝酒。她每周的饮酒总量超过 50 个单位，而女性的建议饮酒量每周不超过 14 个单位。凯特并不认为她有酗酒问题。她的很多朋友和同事每天也都喝酒。

凯特在 10 个月里一直在努力受孕，但并没有成功。她知道随着年龄增长怀孕的几率在减少，因此想接受试管受精。凯特的月经周期并不规律，她担心这可能是绝经的早期信号。重度饮酒与月经周期的紊乱和不孕有关系，因此饮酒可能正在影响凯特的身体状况。她需要大量地减少酒精的摄入，将饮酒量控制在安全的水平。

动机性会谈

动机性会谈的基本原则是不评判或者不把我们自己的观点强加给凯特，而是尽力去理解她的处境，帮助她控制自己的动机以期做出改变。

1. 探索凯特饮酒的原因以及是否有以下的矛盾心理：

饮酒的动机

帮助我放松

我喜欢饮酒——这是我的待客方式

饮酒能让我的大脑休息

招待客户是我工作的一部分

不饮酒的动机

我没有真正地放松，只是喝醉了

我当时喜欢饮酒，可是过后就后悔

我想怀孕

饮酒让我一上午思路都不清晰

饮酒对我自己和工作都没有好处

我不想让别人认为我是一个"酒鬼"

2. 弄清这些自相矛盾的动机，帮助凯特去重新评估自己的饮酒行为。这也突出了受孕是她此时最重要动机的事实。

3. 凯特确定了戒酒的目标，探索了对她有帮助的策略。第一周，她决定用不含酒精的饮料来取代酒，并且参加了一个瑜伽班帮助放松。我们约定一周后面谈，以检查她的进度并且给予支持。

临床笔记 2.1

运用动机促进行为改变

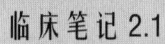

- 理解动机可以帮助我们治疗生物性驱力异常造成的极端问题，如肥胖、进食障碍、吸烟、成瘾、危险性行为和失眠。

- 如果询问人们所觉察到的负面行为（如吸烟或饮酒），他们报告的情形通常不如现实严重。

- 说明这些行为的负面结果能激发他们努力改变。

30

- 然而，将我们的观点强加于人并让他人感觉受到评判，并不如帮助他们控制自己的动机有效。

- 尽力去理解他们为什么这样做，对他们的处境保持同理心，然后支持他们去改变行为。

- 帮助他们相信自己能够改变。

小　结

- 动机是由于各种原因所致的行动驱力，包括内在因素和外在因素。
- 动机理论包括驱力理论、激励理论和演化理论。
- 理解动机的过程可以用来指导对健康相关行为（如酒精滥用）的干预。
- 动机理论具有临床应用价值。

2.3　情绪

人类生活涉及各种情绪：事实上英语里有 550 多个单词与情绪有关。心理学术语**情感**（affect）一般包括**情绪**（emotions）、**心境**（moods）和**冲动**（impulses）。跨文化证据表明，人类有 6 种基本情绪，各有其独特的生理特点。如图 2.1 所示，它们分别是快乐、悲伤、惊讶、愤怒、恐惧和厌恶（Ekman, 1992）。除了这些情绪外，有研究者还提出基本情绪也应当包括轻蔑、兴奋、尴尬、爱慕和嫉妒（Ekman, 1999; Sabini & Silver, 2005 ）。

情绪对生活质量有很大的影响。情感消极时，如严重的抑郁，会促使人们结束生命。在医疗机构里，患者面对压力和困难，情绪对他们的态度、康复和生活质量具有巨大的影响。例如，一名晚期癌症患者可能会用幽默应对疾病，重新唤起对生命的热爱，而另一名良性肿瘤患者却可能感觉崩溃、抑郁，深信自己会死去。

31

英国每年由于情绪障碍所导致的失业、伤残补贴和旷工等造成的损失高达 120 亿英镑。而 40% 的身体和精神残疾是由心理疾病引起的（Layard, 2006 ）。因此很多研究和理论都在关注消极情绪，如焦虑和抑郁。近 20 多年**积极心理学**（positive psychology）的发展促进了积极情绪（如幸福）的研究，以及积极情绪给我们的健康带来的影响。也有研究考察正常情绪以及与之相关的生理机能：研究者认为这也许可以揭示心理社会性因素（如应激和社会关系）与健康的关联。因此情绪理论是在针对正常和异常情绪的研究过程中建立起来的。

32

情绪体验的跨度和复杂性使其很难界定。大多数情绪理论都以情绪的三个成分为前提：即认知的（想法）、生理的和行为的成分。**认知成分**（cognitive component）是情绪的意识体验，包括我们赋予情绪的意义。情绪的**生理成分**（physiological component）较为复杂，涉及中枢神经系统、自主神经系统和内分泌系统。**行为成分**（behavioural component）可以进一步分为非言语情绪表达（面部表情、身体姿势等）和行为反应。这些成分之间的相互作用反映在日常语言中，如"害怕得僵住""愤怒得热血沸腾"。图 2.2 表明这些不同的成分如何相互作用，进而导致了各种情绪体验。

图 2.1

面部表情与情绪

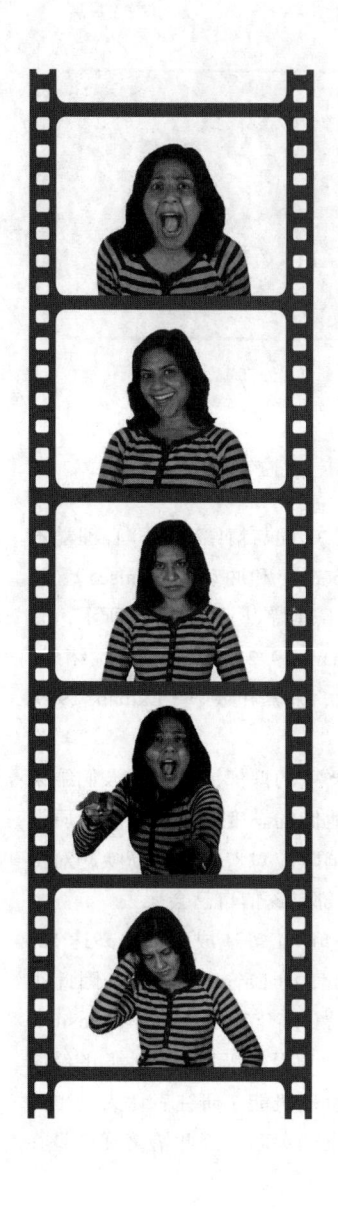
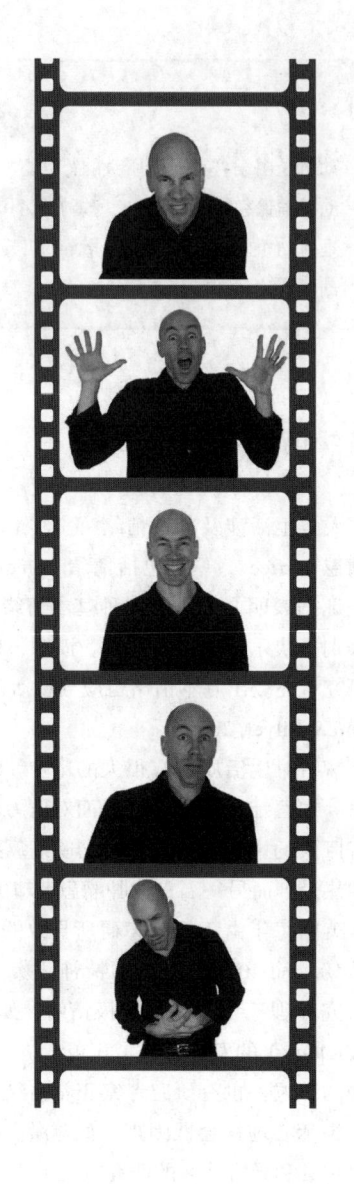

图 2.2

情绪的成分

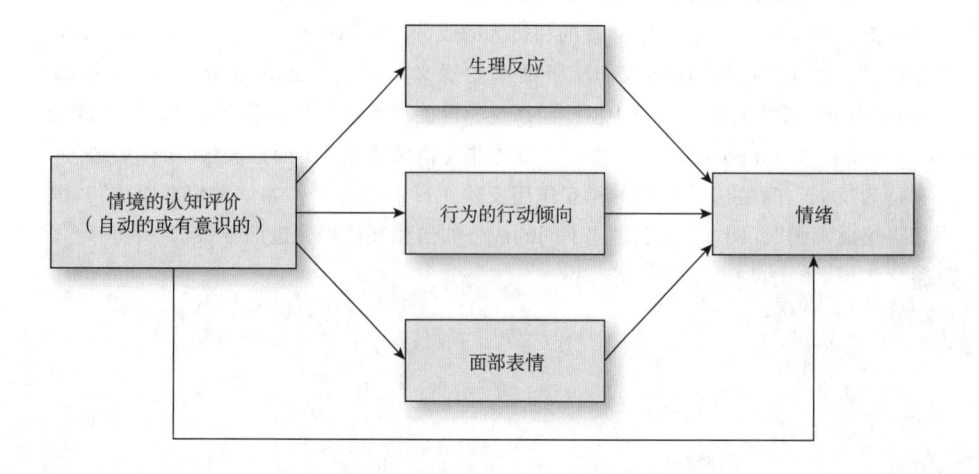

实践活动 2.2　情绪调节

想想最近一次你因为某件事而真的不安或者愤怒的情况。

- 你做了什么事情让自己平静了下来?
- 这包括认知因素、采取行动、改变行为以及社会性因素吗?

2.3.1　情绪的认知成分

33

　　情境的意义对一个人如何对情境做出情绪反应至关重要。例如，如果某个女性发现乳房有个肿块，认为这是一个无害的囊肿，就不会非常警觉；然而，如果她认为这是肿瘤，就会恐惧和焦虑。强烈的消极情绪通常会促使人们采取行动。专栏 2.2 描述了女性发现乳房肿块后的情绪反应，以及她们有多快去看医生（Meechan et al., 2003）。

　　情绪的首要认知元素是人们对所发生情境的**评价**（appraise），或对该情境即刻意义的评估（如它是否危险、威胁或者无害）。情绪的第二个认知元素是给发生的情绪状态**贴标签**（label）。很多情绪的生理唤醒体验是非常相似的。例如，当我们焦虑和兴奋时，交感神经系统都会唤醒，因而我们如何给自己的情绪状态贴标签将决定我们的情绪体验。坐过山车时，有人会把自己的体验解释为兴奋或者惊险，但也有人（包括本书作者）会将之解释为可怕和厌恶！这就引出第三个重要的认知元素，即我们**评估**（evaluate）自己的反应积极还是消极。对于那些将坐过山车的体验评估为积极的人，将会享受坐过山车并愿意再次乘坐。

　　这种评价、贴标签和评估的过程因此也塑造了我们未来的情绪反应。惊恐障碍就是一个很好的例子。3%~9% 的人都曾体验过惊恐发作（Grant et al., 2006）。惊恐发作与极端的生理唤醒有关，是"战斗或逃跑"反应机制的一部分（见第 3 章）。尽管惊恐发作非常令人不安，但并不会危及生命，也并不罕见。人们如果以灾难化的方式来解释最初的惊恐体验，例如"我要疯了"或者"我要死了"，而且将惊恐发作评估为极端消极并贴上这种标签，就最有可能发生长期惊恐障碍（Clark, 1986）。在

专栏 2.2　发现乳房肿块之后的反应

发现肿块后 4 天之内看医生	发现肿块后 7 ~ 90 天之间看医生
"我完全慌了，我吓坏了"（1 天）	"我感觉还好"（7 天）
"我很担心，我的双手都在抖"（1 天）	"我不是一个爱担忧的人，有时候我太放松了"（90 天）
"紧张得肌肉僵硬"（3 天）	"只是有一点担忧"（14 天）
"害怕——我都哭了"（1 天）	"只是说'哦'，一个肿块，我无所谓"（7 天）
"我觉得糟透了——惊恐和担忧"（2 天）	"我真的不认为这有什么"（7 天）
"我很害怕、紧张、满身是汗"（3 天）	"我不是很困扰"（21 天）

（资料来源：Pretrie & Pennebaker, 2004.）

这种情形下，人们会担心发生下一次惊恐发作。这增加了他们的焦虑水平和生理唤
醒，从而也使他们更可能再次体验惊恐发作。此外，如果个体把惊恐发作与特定的
情境联系起来，当他们再次处于这种情境时就会高度焦虑，可能会变成恐惧症。例如，
如果病人在一次磁共振成像（MRI）扫描时发生惊恐发作，在进行下一次 MRI 检查
时就会更加焦虑，因此会增加再一次惊恐发作的几率。

简言之，人们赋予惊恐体验的意义会导致人们因为即将到来的焦虑而变得焦虑，
形成了一个自我实现的循环。然而，尽管认知成分本身对于情绪来说是必要的，但
不是充分的。情绪很少有意识地启动——我们不能强迫自己感到恐惧、厌恶或者愤怒。
而伴随着情绪的生理反应则是我们如何感受的重要部分。

2.3.2　情绪的生理成分

情绪的生理成分始于脑内很多结构组成的**边缘系统**（limbic system）（见第 7 章）。
边缘系统控制了自主神经系统和内分泌反应（见第 3 章），并且涉及学习和情绪调
节。例如，杏仁核对恐惧唤起尤为重要。如果杏仁核受到损害，动物在面临危险时
就不知道或不能学会恐惧。对人的造影研究表明，恐惧时杏仁核也是激活的（Lang
& Davis, 2006）。

情绪也涉及**额叶皮层**（frontal cortex）区域。学界认为，边缘系统负责做出快速
的第一反应，而皮层会做出较慢的次级反应，以调节最初的反应（Le Doux, 1996）。
这可以解释为什么我们通常会在思考之前就产生反应或"感受"。皮层能够抑制情绪
和行为反应，这一作用最初是在专栏 2.3 的菲尼亚斯·盖奇的案例中发现的。研究已
经显示，眶额叶皮层尤其在抑制情绪和行为反应方面起着重要的作用。例如，眶额
叶皮层的受损与愤怒、焦虑、骄傲、抑郁、无故哭泣或发笑的多发有关，而且也与
情绪信息的过滤功能受损有关（Beer & Lombardo, 2007）。

专栏 2.3　个案盖奇

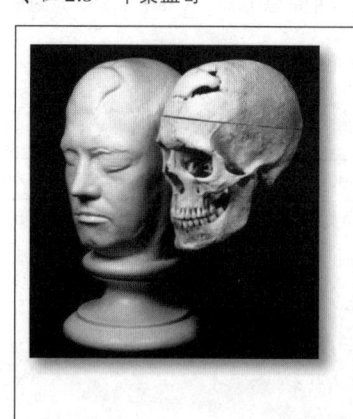

1848 年，菲尼亚斯·盖奇正在铁路上工作，当时由于火药爆
炸，一根金属杆洞穿了他的头部。金属杆从他的左颊骨下方飞
入，刺穿了他的额叶皮层，然后飞出，落在他身后几米远的地方。
他受伤的模型展示在这里。令人意想不到的是，他在这次创伤
后居然活了下来，而且片刻之后就恢复了意识。

盖奇受伤后，人们发现他从一个努力工作、善良和招人喜
欢的人，变成了一个冲动、不顾他人的人，而且还经常污言秽语。
在这之前，学界认为额叶并不会影响人格或者社会交往。盖奇
成为第一个揭示了额叶重要性的案例。尽管存在争论，盖奇受
损的只是左侧额叶，或者会关联到双侧额叶，但很明显额叶参
与了对不当情绪反应的抑制。

资料来源：Warren Anatomical Museum, Francis A. Countway Library of Medicine.

2.3.3　情绪的行为成分

情绪的行为成分可以分为：

- 行动倾向——行动的潜力或驱力
- 非言语反应——如姿态、手势
- 面部表情

有人认为，情绪的行为成分是其目的的一部分。换句话说，情绪使我们想做某些事情（Frijda, 1986）。情绪会干扰我们正在做的事情，并占据优先地位。这一点能从目击"9·11"双子塔受恐怖袭击的人们面孔中清晰地看到（见图 2.3）。因此，情绪是早期的警告信号，表明有些事情需要我们注意。研究显示，消极情绪会导致注意焦点局限于任何激发消极情绪的事情之上。相反，积极情绪会导致注意扩展，并使我们对事件的反应更多地依赖于简单直觉。

因此，情绪能引导我们的注意。生理反应使身体为行动做好准备，而行动倾向则为我们提供应对情境的方法，如当我们遇到威胁时，进行战斗还是逃跑。战斗或逃跑反应在极端情境中当然可以观察到，但是人们并不总是按照这种方式反应。比如，据称当时在双子塔里面有人镇定而有序地撤离。因此人们对威胁的反应更为复杂，受到社会环境和规范的影响。所以，目前已经有大量的研究考察了人们如何调节自身的情绪，以及在处理挑战性情境时采用的应对策略。在后面的"情绪与健康"一节还将详细探讨这一主题。

情绪的行为成分也包括情绪的非言语表达（如躯体姿势或握紧的拳头）和面部表情。研究显示，面部表情会影响我们如何给我们的情绪贴标签。在要求人们绷紧自己的面部肌肉以模仿"微笑"表情的研究中显示，此时给他们刺激，如电影片段或图片，人们会报告更多的积极情绪反应。根据**表情—反馈假设**（facial-feedback hypothesis），来自于面部肌肉的信号被大脑用来解释我们正在感受到的是哪种情绪（Izard, 1991）。

36

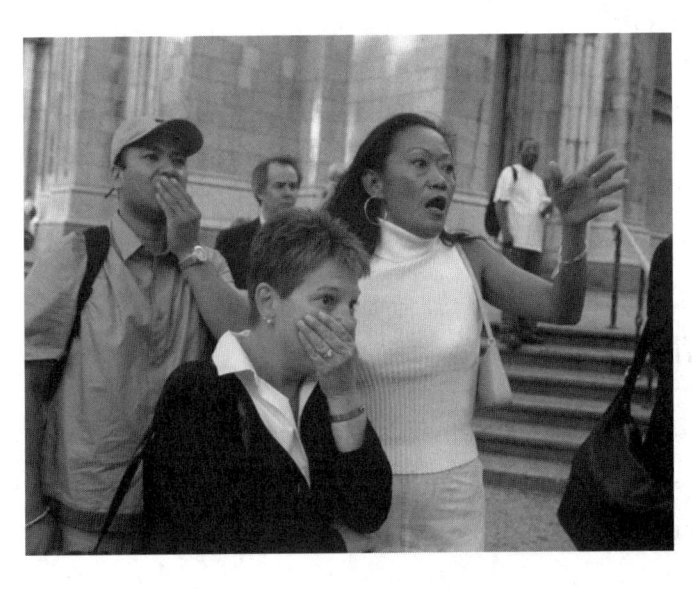

图 2.3

"9·11"恐怖袭击的目击者

（资料来源：Associated Press, AP.）

实践活动 2.3　面部—反馈假设

请扬起你的眉毛并做出生气的样子。

- 发生了什么?
- 你认为这是为什么?

2.3.4　关于情绪的理论

情绪的早期理论集中于情绪不同成分之间的关系。在类似于鸡与蛋的争论中，理论的争论点在于躯体反应是否优先于认知评价。目前的共识是：评价过程引发了我们生理的、行为的和意识性的情绪体验。这些评价过程是前意识的或意识的，这一点与这样一个观点相吻合，即边缘系统是一个快速加工系统（前意识评价），并可以随后被额叶皮层所调节（意识评价）。

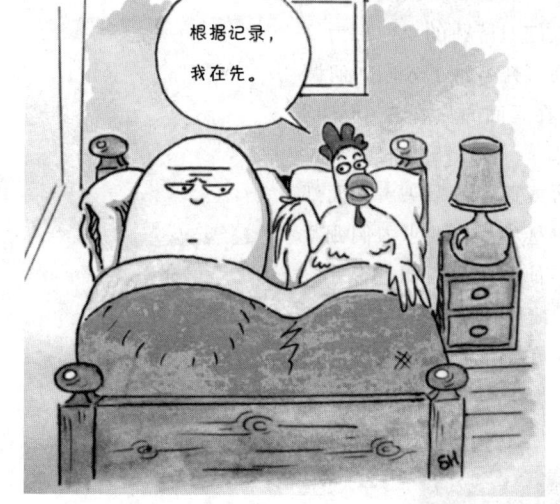

根据记录，
我在先。

有大量证据证实了前意识过程的发生并且影响我们的心情和行为。例如，沙特郎等人（Chartrand et al., 2006）用积极性的词汇（如朋友、音乐）、消极性词汇（如战争、癌症）以及中性词汇（如植物、建筑）在一个屏幕上快速闪动，使人们不能有意识地"看到"它们。结果发现，即使人们不能"看到"那些词汇，他们在被呈现消极性词汇后会报告更多的消极心情。其他的实验发现，如果我们前意识地"看到"一些东西，而后当它呈现出来让我们有意识地看到它时，我们可能会更倾向于它或感觉更好（Monahan et al., 2000）。

情绪理论关注的焦点差异很大。一种定义情绪的方式是将情绪分为积极和消极的情感（Watson & Tellegen, 1985）。因此所有的情绪都可以根据其积极性（如愉悦的）或者消极性（如痛苦的）来描述；也可如图 2.4 所示，根据其强度进行描述（高和低）。这有利于简化情绪，让我们更容易观察情绪、健康和疾病之间的关系。这也说明，在情绪对健康的影响中，情绪的强度是重要的。低强度情绪（如激惹）所产生的生理效应及对健康的影响不同于高强度情绪（如极端的愤怒），这种假设的确合理。

2.4　情绪与健康

情绪和健康关系的很好例子，是心理障碍（如临床抑郁）与发病率和死亡率升高的风险之间的联系（Kisely et al., 1997）。这里，情绪和健康的关系主要有三个方面：

1. 正常情绪与健康的联系

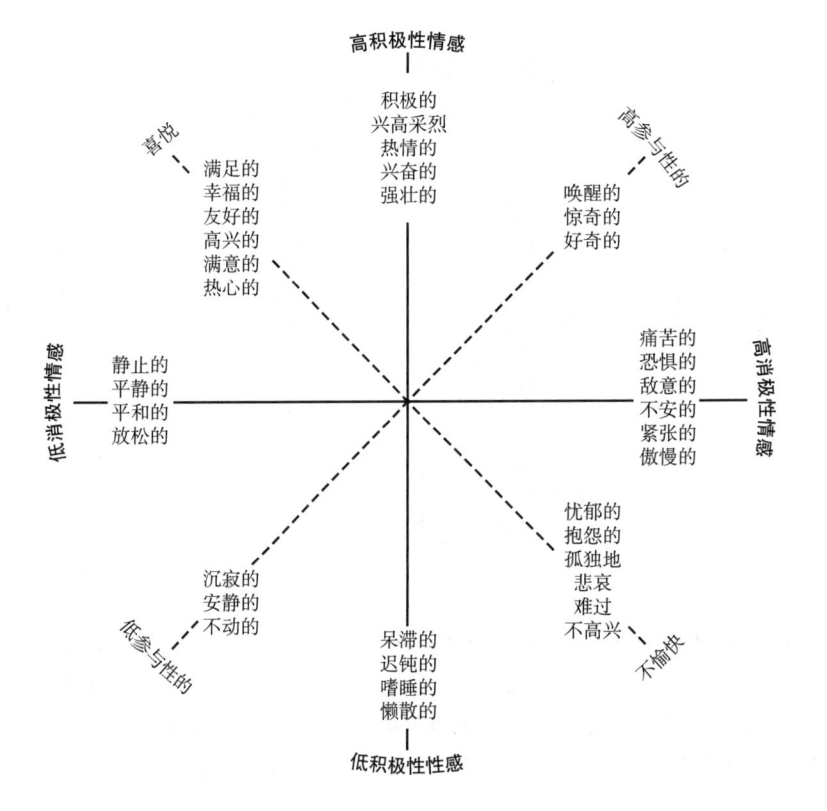

图 2.4
积极情绪和消极情绪的模型

2. 情绪倾向对健康的影响

3. 人们调节和表达情绪的方式对健康的影响

2.4.1　正常情绪与健康

实验室研究表明，无论情绪积极还是消极，任何急性、强烈或者极端的情绪都与生理唤醒的增强有关。这种生理性唤醒通过对诸如心血管和免疫系统等人体系统的影响，进而对健康产生潜在的不利后果。然而，关于人们在日常生活中心境的研究显示，与消极情绪相比，日常生活中积极情绪所产生的消极生理性反应较少（Pressman & Cohen, 2005）。

针对心情与健康的大量流行病学研究发现，快乐与更好的健康状态有关。那些积极情绪体验较多的人会报告较少的病症或疼痛，而且很少患病，如中风、感冒和意外。在 55 岁以上的人群中，积极情绪与更长的寿命相关联（Pressman & Cohen, 2005）。然而，快乐与健康的相关并不意味着一方能够影响另一方。健康的身体可能意味着人们会更加快乐；快乐的人可能更倾向于说他们是健康的，他们拥有更强的社会支持网络，更可能从事对健康有利的活动。

消极情绪对于健康的影响已经有了广泛的研究，但结论并不一致，这依赖于要考察的结果。大量证据表明某些消极情绪与特定的疾病有关。主要的例子有：敌意与心血管疾病（Miller et al., 1996），抑郁与心血管疾病（Steptoe, 2006），以及焦虑

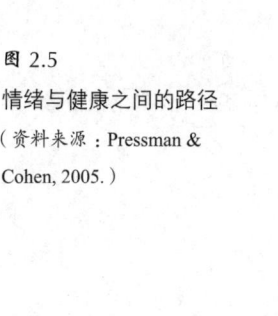

图 2.5

情绪与健康之间的路径

（资料来源：Pressman & Cohen, 2005.）

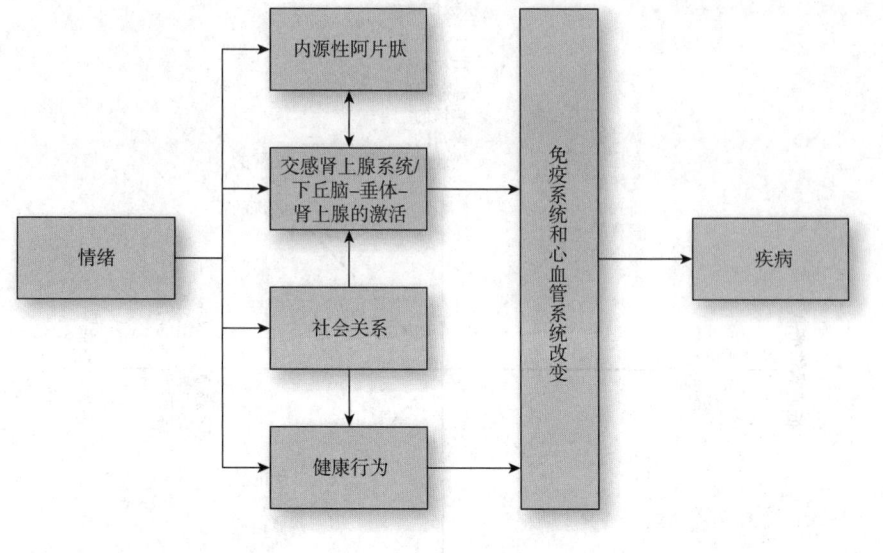

与疾病或外伤恢复速度（Johnston & Vogele, 1993）。抑郁障碍与许多疾病和死亡率都有关联。例如，与健康人群相比，抑郁人群有 50%~100% 的可能会出现心血管疾病（Lett et al., 2004）。然而，我们很难下结论说是抑郁导致了疾病，还是疾病导致了抑郁，或者说抑郁是疾病的一种症状。敌意和抑郁对于心血管疾病的影响将在第 12 章详述。

总的来说，有证据显示，积极情绪与健康有关联，而特定的消极情绪与特定的疾病有关联，但是彼此间的影响方式却很多。这是心理社会现象和生物现象关联的常态，因此我们常用的词语是**关联**（association）或**关系**（relationship），而不是**原因**（cause）或**预测因子**（predictor）。例如，情绪与健康之间的联系可以部分地解释为：有偏差的注意导致更为关注和报告疾病，或者心境能够影响人们解释症状的方式。情绪和健康之间的可能路径总结在图 2.5 中。重要的是：情绪能够通过生物的、行为的和社会的机制影响我们的健康。

39

2.4.2　情绪倾向与健康

情绪倾向（emotional dispositions）是类似于人格特质的体验某种特定情绪的倾向。有五种主要的人格特质：开放性，尽责性，外向性，宜人性，神经质（见专栏 2.4）。其中，尽责性与神经质在这里要更充分地考虑，因为它们大部分都与健康有着一致的关系（Stone & McCrae, 2007）。**尽责性的**（conscientious）人被定义为自律的、有效率的、有组织性的、可依赖的和负责任的，等等。有证据显示，具有尽责性特质的人寿命更长，尽管这可能取决于是因为尽责性的人更有可能采取积极的健康行为如锻炼，并且较少采取负性的不利于健康的行为如吸烟。然而，尽责性与具体的情绪是没有联系的。

神经质（neuroticism）是一种情绪成分最明显的人格特质。高神经质的人会体验到很多负性的情绪，如心情低落、焦虑、内疚、敌意和恐惧。高神经质的人也会报

专栏 2.4　五种主要人格特质（OCEAN）

开放性	聪明，对文化有兴趣。包括的特征有：艺术气质、好奇心、想象力、洞察力、广泛的兴趣和不因循守旧。
尽责性	个体的可靠程度。包括的特征有：自律、有效率、有组织性、可信赖、负责任、忠实和考虑周到。
外向性	开朗。包括的特征有：健谈、爱交际、热情、寻求刺激、自信和主动。
宜人性	体贴、友好和依从。包括的特征有：同情心、感激、信任、友善、宽容、慷慨和利他。
神经质	体验消极情绪的倾向。包括的特征有：焦虑、紧张、自怜、担忧、害羞、敌意和脆弱。

告更多的身体症状，而且罹患心理障碍的风险更高（Contrada & Goyal, 2005）。然而，很难知晓这是由神经质的人格特质决定的，还是因为神经质的成分，如消极情感、抑郁、焦虑和敌意造成的。神经质与心脏疾病、癌症等慢性病的发病率或死亡率也没有一致的关联（Stone & McCrae, 2007）。

与心理健康有关的情绪倾向有**乐观主义**（optimism）和**悲观主义**（pessimism）。乐观主义通常倾向于预期未来发生好事情，而悲观主义则预期坏事情。这两者并不互相排斥，个体可能对大多数事情是乐观的，而对某些事情则是悲观的。测量乐观主义和悲观主义最常用的量表可见专栏 2.5。

乐观主义与较高的心理幸福感有关，也与一些生理健康的指标有关，如心肌梗死和心脏手术的康复率更高（Smith & MacKenzie, 2006）。然而，正如其他的倾向或特质一样，我们很难分辨其中的机制，或者很难确认情绪在其中所起的作用。和尽责性一样，证据表明乐观主义也与积极的健康行为、更健康的应对策略和较多的社会支持有关，这也会进而影响我们对疾病或压力的反应（Contrada & Goyal, 2005）。乐观主义影响生理健康的机制还不清楚。有些免疫学研究显示，在温和的或者适度的压力事件中，乐观主义者比悲观主义者具有更好的免疫功能。然而，在高挑战性或者很困难的事件中，乐观主义者则表现出更差的免疫功能（Segerstrom, 2005）。这可能是因为乐观主义者会参与到压力情境中，并且努力设法去解决它们。因此，与较少参与的悲观主义者相比，困难的情境可能会导致乐观主义者产生更大的生理紧张。

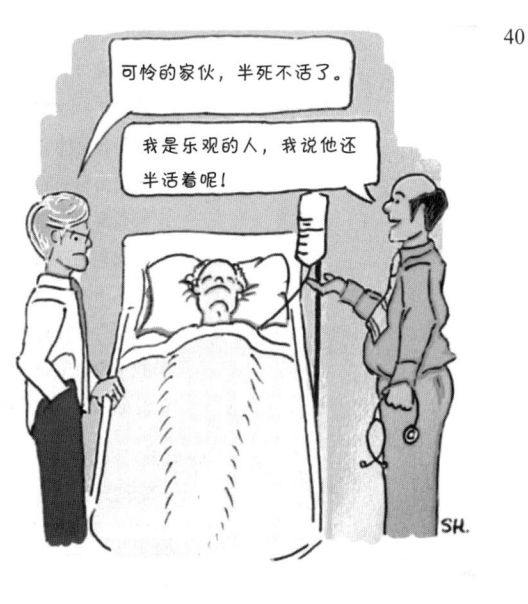

2.4.3　情绪表达、情绪调节和健康

关于情绪表达的研究给人们带来了一些困惑。一方面，有观点认为，不表达强烈的情绪对个体是有害的。研究业已发现，情绪的压抑与较差的健康状况相关，但证据也不尽一致（Garssen, 2004）。另一方面，我们已经看到，愤怒和敌意这两种情绪的表达，都会增加心脏疾病的发生。

一个特别有趣的研究领域探讨了书写消极的或创伤性事件对健康的影响。这些

40

41

42

专栏 2.5　乐观主义的测量

生活取向测试（修订版）

请自始至终尽可能诚实并准确作答。尽量不要让你对一个陈述的回答影响你对其他陈述的回答。不存在"正确"或"不正确"的答案。请根据你自己的感受来回答，而不要根据你认为的"大多数人"的回答来作答。

4 = 我很同意

3 = 我有点同意

2 = 我不同意也不反对

1 = 我有点不同意

0 = 我很不同意

1. 在不确定的时候，我通常期望最好的方面。

2. 我很容易放松下来。　　　　　　　　　　　　　　　　　　填充题

3. 如果我可能发生糟糕的事，那就会发生。　　　　　　　　　反向题

4. 我总是对我的未来感到乐观。

5. 我很喜欢与朋友在一起。　　　　　　　　　　　　　　　　填充题

6. 对我来说，保持忙碌很重要。　　　　　　　　　　　　　　填充题

7. 我几乎不期望事情按照我的愿望发展。　　　　　　　　　　反向题

8. 我不会很轻易地感到不安。　　　　　　　　　　　　　　　填充题

9. 我很少指望好事会发生在我身上。　　　　　　　　　　　　反向题

10. 总的来说，我预期发生在我身上的好事要比坏事多。

计分

计算分数时，忽略填充题（条目 2、5、6、8）。将负性陈述项（条目 3、7、9）反向计分。然后将得分累加。总分范围为 0~24 : 高分表示乐观主义，低分表示悲观主义。

资料来源 : Scheier, M.F., Carver, C.S. and Bridges, M.W. (1994) 'Distinguishing optimism from neuroticism (and trait anxiety, self-mastery, and self-esteem): A re-evaluation of the Life Orientation Test', *Journal of Personality and Social Psychology*, *67*, 1063–1078.

研究表明，将消极事件写下来对正常人的健康有利，对疾病人群的健康也有虽小但显著的积极影响（Slachter & Pennebaker, 2007）。研究专栏 2.1 展现了情绪表达与更好的创伤恢复的关系。

目前还不清楚为什么这种方式的情绪表达有利于健康。对此有不同的解释，如人们在书写过程中发现了事件更多的意义；当他们讲出来或者写下来时预期自己会感觉好一些；书写使他们更喜欢与他人再次讨论这件事；或者其他人在得知此事时给予了更多的支持。

情绪调节可以有两种方式。内部的情绪调节，即调节我们自己的情绪；外部的情绪调节，即我们调节他人的情绪（如医生安抚患者）。情绪调节包括有意识的、自动的或无意识的调节过程。案例研究 2.3 介绍了调节情绪的方式以及这种调节与疾病应对的关系，该案例描述了情绪调节技术可以帮助人们更有效地应对慢性疾病。

临床笔记 2.2

情绪和医学

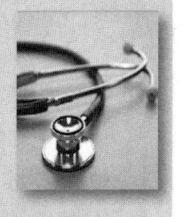

- 情绪障碍每年耗费社会数十亿的资金，并且 40% 的残疾是由心理疾病所致。
- 人们对疾病的反应最初取决于对疾病的评价。
- 帮助人们更积极地评价事件，能够减少消极情绪，有助于人们做出有效的应对。
- 幽默和微笑（即使情绪低落时）有可能振奋人们的心境，而且对健康可能也有间接的正向影响。
- 消极情绪（如焦虑、愤怒和抑郁）与慢性病（如心脏病）有关。对带有这些情绪倾向的人群进行及时治疗，可以预防一些疾病的发生。
- 乐观主义有助于人们应对一些可控制的或者可治疗的疾病。
- 让人们写出一些压力或创伤性的事件有可能改善人们的健康。

43

研究专栏 2.1　情绪表达和伤口愈合

背景

在研究文献中，关于情绪表达或压抑对健康的影响有着不一致的结论。本研究考察了与压力有关的情绪表达对免疫功能其中一个方面的影响。

方法和结果

36 名男性被随机分配到实验组和控制组，实验组连续 3 天每天书写 20 分钟，记录生活中的创伤性经历；而控制组则主要进行书写时间的管理，不对书写内容作要求。

两周以后，用一个 4mm 的钻孔从所有男性的胳膊上采取一点皮肤，进行活组织检查。伤口的愈合状况在 3 周内进行监测。

那些书写了创伤性事件的男性，其伤口愈合的速度要远远快于那些仅进行了书写时间管理的男性。

研究的意义

应用钻孔活组织检查技术来研究创伤愈合程度的方法是有效的，因为这意味着所有男性的伤口都可以比较。因此，任何愈合过程中的差异更可能归因于实验条件。之

前应用钻孔活组织检查的研究结果显示，压力与较长时间的伤口愈合有关联。本研究的显著特点在于采用了一个简单的干预方式，即让人们用书写创伤性事件的方式来应对这些事件，而且这在随后 2~3 周的时间内对伤口的愈合都会有作用。这是心理因素影响生理过程的一个明显的例子。

资料来源：Weinman et al.(2008). Enhanced wound healing after emotional disclosure intervention, *British Journal of Health Psychology*, 13: 95-102.

（图：纵轴为"伤口直径（mm）"，范围 2.5–4.3；横轴为"活组织检查后的天数"，分别为 7、14、21；图例：控制组、实验组）

44

案例研究 2.3　情绪调节与慢性病管理

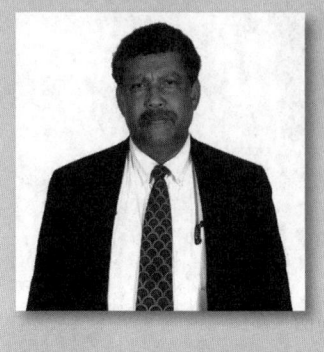

克莱夫是一名 62 岁的男性，患有 II 型糖尿病，这意味着他需要定期注射胰岛素。一段时间以来，克莱夫没能很好地管控好他的糖尿病，而且在最近的三个月里已经两次住院。他不喜欢针头，也不能面对给自己注射。当护士要给他打针时，他会变得非常激动和痛苦。

克莱夫怎样才能调节自己对针头的情绪呢？

选择那些较少引起消极情绪的情境：分心是应对针头焦虑的有效方式。因此，如果让克莱夫在注射时做自己喜欢的、能让他分心的事情，可能会对他有帮助，比如看电影、听音乐或者其他能让他感兴趣的事情。

调整情境：可以在很多方面改变情境：（1）找到输入胰岛素的其他方式；（2）改变注射的时间长度，以减少注射前的焦虑时间；（3）找医务专业人员进行注射；（4）带一个可以支持他并且帮助他平静下来的朋友。

将注意力从情境或情绪上转移开：在注射的时候，鼓励克莱夫去关注其他的事情，让他分散注意力，问一些问题让他注意其他的事件，或者谈论一件高兴的事。帮助他应对要比单纯地共情更有效，而后者通常只会增加痛苦。

改变给情境或情绪评价或贴标签的方式：要把克莱夫的消极评价（如注射很痛、他不能应对、护士会认为他愚蠢）调整到积极评价（如注射很快会结束、他以前能够应付、注射之后他感觉会更好）。

调节身体、行为和情绪的反应：克莱夫可以做很多事情，以帮助他调节对注射的反应。例如，他可以在注射前进行身体锻炼，在身体上更放松自己。注射之前或者在注射过程中他可以应用放松技术，如关注在自己的呼吸上。他也可以用积极的自我评价来应对。

（资料来源：Gross & Thompson, 2007.）

45

小　结

- 情绪包括情感，心境和冲动。
- 情绪有认知的、生理的和行为的成分。行为的成分包括行动倾向、非言语行为和面部表情。
- 评价过程引发了情绪的生理、行为和意识的体验。
- 积极情绪与健康的身体相关联，而消极情绪（如愤怒和抑郁）则与某些疾病相关联。然而，这种联系的机制或原因还不清楚。
- 乐观主义和神经质的情绪倾向分别与心理健康有正性和负性的相关联，也与某些生理健康的指标相关联。
- 情绪表达的研究结果并不一致：表达如敌意这样的情绪对身体健康有害；但是表达其他的情绪（如与创伤性事件有关的情绪）则对健康有益。

总　结

　　这一章考察了动机和情绪对我们的行为、健康以及某些疾病的重要影响。这些不同领域以及它们的影响有着很大的重合：动机驱动我们行动，而情绪也包括冲动和行动倾向。评价的重要性在于决定我们面对不同的刺激如何感受和回应。本章我们重点讨论了动机和情绪对于健康的影响以及起作用的可能路径，包括认知和行为的改变。一个很好的例子是，当我们处于压力和应激状态时，对事件的评价、情绪、认知和行为是如何相互作用的，而这种相互作用又是如何影响我们的健康的。这也将是下一章的主题。

拓展阅读

Ayers, S. et al. (eds)(2007) *Cambridge Handbook of Psychology, Health and Medicine*. Cambridge: Cambridge University Press. 其中有关于情绪表达与健康，人格与健康的章节。

Ryff, C.C.& Singer, B (2001) *Emotion, Social Relationships and Health*. Oxford: Oxford University Press. 若你想了解更多关于人际关系和人际背景如何影响情绪和健康，这本书会很有用。它涉及免疫力、常见的感冒和乳腺癌的内容。

Steptoe, A.(2006) *Depression and Physical Illness*. Oxford: Oxford University Press. 一本关于抑郁对身体疾病作用的综合教科书。

复习题

46

1. 描述动机，并举例说明动机的不同类型。
2. 概述和评价三种不同的动机理论。
3. 描述情绪的主要成分。
4. 在不同文化背景下六种相同的基本情绪是什么？
5. 讨论情绪的不同成分如何相互作用，进而决定我们的情绪体验。
6. 概述积极情绪和消极情绪对健康的影响。
7. 情绪表达会怎样影响健康？
8. 概述积极和消极情感的双因素模型。
9. 区分情绪影响健康的不同路径。
10. 情绪倾向与健康有何关联？

第 **3** 章

压力与健康

47

本章提要

3.1　什么是压力

　　3.1.1　压力的生理反应

　　3.1.2　压力与免疫系统

　　3.1.3　生活事件的作用

　　3.1.4　综合：压力是人与环境相互作用的结果

3.2　压力与健康

　　3.2.1　压力与健康之间的联系

　　3.2.2　预防压力的因素

3.3　医疗中的压力

3.4　压力管理

专栏

3.1　压力感知量表

3.2　评价与压力

3.3　职场与倦怠

案例研究

3.1　医学中的压力管理

图

3.1　面对压力的战斗或逃跑反应

3.2　压力的相互作用模型

3.3　压力与疾病之间的路径

研究专栏

3.1　文化、社会支持与压力

3.2　压力与普通感冒

学习目标

48

本章旨在让你：

- 定义压力和概述压力的不同方面，包括（a）评价和（b）应激反应。
- 描述压力的生理反应，探讨人们对压力的生理反应差异，包括（a）个体之间以及（b）情境之间的差异。
- 讨论压力与身体健康的关系，列出处于压力下哪些因素能保护我们或者使我们更易患病。
- 理解压力的一些主要心理后果，包括职业倦怠。

很多人知道压力对我们是有害的。事实上，压力并不总是对我们有害，少量的压力对我们来说必不可少，可以让我们面对一些挑战（如竞争或考试）。然而，长期的压力的确会带来负面效果：大量证据表明，压力与有害的后果（如抑郁、倦怠和心血管疾病）有关。压力还与感染、康复变慢以及疾病症状的恶化有关，如哮喘、疱疹和类风湿关节炎（Steptoe & Ayers，2005）。本章我们将深入地探讨压力、压力带来的生理反应、压力对身心健康的影响，以及如何保护自己免受压力的伤害。

3.1　什么是压力

压力的概念起源于机械学，用于描述一个系统由于受到外在压迫而引起的一种内在力量，如水或风的流动对桥的压迫。后来**压力**（stress，也译作应激）这个词已经广泛地用于描述很多事物，包括不利的情境、压迫感、紧张或消极情绪。根据心理学定义，当一个人意识到自己的资源不足以去应对需求时，就会产生压力或应激。

如情绪一样，压力包含很多组成部分，首先需要区别压力源和应激反应。**压力源**（stressors，也译作应激源）是指能激起压力反应的外部或内部事件。例如，你因为正在考试而感到有压力，我们会说考试是一种外部压力源。再如，你因为在两件事情上自觉分身乏术而感到有压力，这时压力就由内部的压力源（你相互冲突的愿望）所引起。压力源可以根据类型和时长进一步分类，比如紧急事件（如朋友的死亡）、慢性压力源（如照顾生病的亲戚）、日常烦恼（如工作问题）、创伤性压力源（如一次攻击）和角色压力（如平衡家庭和工作的角色）。

应激反应（stress responses）是我们应对压力源的各种方式。应激反应可以分为认知性、情感性、行为性和生理性的。有趣的是，这些不同反应之间的联系并不总是很强。换句话说，一个人可能对压力有很强的生理反应，但却没有报告情绪上的压力感。这在应对风格为压抑性的人中非常明显，这些人处在压力之下，很少或者根本不报告情绪上的痛苦，但会表现出强烈的生理反应（Furnham et al.，2003）。

49

3.1.1 压力的生理反应

如果我们要解释压力与疾病的关系，那么理解压力的生理反应至关重要。我们对压力生理反应的理解最初源自 1950 年代针对战斗或逃跑反应的研究。**战斗或逃跑反应**（fight-flight response）涉及**自主神经系统**（autonomic nervous system）中的交感神经分支，这是较快的第一波反应；以及**下丘脑－垂体－肾上腺**（HPA）纵轴的内分泌路径，这是较慢的第二波反应。交感神经和 HPA 的反应如图 3.1 所示。交感神经系统直接激活了生理系统以使身体做好即刻行动的准备。肾上腺髓质被激活而产生应激激素，如**肾上腺素**（adrenaline）和**去甲肾上腺素**（noradrenaline）。这会刺激心脏和肺的活动，使能量从身体中其他不太必要的功能中撤离，如唾液的制造、消化以及生殖。

同时，HPA 纵轴也得到激活，因此下丘脑释放了促皮质素释放因子（corticotrophin releasing factor, CRF），继而启动了内分泌系统的激活，最终从肾上腺皮质释放出皮质醇和其他激素。**皮质醇**（cortisol）是一种类固醇，也是一种关键的应激激素。它能提升血糖水平和增强新陈代谢，进而支持身体满足战斗或逃跑的需要。这也影响了血压、免疫系统和炎症反应的调节。通常，HPA 轴的工作类似一个负反馈环，故而血流中出现的皮质醇会引起下丘脑停止分泌 CRF。这样，皮质醇通常会在压力事件后的 40~60 分钟时恢复到正常水平。然而，在压力持续延长的情况下，HPA 轴功能会反常，从而导致皮质醇水平长期居高不下。长此以往，将会产生不利后果，如腹部脂肪的堆积以及骨骼、肌肉组织的损耗。这种过量皮质醇所产生的效应称为**库氏综合征**（Cushing's syndrome）——一种皮质醇过量分泌的症状（皮质醇增多症）。患有库式综合征的人在腹部和面孔上会出现过多的脂肪、容易出汗、皮肤干涩、出现肥胖纹以及面部毛发增多。有时还会导致睡眠问题、性功能下降、生育能力下降并伴有抑郁和焦虑的增加。

赛里（Selye, 1956）认为，压力的生理反应可以理解为**一般适应综合征**（general adaptation syndrome, GAS），它包含三个阶段：

1. 报警：对压力即刻的生理反应，以准备战斗或逃跑。
2. 阻抗：我们的身体努力克服压力并恢复正常，但是，如果压力源持续存在，我们会停留在生理激活的状态。
3. 衰竭：若压力源继续无限期地让我们的身体处于紧张状态，将导致衰竭、疾病甚至死亡。

51

研究为一般适应综合征提供了一些支持，但是自从一般适应综合征提出后，我们对压力生理反应的理解已经有很多新进展。我们现在知道，压力的生理反应会随着情境的特点而变化，尤其是在新异、无法预期或不可控制的情境下。证据表明，新异情境下人们会产生更强的生理应激反应。例如，与经验丰富的跳伞者相比，新手跳伞会产生更强的心血管和自主神经反应（Schedlowski & Tewes, 1992）。类似地，无法预料的事件会导致更强烈的生理应激反应。例如，一项对经常乘坐公交的乘客的研究显示，当他们无法预期行程中的某些因素时，会报告更多的压力，皮质醇水平也更高（Evans et al., 2002）。

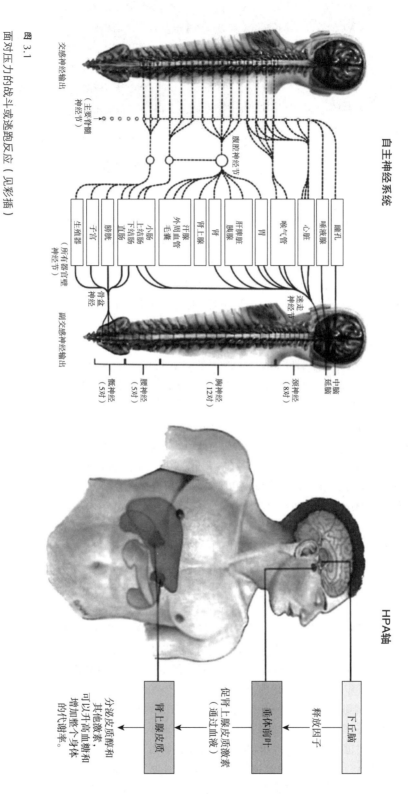

生理应激反应

自主神经系统

HPA轴

瞳孔
唾液腺
心脏
喉气管
胃
肝胰脏
胆囊
肾
肾上腺
汗腺
外周血管
毛囊
小肠
上结肠
下结肠
直肠
膀胱
子宫
生殖器

中脑
延脑

颈神经（8对）
胸神经（12对）
腰神经（5对）
骶神经（5对）

迷走神经
迷走神经节
腹腔神经节
（主要脊髓神经节）
骨盆神经
（所有脊椎神经节）

交感神经输出
（战斗或逃跑反应）

副交感神经输出

下丘脑
释放因子
垂体前叶
促肾上腺皮质激素
（通过血液）
肾上腺皮质
分泌皮质醇和其他激素，可以升高血糖和增加整个身体的代谢率。

图 3.1　面对压力的战斗或逃跑反应（见彩插）

资料来源：Kalat, *Biological psychology*, 4E. 1992 Wadsworth, a part of cengage Learning Inc. Reproduced by permission

50

情境影响压力的另一个重要特点是情境是否可控。研究普遍显示，缺乏控制与压力增大有关，而且会对健康产生更多的负面影响（Walker, 2001）。因此有观点认为，重要的是要增强患者自身的力量，鼓励他们尽可能地控制。虽然通常情况下确实如此，但值得注意的是，如果某种情境在本质上是不可控的，鼓励个体努力控制可能会带来更大的压力。在实验中告诉参与者，如果他们在一个任务上表现足够好，就可以阻止令人厌烦的警报声响起，结果发现，这些参与者通常会比告知不能控制警报声的参与者产生更强的生理反应（Manuck er al., 1978）。支持这一结论的证据并不一致，但若果真如此，则对医疗领域中不可控的情境有重要意义，如有产科并发症的孕妇的分娩过程不能预测或控制。这种情况下，鼓励她们努力控制就没有什么帮助，也许更应强调支持她们渡过这一难关。

因此，情境的特点将影响我们对压力源的反应。个体的反应方式也有差异。有些个体的生理反应更强，这被称为**应激反应性**（stress responsivity）。针对双生子的研究表明，应激反应性可能部分地由遗传性决定（Hewitt & Turner, 1995），或者在很早的发展阶段就已形成。如果孕妇承受着很大的压力和焦虑，出生后的婴儿对压力的反应性会更强，表现出更多的焦虑和恐惧，更可能出现认知和注意问题（Talge et al., 2007）。这个现象可以从进化的角度解释，因为后代若出生在充满压力和危险的环境，则生存就需要更大的应激反应性。

环境在塑造婴儿的应激反应方面也很重要。动物研究显示，那些受到母亲更多养育的后代具有较少的促皮质素释放因子（CRF）和增强的负面反馈，从而削弱了HPA轴的反应（Champagne & Meaney, 2001）。因此，个体的应激反应性是不同的，这取决于天性与教养两方面。个体对于压力源的生理反应模式也存在不同。一个人可能对压力有较高的血压反应，而另一个人可能表现出更强的炎症反应。研究专栏3.1举例说明了对压力和支持进行反应的种族差异。

生理上的战斗或逃跑反应和一般适应综合征是我们理解生理应激反应的基础。然而，事实比这更加复杂。具体而言，上述两点并不能解释个体之间的差异。例如，有证据表明，战斗或逃跑反应也许更多地与男性有关，而女性更可能表现出**照料和结盟反应**（tend-befriend response），她们会结成群体以获得安全，并且保护她们的孩子（Taylor et al., 2000）。催产素可能是此类反应潜在的生物机制，而且确实得到了证据的支持。如果雄性动物被注射了催产素，它们在压力性情境中更可能照料面前的

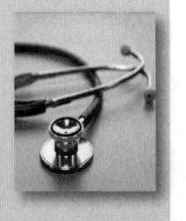

临床笔记 3.1

压力与健康

- 情境不可控（如紧急情况）时，支持人们渡过难关要比鼓励他们努力控制更有帮助。
- 极度或长期的压力与健康不良相关，因此长期来看，帮助人们管理或减少压力有可能减少疾病的发生。
- 应激的生理症状存在个体差异，有些人可能会出现心血管症状（如心悸），另一些人则可能出现肠胃症状。

研究专栏 3.1　文化、社会支持与压力

背景

人们对压力的反应由天性与教养两方面决定。本研究的目的是考察文化和种族对应激反应的影响。

方法和结果

本研究要求一名来自亚洲或欧洲的学生在公共演讲之前和之后报告所感受到的压力，以此来探察社会支持对压力的影响。在演讲之前，要求学生写出以下一项内容：

1. 他们所亲近的一个群体以及该群体对他们重要的事情（间接支持）。
2. 他们所亲近的人，为了公共演讲他们会向那些人寻求什么建议和支持（直接支持）。
3. 校园地标（控制组）。

在完成任务之前和之后测量个体的压力和皮质醇。

来自欧洲或亚洲的学生，他们在有助于减轻压力的支持类型方面完全不同。如图所示，直接支持能减轻欧洲学生的压力，但增加了亚洲学生的压力。相反，亚洲学生在

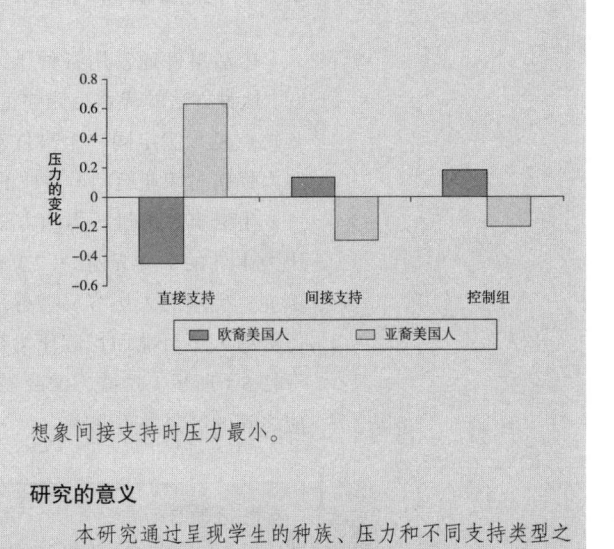

想象间接支持时压力最小。

研究的意义

本研究通过呈现学生的种族、压力和不同支持类型之间的相互作用，证明了应激反应的个体差异。

资 料 来 源：Taylor, S.E. et al. (2007) Cultural differences in the impact of social support on psychological and biological stress responses, *Psychological Science, 18(9)*: 831-837.

任何幼小动物（Taylor et al., 2000）。这说明压力的生理反应会随着情境、个体差异以及群体差异而变化。

3.1.2　压力与免疫系统

53

压力对免疫系统的不同影响依赖于情境负荷。交感神经系统和 HPA 轴都会影响免疫系统。交感神经系统增加了免疫系统的活性，特别是大颗粒淋巴细胞（如自然杀伤细胞）的活性。然而，HPA 轴通过分泌皮质醇抑制了某些免疫活动，这产生了抗炎症效应，并且减少了白细胞的数目与细胞因子的释放（见第 11 章）。

不同的压力事件会对身体有不同的负荷，压力的免疫反应可以反映这一点。短期的压力源（如发表演讲）将导致上述急性免疫反应，以即刻抵御伤害和广泛的感染风险。这种反应很迅速，免疫系统很快就会恢复到基线水平。持续数天的压力源（如备考）对免疫系统具有不同的影响，会影响到免疫系统的功能，而不仅限于影响不同种类免疫细胞的相关分布。细胞因子的增生意味着躯体更能协同反应以抵御感染。这可以解释为什么学生经常会在考试后生病，因为在紧张的复习期间他们增加了免疫力以预防感染，而当考试结束时免疫力也大部分丧失了。长期的压力事件（如丧亲或工作压力）几乎会对免疫功能产生全面的负面影响，使得整个免疫功能变得更弱。这让人更容易生病，尤其是已经很脆弱（如老人）或者是有病史的人。

54 ### 3.1.3 生活事件的作用

生活事件通常用各种压力事件的清单来衡量，如离婚、丧亲、结婚或者经济问题。这种方法的优点是能够将压力源与应激反应区分开，对压力进行貌似客观的测量。其缺点是，假定同一个事件对所有人产生同等的压力，显然事实并非如此。同样的肌肉损伤对职业运动员造成的压力可能要比办公室工作人员大得多。

生活事件测量压力的方法因此受到广泛的批评，因为（1）它不能解释感知到的压力事件的个体差异，（2）通过事件清单来测量压力有可能受到回忆偏差的影响。例如，生病的人更容易搜寻引起其疾病的原因，而且把其归因为压力。因此，他们比健康人更可能回忆起压力事件。其他的压力测量方法侧重于评价和应激反应，如专栏 3.1 所示。这些方法改进了对生活事件的测量，但是压力源、应激反应和应对反应之间的区分并不明晰。

55

> **实践活动 3.1**
>
> ● 你能记得近一年经历了多少压力事件吗？
> ● 你认为你的记忆有多准确——是否有些事情已经忘了？
> ● 你认为什么因素会影响你对压力事件的记忆？

尽管对生活事件的测量存在困难，但是有大量证据表明很多生活事件与各种疾

专栏 3.1　压力感知量表

你是否经常	从不	几乎 从不	有时	频繁	非常 频繁
因为一些没有预料到的事情感到不安？	0	1	2	3	4
感到你不能控制生活中的重要事情？	0	1	2	3	4
感到紧张和"有压力"？	0	1	2	3	4
自信自己有能力解决个人的问题？	4	3	2	1	0
觉得事情按照自己的期望进行？	4	3	2	1	0
发现你不能应付你不得不做的所有事？	0	1	2	3	4
能够在生活中控制愤怒？	4	3	2	1	0
感觉自己能掌控全局？	4	3	2	1	0
因为事情无法控制而感到生气？	0	1	2	3	4
感到困难积累得过多以至于你不能克服它们？	0	1	2	3	4

计分：将你的得分相加。分数范围为 0~40。18~29 岁的人平均分约为 14，30~44 岁的人约为 13，45 岁以上的人约为 12。

资料来源：Cohen, S., Kamarack, T. & Mermelstein, R. (1983) A global measure of perceived stress. *Journal of Health and Social Behaviour*, 24: 385–396. Copyright © 1983 American Sociological Association. Reproduced with permission.

病甚至死亡都有关。例如，丧亲研究表明，老年人在丧偶的一年内比那些同龄、同样健康的老人更容易去世（Subramanian et al., 2008）。

3.1.4　综合：压力是人与环境相互作用的结果

目前人们已经普遍接受的是，我们对压力的反应取决于个人和环境的相互作用。压力的相互作用观可以更全面地解释压力涉及的不同过程。相互作用的解释模型如图 3.2 所示。这种观点认为，当个体评价情境负荷超出自己的应对能力时，就会产生压力（Lazarus & Folkman, 1984）。评价过程是核心，可以解释为什么人们应对压力环境时有如此大的差异。

大量的证据表明评价在压力反应中的重要性。拉扎勒斯所进行的研究让参与者观看恐怖电影、改变指导语或信息，从而改变他们的评价，以此带给参与者压力。一个实验给参与者观看锯木厂发生的一系列真实的事故，包括肢体被切断。人们在观看电影时可能认为它是真的（控制组）；或者真实但是出于教育目的（理智化）；或者是表演（否认真实性）。这类实验一般都表明，对电影理智化或者否认真实性的参与者都表现出较小的应激反应（Lazarus et al., 1965; Steptoe and Vogele, 1986）。

拉扎勒斯和同事们提出的相互作用模型有以下三种评价过程：

1. *初级评价*：对情境负荷的评价为良性、挑战性或者威胁性 / 有压力的。
2. *次级评价*：个体评价自己应对压力的资源和能力。
3. *重复评价*：个体一旦尝试应对情境后进行再次思考。这可能导致个体再次评价情境，可能比原来想象的压力更大或更小，这取决于应对反应的效果。

本书描述了初级评价的重要性（例如，见第 2 章关于发现乳房肿块后反应的讨论）。专栏 3.2 中给出了初级评价、次级评价和重复评价的例子。相互作用模型的一

56

57

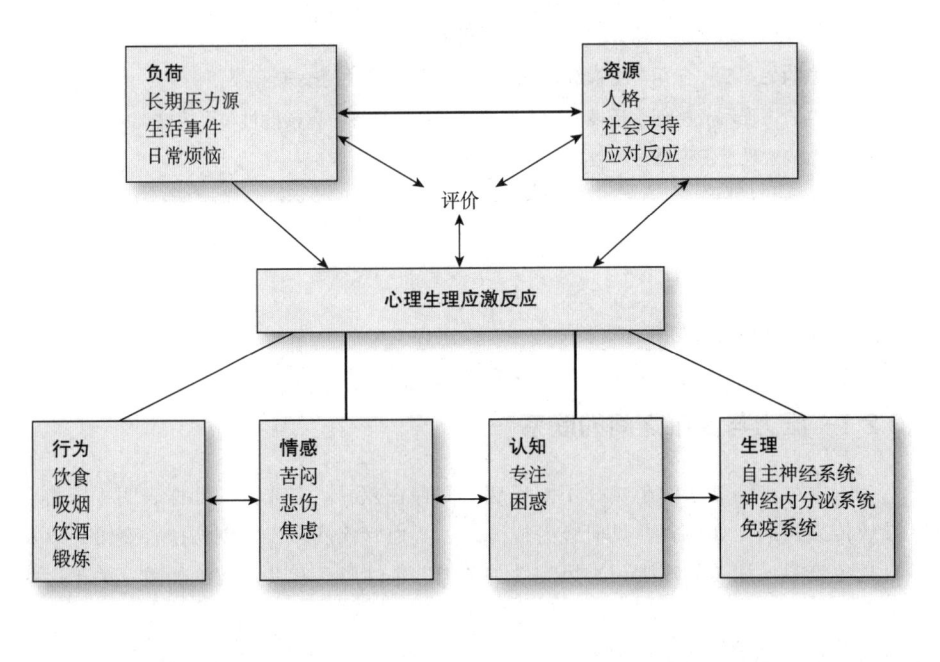

图 3.2

压力的相互作用模型

当个体评价情境负荷超出自己的应对能力时，就会产生压力。评价过程是核心，可以解释人们应激反应的差异。图中列出了压力的行为、情感、认知和生理反应。

专栏 3.2　评价与压力

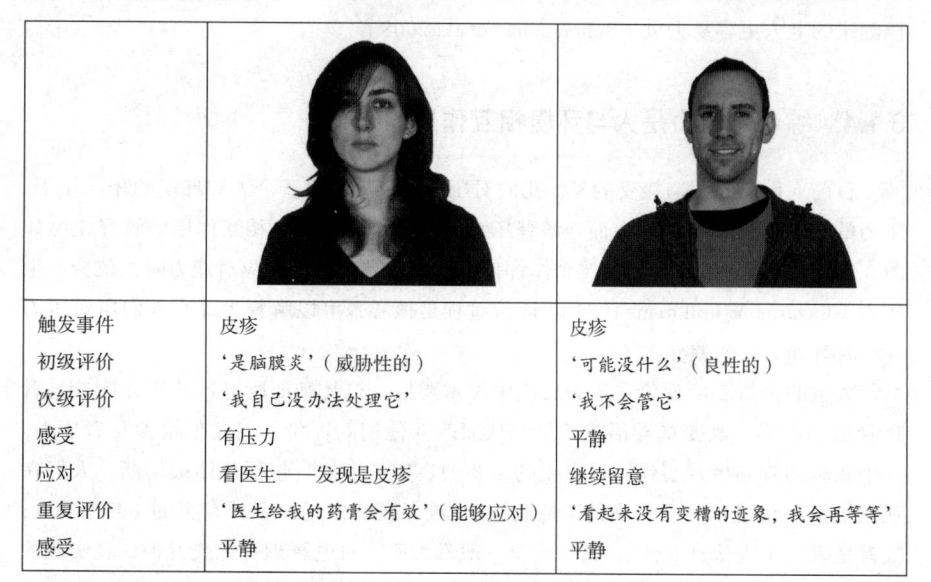

触发事件	皮疹	皮疹
初级评价	'是脑膜炎'（威胁性的）	'可能没什么'（良性的）
次级评价	'我自己没办法处理它'	'我不会管它'
感受	有压力	平静
应对	看医生——发现是皮疹	继续留意
重复评价	'医生给我的药膏会有效'（能够应对）	'看起来没有变糟的迹象，我会再等等'
感受	平静	平静

个优点是承认评价—应对—再评价循环的存在。这种评价、应对和再评价之间持续的相互作用表明，压力是一个动态的过程。

> **小　结**
>
> - 压力过程包括（1）压力源和（2）应激反应。
> - 应激反应包括生理、行为、情绪和认知的改变。
> - 当个体评价感知到的情境负荷超出自己感知到的资源和应对能力时，就会产生压力。
> - 因而评价是个体是否感知到压力的核心因素。
> - 压力的生理反应包括自主神经系统、HPA 轴和免疫性的改变。
> - 压力的生理反应将随着情境的特点而改变，如新异性、可预期性和可控性。
> - 压力的生理反应在强度和性质上存在个体差异。

3.2　压力与健康

3.2.1　压力与健康之间的联系

　　压力对身体健康的影响在不同疾病之间存在差异。有充分的证据表明，压力会导致传染疾病（如感冒，见研究专栏 3.2）、心血管疾病多发，创伤愈合变慢，以及自身免疫类疾病（如哮喘、类风湿性关节炎、炎性肠病和艾滋病）加重。关于这些

研究专栏 3.2　压力与普通感冒

背景

　　研究表明压力会增加普通感冒的易感性。该研究从免疫反应和症状方面考察了压力对于易感性的影响。

方法与结果

　　276 个健康的成年人被隔离 6 天，在滴鼻液中加入感冒病毒。事先测量了他们最近一年内有压力的生活事件。前测和后测的指标有血液、尿液、呼吸症状和鼻黏液。同时，也测量了影响健康的其他潜在因素：性别、年龄、教育、健康行为、人格、体重和社会支持。

　　感冒和出现症状的风险随着个体承受压力的时间长度而增加。这种效应在控制了其他因素（如基线下的抗体状态）后仍然存在。

　　报告有长期工作压力的人最容易受到感染，而且比那些没有长期压力的人多 2~5 倍的可能出现感冒症状。其次是有人际关系压力的人最容易受到感染，多 2~3 倍的可能会感冒。

研究的意义

　　本研究证实了压力增加了普通感冒的易感性。不过，本研究的真正意义是，证明压力不但影响人们是否会感染感冒病毒（通过免疫抗体的检测），而且影响了人们是否会出现感冒症状（通过咳嗽、鼻黏液等检测）。这是早期设计良好的研究之一，证明压力的影响足够强大，以至于

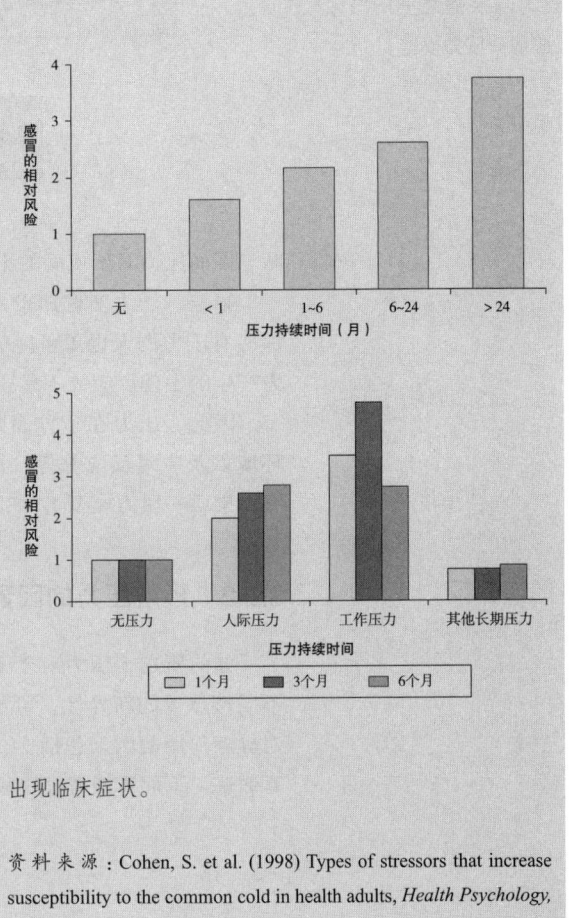

出现临床症状。

资料来源：Cohen, S. et al. (1998) Types of stressors that increase susceptibility to the common cold in health adults, *Health Psychology, 17(3)*: 214-223.

领域的研究例证请见本书第三编的相关内容。相似地，压力和心理健康不良之间的关系也已得到公认。长期或者巨大的压力会导致很多心理健康问题，包括焦虑、抑郁、应激倦怠和创伤后应激障碍（PTSD）。

　　然而，如同情绪一样，我们很难确定压力和健康之间的精确路径。这主要有三方面的问题。第一是人们对压力的反应存在巨大的差异。这就是为什么我们将两个人放到同样的环境里，其中一个人会出现应激反应，而另一个人却不会；或者一个人会出现心脏病，而另一个人却能保持健康。这些不同可能是由于评价的差异造成的，但是压力的影响也受到很多其他因素的调节，如情境特点、应对反应和社会支持。

　　第二，一般很难说一种疾病完全由压力造成，或者完全由其他因素造成（即根本与压力无关）。疾病往往有多重病因，包括基因、生物和环境因素。对于不同的疾病，压力的作用也有很大差别。创伤性的压力源可能会引起 PTSD，但只会加重哮喘的症

图 3.3

压力与疾病之间的路径
（脆弱—压力模型）

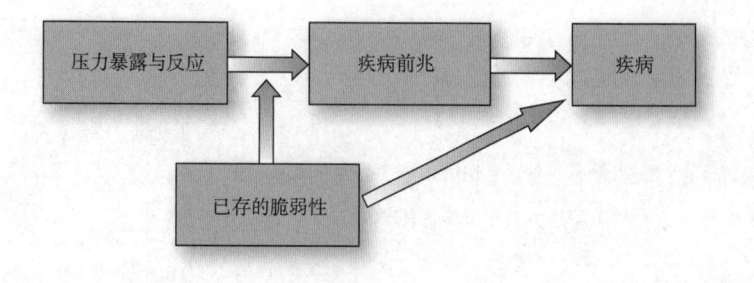

状。因而压力对于疾病的影响会因为个体、环境和疾病的差异而有很大不同。

第三，压力对健康的影响取决于应对压力的行为、情绪或者生理反应。例如，那些有压力的人也更可能吸烟、饮酒和饮食不当（Wardle et al., 2000）。所以，对压力产生的生理反应并不是压力和疾病之间的唯一路径。

因此，压力在多方面影响疾病的发生，包括个体的生理脆弱性、心理脆弱性、环境以及应对反应等等。这可以概括为**脆弱—压力模型**（vulnerability-stress model，又称素质—压力模型），如图 3.3 所示。

3.2.2　预防压力的因素

如前所述，压力对于个体的作用受到很多因素的影响。我们已经看到压力源的不同特点（如新异性、可预测性或可控性）对事件产生不同的影响。其他影响压力对健康作用的因素包括：（1）人格，（2）压力应对方法，（3）社会支持以及（4）体育锻炼。下面详细考察这些因素。

人　格

60

对个体压力反应最有影响的人格维度是那些涉及负面情绪的部分，如神经质或者负面情绪的倾向。神经质是一种人格特质，表现出很强的焦虑、抑郁、敌意以及不稳定的情绪。高神经质的人一般会报告更多的疼痛和病症，其原因将在下一章病症知觉部分详细介绍。然而，神经质和一系列的健康问题之间也存在一致的关联，这些健康问题包括关节炎、糖尿病、哮喘、冠心病、头痛、肾病或者肝病、溃疡（Friedman & Booth-Kewley, 1987; Goodwin et al., 2006）。一项大型的前瞻性研究调查了美国 21 676 名成年双胞胎，通过 25 年的跟踪调查发现，在控制了双胞胎的基因脆弱性后，那些高神经质的个体在 25 年后显著地更多报告肌肉骨骼疼痛、头痛、偏头痛、长期疲劳、大肠炎、应激性结肠综合征、胃食管返流病和心血管疾病（Turk Charles et al., 2008）。

> **实践活动 3.2**
> - 你认识特别容易感受到压力的人吗？
> - 你认为哪些因素导致了他们容易感受到压力？
> - 环境、人格或者应对策略在多大程度上起作用？

应　对

　　如前所述，从压力相互作用的模型来看，应对是压力动态过程中的关键部分。应对压力源的方式将部分地决定我们的生理和情绪反应。将事件评价为挑战性比评价为有压力所产生的皮质醇反应要小。研究将**应对**（coping）定义为处理压力源的任何努力，无论其是否成功。这涵盖了很广泛的应对行为，至于如何最准确地定义不同的应对策略也存在广泛的争议。应对策略可宽泛地分为情绪聚焦的应对和问题聚焦的应对，或者趋向性应对和回避性应对。**情绪聚焦策略**（emotion-focused strategies）侧重于减少痛苦（如不想它；建立情感支持）；而**问题聚焦策略**（problem-focused strategies）侧重于应对问题本身（如寻找信息；问题解决）。

　　对于医疗实践来说，趋向性应对和回避性应对的区分可能更实用。**趋向性应对**（approach coping）策略试图积极主动地应对情境，因而与问题聚焦策略有些共同点。**回避性应对**（avoidant coping）策略试图回避问题（如否认；不想谈论它）。对于医疗实践重要的一点是，一个人若明显是回避性应对者，你可能会发现很难与他讨论病情、治疗的副作用或者任何潜在并发症。相反地，趋向性应对者则会想知道疾病的任何方面，而且可能会带着从网络上搜集的大量信息前来咨询！

　　一般来说，有助于提高个体掌控感、增加积极情绪和减少消极情绪的应对策略与较好的健康水平有关。一项纵向研究的元分析发现，积极的情绪状态（如情绪健康、积极心境、快乐和幸福）和积极的人格倾向（如希望、乐观、幽默）都与健康人群死亡率的下降有关，也与慢性疾病（包括肾病和艾滋病）较好的预后有关（Chida & Steptoe, 2008）。然而，也不能简单地说一种应对风格就一定比另一种好。短期内回避性应对策略对于减少焦虑和痛苦很有好处。手术前的回避性应对策略较好，因为可以缓解焦虑，而手术一旦结束压力也就消失了。然而，对于慢性疾病，回避可能导致他们缺乏对治疗的坚持并加重病情。

61

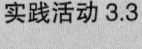

实践活动 3.3

● 你倾向于用哪种应对策略？

● 你能想到哪个人明显是回避性应对者或者趋向性应对者吗？

● 在不同情境中，应对方式对他们有多大作用？

社 会 支 持

　　人际关系对于我们的生活质量和健康至关重要。负面的人际关系，包括虐待或冲突，都是一些最严重的压力源。他人故意伤害导致的创伤性事件（如强奸、侵害或者折磨）比自然灾害更容易引发 PTSD（Charuvastra & Cloitre, 2008）。社会关系也塑造了我们应对压力的方式。我们已经看到，早期的养育影响了动物幼崽的 HPA 轴的发育。人类的社会联结在塑造孩子的压力反应上举足轻重。依恋理论（见第 8 章）认为，婴儿出生就有一种本能，他们在感到压力或处于危险时会去求助于父母或重要的照料者。在极端情境中，如儿童被遗弃或虐待，儿童就更可能形成不安全和混乱的应激反应。即使处在安全的依恋关系中，父母也会继续影响孩子对压力的反应。对亲子暴露于同一压力源的研究表明，他们的压力反应非常类似。越来越多的证据表明，焦虑的父母通过其教养风格培养的孩子也更为焦虑（Van der Bruggen et al., 2008）。相反地，一项大学生的研究发现，那些感觉到父母支持的大学生会运用更主动的应对策略和积极的再评价，从而更好地应对压力事件（Valentiner et al., 1994）。

62

社会支持能够显著地减少压力对成年人的影响。有强大社会支持的人一开始就不太可能感到有压力，而当他们感到压力时也更可能成功地应对（Taylor, 2007）。实验室实验中要求人们进行社交发言或者完成较难的数学题，从而制造压力，结果表明，让某些人在场可以减弱交感神经和 HPA 轴的反应，尽管这会受到性别和关系性质的影响（Phillips et al., 2009）。宠物在场时也有这种结果（Allen et al., 2002）。因此，社会支持能够在压力事件中起到缓冲作用，帮助人们抵御压力的影响。社会支持还对健康有直接影响。大量研究表明，社会支持与疾病进展、疾病康复和死亡率都有关系（Wills & Ainette, 2007）。因此社会支持对压力和健康都是很关键的因素。

体育锻炼

众所周知，体育锻炼有益于健康。生活方式积极的人罹患肥胖、心血管疾病、乳腺癌、结肠癌、抑郁和糖尿病的风险更低，寿命也更长（Owen et al., 2007）。积极进行体育锻炼的人也不太可能吸烟，更可能采用健康的饮食，并且更可能拥有社会支持。因而仅仅将锻炼作为应对压力的方式就能对健康产生积极影响。有证据显示，锻炼能缓解焦虑、抑郁，并且与自尊和自信的增加有关（Ussher, 2007）。很多疾病都应用了锻炼干预项目并进行了评估，包括心血管疾病、抑郁、学习障碍、痴呆、关节炎、背痛、帕金森病、癌症和精神分裂症。

临床笔记 3.2

应对风格和临床实践

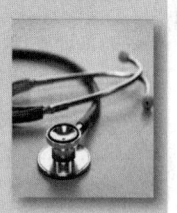

- 在临床实践中给出意见时要考虑人们的应对风格。
- 具有回避性应对风格的人可能不想得到信息，得到信息后可能变得焦虑和痛苦。
- 相反地，具有趋向性应对风格的人想得到更多的信息，得不到信息会很沮丧。
- 锻炼对于生理和心理健康都有积极影响，因此应当鼓励患者锻炼，当然还有你自己！
- 社会支持对健康至关重要，因此要识别那些社交孤独的患者，并且鼓励 / 帮助他们拓展支持网络，这一点很重要。

63

> **小　结**
>
> - 严重或长期的压力与很多疾病和死亡都有关联。
> - 由于应激反应多种多样，因此难以确定压力与疾病之间的因果路径。
> - 脆弱—压力模型解释了压力怎样与已有的脆弱性相互作用，共同影响了健康。
> - 调节压力与健康关系的因素有神经质、应对、体育锻炼和社会支持。
> - 人际关系和社会支持对应激反应的影响至关重要，它们能缓冲压力的影响，有利于我们的健康。

3.3　医疗中的压力

医疗行业具有其内在的压力：要处理健康危机，进行生死决策。如前所述，压力与消极的心理状态有关，包括焦虑、抑郁、倦怠和创伤后应激障碍。约 18% 的成年人都经历过**应激倦怠**（stress burnout），会出现三种主要的症状：

1. 情绪枯竭：包括生理衰竭、筋疲力尽、疲乏感。
2. 去个性化：对同事或患者没有感觉，冷漠，愤世嫉俗，对人或事都缺乏卷入。
3. 个人成就低：感觉自己的效率、投入、承诺和参与都不足，难以相信自己有能力改变或者改进工作模式或环境。

倦怠导致较高的工作不满意度、旷工和员工离职。枯竭的症状与许多其他的身体症状（如头痛、胃肠功能紊乱、高血压、感冒或流感、睡眠障碍）有关（Leiter & Maslach, 2000）。职场对于人们是否出现倦怠很是关键（见专栏 3.3），对于医疗和保健行业尤其如此。对英国 882 名医院医师的调查发现，27% 的人报告存在职业倦怠和心理问题，这与工作过度、管理不善、资源不足、处理患者的痛苦和工作之外的问题有关。医师如果觉得沟通和管理技能不足，倦怠就更为普遍（Ramirez et al., 1996）。重症监护或姑息治疗领域更容易产生倦怠，如对肿瘤科工作者的元分析发现，25~36% 的人出现倦怠症状（Trufelli et al., 2008）。

64

医学生同样面临很多压力源。这包括来自于考试、教师和患者的持续评估；处理死亡、痛苦和复杂的伦理问题；自己很年轻却要给他人做一些私密的检查；工作时间长、负荷重。追踪医学生的数年纵向研究显示，一些个性特征与多年后的压力和倦怠存在关联。那些缺乏组织性、时间管理能力差、感到不堪重负以及难以确定不同任务要求的医学生在 30 多岁时更可能报告存在压力和倦怠（McManus et al., 2004）。那些自我批判、神经质、完美主义的学生则报告感觉自己像"骗子"，如果是女性则更可能在以后的职业生涯中遭受压力和倦怠的困扰（Firth-

被人误解，工作过重，压力太大，焦虑不安……必然会导致抑郁……尽管我有这么多问题，我能为你做些什么呢？

专栏 3.3　职场与倦怠

证据表明，倦怠更可能发生在以下的工作情境中：

- 工作负担很重
- 缺乏控制
- 回报不足
- 缺乏公正
- 存在价值冲突
- 社群意识不足

（资料来源：Maslach, 2007）

Cozens, 2001）。因而学习积极的压力管理方法对于医务工作者来说就显得尤为重要。这包括获取适当的支持，学习积极的压力管理技术。案例研究 3.1 表明，压力相互作用的模型可以用来帮助医学生应对考试压力。

3.4　压力管理

理解压力的过程是我们帮助人们更有效地管理压力的基础。主要有六种压力管理方法：放松、健身、认知重建、冥想、自信训练、压力接种（见第 19 章）。**压力接种**（stress inoculation）这种干预措施的基本做法是，让人们暴露于潜在的压力情境中，从而"接种"以抵御压力。例如，护理人员训练往往有演练或"模仿"重大交通事故的内容，目的是让他们在面对真实事故时有应对的正确知识和行动。然而文献综述显示，认知行为技术（如认知重构）对于缓解压力的效果最大，也最持久（van der Klink et al., 2001）。研究发现，压力管理干预可以减轻肿瘤科护士的压力，提高与患者的沟通技能，而且在护理六个月后患者的满意度更高（Delvaux et al., 2004）。有证据表明，这些干预可以改善生理的状态，如免疫功能（见第 11 章）。

认知—行为压力管理（cognitive-behavioural stress management）项目聚焦于评价和应对反应，以帮助人们更好地管理压力，更有效地应对疾病。这类压力管理技术因此得到广泛的应用，可评估心血管疾病、癌症和慢性头痛的患者，不过评估结果不尽一致。证据表明，压力管理对于心理健康有积极作用，如缓解抑郁和提高自尊，但是对于生理的发病率或死亡率却有着不一致的影响。早期研究显示，压力管理项目可以降低心脏病（Friedman et al., 1986）和癌症的死亡率（Spiegel et al., 1989）。然而，近来的研究却未能重复这一结果（如 Berkman et al., 2003）。认知—行为技术详见第 19 章。

重大事件报告法是一种特殊的压力管理方法，但其运用存在争议。报告法最早用于帮助人们应对非常有压力的或创伤性事件，预防 PTSD 的发生。报告法的具体做法各有不同，但一般以事件发生后的四周为一个治疗周期，在此期间鼓励个体谈论他们在整个事件中的想法和感受以及事件之后出现的症状。治疗师随后传授回应创伤性事件的方法，尝试教他们以平常心对待这段经历。大量研究表明，报告法对

案例研究 3.1　医学中的压力管理

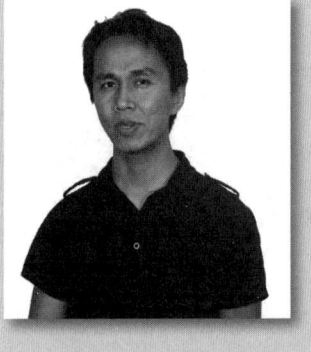

卡尔是位医学生，即将完成第一年的学业。卡尔在读医学院之前就一直是全优生。进入医学院后他的情况有了变化，虽然他通过了各种难关，但失去了自信。他尤其担心临床考试，因为必须在考官面前展示他治疗患者的临床技能。卡尔非常焦虑，不能很好地应对。他确信自己到时动作会僵硬，在考官面前会表现得很愚蠢，考试也将不及格。

卡尔发现医学院里持续的考试和评估确实太难了。他感到疲倦、紧张，很难集中精神学习。他开始怀疑自己选择医学是否正确。

压力管理

压力管理包括学习有关压力和应对方面的知识和技能，探索每个人应对压力的独特方法以及使用更有效的应对技巧。根据相互作用的模型，压力管理着眼于要求、评价、资源和应对，具体如下：

要求

探索医学院对卡尔的要求，使之明晰。例如：

- 这种情况的触发点是什么？如临床考试。
- 这会给卡尔带来什么负担？考试让卡尔感到被人评价、成绩不好和丧失信心。
- 这些负担有多真实？它们是建立在事实的基础上，还是建立在卡尔恐惧的基础上？

评价

这一阶段将着眼于他的评价，以及这些评价怎样影响他的感受和应对。如：

- 当他感到无力应对时，想到了什么？这可能强调了评价对卡尔如何感受的作用。目前的评价包括：我要失败了；我的动作会僵硬，而且看起来愚蠢；也许医学并不适合我。
- 怎样让他换一种想法，让他自己感觉好一些，同时更好地应对？这可能凸显了更有效的评价和应对策略：考试很难，但我以前取得过好成绩；不是只有我觉得考试难；就算我僵住了，也不是世界末日，等等。

应对的资源

这一阶段要与卡尔探索他能利用哪些资源进行应对，包括帮助他学习新的应对策略，并且利用已有的策略。例如：

- 目前能得到哪些支持？包括同学、教师、朋友、家人和医务工作者。他现在可以怎样运用这些支持？
- 过去他怎样应对压力情境？这样有望增强他对自己能利用的应对策略的认识。
- 哪些有效，哪些又无效？这有助于卡尔认识：在不同的情境中哪些应对有效，哪些应对无效。
- 现在他可以怎样运用这些应对策略？这有助于卡尔认识：他现在已经有应对的资源。这将消除他的无助感，增强信心，激励他运用应对策略，让自己感觉更好。
- 哪些新的应对方法现在可以帮到他？这会激励卡尔学习和运用新的应对方法。

管理压力

根据前面的阶段，你能找到实用的步骤和策略，帮助卡尔应对现在以及今后的考试焦虑。从某种程度上说，这是非常个体化的。例如，卡尔可能意识到与其他学生讨论确实有益，因为讨论能让他淡定地对待一定的焦虑和担忧。他可能发现，和一群学生一起复习和练习能增强信心。或者，他意识到在以前的压力情境中，他可以换个角度思考，"说服"自己摆脱恐惧。

于创伤后应激障碍或抑郁疗效甚微，而且对烧伤患者使用报告法的一项研究发现，这种方法反而加重了病情（Bisson et al., 1997）。因此，临床指导手册明确建议不要使用报告法进行干预。

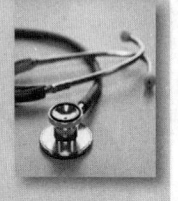

临床笔记 3.3

照顾自己

- 学医学和从事医务工作都是非常有压力的。因此认识自己的压力水平并采取行动照顾好自己，这对于医学生的确非常重要。
- 识别自己的压力信号和症状，采取行动管理压力。
- 避免"单打独斗"。使用能获得的各种正式和非正式的支持，如（大学里的）学生心理咨询师和（工作中的）同事。有些医院有巴林小组（Balint groups），小组的医生们可以讨论医疗实践中的压力和困难（www.balint.co.uk）。
- 如果出现职业倦怠症状或其他心理问题，应当在问题发展成慢性或加重之前，尽可能地寻求帮助。
- 应在就业早期就开始学习组织技能、时间管理技能，寻找应对压力的积极方法。
- 完美主义和自我批判将会增加你自己的压力。

68

总 结

很明显，我们不能认为压力与疾病之间存在简单的单一关系，而应更深入地思考这一问题。正如我们在第 2 章的情绪部分所见，一些负面情绪（如抑郁、愤怒）与心脏病等疾病有关。然而，本章关于压力的讨论表明，我们还要考虑到很多方面的个体差异，包括已有的脆弱性、压力情境暴露、健康行为和应对，它们共同决定了个体是否患病，以及会得什么病。

在本章和上一章，我们着重探讨了动机、情绪和压力对健康的影响。尝试解释情绪、压力与健康之间关系的内在机制时，我们主要考虑生理和行为路径。然而，情绪和压力也同样影响症状的觉知、求助及求医。下一章我们将深入探讨症状觉知和疾病信念的作用。

> **小 结**
>
> - 严重或长期的压力与心理问题有关联，如焦虑、抑郁、应激倦怠和 PTSD。
> - 人们感到情绪枯竭、去个性化和成就缺乏时，就会发生倦怠。
> - 医务工作者的职业倦怠风险和压力引发的心理问题风险在持续增加，在负荷重的特殊部门（如重症监护和姑息治疗）尤其如此。
> - 理解压力的过程很重要，可以开展干预以帮助人们更有效地管理压力。
> - 压力管理的干预措施能提升心理健康，但是证据表明对于生理健康的影响是不一致的。

📖 拓展阅读

Ayers, S. et al. (eds) (2007) *Cambridge Handbook of Psychology, Health and Medicine*. Cambridge: Cambridge University Press. 这本书的章节较短，涵盖了本章很多主题，包括压力与健康、支持与健康、应对评估、心理神经免疫学、社会支持与健康以及医务工作者的职业倦怠。

Sutton, S., Baum, A. & Johnston, M. (eds) (2004) *SAGE Handbook of Health Psychology*. London: SAGE. 这本书有一章全面介绍了压力、健康和疾病。

❓ 复习题

1. 心理学对压力是如何定义的？
2. 请列出压力的相互作用模型的不同成分。
3. 请描述压力的生理反应。
4. 哪些因素会影响压力所引起的生理反应的差异？
5. 请概述压力影响健康的脆弱—压力模型。
6. 请讨论能缓解压力对健康影响的 4 个因素。
7. 请给出"应对"的定义，并描述划分应对策略的两种不同方法。
8. 请概述社会支持影响健康的证据。
9. 什么是压力导致的职业倦怠，它对医务工作者有什么影响？
10. 请介绍两种压力管理的干预方法，并简要讨论其有效的证据。

第**4**章

症状与疾病

70

本章提要

4.1 症状觉知

    4.1.1 心理因素如何影响症状

    4.1.2 症状觉知对健康的影响

4.2 疼痛

    4.2.1 慢性疼痛的管理

4.3 安慰剂效应与反安慰剂效应

    4.3.1 临床实践中安慰剂效应的应用

4.4 疾病信念和疾病表征

    4.4.1 临床实践中的应用

专栏

4.1 影响疼痛闸门开关的因素

案例研究

4.1 克莱儿：带着疼痛奔跑

4.2 慢性背痛的治疗

4.3 自我调节模型和胸痛

图

4.1 疼痛的多维度模型

4.2 疼痛的心理生理学机制

4.3 疼痛的恶性循环

4.4 疾病觉知和行为的自我调节模型

研究专栏

4.1 糖尿病的管理干预

4.2 百忧解和安慰剂

4.3 心肌梗塞的自我管理式干预

学习目标

本章旨在让你：

- 探讨各种心理因素对生理症状的影响。
- 描述疼痛的多维度的本质以及心理因素在疼痛知觉中的作用。
- 概述安慰剂效应和反安慰剂效应，以及它们对疾病和康复的影响。
- 描述疾病的各种表现，理解这些表现对疾病身心结果的影响。
- 了解如何在临床干预中运用这些原理改善预后。

　　了解疾病症状是提供良好医疗服务的基础。症状是身体出现问题的信号，可以促使人们寻求医疗帮助，协助医生诊断病情，并反映治疗是否奏效以及病情是否好转。如果症状与疾病或者症状的严重程度和疾病之间存在简单的对应关系，那么上述的一系列事情会变得简单而明确。然而实际上，症状和疾病的关系并不简单或者明确。

　　首先，症状的发生非常普遍。研究发现，多数人在一周内都会出现两三种症状（Broadbent & Petrie, 2007）。人口调查发现，在近两周内，38% 的人报告头痛，29% 的人报告全身各种疼痛，16% 的人报告睡眠问题（Petrie & Pennebaker, 2004）。同样地，20%~40% 的人报告总是感觉疲惫（Lewis & Wesseley, 1992）。

　　其次，多数人出现症状时并没有看医生，倾向于忽略症状，自己进行治疗，或者依赖自然康复。研究表明，出现新症状时只有不到 5% 的人会看医生（Campbell & Rowland, 1996）。另外，约三分之一的求医者并没有诊断其症状（Kroenke, 2003b）。

　　因此，症状相当普遍但又模糊不清，极大地受到心理因素的影响，如对症状的关注程度、对症状的解释、疾病和医疗信念对随后行为的影响。前面章节介绍了情绪和压力对症状觉知的影响，动机决定着个体是否会行动以及怎样行动。本章我们要更深入地考察人们对症状和疾病的觉知，包括疼痛，疼痛是许多疾病的一个主要症状。安慰剂与反安慰剂效应证明了在症状和疾病觉知中信念的重要性。人们康复是因为他们相信自己会康复，而生病是因为他们觉得自己会生病。

　　症状不仅是疾病发作的信号，而且能显示疾病的进程。慢性疾病，如风湿性关节炎或多发性硬化症，就涉及症状或疾病的缓解或慢慢恶化的进程。可能并不奇怪，患者对症状的看法极大地影响着他们对慢性疾病的适应，还能预测将来的症状、危难和残疾。例如，如果患者认为疾病不可控制、无法治愈、会破坏生活的方方面面，就会非常苦恼，密切关注症状，总是担心病情是否会恶化。相反地，如果患者认为疾病可以控制、可以调理、不会对生活有很大影响，就不会太苦恼，也不会太关注症状。正如前面的章节所述，焦虑和抑郁等痛苦反过来也与身体状况变差、康复变慢有关。因此，消极观念、苦恼、对症状的消极解释都会导致疾病的恶性循环。此种情况在慢性疼痛的患者身上常有发生。因此，本章将考察症状觉知、疼痛知觉、安慰剂与反安慰剂效应，最后探讨患者对症状和疾病的信念会如何影响慢性病的体验及进程。

4.1 症状觉知

症状（symptom）可以视为任何生理或情绪状态的变化，这些变化被解释为异常的，标示为可能带来伤害的。因而就情绪和压力来说，评价和解释至关重要。例如，演讲前心跳过快可以解释为神经紧张（异常的、短暂的、无害的），也可以解释为潜在的心脏问题（异常的、可能慢性的、有害的）。有人往往把心肌梗塞（MI）的症状解释为肠胃症状，尤其是那些不认为自己会有心脏问题的女性。这会影响她们对这些症状的反应，若延误治疗就可能付出生命的代价。证据表明，心脏病发作时女性去医院救助耽搁的时间是男性的两倍（Walsh et al., 2004）。

因而人们对症状的评估和解释至关重要。不幸的是，人们一般并不十分擅长准确地解释自己的身体状况。这一点对医疗有很大启示。例如，哮喘病人应当监控自己的症状，必要时要使用呼吸机。然而，高达60%的哮喘病人并不能可靠地觉察他们肺功能的变化（Kendrick et al., 1993）。同样，高血压病人也不能一直觉察血压的上升，尽管90%的高血压病人认为他们能做到（Meyer et al., 1985）。例外情况是，有些人能更准确觉察自己的症状；大多数人都能准确觉察一些极端症状或需要立即治疗的生理变化，如严重受伤或剧烈疼痛。

4.1.1 心理因素如何影响症状

心理因素在许多方面影响着症状的觉知和解释：（1）注意力影响人们是否留心症状，（2）环境影响症状的觉知和解释，（3）症状的解释存在个体差异，（4）情绪影响症状的觉知和解释。

注意力和环境

个体对身体内部生理状态的注意程度极大地影响着症状觉知。大多数的注意理论认为，我们在同一时刻关注不同刺激的能力是有限的。因此，身体内部状态的变化和我们周围事物的变化必然相互竞争以吸引我们的注意。有许多这样的例子：受伤的士兵感受不到伤痛仍继续战斗，运动员受伤严重仍坚持比赛（见案例研究4.1）。可以从不同层面解释这一现象：从生理角度看，像内啡肽这样的内源性阿片类物质的释放会减少疼痛感；从社会和心理角度看，危急情形之下，人们不太可能关注自己身体的症状。

实践活动 4.1   注意力会影响症状觉知吗？

- 闭上眼睛，将注意力完全聚焦在你右手中指指尖的感觉上，持续一分钟。
- 此时这部分的感觉是否有异于平常？

研究证据证实了注意力在症状觉知中的重要性。在令人厌烦的环境中人们更可能报告症状。失业、独居或者实验室研究中置身于枯燥情境的人会报告更多症状

案例研究 4.1　　克莱儿：带着疼痛奔跑

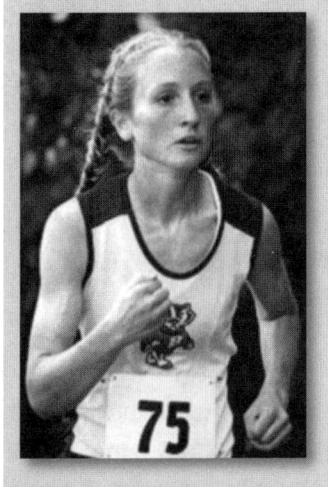

当克莱儿在俄亥俄州州立高中的越野锦标赛上奔跑时，腿上有两处摔伤了。围绕跑道的两英里，她跑出了个人最好成绩。离终点线约400米时，她听到自己左腿撞裂的声音。克莱儿想自己可能拉伤了肌肉，还是继续跑向终点：

"前面是对手学校的一名队员，我一直盯着她背后的队服，硬撑着赶超她。"

继续跑了200米，她的腿又发出撞裂声，她摔倒在地了，然而一个队友鼓励她站起来继续跑。她用右腿尝试着站起来，但重心一旦移向左边，左腿又发出撞裂声：

"在那一刻，我知道我的腿受伤了，我怀疑是断了，也许只是伤到肌肉而已。时间太短了，我来不及多想，然而我知道我站不起来了，所以开始向前爬行。"

她说，自己没有想到她的教练、父母或队友，只想到许多关于运动员在比赛结束前倒下的故事，这多少激励着她爬过终点线。她挣扎着爬到了终点，仅比她的个人最好成绩慢了18秒。

（Broadbent & Petrie, 2007）。要求人们关注内部的生理刺激而非外部刺激时，他们也会报告更多的症状。例如，一项研究要求人们踩踏跑步机，同时要听自己的呼吸声或者其他干扰的声音。结果发现，听自己呼吸声的人报告了更多的症状和疲惫感（Pennebaker & Lightner, 1980）。这个研究对医疗实践的启发是，使用方法（如干扰）让患者的注意力离开内部刺激，可以削弱患者的症状觉知。因此，干扰有利于管理诸如疼痛这类症状（注意的内容详见第 10 章）。

解释症状的个体差异

对内部状态的注意程度以及更注意哪类症状都存在个体差异。大部分人都持有一套信念或**图式**（schemas）：他们易患哪些疾病，哪些症状意味着潜在的疾病，哪些疾病会对健康构成威胁。这种图式主要形成于童年期，并不总是理性的。成年期的事件可以修正或改变图式。人们的健康和疾病图式因而受到过去疾病经验以及其他人（尤其是父母）对疾病态度的影响。

人们对症状的注意和解释往往不知不觉中会受到图式的影响。例如，一项研究测试了学生们对某种虚构疾病的看法，并告诉他们导致这种疾病的危险因素。然后告诉一组学生他们患有此病，告诉另一组学生他们没有得这种病。结果发现，那些认为自己患有此病的学生报告的致病危险因素要多得多（Croyle & Sande, 1988）。其他研究发现类似现象，高达三分之一的医学生会担心他们罹患刚刚学习过的那种疾病。这可能是因为学习过这种疾病后，他们会挨个筛查任何符合该疾病的症状（Broadbent & Petrie, 2007）。

因此，对症状原因的认知很重要。上例中的医学生更可能认为，他们的身体病症，正是由刚刚学过的一种严重的疾病引起的。这种解释原因的过程可称为**归因**（attribution）。简单说来，人们可以将其症状的原因归于躯体、心理或者环境因素。如果中年女性感到燥热和虚弱，她可能归因于更年期（躯体）、心烦意乱和局促不安（心理）或者房间太热（环境）。对于每一种归因可能都有许多解释。个体做出何种解释将影响随后采取的行动。例如，肌肉酸痛可以归因于锻炼（躯体上的原因但无大碍）或者流感（躯体原因，危险），不同的归因将决定个体是否为症状求医。

归因研究表明，个体有不同的**归因风格**（attributional styles）。有人更倾向于内部归因（归因于自己），有人则更倾向于外部归因（归因于环境或他人）。就症状而言，那些倾向内部或躯体归因风格的个体面临症状时更可能去求医。

情绪的影响

情绪与症状的感知和报告密切相关，第 2 章就曾谈到这一点。强烈的情绪常常伴随着生理变化，这容易被误解为症状。大量证据表明，消极情绪或者消极情绪倾向与症状报告的增加、疼痛、残疾和心理痛苦有关。部分原因是消极情绪使人们更可能注意症状，并认为具有威胁性。有关焦虑的研究表明，焦虑会缩小注意范围，导致对威胁的认知出现偏差。因此焦虑会让人高度警觉，留意自身和环境任何潜在的威胁（Bar-Haim et al., 2007）。

症状的感知和解释也是如此。研究往往通过播放令人苦恼的电影或让个体回忆一段痛苦的经历，从而引发人的消极情绪。结果发现，沉溺于消极情绪的人会报告更多的症状，认为他们更易患病。他们还更可能将症状的原因归因于疾病。例如，对接种疫苗一周后的人群所进行的研究发现，消极情绪更强烈的个体报告接种疫苗导致了更多的症状（Petrie et al., 2004）。

临床笔记 4.1

症状

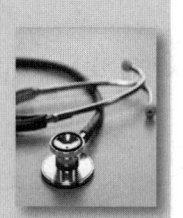

- 人们报告的症状严重程度和疾病并不存在简单的线性关系。
- 大多数人并不擅长觉察身体的改变，因此不要依赖自我报告的方法检测肺功能、血压等生理状况。
- 让患者关注外部刺激（如干扰）是缓解疼痛等症状的有效方法。这种方法对于注射或静脉穿刺等短暂的痛苦尤为有效。

4.1.2 症状觉知对健康的影响

症状觉知对症状的影响主要通过对症状的解释，即使是错误的觉知也有影响。对症状的误解可能会损害医疗效果，主要表现在以下三方面：

- 认为症状没有大碍而延误治疗。

76

- 误判症状后过度使用或未充分利用医疗服务。
- 由于人们对症状错误地归因而进行自我治疗或不坚持正规治疗，从而妨碍疗效。

　　例如，有人可能会停止用药（如抗生素），因为他们感觉好了一点，但并没有"痊愈"。这显然浪费了资源，妨碍了有效的治疗（关于影响坚持治疗的因素详见第 17 章）。

78

　　了解影响症状觉知的过程有助于我们设计更有效的干预措施，特别是对于需要坚持强化治疗方案的慢性病。研究专栏 4.1 举例说明了对糖尿病患者的干预，包括症状识别、症状偏见和症状管理等知识的教育。这比一般的教育干预措施更能有效地控制血糖的代谢（Cox et al., 1991）。接下来我们学习疼痛症状，了解如何应用心理学知识和研究来设计慢性疼痛的有效治疗方案。

小　结

- 理解症状是有效治疗的基础。
- 症状是我们生理状态的任何变化，我们认为这是身体的异常表现，可能带来伤害。
- 症状可以是疾病发作和加重的信号。然而，症状和疾病并不存在简单的线性关系。
- 人们对自身症状的评价和解释至关重要，会影响他们的求医行动以及是否接受恰当的治疗。
- 心理因素会影响症状的认知和解释，相关的变量有关注度、信念、疾病的图式、个体易感性，等等。
- 消极情绪与更多的症状认知有关。

4.2　疼痛

　　疼痛是一种普遍的症状，也是身体受到伤害或出现问题的重要信号。在罕见的天生对疼痛不敏感的案例中，患儿的疼痛感存在缺陷，因此无法觉察身体伤害或危险。这些儿童在很多方面存在危险，如咬掉部分舌头，眼睛易被外物创伤而感染，发生骨折等。

　　因此**急性疼痛**（acute pain）对于保护我们免受伤害或感染不可或缺。然而，**慢性疼痛**（chronic pain）则有点不同。慢性疼痛在人群中很普遍，大约有 20% 的成年人会遭受慢性疼痛的折磨。澳大利亚一项针对 17 000 多人的调查发现，17% 的男性和 20% 的女性报告说至少在三个月内每天都感到疼痛（Blyth et al., 2001）。在美国，背部疼痛是人们就医的第六大原因，每年有 1 740 万人因为背痛求医（Cherry et al., 2001）。持续的疼痛通常表示我们身体某个部位受到损害或正在愈合。然而，如果疼痛持续三个月以上，很可能是原先的身体损伤已经痊愈，然而疼痛通道却变得敏化或调节异常，所以即使没有受伤也会有痛感。研究表明，疼痛通道的分子受到刺激三个月后，脊髓神经元的 RNA 会发生改变。也就是说，面对持久的疼痛刺激，疼痛

79

77

研究专栏 4.1　糖尿病的管理干预

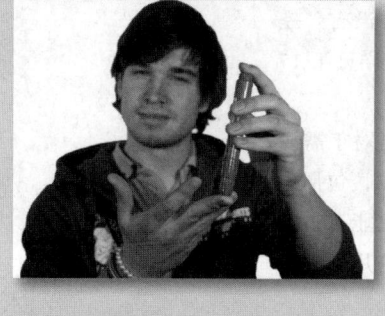

背景

症状的评价和解释会影响人们对恰当治疗方法的寻求和采纳。这对于像糖尿病这类慢性病尤其重要。依赖胰岛素的糖尿病患者要根据自己的血糖水平做出重要的自我护理和治疗决策，否则血糖就会变得过高或过低。

许多患者对血糖水平的估计都依赖于主观判断，如自己感觉怎么样，吃了多少食物。但主观判断往往很不准确。

方法和结果

39 位糖尿病患者被随机分配到以下三种干预之中：

1. 血糖意识培训组——这些患者听了 7 次课，每周一次，在课堂上他们学习了关于血糖、症状、评估血糖水平的手册。患者每天还要记录症状、估计的血糖水平和实际的血糖水平。

2. 血糖意识培训强化组——过程同上，但是要把这些患者带到医院里，改变血糖水平回归正常值。在这个过程中，要求患者关注内部线索，记录自己的体验，并且估计血糖水平。接着立刻给出实际血糖水平的反馈。

3. 安慰剂控制组——患者参加 7 次会议、每周一次，会议的主题与糖尿病有关。患者每天要记录压力和自我护理行为。

血糖意识培训使得血糖水平估计的准确性提高了 15%（从培训前的 41% 提高到培训后的 56%）。血糖意识培训强化组效果更好些，估计的准确性提高了 22%。这也使代谢控制变得更好。

研究的意义

这个研究表明，通过教育进行非常简单的干预，同时改变人们对症状的觉知，就能改善像糖尿病这类慢性病的自我管理。

资料来源：Cox, D.J. et al. (1991) Intensive versus standard glucose awareness training (BGAT) with insulin-dependent diabetes: mechanisms and ancillary effects, *Psychosomatic Medicine, 53*: 453-462.

神经元会发生适应性的改变。同样地，成像研究表明，慢性疼痛会引起广泛的皮层重组，某些适应不良的应对策略（如总想着最糟的结果）都会影响这一过程（Gracely et al., 2004）。这些研究对于慢性疼痛的治疗有启发：不能采取"等等看"的策略，早期干预对于预防神经通路发生改变很重要。

我们如何看待疼痛对于治疗有启示作用。生物学解释认为疼痛源自身体受到的损伤，因此治疗就是用药物止痛，抑或用手术修复损伤。然而，如上所述，很多情况下，即使没有身体上的损伤也会发生疼痛或者疼痛会持续。消极情绪、认知加工和行为都会加剧疼痛。心理因素影响疼痛的研究一般是在不同条件下使用疼痛耐受任务。例如，研究者使用电刺激制造不同的条件，让参与者感受不同的情绪（Rhudy & Meagher, 2000）。告诉焦虑组"你可能会也可能不会受到短暂、突然和疼痛的电击"，所以被试是焦虑的，但并不会施加电击。给恐惧组同样的指导语，同时进行三次电击。告诉对照组他们不会受到任何突然的痛苦刺激。实验前后分别测量三组参与者的疼痛耐受性：要求他们把手置于炙热的温度下，记录他们能够忍受多长时间。然而，恐惧导致了疼痛耐受性增强，可能是因为身体在应激状态下释放了内源性阿片类物质。这表明情绪状态对于疼痛的耐受和感知很重要。影响疼痛感知的因素见专栏 4.1。

总之，疼痛是非常主观的体验，受到生物、心理、社会等多种因素的影响。

区分一些概念对于理解疼痛很重要。首先，要区分伤害感受、感觉、受苦。**伤害感受**（nociception）是作用于外周疼痛感受器的刺激，感受器再把疼痛信息传入中枢神经系统，也就是对有害刺激进行编码和加工的神经过程。疼痛的**感觉**（sensation）是个体对疼痛做出的解释，如前所述，这会受到许多因素影响，包括注意、图式、情绪等。**受苦**（suffering）是感知到的疼痛、烦恼和残障，这些可能源自疼痛和其他相关因素。

第二，要区分疼痛阈限和疼痛耐受性。**疼痛阈限**（pain threshold）是指刺激能够引起个体疼痛感受的最小值，大多数人的疼痛阈限是相似的，无论他们的性别、种族或文化如何。**疼痛耐受性**（pain tolerance）是指个体能够忍受疼痛刺激的程度，这在不同个体、文化和背景下的差异很大。例如，幽默能增强疼痛耐受性。研究表明，仅仅观看一部有趣的电影就能增加个体的疼痛耐受性，但这一结果受到个体平时愉悦程度的调节（Zweyer et al., 2004）。所以，个体抱怨疼痛的阈限会随着背景、性格、从他人身上习得的疼痛表达方式以及当时的情形而变化。这给医务工作者的启示是，每个人的疼痛都应该因人而异地进行判断，而不应刻板化地认为"个体应该有多痛"。

80

近来的文献强调多维度地理解疼痛的重要性，如图 4.1 所示。多维度理论认为，疼痛的发生具有社会背景，因而有不同的侧面：伤害性刺激、感觉以及情绪、认知与行为上的反应。这在许多方面都类似于第 2 章介绍的情绪模型，因为该模型展示了感觉、思维和情绪的相互依赖。在很大程度上反映了生物心理社会的取向。

理论有助于我们理解疼痛觉知中的心理因素和生理因素的相互作用。**疼痛闸门理论**（gate theory of pain）基于突触门这个概念，它位于外周神经和脊髓神经元之间（Melzack, 1999; Melzack & Wall, 1965），如图 4.2 所示。来自外周神经的疼痛信号与其他信号相互竞争以穿过突触门。突触门的开合受到生理因素（如其他外周神经传导的刺激、内源性阿片类物质）或心理因素（如注意、源自大脑的向下刺激、情绪）

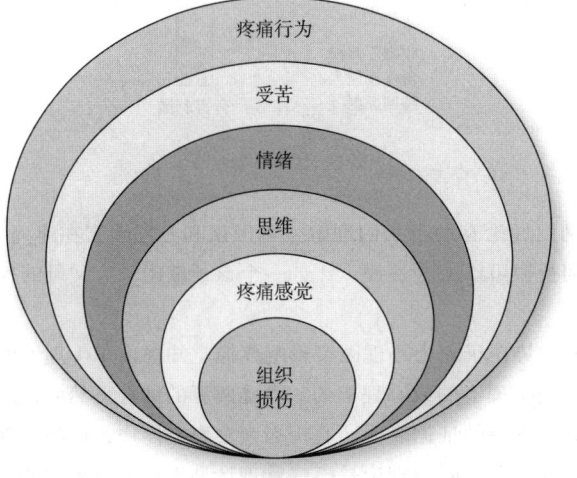

外部因素
如他人的反应
社会和文化因素对疼痛的影响

疼痛行为

受苦

情绪

思维

疼痛感觉

组织
损伤

图 4.1

疼痛的多维度模型

图 4.2

疼痛的心理生理学机制
（见彩插）

（资料来源：Whitten et al., 2005.）

81

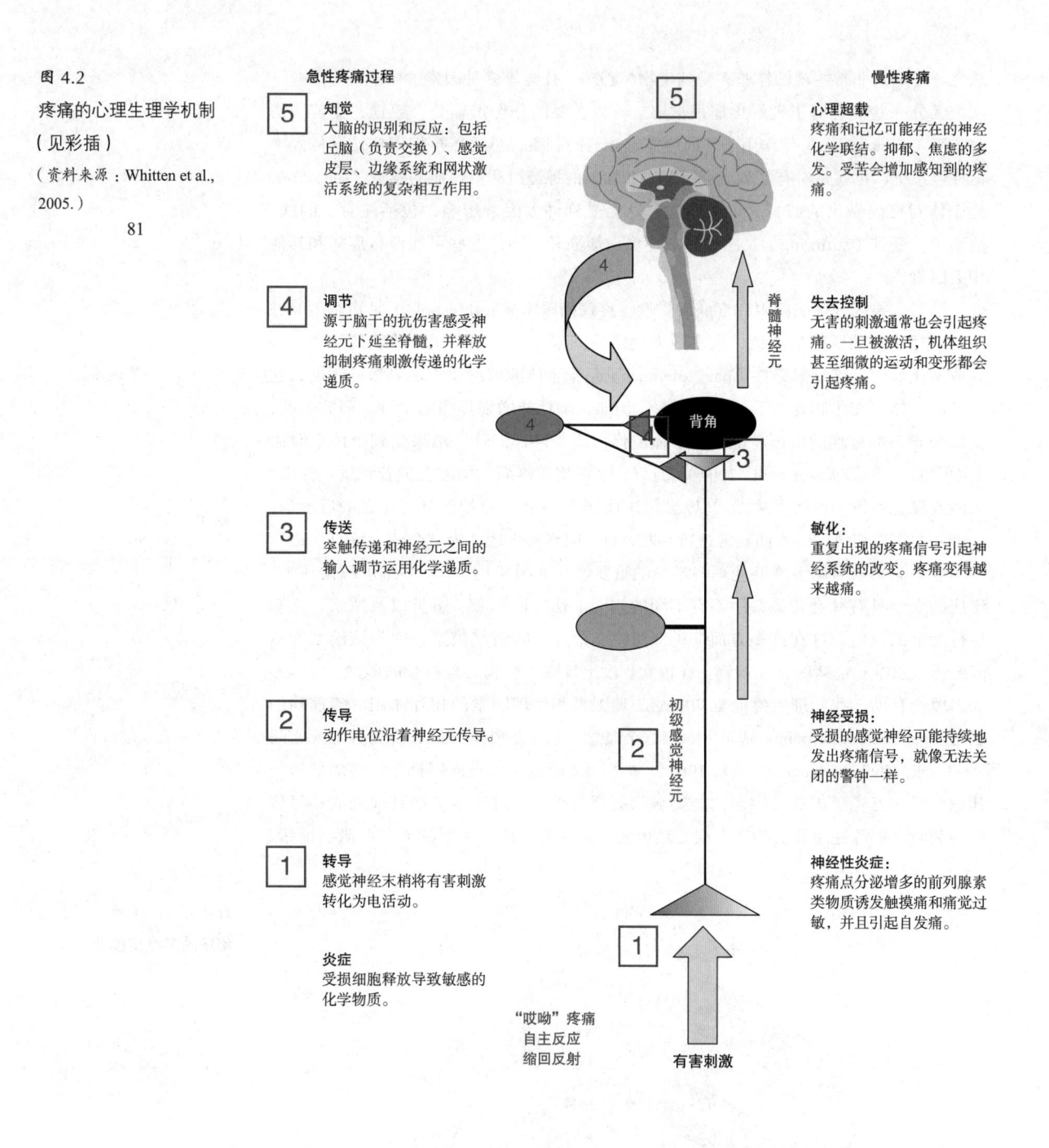

急性疼痛过程

5　知觉
大脑的识别和反应：包括丘脑（负责交换）、感觉皮层、边缘系统和网状激活系统的复杂相互作用。

4　调节
源于脑干的抗伤害感受神经元下延至脊髓，并释放抑制疼痛刺激传递的化学递质。

3　传送
突触传递和神经元之间的输入调节运用化学递质。

2　传导
动作电位沿着神经元传导。

1　转导
感觉神经末梢将有害刺激转化为电活动。

炎症
受损细胞释放导致敏感的化学物质。

背角

脊髓神经元

初级感觉神经元

"哎呦"疼痛
自主反应
缩回反射

有害刺激

慢性疼痛

心理超载
疼痛和记忆可能存在的神经化学联结。抑郁、焦虑的多发。受苦会增加感知到的疼痛。

失去控制
无害的刺激通常也会引起疼痛。一旦被激活，机体组织甚至细微的运动和变形都会引起疼痛。

敏化：
重复出现的疼痛信号引起神经系统的改变。疼痛变得越来越痛。

神经受损：
受损的感觉神经可能持续地发出疼痛信号，就像无法关闭的警钟一样。

神经性炎症：
疼痛点分泌增多的前列腺素类物质诱发触摸痛和痛觉过敏，并且引起自发痛。

的调节。因此闸门理论有助于我们理解生理因素和心理因素在疼痛中的相互作用，还可以解释为何抚摸可以减轻疼痛。比如一个孩子磕碰了，父母的揉搓可以帮他缓解疼痛。

　　闸门理论的优势在于它为心理因素影响疼痛觉知提出了生理上的解释，同时也澄清了疼痛不只是生理上的或心理上的，而是两者的结合。然而，闸门理论的证据并不一致。有许多支持的证据表明，心理因素会影响疼痛，但闸门理论的生理证据不那么一致。尽管如此，闸门理论是疼痛管理计划里重要且有用的一部分，因为它

专栏 4.1　影响疼痛闸门开关的因素

	促使闸门打开的因素	促使闸门关闭的因素
身体的	进一步受到伤害	合理用药
	不活动 / 身体状况差	热 / 冷
	长期吸毒和酗酒	信号
行为的	活动过多	锻炼
	睡眠不好	放松训练
		冥想
情绪的	焦虑、抑郁	乐观 / 幽默
	压力、苦恼	爱
	绝望 / 无助	愉悦 / 高兴
认知的	注意力集中在疼痛上	注意力集中在其他事情上
	担心疼痛	例如：爱好
	灾难化（想象最坏的结果）	干扰注意力
	过分关注疼痛的消极后果	积极的应对策略
	期待疼痛会消失	

帮助慢性疼痛患者认识到他们的心态和行为会影响疼痛，这能消除他们的无助感，增加控制感。同时也向患者提供了开合突触门的知识，如专栏 4.1 所示。因此患者可以积极行动起来，通过增加生活中关闭突触门的因素来缓解疼痛。

4.2.1　慢性疼痛的管理

因为疼痛是多维度的，所以慢性疼痛的有效干预要兼顾疼痛的生理、心理和社会因素。因而慢性疼痛管理计划需要医生、理疗师、心理学家、专科护士的参与，他们协同工作，运用药理的、行为的、心理的技术帮助慢性疼痛患者。这些计划的目标是有效地帮助患者管理疼痛，使其过上积极的正常生活。这些计划非常有效，如果包含了心理学的内容尤其如此。心理学的内容包括向患者讲解疼痛多维度的知识，以及疼痛的恶性循环是如何出现的（如图 4.3 所示）。还可以鼓励患者掌控自己的生活，通过赋权过程而变得更加积极。这些措施都会缓解焦虑，产生良性循环，使患者对疼痛不那么关注，从而使疼痛感减弱。

疼痛管理计划非常有效，可以减少疼痛、抑郁或其他消极情绪以及异常的疼痛行为。这些计划可以带来更成功的应对策略，以及更多的活动和社会功能的改善（Morley, 2007）。疼痛管理计划在其特定的取向上差别很大。案例研究 4.2 展示了一种宽泛的取向和方法。

图 4.3

疼痛的恶性循环

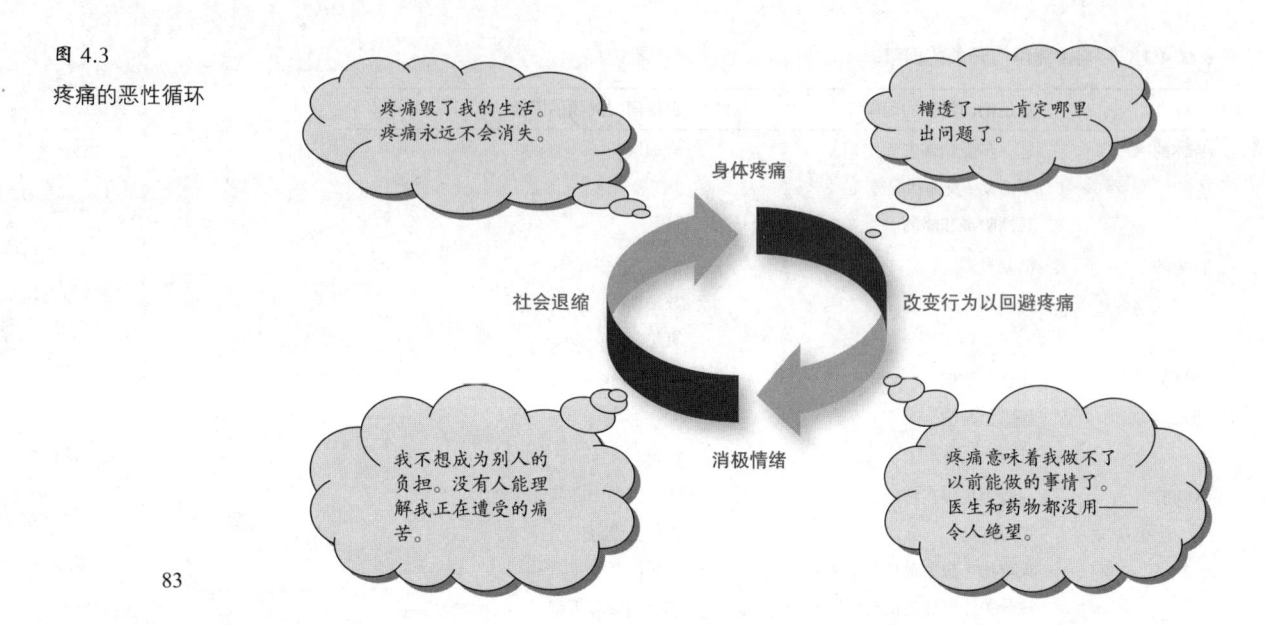

> 疼痛毁了我的生活。疼痛永远不会消失。

> 糟透了——肯定哪里出问题了。

身体疼痛

改变行为以回避疼痛

社会退缩

消极情绪

> 我不想成为别人的负担。没有人能理解我正在遭受的痛苦。

> 疼痛意味着我做不了以前能做的事情了。医生和药物都没用——令人绝望。

83

案例研究 4.2 慢性背痛的治疗

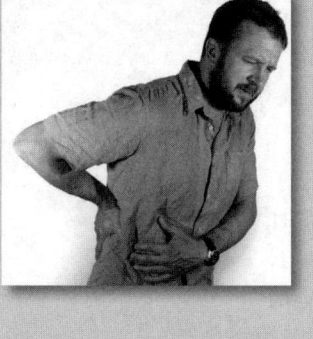

鲍勃是一位40岁的男人，担任实验室技术员，他有慢性下背痛。疼痛始于三年前的工作事故。半年前，疼痛开始持续发作，在开车或坐着时更加剧烈。鲍勃的背部还发生过痉挛。痉挛发作时他感觉半边身子都要瘫痪了，不得不躺在地上直到痉挛过去。这种痉挛只发生过两次，但是鲍勃非常焦虑，担心痉挛还会再次发作。

鲍勃因病请了长假，也许还得申请伤残抚恤金。他不经常出门，因为担心痉挛会再次发作，再次晕倒。

鲍勃非常忧郁，说疼痛已经摧毁了他的生活。他每天服用大量的止痛药，但却不管用。他也缺乏身体活动。

治疗

在常规的疼痛管理计划中，医生首先要排除鲍勃疼痛的生理原因，然后采取有效的方法镇痛。理疗师会为鲍勃做检查，教会他如何锻炼以增强背部肌肉的力量。理疗师也许还会帮助鲍勃增加每周的活动量。

心理治疗可能包括教育、解析疼痛问题，重构更具适应性的应对方式。

向鲍勃传授疼痛的心理知识可以帮助他了解自己的想法和行为是如何影响疼痛的。还要鼓励鲍勃管理自己的疼痛，而不是被疼痛掌控。

解析疼痛包括监测疼痛和增加对疼痛过程的意识。鲍勃也许要完成疼痛日志、识别其症状所符合的任何模式、疼痛对生活的影响、疼痛与压力、思维、情绪和一般活动水平等触发源的关联。从中找出适应不良的思维过程或行为，然后鼓励鲍勃做出改变。

重构信念和更有效的应对包括：向鲍勃传授放松技术（有许多教学光盘）、积极自我谈话、设定与实现目标等。在这个阶段，鲍勃应该多锻炼，多出去走动，这会逐渐消除他的恐惧，不再回避，帮助他增强对疼痛的掌控感。给鲍勃提供积极的应对策略可以强化他的控制感和力量感，最终回归工作，过上更加快乐和积极的生活。

小　结

- 疼痛是一种普遍的症状：据估计高达 20% 的成年人遭受着慢性疼痛的折磨。
- 疼痛是多维度的，包括伤害感受、疼痛感觉、思维、情绪、疼痛行为和受苦。
- 注意力、焦虑和苦恼与疼痛增加有关。
- 疼痛的闸门理论提供了心理因素对疼痛影响的生理学解释。
- 疼痛管理计划可帮助患者更好地应对慢性疼痛，对于减少疼痛、抑郁、消极情绪、消极应对和适应不良的疼痛行为，增加活动、积极应对和恢复社会功能通常都是有效的。

 4.3　安慰剂效应和反安慰剂效应

　　安慰剂和反安慰剂效应是信念影响症状的典型实例。术语"placebo"（安慰剂）源自拉丁语，意为"我会好起来"。**安慰剂效应**（placebo effect）是指当给个体施加无效成分的假治疗时，个体却报告病情好转。安慰剂效应并不局限于假药，也发生在假手术的反应上（Moseley et al., 2002）。研究专栏 4.2 展现了安慰剂效应研究的例子。

　　某些人的安慰剂效应更强烈，某些疾病更易受到安慰剂的影响。证据表明，安慰剂效应对于具有心理成因的疾病（如疼痛、抑郁、哮喘和失眠）影响最大。然而，安慰剂对于生物基础明确的疾病（如贫血和感染）则无效（Wampold et al., 2005）。安慰剂的特征也将影响其作用。例如，注射比药片的效果更大；假吗啡比假阿司匹林的效果更大；如果医生暗示了某种治疗有效，安慰剂效应也更大，等等。

　　反安慰剂效应（nocebo effect）就不那么有名了。术语"nocebo"（反安慰剂）源自拉丁语，意为"我会受伤害"。例如，研究者让学生吸入惰性物质，并告诉他们这是一种毒素，会引起一些特殊症状。此外，一半的学生看到了另一个人（实际上这个人是研究者的秘密助手）先吸入了这种物质并出现了症状。结果发现，所有吸入这种安慰剂的学生都报告出现了之前被告知的症状。女性如果看到研究助手出现症状，尤其会受影响（Lorber et al., 2007）。

　　关于安慰剂效应和反安慰剂效应的潜在机制存在很多争议。给出的解释包括经典条件作用、模仿和期望效应。**经典条件作用**（classical conditioning）是指一个刺激（医疗案例中为有效的药物或治疗）与一种反应（健康的改善）匹配，而随着时间的推移这种反应与出现在同一情境下的中性刺激（药片、注射、医生的行动等）产生联系。那么中性刺激就变成条件刺激，引起最初有效刺激下观察到的某些变化。**模仿**（modelling）是指个体观察到其他人出现安慰剂效应时，自己也学会了。这种类型的学习在第 10 章将有详细的介绍。

　　另外一个解释是安慰剂发生作用是因为改变了个体的**期望**（expectations）——患者期望好转，所以他们做到了。有证据表明，经典条件作用和期望都有助于安慰剂效应的发生，它们并非不相容。经典条件作用可能导致个体改变对条件刺激效应的期望（Krisch, 2007）。

研究专栏 4.2 百忧解和安慰剂

背景

　　元分析（meta analysis）是一种统计技术，用来综合若干研究的结果从而给出研究发现的统计总结。然而为了得到最精确的信息，元分析应该基于已发表和未发表的研究之上。

方法和结果

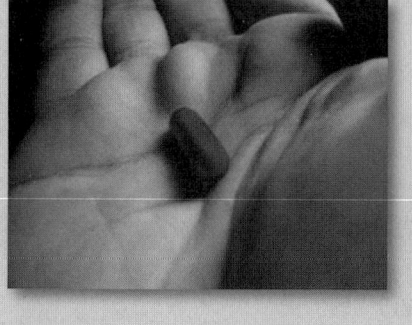

　　元分析的信息来自一些已发表和未发表的进行随机控制的试验，这些试验均使用了最普遍的抗抑郁药物——选择性

5-羟色胺再摄取抑制剂（SSRIs）。共有 5 133 名抑郁症患者参与了 35 个试验。所有试验都比较了 SSRIs 和安慰剂药物的疗效。

　　对于大多数患者，SSRIs 的作用很小，没有临床意义。安慰剂具有抗抑郁药物 80% 的效果。

　　对于特别严重的抑郁症患者，抗抑郁药对于康复有些许效果，但这似乎主要是因为这些患者对安慰剂有较小的反应，而不是因为对抗抑郁药物有较大的反应。

研究的意义

　　基于先前已发表研究的元分析发现了较积极的结果：SSRIs 对抑郁有较小的效果。本元分析首次加入了未发表的研究证据，清晰地显示了 SSRIs 在治疗轻度或中度抑郁时，效果并不比安慰剂好。因此，SSRIs 在临床上用于治疗非常严重的抑郁时才有效。

资料来源：Kirsch, I. et al. (2008) Initial severity and antidepressant benefits: a meta-analysis of data submitted to the Food and Drug Administration *PLoS Medicine, 5(2)*: 260-268.

87

4.3.1 临床实践中安慰剂效应的应用

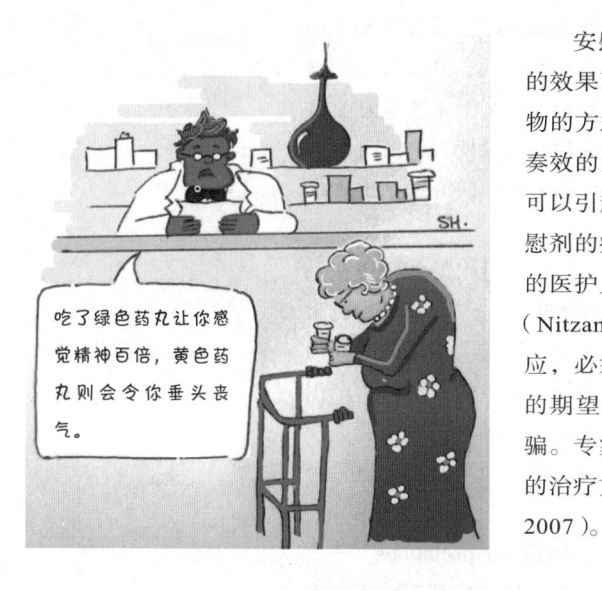

> 吃了绿色药丸让你感觉精神百倍，黄色药丸则会令你垂头丧气。

　　安慰剂效应对临床实践有许多启示。第一，许多有效药物的效果可以通过药物的呈现形式（如药片或注射）或者给予药物的方式（带着热情和确信）得以加强。鼓励患者相信治疗会奏效的医生可以在药物之外也起到安慰剂作用。第二，安慰剂可以引起积极改变而不产生任何不利的副作用，因此对适合安慰剂的疾病（如抑郁）是有用的治疗方法。事实上，高达 60% 的医护人员报告，已经在临床实践中运用安慰剂效应治疗患者（Nitzan & Lichtenberg, 2004）。然而，如果我们运用安慰剂效应，必须当心道德问题。要在现实的尺度内鼓励患者抱有积极的期望。使用安慰剂的困难之处在于：如何做才不会造成欺骗。专家建议寻找那些不包含有效成分但有证据显示可能有效的治疗方法作为安慰剂，如一些辅助疗法或身体锻炼（Kirsch, 2007）。

临床笔记 4.2

疼痛和安慰剂

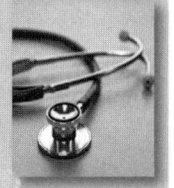

- 疼痛是主观的体验，因此每个人的疼痛都应该因人而异地进行治疗，而不是刻板地提及个体"应该"有多痛。
- 慢性疼痛引起外周神经改变，这些改变难以逆转，因此我们应该尽可能早地进行干预。
- 安慰剂效应对于轻度或中度的抑郁症患者具有抗抑郁药物 80% 的疗效。
- 使用安慰剂效应能增强疗效：向患者传递治疗会奏效的信心，增加患者的积极期望。
- 反过来，如果告诉患者治疗会有副作用或消极症状，患者将更可能体验这些不良后果（反安慰剂效应）。

小　结

88

- 在没有使用任何有效药物或治疗的情况下，个体的健康状况仍得到了改善，这就是安慰剂效应。
- 当个体因为期望或相信他们将出现某些症状而报告有症状时，就是发生了反安慰剂效应。
- 安慰剂效应可以解释相当多的康复现象，特别是具有强烈心理作用的疾病，如哮喘和抑郁。
- 安慰剂的效果因人而异。
- 安慰剂效应可以视为期望、经典条件作用和模仿共同作用的结果。
- 临床实践中可以使用安慰剂效应来协助治疗。

 4.4　疾病信念和疾病表征

　　前面我们学习了无意识图式对症状觉知的影响。除此之外，人们对疾病还持有有意识的信念，这同样会影响患者对症状的应对行为。疾病信念将决定个体选择采取的行动，个体向医生提供哪些信息，个体想要哪种治疗，个体是否会坚持治疗，个体对疾病的情绪、行为和认知反应。疾病信念不一定是正确和一致的。**疾病表征**（illness representations）是人们关于疾病的体验、影响、效应和结果的一套有组织的信念。每个个体的疾病表征都是独一无二的，受到很多因素的影响，包括个人历史、不同疾病的经验、社会和文化学习。

　　疾病表征主要有五个维度：疾病认同、时间线、原因、控制和后果（Leventhal et al., 1984）。这里要更详细地探讨这五个方面。**疾病认同**（illness identity）指个体给疾病和症状贴标签的方式，如多发性硬化症是什么，它包含什么。对于什么症状匹配什么疾病，人们都持有一定的心理模型。越多症状与个体某种疾病的心理模型相匹配，个体就越认为自己患有这种疾病。例如，头痛可能由许多原因引起，如宿醉、压力、偏头痛、脑瘤或脑膜炎。如果个体体验到头痛、脖子僵硬和皮疹，那么个体更可能做出患了脑膜炎的自我诊断。自我诊断在寻求帮助时很重要。研究表明，人们自我诊断患有某种疾病时更可能去看医生（Cameron et al., 1993）。

90

时间线（timeline）是个体认为疾病将持续的时间长度及其持续的模式，如疾病的慢性、急性、缓解或复发等模式。这些信念会影响个体对疾病的调适以及对治疗的坚持。例如，人们如果认为自己的疾病是慢性的，会比那些认为自己的疾病是急性的或周期性的，报告更多的障碍和痛苦（Millar et al., 2005）。

原因（cause）是个体认为引起其疾病或症状的因素。这与前述症状的归因和解释有重叠。然而，这些归因和解释在医学上未必正确。例如，人们普遍认为压力会引起许多疾病，比如癌症、糖尿病、多发性硬化症和关节炎（Cameron & Moss-Morris, 2004）。

控制（control）信念是指个体是否认为其疾病能预防、控制或治愈。人们如果认为疾病是可控的，就更可能积极地治疗或康复。反过来，如果认为疾病不可控则会采取消极的应对策略（如回避），入院率也会增加（Scharloo et al., 1999）。在慢性病或晚期疾病的治疗中，我们应该鼓励患者多关注他们疾病可控的方面，如症状、残疾和时间线。

后果（consequences）信念与疾病的结果有关，如身体、心理、社会和经济的结果。认识到的后果通常与个体症状的严重程度有着紧密的联系。因此，个体往往认为，症状不明显的疾病（如高血压）也没有什么后果。

图 4.4 的表明，疾病表征会影响个体应对症状、疾病和治疗的方式（Leventhal et al., 1984）。这就是**疾病行为的自我调节模型**（self-regulation model of illness behaviour）。该模型解释了人们的个人信念对疾病自我管理的影响。这个模型的优点在于承认疾病管理中的评价、情绪和应对的重要性。

91

案例研究 4.3 说明了疾病信念对胸痛觉知的影响。

疾病表征模型其中的一个不足是：像癌症这类严重疾病更可能导致消极的疾病

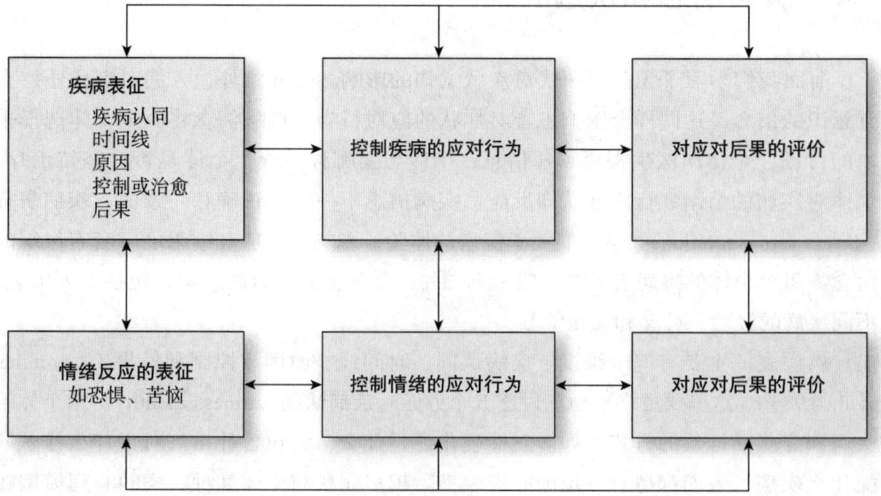

图 4.4

疾病觉知和行为的自我调节模型

（资料来源：Leventhal et al., 1984.）

89

案例研究 4.3　自我调节模型和胸痛

　　自我调节模型表明，个体会根据其疾病表征觉知和解释症状（如胸痛），这转而会影响他们的应对行为。症状也会唤起情绪反应，进而引发控制情绪的应对策略。情绪链和认知链会相互影响。应对和再次评价于是导致信念、情绪和应对反应等的调整，如图 4.4 所示。

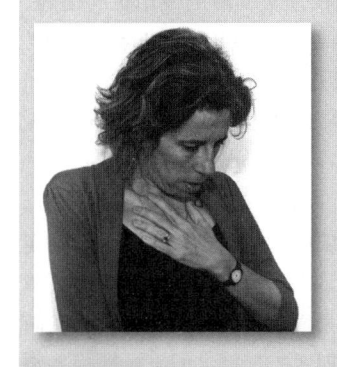

塔尼娅 48 岁，在一次丰盛的晚餐之后和丈夫激烈争吵，随后出现胸痛。塔尼娅的叔叔几年前死于心脏病，终年 65 岁。塔尼娅认为男性容易受到心脏病袭击，而女性则不会（疾病认同）。塔尼娅知道，消化不良或胃灼热也会引起胸痛（原因）。她还知道，争吵和压力会导致胃不舒服（原因）。因此，她将胸痛解释为消化不良，如果自己放松，胸痛就会消失（后果）。她喝了一杯茶，安静下来，然后卧床休息（应对策略）。

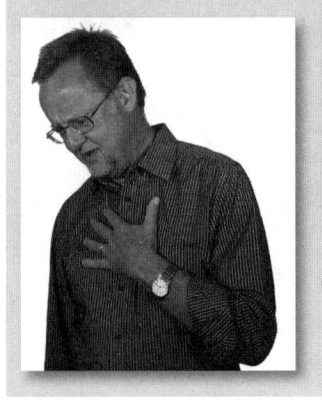

汤姆 48 岁，在一次丰盛的晚餐之后和妻子激烈争吵，随后出现胸痛。汤姆的叔叔几年前死于心脏病，终年 65 岁。汤姆知道，男性在 40 多岁时容易犯心脏病（疾病认同），可能是压力引起的（原因）。因此他很快将胸痛解释为可能是心脏病，或许有生命危险（后果）。他变得非常焦虑和不安，感到心脏在敲击。他叫来了救护车，将他立刻送到了医院（应对策略）。

　　表征，如慢性、不可控、后果严重。因此，关键问题是疾病表征对个体调适的影响能否超越疾病本身的严重程度。许多研究表明的确如此。对风湿性关节炎、多发性硬化症等慢性疾病后果的信念与糟糕的心理状况、更多症状的报告以及就医行为的增加都是有关联的（Jopson & Moss-Morris, 2003）。

实践活动 4.2　疾病表征
- 回想一名你认识的特别容易受疾病困扰的患者。
- 这个患者对自己的疾病认同、时间线、原因、控制和后果的信念是怎样的？

4.4.1　临床实践中的应用

92

　　疾病表征对临床实践有许多启示。管理抽象的疾病比管理具体体验到的疾病更困难。换句话说，对于没有具体症状的疾病，人们不太可能坚持治疗。对于缺乏症状的疾病（如高血压）或症状不规律的疾病（如糖尿病、艾滋病），情况也是如此。这涉及动机问题：如果患者没有症状，他们更可能偏爱即刻的奖励（如即使有糖尿病也爱吃甜食），而不顾长期的后果。

人们对治疗程序也持有信念和表征，这会影响他们对具体治疗的坚持。例如，如果患者将皮质类固醇联想成健身用的类固醇，那么皮质类固醇的使用也会无效，并且会对此反感。一些患者还担心某些药物的成瘾性，因而不使用这些药物。例如，一项研究发现，78% 的人认为抗抑郁药物具有成瘾性（Priest et al., 1996）。由于诸如此类的原因，服用抗抑郁药物的人中有 30% 到 60% 的人不按处方服用（Demyttenaere, 2001）。

93

因此，疾病信念的自我调节模型在治疗患者时是可用的。通过探讨和改变患者的疾病信念，我们会尽一些可能，让患者恰当地管理疾病，其方法既能让他们改变生活方式，又能让他们坚持治疗。这些干预类型可以宽泛地称为**自我管理式干预**（self-management interventions），因为这些干预的目标指向患者的信念和应对，从而帮助患者有效地管理疾病和治疗。研究表明，自我管理式干预通常能有效地促进糖尿病、哮喘、艾滋病和癌症的积极自我管理（Petrie et al., 2003）。研究专栏 4.3 给出

研究专栏 4.3 心肌梗塞的自我管理式干预

背景

自我管理式干预关注患者的疾病表征和应对技巧，以便促进诸多疾病的有效自我管理。本研究比较了心肌梗塞患者的自我管理式干预和一般治疗的差异。

方法和结果

将住院的 65 名心肌梗塞患者随机分配到两组，一组接受自我管理式干预，一组接受一般治疗。患者在干预前后都进行了评估并且追踪三个月。自我管理式干预包括三次持续半小时的课程：

● **课程 1**：讲解有关心肌梗塞方面的知识，探索患者对于心肌梗塞病因的看法；质疑心肌梗塞主要由压力引起的普遍观念；告知患者生活方式（如饮食和锻炼）的重要性。

● **课程 2**：探索患者对时间线和后果的认知；鼓励患者形成控制信念。制定个性化的书面疾病管理计划，将未来的风险降至最低，鼓励患者回到正常的活动水平。

● **课程 3**：回顾课程 2 的行动计划，讲解如何将康复的正常症状和心肌梗塞的预兆症状区分开来。

接受自我管理式干预的患者表现得更好。他们为出院做了更充分的准备，对心肌梗塞有了更好的了解，出院后的困扰少，更愿意参加心脏康复治疗，更积极地看待自己的心肌梗塞，对心肌梗塞的控制、后果和时间线有更积极的看法。三个月之后，接受自我管理式干预的患者更快地回到了工作岗位，报告的心绞痛症状也更少。

研究的意义

本研究表明，基于疾病表征原理对住院患者进行简短的干预可以帮助患者更好地理解和管理心肌梗塞，更快地回归工作岗位，长期来看症状也更少。

资料来源：Petrie, K.J. et al. (2002) Changing illness perceptions after myocardial infarction: an early intervention randomized controlled trial, *Psychosomatic Medicine, 64*: 580-586.

了一个研究例子，对心肌梗塞的患者使用了自我管理式干预。结果发现，这种干预显著地减少了患者的苦恼和症状，促使患者回到工作岗位。

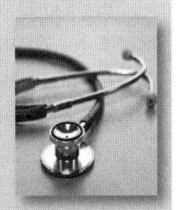

临床笔记 4.3

疾病表征

- 个体对自身疾病的看法会影响个体的苦恼、症状认知和残疾。
- 自我管理式干预可以教育患者，帮助他们以更适应的方式思考自身的疾病。
- 若要帮助患者更好地管理疾病，我们需帮助他们：
  - 矫正对疾病原因（以及未来的风险）的错误认知。
  - 关注他们疾病能控制的方面——如坚持治疗或症状管理。
  - 通过教育和共同治疗计划弱化对严重后果的认知。在晚期疾病个案中，还包括处理一些担忧的问题，如缓解疼痛、死亡。

小 结

- 疾病信念会影响患者对症状的评价和解释、是否求医、是否坚持治疗。
- 疾病表征包括疾病认同、时间线、原因、控制和后果。
- 疾病表征与疾病的心理结果和生理结果都有关。
- 自我调节模型解释了疾病表征与应对的相互作用，从而决定了健康后果。
- 可以利用疾病表征制定针对慢性疾病的有效的自我管理式干预，这种干预方法有助于人们更好地应对，更有效地管理他们的疾病及治疗。

总 结

94

本章我们看到，症状觉知会受到各种心理因素的强烈影响，这些心理因素包括注意、情绪、信念和环境因素。安慰剂效应和反安慰剂效应表明心理因素对疾病结果的重要性，这种效应有时很强烈。因此，该领域的研究和理论与临床实践是高度相关的，可以用来制定诸如疼痛管理计划和自我管理计划等一些有效的治疗方案，帮助患者更有效地管理他们的症状和疾病。

拓展阅读

Ayers, S. et al. (eds) (2007) *Cambridge Handbook of Psychology, Health and Medicine* (2nd edition). Cambridge: Cambridge University Press. 这本书包括许多有关的章节，如

一些疼痛、疼痛管理、安慰剂和疾病表征等短章节。

Cameron, L.D. and Leventhal, H. (2003) *The Self-Regulation of Health and Illness Behaviour*. London: Routledge. 这本书深入探讨了疾病信念和自我调节，有关的章节包括自我调节理论、疾病表征、社会和文化影响、干预等。

Sutton, S., Baum, A. and Johnston, M. (eds) (2004) *The SAGE Handbook of Health Psychology*. London: SAGE. 这本书中的"带着慢性疾病生活"一章很有用，对慢性疾病的疾病表征和自我调节有更为详细的介绍。

❓ 复习题

1. 什么是症状？人们觉察自身生理状态（如血压）的变化有多准确？
2. 讨论两种心理因素在身体症状觉知中的作用。
3. 个体疼痛阈限和疼痛耐受性的差别是什么？简要列出心理因素在两者中的作用。
4. 概述疼痛的闸门理论，讨论该理论如何拓展了我们对于心理因素和生理因素相互作用的理解。
5. 疼痛的多维度模型是什么？该模型对于治疗的启示是什么？
6. 安慰剂效应是什么？哪些因素会影响安慰剂效应？
7. 反安慰剂效应是什么？它影响症状觉知的证据是什么？
8. 概述安慰剂效应和反安慰剂效应发生的三种不同解释。
9. 描述疾病表征的五个主要维度。
10. 描述基于自我调节模型的自我管理式干预。

95

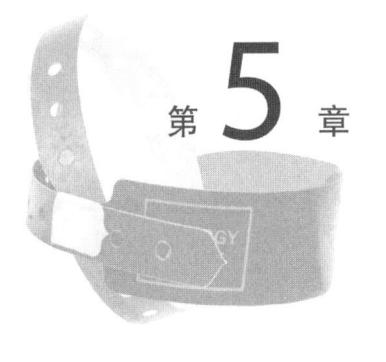

第 **5** 章

健康与行为

本章提要

5.1　预测和改变健康行为

　　5.1.1　什么是健康行为

　　5.1.2　健康行为理论

5.2　健康信念模型

5.3　计划行为理论

5.4　跨理论模型

5.5　PRIME 理论

专栏

5.1　长寿的行为

5.2　影响健康行为的因素

案例研究

5.1　利用健康信念模型戒烟

5.2　利用计划行为理论戒烟

5.3　利用跨理论模型戒烟

5.4　利用 PRIME 理论戒烟

图表

5.1　健康信念模型

5.2　健康信念模型与各类行为

5.3　计划行为理论

5.4　跨理论模型或"阶段改变"模型

5.5　PRIME 理论

研究专栏

5.1　基于计划行为理论的传单干预研究

97 **学习目标**

本章旨在让你：

- 讨论健康行为及其改变的重要性
- 概述有关健康行为的不同理论
- 了解如何在临床实践中应用这些模型帮助人们改变

4 条简单的健康规则
1 健康饮食　2 锻炼
3 放松　4 遵守交通规则

　　理解并有效地形成健康行为能最大限度地减少我们社会的发病率和死亡率。英国导致死亡的前三类疾病分别是心血管疾病（30% 的死亡由此引起）、呼吸道感染（11%）和肺癌（6%）。大多数发达国家的情况也如此（WHO, 2008）。这些疾病均可以由吸烟引起或加剧，吸烟被列为可预防的疾病和死亡的首要原因（Office of Surgeon General, 2004）。大多数人都知道吸烟有害健康，但仍有接近五分之一或四分之一的人吸烟。甚至当这些吸烟者住院时，有些人仍继续吸烟，尽管往往不得不到室外去吸。

5.1　预测和改变健康行为

5.1.1　什么是健康行为

98　　　　不只是某些有害的行为（如吸烟）会影响我们的健康。研究者对美国阿拉米达县居住的约 7 000 人进行了一项著名的纵向研究，结果发现有 7 种行为与长寿有关（见专栏 5.1），如经常吃早餐，晚上睡足 8 小时。

　　因此，许多行为影响着我们的健康，这些行为可以分为保护健康的行为和危害健康的行为。**保护健康的行为**（health protective behaviours）包括锻炼、良好的饮食、睡眠和牙齿保健等，也包括健康**筛查行为**（screening behaviours），如定时参加衣原体、宫颈癌、高血压和牙科的筛查。**危害健康的行为**（health risk behaviours）包括吸烟、

专栏 5.1　长寿的行为

不吸烟

锻炼身体

体重适中

适度饮酒

每天 7~8 小时的睡眠

经常吃早餐

不吃零食

（资料来源：Belloc,1973; Kaplan et al., 1987. ）

临床笔记 5.1

吸烟与健康

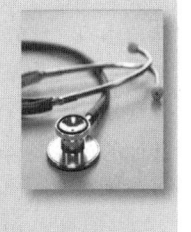

- 吸烟是可预防的疾病和死亡的首要原因。
- 每帮助一个人戒烟，都会极大地降低其发病率和死亡率——不仅对吸烟者如此，对其后代亦有潜在的影响。
- 医生的建议是人们戒烟最有效的动力。
- 即使医生给出简短的建议，也有助于人们戒烟并且保持一年后不复吸。

物质滥用、不安全性行为和危险驾驶。与发病率和死亡率特别有关的行为包括吸烟、饮食、身体活动、饮酒、体检（特别是癌症筛查）、性行为和驾驶。

为了帮助人们做出改变，我们要知道人们为什么会选择有碍健康的行为。搞清楚这一点并不容易：行为由许多因素决定，包括个体差异、社会环境和文化影响等。为了有效地推进健康促进项目，我们要知道不同人群中发生某种行为的主要原因。例如：年轻人更会为了外表而非健康坚持低脂饮食并经常刷牙，因而强调这些行为的健康益处并不会令年轻人有明显的改变。影响健康行为的众多因素如专栏 5.2 所列。健康行为的研究和理论试图找出影响行为的最有力、最直接的原因，然后将干预重点转向这些因素，从而引起改变。

99

5.1.2　健康行为理论

研究者们提出了许多健康行为理论。近年来，**社会认知模型**（social-cognition

专栏 5.2　影响健康行为的因素

生物因素	遗传（也就是基因）
	性别
	年龄
心理因素	操作条件作用
	模仿
	情绪状态
	认知因素
社会因素	人口统计学因素
	社会因素
	经济 / 就业状况
文化因素	法律
	经济
	医疗保健服务
	供养系统

models）能最好地解释健康行为。这些模型包括社会因素与认知因素的相互作用，如社会压力、社会规范、信念和态度。这些模型的基础是期望价值原理。该原理假设：如果个体认为某种行为会带来某些结果，而且该个体珍视这些结果，认为很重要或有利，那么这种行为很可能维持或带来改变。这些模型可以解释三分之一的人类行为。其他的理论整合了社会认知模型的某些方面与其他的因素（如个体做出改变的意愿或动机）。

　　本章将介绍健康行为的 4 种模型：两个社会认知模型和两个整合模型。在考察这些模型证据的同时，我们还要探索在临床实践中如何应用这些模型帮助人们改变行为。在介绍每个模型时，都通过一个帮助年轻女性戒烟的案例来阐明该模型的实际应用。

100　　　预测和改变健康行为

　　广泛应用于健康行为研究的社会认知模型，包括健康信念模型和计划行为理论。整合模型包括跨理论模型和 PRIME 理论。这些模型之间不一定是竞争关系。尽管某个模型可能更有效地预测某种行为，但所有这些模型的各个方面均可应用于临床实践。

5.2　健康信念模型

　　美国公共卫生部的社会心理学家们提出了健康信念模型（the Health Belief Model, HBM），用以解释 20 世纪 50 年代肺结核筛查项目的推行为何如此缓慢（Rosenstock, 1974; Strecher et al., 1997）。健康信念模型如图 5.1 所示，行为改变主要取决于个体对其目前情况的**威胁感知**（perceived threat），结合行为改变后的**结果评价**（evaluation of the outcome）。威胁感知则主要受到个体对消极后果的**易感性感知**（perceived susceptibility）和个体对该后果**严重性感知**（perceived severity）的影响。例如，如果某个人觉得他不易感染肺结核，显然肺结核对他就不是威胁，他就不太可能参加肺结核筛查。另一个人可能觉得他易感染肺结核，但同时觉得肺结核后果不那么严重，他也不会采取行动。易感性感知和严重性感知因而共同产生了一个威胁感知的水平，进而影响人们是否采取行动或改变行为。

　　然而，即使人们感知到的威胁很大，仍可能不改变行为。因为有另一个因素影响行为，也就是个体对后果的评价。**收益感知**（perceived benefits）和**障碍感知**（perceived barriers）影响着这种评价。个体认为他从行为或行为改变中所获得的益处就是收益感知，可以是消除不利因素或得到有利因素。例如，参加肺结核筛查意味着消除了肺结核的威胁或可以在早期阶段治疗肺结核，不至于造成严重后果。那些使个体难以行动的因素就是障碍感知。又如上例，不参加肺结核筛查的障碍感知可能包括：无法向单位请假、诊所离家很远、无人照看孩子、没有交通工具，等等。

　　只有健康信念模型明确承认促使人们改变的**行动线索**（cues to action）的重要性。这些行动线索可以是内部的（如感知到的症状）或外部的（如健康项目、医生或护

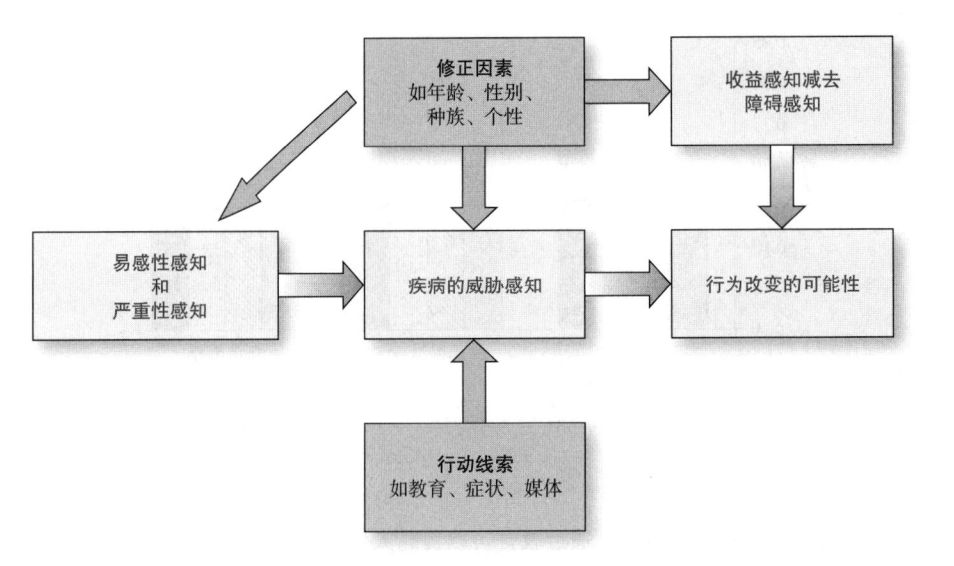

图 5.1

健康信念模型

士的建议、熟人患病或离世）。媒体广泛报道公众人物的患病或离世消息可以成为促使人们改变的重要行动线索。例如，媒体报道琳达·麦卡特尼死于乳腺癌后，许多女性接受了乳腺癌的筛查和治疗，否则她们可能不会这样做。名人杰德古迪（英国著名电视节目主持人）死于宫颈癌后，英国接受宫颈癌筛查的女性增加了 20%。

　　行动线索多种多样。研究发现，促使个体戒烟的最有效的原因是医生告诉他应该戒烟。即使医生给出简短的建议，个体都更可能戒烟并在随后的一年内不再吸烟（Stead et al., 2008）。然而，行动线索并非改变的必要条件。如果个体的威胁感知足够大，对改变后的结果有积极评价，即使没有线索，个体也往往会做出改变。在另外一些情况下，当个体的威胁感知和障碍感知一样大时，行动线索会成为打破这种平衡的最后一个因素，从而促使个体行动。

　　后来修正的健康信念模型纳入了**健康动机**（health motivation），即个体关心自己健康并考虑准备做出行为改变的程度。令人奇怪的是，有关健康动机和行动线索的研究并未受到足够的重视。因此，几乎没有关于这两个因素促使行为改变重要性的证据。从有限的证据来看，健康动机似乎对行为有较小却显著的影响（Abraham & Sheeran, 2007）。

　　健康信念模型是解读健康行为历时最长的模型之一。在许多健康行为研究中都有它的身影，如乳房自检、流感疫苗接种、糖尿病管理、高血压用药以及癌症筛查（Janz & Becker, 1984）。健康信念模型证据的综述普遍是正性的，同时发现障碍感知是阻止改变的最重要的因素（Harrison et al., 1992; Janz & Becker, 1984）。图 5.2 展示了健康信念模型对解释不同类别健康行为的重要性。可以看到，障碍感知和易感性感知最能影响筛查行为。要改变危险行为时，收益感知最重要。治疗的障碍感知最能影响对医疗的坚持。

利用健康信念模型进行干预

　　临床实践中要运用健康信念模型，就应了解病人感知到的易感性、严重性、收

图 5.2

健康信念模型与各类行为

（资料来源：Harrison et al., 1992.）

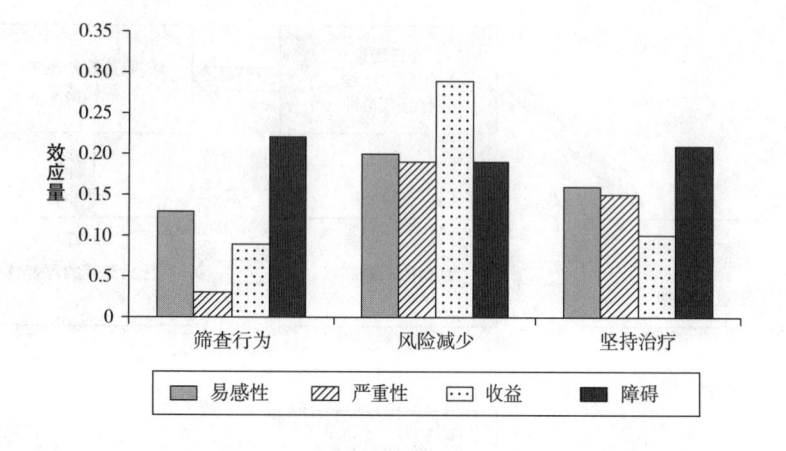

益和障碍，也包括任何线索。通过教育可以提高人们对威胁和收益的感知。可以采用问题解决和行动计划削弱障碍感知。运用健康信念模型来设计干预方案已证明非常有效。例如，研究者（Yabroff & Mandelblatt, 1999）观察了 63 项干预案例，这些干预旨在通过乳房 X 光摄影检测，从而增加乳腺癌的筛查行为。基于健康信念模型的干预比常规治疗的有效性高 23%。

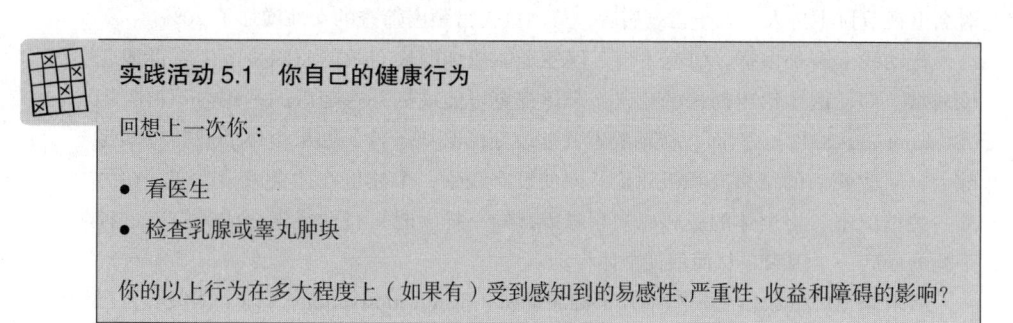

实践活动 5.1　你自己的健康行为

回想上一次你：

- 看医生

- 检查乳腺或睾丸肿块

你的以上行为在多大程度上（如果有）受到感知到的易感性、严重性、收益和障碍的影响？

案例研究 5.1 展现了如何运用健康信念模型帮助一名年轻女性戒烟。它阐明了如果想要帮助人们改变某种危害健康的行为，该如何利用这个模型作为指导。

104

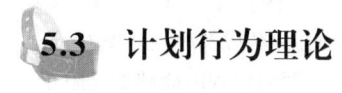

5.3　计划行为理论

计划行为理论（Theory of Planned Behaviour, TPB: Ajzen, 1988）源于社会心理学，最初用于解释各种行为，不单是健康行为。图 5.3 展现了该理论。它始自这样一个假设：最能预测行为的因素是个体的**意图**（intention），也就是说，个体打算如何行动将极大地决定了他实际上将如何行动。

该理论认为意图由两个因素决定。第一个因素是个体看待行为的**态度**（attitude）（见第 9 章），这受到个体对行为后果所持观念（如行为的利弊）和对行为结果评价（如行为后果是积极还是消极）的影响。回到珍妮的个案研究。如果珍妮认为吸烟能

103

案例研究 5.1　利用健康信念模型戒烟

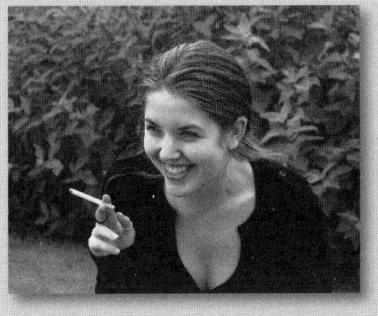

22 岁的珍妮从 15 岁起每天就抽 20 支烟。每天早晨她都咳个不停，上气不接下气。她有哮喘的家族遗传史，但从未做过哮喘的筛查。

行动线索

探索什么事情会让她考虑戒烟：

- 有什么事情让你考虑戒烟吗？

如果有，请强化这一情形从而加以利用。如果她想到戒烟，就给她积极的反馈。

健康动机

探索她关心自己健康的程度：

- 你有多关心你的健康？（概括关心健康的程度）
- 远离疾病或保持健康对你有多重要？（具体阐述关心健康的程度）

易感性和严重性

探索感知到的易感性和严重性：

- 你如何看待吸烟对你健康的影响？（目前的易感性）
- 十年后吸烟会如何影响你的健康？（将来的易感性）
- 如果你因吸烟患病，你会怎样？（严重性）

通过传授吸烟的负面影响来增加感知到的易感性和严重性：

- 如果你吸烟就更可能患上心脏病、中风、血液循环障碍、肺癌和其他癌症。
- 每一支烟含有 4 000 多种化学成分。
- 香烟中的有毒物质会危及健康。
- 吸烟还有其他负面影响：皮肤衰老加速，产生牙渍、齿龈病，嗅觉变差，生育能力受损，失明。
- 因此，吸烟是预防疾病和死亡单一的最可控因素。

收益和障碍感知

探索收益和障碍感知：

- 吸烟对你而言有什么利弊？（目前的收益和代价）
- 什么事情会阻碍你戒烟？（目前的障碍）

利用问题解决减少障碍：

- 如何才能改变现状？可以采取什么措施帮助你戒烟？（减少目前的障碍，聚焦于采取行动）

通过告知戒烟的积极作用来增加个体的收益感知：

- 如果戒烟，你的健康状况会得到改善，活得更长。
- 戒烟后的第一年，你犯心脏病的风险将大幅度下降。
- 戒烟后你会感觉到变得更加健康，并且因为吸烟有损皮肤，戒烟后你的气色会变得更好。
- 戒烟后你会节省一大笔钱！一天吸 20 支烟，一年就会花掉大约 2 600 美元。

让她保持苗条和缓解压力（行为后果的利），而这些对于珍妮来说很重要（对行为后果的评价），那么珍妮戒烟的动机就会比较小。

决定意图的第二个因素是**主观规范**（subjective norm），即个体在其所处环境中感知到的行为社会规范。这受到感知到的他人对行为的观念，以及个体遵从这些观念的动机影响。例如，年轻人通常倾向于遵从朋友的规范，因此对年轻人进行基于家庭的干预就不如进行基于同伴的干预有效。

图 5.3
计划行为理论

105

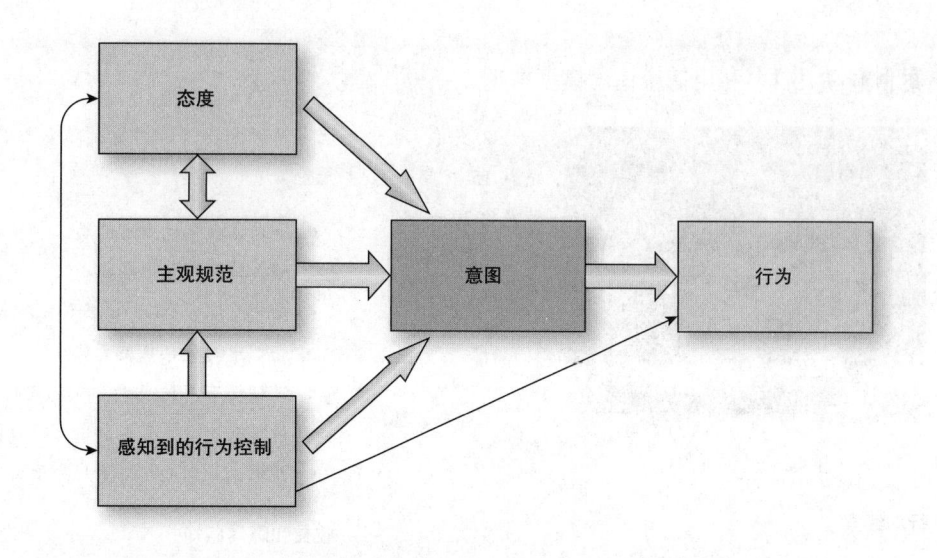

实践活动 5.2 社会规范与态度

有没有这样一段时间：你被说服去做一件与自己个人良好判断相左的事情，只因为别人都在这么做？例如：

- 酒后驾车。
- 过量饮酒。
- 吸烟或者使用其他成瘾物质。

你认为什么更有影响力：你的个人态度还是社会压力或群体规范？为什么？

计划行为理论的优点是它考虑了社会压力和规范的重要性，以及个体认为自己可以在多大程度上控制自己的行为。研究表明控制对行为改变确实很重要（Wallston, 2007）。计划行为理论以**感知到的行为控制**（perceived behavioural control）这一概念对控制做出了宽泛的解释。感知到的行为控制与意图之间的联系是通过人们评估自己对行为及其改变的控制程度而实现的。如果个体认为自己对吸烟没有任何控制，那么他就不会打算戒烟。该理论认为控制和行为的直接联系是由于人们对维持或改变行为所需因素实际上缺乏控制，而不是感知到的缺乏控制。实际上缺乏控制可以是没有适合的交通工具去戒烟诊所，无法负担尼古丁替代治疗费用，或者生活环境中许多人也在吸烟。

我们可以从多方面来看待控制。例如，可以做出这样的区分：内部**控制点**（locus of control），即个体认为自己能控制自己的行为或事件的结果；以及外部控制点，即个体认为他人或命运控制着事件的结果（见第9章）。这一区分因情境而异，但都与医疗紧密相关。例如，外部控制点的病人更可能期望医学专家为他控制病情或治愈疾病。而内部控制点的病人会更加积极主动，更可能改变自己的生活方式或者坚持治疗，因为他们认为自己可以控制疾病的结果。区分外部控制点和内部控制点在临床工作中很有用，因为据此可以对每个个体制定更有效的治疗计划。例如，一名外部控制点的糖尿病患者可以通过普通门诊预约跟踪其病情进展，调整用药，从而得到更有效的治疗。

　　因而计划行为理论提出，态度、主观规范、感知到的行为控制都是意图的主要决定因素。对于不同个体的不同行为，这三个因素的相对重要性是不同的。证据表明，计划行为理论可以预测许多健康行为 55% 到 71% 的意图，如吸烟、睾丸自检、锻炼、流产、安全套使用、饮食、口腔卫生等。因此，计划行为理论最擅长解释人们特定行为方式的意图。尽管许多人都打算以更健康的方式生活（尤其在新年时），但这并不意味着我们一定会这么做！计划行为理论在预测实际行为时稍显不足。因此，研究者试图加入对改变的**预期后悔**（anticipated regret）、**道德规范**（moral norms）和**行动落实**（action implementations，即个体计划怎样采取行动）等因素来完善该理论。加入这些因素是有效的，尤其是行动落实。然而，计划行为理论的预测力并没有得到很大的提高。

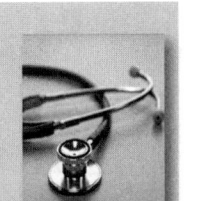

临床笔记 5.2

健康行为的转变

- 来自医务工作者的信息（教育）可以有力地促使患者改变行为。
- 帮助人们改变行为时，各种健康行为模型都能用于指导临床实践（见案例研究）。
- 识别阻止改变的障碍很重要：即使人们想要做出改变，障碍感知也会阻止行动。
- 探索个体所处的社会环境和社会规范对行为改变的促进或妨碍。
- 如果个体认为自己无法控制行为，他们将不会尝试改变。再教育和提供支持可以增强个体感知到的控制。
- 帮助个体制定行为改变计划，更可能成功地改变行为。

利用计划行为理论进行干预

107

　　尽管迄今只能查阅到为数不多的方法严谨的研究，但结果表明基于计划行为理论的干预似乎是有效的。虽然这些研究结论不一致，但大多数研究还是证实了计划行为理论对行为改变有积极作用（Hardeman et al., 2002）。近来一项精心设计的研究利用计划行为理论设计传单，以鼓励学生多锻炼身体。该研究发现，接到传单（即接受干预）的学生报告说，他们的主观规范、行为控制、意图和对锻炼的态度都发生了改变。与对照组相比，他们可能会更多地进行锻炼（Hill et al., 2007）。该研究的设计和传单内容如研究专栏 5.1 所示。

　　案例研究 5.2 说明在临床实践中如何运用计划行为理论作为干预指导。之后，我们将介绍一个完全不同的模型，其重点在改变的过程，而不是决定行为的因素。

108 ## 研究专栏 5.1 基于计划行为理论的传单干预研究

背景

计划行为理论认为，通过改变态度、改变规范化的信念和行为的控制感，都可以促进健康行为。该研究考察基于计划行为理论的传单是否会增加青少年的锻炼行为。

方法和结果

随机分配 503 名学生接受以下条件：

● 传单，
● 传单并接受动机测验，
● 传单并接受意图测验，
● 没有传单（控制组）。

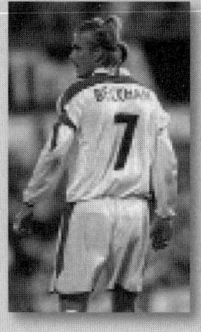
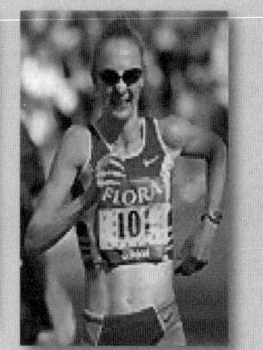

传单的目的旨在促进或改善：

● 对各种锻炼的意识。
● 对锻炼的态度。例如，锻炼会增强自尊和自信；锻炼可以阻止发胖。
● 通过强调和肯定他人的锻炼来改变规范化的信念。例如，看上去健康和苗条会给人留下深刻印象；体形好看起来很酷。
● 行为控制。例如，在目前基础上再多做一些运动是比较容易的；像慢跑这样的锻炼是免费的。
● 意图。例如，将锻炼纳入你的日常生活。

传单上列出了各种运动，并且鼓励学生每周增加运动量。发放传单后跟踪学生三周，结果发现，所有拿到传单的学生的锻炼意图都有所增强，都进行了更多锻炼，不管拿到何种传单。

研究的意义

本研究检验了精心设计的传单，直接对应着计划行为理论的各个方面。结果显示，该传单可以成为鼓励学生增加锻炼的简单而有效的干预手段。

资料来源：Hill, C. et al. (2007) Can theory-based messages in combination with cognitive prompts promote exercise in classroom settings?, *Social Science and Medicine, 65:* 1049-1058.

109 ## 案例研究 5.2 利用计划行为理论戒烟

珍妮是一位 22 岁的女性，她从 15 岁起每天抽 20 支烟。

态度

探索她对吸烟的态度：

● 你认为吸烟怎么样？（对行为的一般态度）
● 吸烟对你是好是坏？利弊体现在哪些方面？（对态度

和行为的评价）

通过告知吸烟带来的负面结果等知识，试图将吸烟的态度由正面转向负面。

社会规范

探索珍妮身边重要的人对吸烟的看法（规范）：

● 你的朋友 / 家人 / 伴侣如何看待吸烟？（一般规范）
● 你的朋友 / 家人 / 伴侣如何看待你吸烟？（具体规范）
● 谁的意见对你最重要？（她有动机遵从谁的规范）
● 你愿意为某个人戒烟吗？（遵从规范的动机）

如果她听从自己最重视之人的意见或遵守团体规范而戒烟，请讨论这对于她有哪些利弊？

意图

探索她是否打算戒烟：

- 你是否考虑过戒烟？（之前的意图）
- 接下来的几个月内，你是否打算戒烟？（目前的动机）

感知到的行为控制

探索她认为自己在多大程度上可以控制戒烟。

- 你觉得你能戒烟吗？（对戒烟感知到的控制）

如果控制较低，探索原因：

- 是什么令你觉得不能戒烟？

淡化戒烟的困难：

- 许多人都认为戒烟比较困难

增加感知到的控制：

- 许多人如果不断尝试，最后都成功戒烟了。

探索实际的控制：

- 有什么特别的事情能让你停止戒烟？

行动落实

如果她准备戒烟，讨论她可以采取的戒烟步骤：

- 你将采取哪些戒烟步骤？（具体计划）

为了提高戒烟的成功率，讨论可以改变些什么或增加些什么？

- 例如，尼古丁替代疗法，参加戒烟小组
- 设置戒烟的个人目标，设定不吸烟的奖励

5.4　跨理论模型

110

跨理论模型（The Transtheoretical Model）较早地试图整合健康行为模型和心理治疗，以找到有效的戒烟干预模型（Prochaska & DiClemente, 1983）。该理论通常也被称为"阶段改变"模型。图 5.4 展示了该模型的 4 个阶段，它包括 4 部分：（1）改变阶段；（2）决策平衡；（3）信心和诱惑；（4）改变进程。

改变阶段（stages of change）是人们认为改变行为要经历的一系列阶段。在意向前期阶段，个体也许甚至还没考虑要改变行为。在沉思阶段，个体开始考虑改变，进而准备做出改变。后面两个阶段是行动阶段和保持阶段。行动阶段是指个体在短期内做出改变。保持阶段是指行为改变得以长期巩固和保持。

该模型重要的一点是考虑到了行为的复发。人们在任何时候都可能回到从前的行为，因此需要经历几次四阶段周期的循环才能将新行为固定下来。这样做的好处是淡化复发，鼓励人们不要将复发视为失败，坚持尝试改变行为。在临床实践中，医务工作者可以强调这一点，并探索个体可以从复发中学到什么，如何增加下一次成功的机会。

决策平衡（decisional balance）包含了行为改变相对的利与弊。在决策平衡的任务中，要求个体写下改变的利和弊，这有利于他们厘清是否利大于弊（或者反之），从而促使个体思考改变行为（也就是从意向前期阶段转向沉思阶段）。

111

信心（confidence）是指个体对自己改变能力的自信程度。这和前面模型中提到

图表 5.4

跨理论模型或"阶段改变"
模型

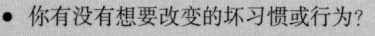

的感知到的行为控制有些重合。**诱惑**（temptation）是指特定环境下诱使个体持续不健康行为的因素。例如，在珍妮的个案中，珍妮本想戒烟，但却发现和朋友们外出时很难抵御吸烟。该模型的第四个方面是提出了 10 个具体的改变进程（processes of change），可以用于帮助人们改变行为。这 10 个进程分别是提升意识（增强觉知）、强化管理（制订计划以奖励行为改变）、刺激控制、去条件化、重新评估自己或环境、急剧缓解、社会解脱、自我解脱和建立帮助关系。

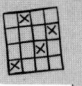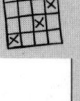

实践活动 5.3　改变自身行为

- 你有没有想要改变的坏习惯或行为?
- 如果有，你现在处在改变的哪个阶段?
- 你会如何运用跨理论模型帮助你自己改变不良行为?

112　　　　　　　　跨理论模型的优点在于把人们改变的意愿与准备过程分为几个阶段，针对特定的阶段给予相应的干预。例如，在珍妮的个案中，如果珍妮从未想过要戒烟（意向

临床笔记 5.3

对待阻抗和复发

- 针对个体是否做好改变的准备你应采取不同的方法。
- 如果个体没有考虑改变，那么应让其知晓他们目前行为的负面影响并鼓励他们改变。
- 审视目前行为的利与弊也能让人们考虑改变行为。
- 协助他们制定改变的计划，设置奖励以强化新行为。
- 复发在行为改变中是常见现象，复发并不意味着失败。探索复发为什么会发生，研究下一次怎样防止再次复发。

前期阶段），那么为她制订行动计划就毫无意义。此时更有意义的事情是告诉她吸烟的危害，鼓励她考虑戒烟（沉思阶段）。另一个优点在于将复发包含在内。这一点对于改变成瘾行为十分重要，上瘾行为的复发很普遍。然而这个模型也受到一些批评，因为个体未必依次通过这些不同的阶段。个体在某些阶段可能会循环往复，或者完全略过某些阶段。

利用跨理论模型进行干预

跨理论模型的证据出奇地缺乏，大多数支持性证据都来自最初在戒烟实践中提出该理论模型的研究团队（如 Prochaska et al., 2001）。回顾这些证据发现，（严格来说）没有或（宽泛来说）仅有微弱的证据表明，针对不同阶段的干预比不针对阶段的干预更有效（Sutton, 2007）。这并不是说，基于该模型的干预完全无效；而是说，基于不同阶段的干预并不比基于其他模型（如计划行为理论）的干预显著地更为有效。但阶段改变模型至少提供了一种思考角度：其他行为模型在不同的阶段上会如何发挥作用。也就是说，该模型并不能取代其他模型，而是提供了一种纳入其他模型的框架。案例研究 5.3 展示了如何在临床实践中应用跨理论模型。

案例研究 5.3　利用跨理论模型戒烟

珍妮是一位 22 岁的女性，她从 15 岁起每天抽 20 支烟。

改变阶段

识别珍妮处在哪个阶段：

- 你是否考虑过戒烟？（沉思阶段）
- 你是否曾尝试或计划戒烟？（准备和行动阶段）

决策平衡

探索她对吸烟利与弊的认识，最好的做法是将它们写下来，然后一起分析：

- 吸烟对你有什么好处？（利）
- 吸烟对你有什么坏处？（弊）
- 看看你写的利与弊后，你如何看待吸烟？

信心

探索她对戒烟的信心有多大：

- 你认为自己能控制吸烟吗？
- 你对自己减少吸烟或戒烟的信心有多大？

诱惑

探索什么情况会特别诱发她吸烟，这一情形如何影响复发：

- 在什么时间和场合，你觉得很难不吸烟？
- 如果你正在戒烟，你会如何防止这种情况对你的影响？

改变进程

利用以下的任一进程与她一起制定戒烟计划。例如：

- 有人可以帮助你戒烟或者和你一起戒烟吗？（建立帮助关系）
- 有什么事情可以取代吸烟来转移你的注意力，使你感觉好一点？例如：一些令人轻松的事物或者锻炼？（去条件化）
- 开始阶段要经常奖励自己，以激励自己保持戒烟行为，这一点很重要。你想要什么样的奖励？（强化管理）

114

5.5 PRIME 理论

健康行为诸多理论的一个困境是，这些理论都假设人们倾向于理性地思考自己的行为。考虑情绪作用的理论则很少，或者说人们为何会不思考就行动或做出违心之举。**PRIME 理论**（PRIME Theory）企图囊括动机、情绪、冲动和认知因素。

图 5.5 展示了 PRIME 理论的结构组成，包含了决定健康行为的 5 种因素：

计划（Plans）：未来行动的有意识呈现，包括对行动的承诺。

反应（Responses）：启动、停止或矫正任何行为。

冲动（Impulses）或抑制（Inhibitory）因素：强烈的欲望体验。

动机（Motives）：想要达成的愿望。

评价（Evaluations）：评价性的信念。

115

如图 5.5 所示，外部刺激（如触发因素）和内部状态（如唤醒和情绪）影响着即时反应，之后反应又受到冲动或抑制的调节。冲动和抑制转而受到动机和评价的影响。动机和评价可以是有意识的体验，也可以是无意识的。只有在这个层面才涉及信念和高级思维加工。最后，计划是指向未来行动的认知意图，它调节着动机和评价。

PRIME 理论基于动机和健康行为的四个假设。第一个假设是：我们要了解健康行为的即时控制情况，然后才能了解健康行为的长期影响因素。第二个假设是：行为系统具有**可塑性**（plasticity，即行为可被经验修正或改变）。第三个假设是：**自我同一性**（self-identity）对于行为、动机以及计划相当重要（见第 9 章）。第四个假设是：行为系统看似复杂，但仍由相对简单的过程决定。更多详情请登录 www.prime.co.uk。

PRIME 理论的一个优点是，它在一种理论中将动机（如唤醒、驱力、目的）和

图表 5.5
PRIME 理论

人类的动机系统

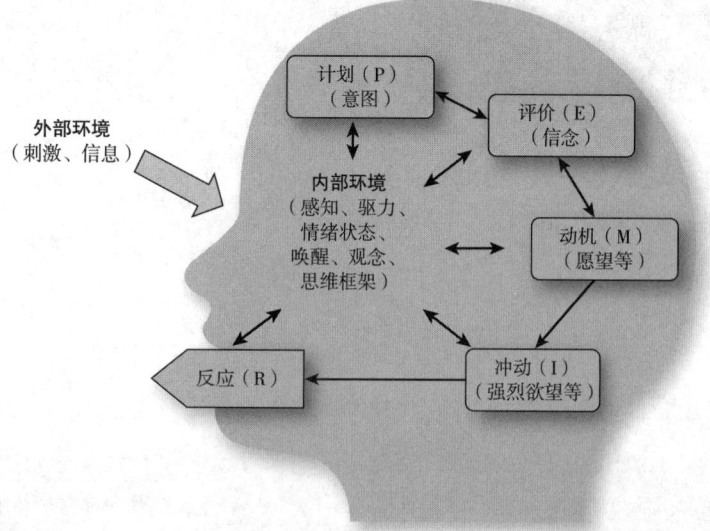

情绪（情绪状态、冲动）与认知（如计划、评价）整合在一起。并且还纳入了自我同一性，其他模型很少考虑这一因素。PRIME 理论的一个问题是，几乎找不到证明 PRIME 理论能有效解释健康行为的实证证据。然而正如案例研究 5.4 所示，临床实践中仍然可以运用 PRIME 理论帮助人们改变行为。

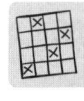

实践活动 5.4　帮助他人改变

- 如果你想帮助一个朋友戒断酗酒，你会如何应用上述模型？
- 你认为哪四件事情对于帮助这个朋友最适当和有用？
- 你在行为改变计划中会怎样兼顾这一点？

案例研究 5.4　利用 PRIME 理论戒烟

珍妮是一位 22 岁的女性，她从 15 岁起每天抽 20 支烟。

计划

探索她是否打算或计划戒烟：

- 你考虑过戒烟吗？（以前的意图）
- 你目前打算戒烟吗？如果打算，什么时候开始？（意图和时间安排）

评价/信念

探索她对于吸烟的信念和评价：

- 你如何看待吸烟？（信念）
- 吸烟是好是坏？分别表现在哪些方面？（吸烟的评价）

告知吸烟带来的不利影响等知识，尝试使她吸烟的态度由正转负。

动机

探索她戒烟的动机：

- 你想戒烟吗？如果想，愿望有多强烈？
- 什么促使你戒烟？
- 这一点对你有多重要？

冲动

探索积极和消极的冲动：

- 你有没有特别想戒烟的时候？（积极冲动）
- 是什么激发你戒烟？或什么时候你有这种感觉？（积极冲动的触发因素）
- 你如何充分利用这一点帮助你戒烟？（驾驭这些冲动）
- 你有没有特别想吸烟的时候？（消极冲动）
- 是什么激发你吸烟？或什么时候你有这种感觉？（消极冲动的触发因素）
- 你如何避免或改变这些因素？（驾驭这些冲动）

反应

探索以下情境中她的反应：

- 你一般怎样回应这些积极冲动/环境？
- 你一般怎样回应这些消极冲动/环境？

自我同一性

考察她的自我同一性以及吸烟对自我同一性的影响：

- 吸烟如何影响你对自己的看法？（自我同一性）
- 你觉得吸烟会影响他人对你的看法吗？（他人的感知）
- 如果你戒烟，你对自己的看法会怎样？（形成新的积极自我同一性）
- 如果成功戒烟，你觉得他人会如何看待你？（他人看法得到强化）

117　　　　　**总　结**

　　总的看来，证据有力地表明，健康信念模型和计划行为理论能够解释某些决定健康行为的因素，基于这些模型的干预能有效地改变行为。而支持基于跨理论模型的干预有效性的证据十分有限。PRIME 理论还没有得到实证检验，因此还不清楚该理论在实际预测行为及其改变上的有效性。

　　本章清楚地指出所有的理论模型都有其优点和缺点。还有一点很明显：尽管各个模型的概念和理论基础有所差异，但不同案例研究中的许多问题都是相似和重复的。因此，临床实践中可以结合运用所有的模型，从而有效地促使个体改变不健康行为。这些模型的不同方面可能适合不同的医务人员和病人。不过，这些模型带给我们的启发是：为了高效地帮助个体改变以及制定出适宜的改变计划，我们需要深入探索每个个体如此行事的信念和理由。

小　结

- 健康行为的社会认知模型基于期望价值原理，包括健康信念模型和计划行为理论。
- 健康信念模型认为，健康行为的改变取决于疾病的威胁（易感性感知和严重性感知）以及收益感知和障碍感知之间的平衡。在一些案例中，行动线索或触发因素也很重要。
- 根据计划行为理论，健康行为由意图决定，而意图又取决于行为态度、社会规范、感知到的行为控制。
- 行为改变的跨理论模型是一种整合性理论，关注改变的进程和阶段，而不涉及健康行为的决定因素。
- PRIME 理论是整合动机和健康行为理论的最新尝试，用来解释即时的行为。该理论关注计划、反应、冲动和抑制、动机、评价等行为的决定因素。
- 有证据表明，计划行为理论和健康信念模型可以解释一些健康行为，基于这两种理论的干预可以有效地改变行为。
- 支持跨理论模型干预有效性的证据非常有限。PRIME 理论还没有得到实证检验，因此还不清楚它的有效性。
- 以各个理论模型为基础的干预稍有不同，但在临床实践中可以综合运用这些模型，从而促使个体改变行为。

118　　📖 **拓展阅读**

Ayers, S. et al. (eds) (2007) *The Cambridge Handbook of Psychology, Health and Medicine* 2nd edition. Cambridge: Cambridge University Press. 这本书包含了介绍与健康行为有关的心理因素的简短章节，也包含了介绍戒烟等特定行为的章节。

Conner, M. & Norman, P. (eds) (2005) *Predicting Health Behaviour: Research and Practice with Social Cognition Models* (2nd edition). Maidenhead: Open University Press. 这本书对有关健康行为的心理模型进行了广泛且权威的介绍，其中许多模型没有出现在本书中。

Scriven, A. & Orme, J. (eds) (2001) *Health Promotion: Professional Perspectives* (2nd edition). London: Palgrave. 这本书对健康提升理论进行了综合介绍，并考察了在医疗机构、学校、志愿者机构、车间进行的健康提升情况。

❓ 复习题

1. 什么是健康行为，如何分类？
2. 影响健康行为的生物、心理、社会、文化因素分别是什么？
3. 期望价值原理是什么？它与健康行为改变的关系怎样？
4. 概述健康信念模型。它对于行为改变的有效性如何？
5. 概述计划行为理论。它对于行为改变的有效性如何？
6. 什么是控制点？它与临床实践的关系怎样？
7. 概述跨理论模型。它对于行为改变的有效性如何？
8. 概述 PRIME 理论。如何运用它促进健康行为改变？
9. 比较健康行为改变的两个模型的异同。
10. 描述你如何运用一种健康行为模型帮助个体戒烟。

第 **6** 章

慢性疾病、死亡和临终

119

本章提要

6.1 慢性疾病

    6.1.1 慢性疾病的影响

    6.1.2 寻找意义和益处

    6.1.3 疾病故事——医学中的叙事

6.2 心理干预

6.3 死亡和临终

    6.3.1 临终和生命的终点

    6.3.2 晚期疾病的反应

    6.3.3 丧亲

6.4 死亡和医疗实践

专栏

6.1 3 分钟放松练习

6.2 晚期疾病的挑战

6.3 对丧失的反应

6.4 姑息治疗的目的

6.5 安乐死的争议

案例研究

6.1 疾病叙事

6.2 帮助患者死亡

图表

6.1 英国人的死因

6.2 丧亲反应

研究专栏

6.1 医患双方在临终问题上的共谋

学习目标

本章旨在让你：

- 深入了解慢性疾病或晚期疾病的体验；
- 概述帮助患者适应或应对慢性疾病的一些心理社会干预措施；
- 理解姑息治疗所面临的困境，特别是协助患者安详逝去和安乐死之间的冲突；
- 描述正常丧亲的过程和病理性悲恸。

随着医疗水平的进步，越来越多的疾病可以成功治愈、延迟死亡，这使得长期带病生存的人群比例不断提高。发达国家大约三分之一的人都有慢性疾病。英国有社会保障，大约有七分之一的人申请残疾或失能补助（Office for National Statistics, 2002b）。事实上，大多数人在一生的某个时段会患上慢性疾病。慢性疾病的治疗给医务工作者带来了特别的挑战：需要我们转变观念，将关注点从治愈疾病转移到帮助患者管理症状上来。这一转变的意义在稍后我们思考慢性病患者或晚期疾病患者的生活质量时再来探讨。慢性疾病给医学带来了一些非常具有挑战的伦理问题。例如，我们如何决定某个人能否接受器官移植？什么时候可以停止抢救或关掉维持生命的设备？医生在帮助患者自杀的案例中扮演了什么样的角色？

慢性疾病的种类非常多，例如癫痫、关节炎、癌症、糖尿病、慢性疲劳综合征、哮喘、高血压、肝病和痴呆。发达国家约 80% 的死亡原因是慢性疾病。图 6.1 总结了英国主要疾病和不同身体系统障碍的死亡率。心血管疾病和癌症排在前两位，接下来是呼吸系统疾病，胃肠道和泌尿生殖系统障碍，意外事故。有趣的是，媒体非常关注的某些死亡（如艾滋病或谋杀致死）发生的可能性却很低。英国每 100 万人中因谋

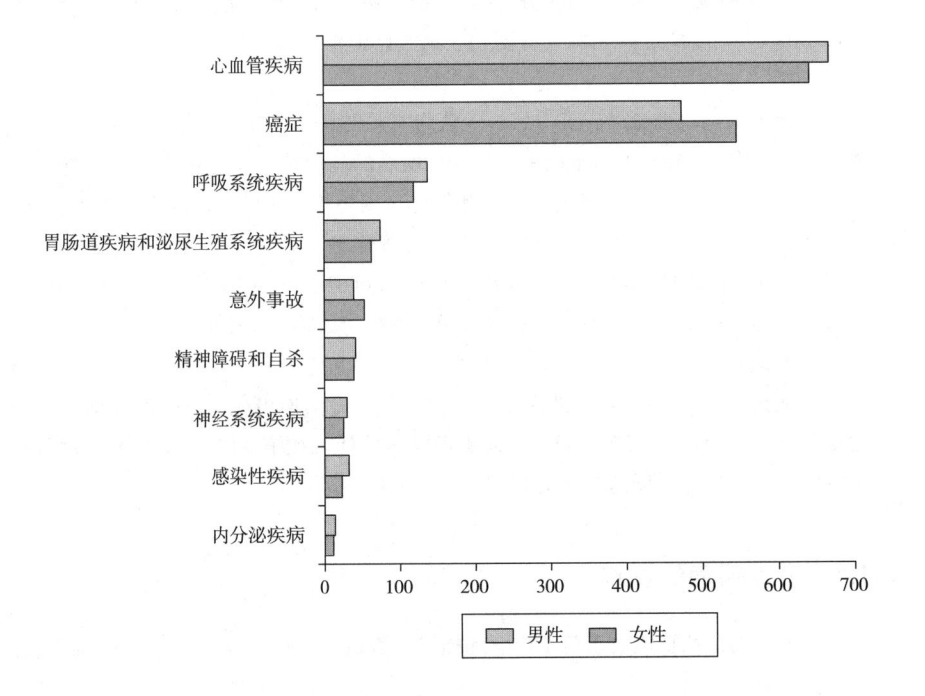

图 6.1

英国人的死因。2006 年每 10 万人的死亡率。

资料来源：WHO, 2009.

杀死亡的男性为 7 人，女性为 2 人。

121   鉴于慢性疾病种类繁多，很难概括心理社会因素在慢性疾病中的作用。在前面的章节（第 2、3 和 5 章），我们已经看到心理社会因素对疾病的发作和预后的影响，这些因素包括生活方式、压力、消极情绪和社会支持等。我们也看到了信念、注意和行为在解释和应对症状方面的重要作用（第 2 章和第 4 章）。心理社会因素对具体疾病的影响将在本书第三编身体系统的章节中介绍。本章侧重慢性疾病的体验：慢性疾病的影响，患者怎样适应和应对，心理社会干预是否有效。后半部分要探讨晚期疾病的影响、临终应对、死亡对他人的影响、丧亲以及医学实践中死亡的处理。

6.1 慢性疾病

慢性疾病的发作和确诊会给患者的生活带来深远的影响，会导致生活质量和健康水平的下降。所以慢性疾病的发作和确诊给人们带来了极大的挑战，包括：

122
- 适应症状和残疾。
- 保持适度的情绪平衡。
- 保持满意的自我形象和自我效能感。
- 了解症状、治疗程序和自我管理。
- 维系与家人和朋友的关系。
- 建立和维持与医务人员的关系。
- 为不确定的未来做好准备。

这些任务繁重，加之慢性疾病带来的情感痛苦，意味着患者抑郁的风险很高。例如，对多发性硬化症患者的研究发现，16%~54% 的患者重度抑郁（Harrington & Ayers, 2008）。可以把这一比例与备受关注的产后抑郁比较，产后抑郁的发生率只有 10%~15%。

慢性疾病的**危机理论**（crisis theory）认为，人们需要心理和社会方面的平衡，就像体内平衡一样（Moos & Schaefer, 1984）。疾病的确诊会让个体进入一种极端的失衡状态，伴有消极情绪，如恐惧、焦虑和抑郁。因为患者不能一直停留在失衡状态，必须找到一些解决方法。处于失衡的人对于外界影响（如医护人员的行为）更为敏感。慢性疾病患者的均衡状态非常脆弱，随时有可能被一些小的挫折或其他的压力事件破坏。这能解释患者为何对一些看似微小的挫折或困难却反应过度。

危机理论是对慢性疾病挑战的形象类比。压力和应对理论（第 3 章）对于理解人们的反应也非常重要。如果患者存在心理问题，做出消极或灾难化的评估，应对技能较差，缺乏资源，那么疾病的负荷更可能压垮他。在第 3 章和 11 章的案例研究表明应用压力理论能帮助患者应对困难的生活事件。

6.1.1 慢性疾病的影响

疾病常见的情绪反应有否认、焦虑和抑郁。**否认**（denial）是一种心理防御机制，让患者避免考虑疾病及其后果。患者可能会拒绝承认自己患病，淡化疾病的严重性，或者坚持认为自己一定会康复，疾病一定会治愈。长期来看否认并无益处，反而会干扰患者对治疗的坚持和自我管理。但是短期来看，否认对患者有益，特别是当患者身体十分虚弱，不能应对疾病带来的全部心理后果时。在这种情况下，否认有助于减少恐惧和焦虑，直到他们身体恢复，感到有能力应对疾病对情绪的影响。例如，否认与心脏病最初的快速恢复和更少的治疗副作用有关联（Sorois, 1992）。

慢性疾病患者普遍存在焦虑和抑郁。一篇涵盖心脏病、中风、糖尿病、哮喘、癌症、关节炎和骨质疏松的文献综述发现，这些病人比一般人群更普遍地出现抑郁。心脏病、中风和癌症患者比一般人群更普遍地出现焦虑（Clarke & Currie, 2009）。焦虑和抑郁可能是患者对疾病的反应，也可能患病前就存在，或者两种情况都有。正如第 2 章所述，有力的证据表明消极情绪与不良的健康状况有关。焦虑和抑郁都与生理状态有关，会影响慢性疾病的进程。焦虑与交感神经系统和下丘脑 – 脑垂体 – 肾上腺轴（HPA）的唤醒有关，而抑郁与神经内分泌的变化有关，会影响炎症和免疫通路（见第 3 章和第 11 章）。例如，抑郁与心血管疾病风险的增加有关（Steptoe, 2006），还与其他很多种疾病的死亡率有关（Anstey & Luszcz, 2002）。焦虑还与某些疾病（如哮喘和肠易激综合征）更多或更严重的症状有关（见第 12、13 章）。

123

尽管焦虑和抑郁往往共病（同时出现），它们却源于不同的评价。焦虑是对威胁的反应。慢性疾病在这方面表现为患者的健康、工作、自我形象等方面可能受到威胁。医疗情境中患者的焦虑会明显增加，因为他们面临着很多潜在的威胁性事件，例如收到检验结果、侵入性操作、对医护人员的依赖以及疾病进程的不确定性（Jacobsen et al., 1993）。另一方面，抑郁一般是对丧失、失败和无助的反应。在慢性疾病中，包括健康或体能的丧失、社会地位的丧失、达不到健康标准以及面对疾病的无助感。

当人们相信自己对于所发生的事件已经失去控制的时候，**习得性无助**（learned helplessness）发生了，他们会感到失去希望，得不到帮助，随后变得抑郁（Seligman, 1975）。习得性无助尤其与慢性疾病有密切的关系。人们如果认为自己没有办法控制其疾病和预后，就会导致逃避、退缩和抑郁（见第 4 章"疾病表征"）。自我管理计划和认知行为治疗（CBT）通过鼓励患者识别和质疑适应不良的信念去应对这些问题，让他们认识心理社会因素的重要作用，增强他们管理自己疾病的能力。

慢性疾病治疗的重点在于提高**生活质量**（quality of life）而不是治愈疾病。但是，一方面治疗能提高患者的生活质量，另一方面治疗的副作用可能会降低患者的生活质量，这两个方面相互冲突。在判断生活质量提升多少才值得进行昂贵的治疗方面也存在争议，如晚期癌症的治疗。因此，找到能够最大限度促进患者身体健康和保障生活质量的治疗方案非常困难。例如，NICE 指南认为，痴呆的治疗目标要结合社会照料和生理治疗里最好的实践方法，但系统地制定这些指南却非常复杂，以致 NICE 小组要发布具体的实施信息（Gould & Kendall, 2007）。

因此，慢性疾病生活质量的测量结果对于医疗指南的制订就显得至关重要。然而，生活质量的测量也存在很多问题。自我报告的测量往往询问患者关于疼痛、残疾、功能或角色受限、心理健康、体能以及健康整体评价方面的问题。并不奇怪，应用自我报告的研究都发现慢性疾病患者的生活质量较差。生活质量的测量往往不会针对研究的具体疾病，也不会考虑病程中患者生活目标和优先事项的变化。例如，慢性疾病患者可能会对标准化的疼痛测量做出不同的解释。同样地，某些生活领域对于慢性疾病患者的重要性或多或少存在差异。

124 　　因此，有研究者开发了特别的生活质量测量工具，如患者主观评分指数（patient-generated index）。在这一问卷中，患者要先列出他们认为重要的 5 个生活领域，然后再分别评价疾病对这 5 个方面的影响程度。应用这一测量工具的研究显示，患者会列出广泛的生活领域，有些方面传统的生活质量测量工具并没有涵盖，例如记忆、书写能力和性功能。随着患者适应持续的疾病和身体功能的衰弱，他们重视的生活领域也会不断变化。这种测量与生活质量总的测量结果、生活满意度和心理健康中度相关，但与健康和功能状态只有微弱的关系（Wettergren et al., 2009）。最能预测综合生活质量的通常是心理功能（Arnold et al., 2004）。

6.1.2　寻找意义和益处

　　到目前为止，我们侧重的都是慢性疾病的消极方面。但是，许多慢性疾病患者报告说生活发生了一些积极的改变。这可以称为与压力有关的成长、创伤后成长或者寻找益处。积极的改变主要发生在以下 3 个方面：

1. 关系的提升：患者需要从他人那里得到支持，积极的人际关系体验可能会强化他们对于关系的珍惜。
2. 自我看法的改变：患者可能更加意识到个人的韧性和力量，接受自身的脆弱性和局限性，更加意识到生命的脆弱。
3. 生活理念的转变：担心疾病可能导致残疾和短命，这使得他们的优先事项和价值观发生变化，对生活有不同的看法，也更加珍爱生命。

　　这些积极的变化能使他们对生活有全新的看法（见研究专栏 12.3）。文献综述发现，60%~90% 的艾滋病患者或癌症患者报告说有积极的成长。短期来看，成长与苦恼的减少有关，但总的来看与更好的身心健康有关。

6.1.3　疾病故事——医学中的叙事

　　罹患慢性疾病的经历、患者积极和消极的改变组成了一个个关于患者自己的故事（案例研究 6.1）。在书籍、网站和博客中，我们可以看到很多患者将他们患病的经历记录了下来，这样的例子比比皆是。故事或者叙事有很多的功能（Hyden, 1997）。**疾病叙事**（illness narratives）可以：

- 转变事件，因疾病重建人生的意义；
- 将疾病纳入个人经历并帮助人们重构人生，重建他们的自我同一性，从而在面对疾病时保持价值感；
- 帮助人们解释和理解他们所患疾病；
- 将疾病与他们的人生价值和生命优先事件联系起来；
- 让疾病成为一种集体经验。

案例研究 6.1　疾病叙事

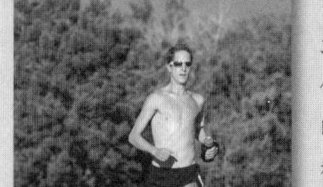

直面厄运的斗士

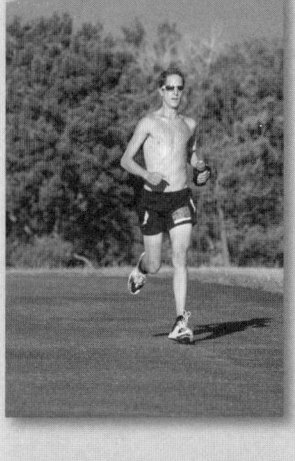

威廉 5 岁半时被诊断患有囊性纤维化。他说："我 21 岁的时候得过一次严重的肺炎，肺功能下降到了 40%，咳了很多血。后来病情有了好转，但是医生告诉我，由于肺内病灶留下瘢痕，我可能没有办法完全康复。那时我意识到，我的健康状况会很快变差，而且这种变化不可挽回；正是这种恐惧让我开始坚持跑步。我开始为了生存而跑步，而后来健康的改善也得益于跑步。医生告诉我，囊性纤维化患者能跑马拉松的人并不多，所以我是一个特例。

现在我已经坚持跑了 6 年，我完成了 10 次马拉松，7 次超长距离马拉松。我刚刚在得克萨斯州跑完 100 英里的超长距离马拉松，用了 17.5 个小时，取得了第 12 名。我觉得完成马拉松一半靠体力，另一半则要靠毅力。"

反应、挣扎和改变优先项

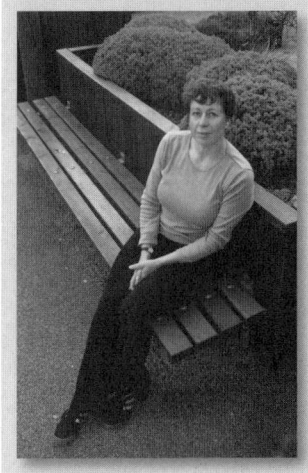

十年前我被诊断患有多发性硬化症——我就要失明了，我被吓得半死。孩子们还很小，我最害怕的就是再也看不到他们了。据我了解，多发性硬化是很严重的疾病，所以我确信自己会彻底残废，我的人生会十分悲惨。但是，治疗很有效，我的视力恢复了，尽管我要应对很多治疗的副作用。我的手脚变得麻木，对有些药物过敏，所以不能使用，于是开始不断尝试不同的药，寻找有效的药物。

我试着寻找一些积极的方面：我有一位好丈夫，有一些好朋友以及我信仰的上帝。在状况好的时候，我能看到生活精彩的一面；在状况不好的时候，我也不会听天由命，我会集中精神做那些我能做的事，而不是那些我做不了的事。当新药起作用时，我总是很兴奋，我祈祷能够治愈。我认真地过着每一天，对目前所拥有的一切心存感激。

接受死亡——存在的力量

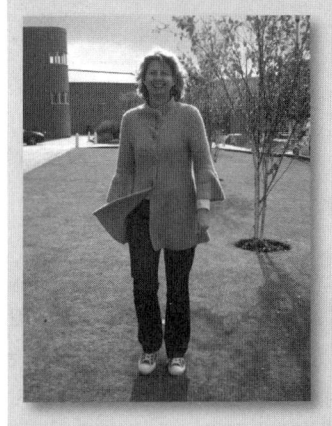

小时候我父亲就死于癌症，所以我真的很害怕癌症。当医生告诉我得了癌症时，我非常震惊和恐惧。我害怕自己会死去——我的孩子还很小，我非常担心我死了后他们会怎样。花了很长一段时间我的脑子才转过弯来，最终意识到，我们每个人都不得不面对死亡。我摆脱不了死亡，没有人可以摆脱。我觉得自己和所有人都建立了联系，无论是否离世。我只是生命大轮回中的一小部分。

我竭尽所能地克服癌症，因为我不想死，但是我再也不怕死了。我享受和家人及朋友在一起的时光，我知道我的孩子会过得很好，即使我死了，其他人也会很好地照顾他们。我的癌症经历给我一个启示，我现在的观点完全不同了。我不害怕死亡，因为我相信大自然会用它自己的方式安排好一切，因为谁想痛苦地活着呢？我觉得我的生命很美好——这对我来说是最重要的。

126 　　　　疾病叙事的重要性反映在以**基于叙事的医疗**（narrative-based medicine）中，其重点是倾听患者对疾病的叙述，并利用叙事改善临床治疗（Greenhalgh & Hurwitz，1998）。在诊断阶段，叙事资料非常有用，因为可以让我们洞悉患者的疾病和健康体验，促进医患之间的同理心和理解。叙事有利于整体论取向的医疗计划。通过对疾病叙事资料的讨论能检验患者的治疗效果。除此以外，还能给患者建议其他的治疗选择。在患者教育中，叙事来自患者的记忆和真实经历，鼓励患者沉思。因而叙事资料的应用在疾病的各个阶段对于医生和患者都非常有帮助（见第 18 章）。

实践活动 6.1　叙事资料在医疗中的应用

回想一下你最近见过的一位患者，关于下面的内容你记住了多少：

- 临床细节。
- 这个人和他的故事。

127

小　结

- 在发达国家，慢性疾病影响了大约 33% 的人，约占死亡的 80%。
- 慢性疾病的发作和确诊会给人们的生活带来深远的影响，降低生活质量、损害健康。
- 常见的情绪反应有否认、焦虑和抑郁。抑郁和焦虑可能是患者对疾病的反应，或者在患病前就存在，或者两种情况都有。
- 生活质量和身体健康状况之间的关系并不明确，部分原因是由于疾病和生活质量的测量存在各种变数。
- 慢性疾病患者可能会报告一些积极的生活变化，例如关系的提升以及自我看法及生活理念的转变。
- 疾病叙事对于患者认识疾病非常重要。基于叙事的医疗就是应用叙事资料来改善诊断、治疗和对患者的教育。

6.2　心理干预

　　前面的内容强调了心理因素在慢性疾病中的重要性。对慢性疾病患者进行心理干预，通常能提高患者的主观幸福感和生活质量，增强疾病的自我管理能力和一般功能，还能缓解疼痛和症状，降低医疗资源的消耗。但是，表明心理干预会影响发病率和死亡率的证据则少之又少。具体的心理干预内容见本书其他章节（CBT，压力管理和支持治疗——见第 19 章；自我管理——见第 4 章）。本章我们探讨的治疗主要是表达性写作和放松训练，这两种方法对于患者来说简单而实用。

　　表达性写作干预（expressive writing intervention）是一种适用于慢性疾病或晚期

疾病的干预方法，它简单而有效。要求患者将自己认为的（或已经发现的）压力事件或非常不安的事件写出来，每天写 15 分钟，连续写 3 到 4 天。重要的一点是，患者要写出自己的想法和感觉，而不只是描述客观事件。有证据表明，这种干预对于患者的身心健康、一般功能和医疗服务的使用有较小的作用，但却是显著的。这种干预尤其会使那些处于压力期的患者受益（Frattaroli, 2006）。例如，一项针对晚期肾癌患者的研究显示，那些书写癌症相关内容的患者与那些书写中性内容的患者相比，睡眠质量更好、时间更长，而且生活中遇到的问题也较少（de Moor et al., 2002）。只需要给患者一些指导和鼓励，写作干预在临床实践中很容易使用。

放松训练（relaxation training）有很多种形式，包括身体放松技术（如渐进性肌肉放松）；心理放松技术（如冥想）；或者这两种技术的结合（见专栏 6.1）。放松训练有利于控制疼痛（Kwekkeboom & Gretarsdottir, 2006），缓解焦虑和抑郁，应对恶心反应和治疗的副作用（Luebbert et al., 2001; van Dixhoorn & White, 2005）。但是放松训练并非对所有的疾病都有效。例如，几乎没有可靠的证据表明放松训练对哮喘有效（Huntley et al., 2002）。

128

网络也是慢性疾病患者的重要资源库。通过网络，他们能轻松地获取信息，浏览博客，获得在线支持。这也使得很多干预能通过网络实施。计算机化的焦虑和抑郁认知疗法已经获得了广泛应用，并且有证据表明这种干预方法有效（Proudfoot et al., 2003，2004）。患者还可以利用在线支持团体获得帮助（例如 www.dailystrength.org, www.mdjunction.com）。

专栏 6.1　3 分钟放松练习

1. 找一个舒适的地方坐下，尽量放松身体。

2. 问问自己，**我现在的体验怎样**？身体有什么感觉？你心里想起了什么？你听到了什么声音？只要体察所有这些体验，不要试图改变它们。（1 分钟）

3. **把注意力集中在呼吸上**。请缓慢而深长呼吸，吸气时数到 4，呼气时也数到 4。将注意力集中在你呼吸时的身体感觉上，好像用腹部呼吸一样。排除所有的杂念。（1 分钟）

4. **将感觉意识扩展到全身**。如果你的感觉很强烈，没有关系，试着去感受它们，随着你的呼吸感受它们。如果你有忧虑，在呼气的时候，试着对自己说"让这些忧虑随它去吧。"（1 分钟）

（资料来源：www.cci.health.wa.gov.au）

小　结

● 慢性疾病患者的心理干预包括表达性写作、放松训练、压力管理、自我管理和支持干预。

● 心理干预与心理健康、生活质量、疾病自我管理的改善有关，也与疼痛和症状的缓解、一般功能的增强以及医疗资源的节省有关。

● 心理干预对发病率和死亡率的影响还没有一致的证据。

● 网络已经成为慢性疾病患者重要的资源库，通过网络他们可以获取信息、浏览博客以及获得在线支持。

临床笔记 6.1

慢性疾病的治疗

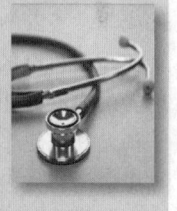

- 作为临床医生，你要特别留意慢性疾病患者的抑郁或焦虑情绪，并给予恰当的处理。

- 当患者逐渐适应疾病的时候，他们的心理平衡可能十分脆弱，轻微的挫折或困难都会使其有强烈的反应。

- 患者对于疾病的反应千差万别，不要主观臆断患者对于疾病的想法和感觉。

- 确诊时患者可能会用否认来避免情绪反应过度。在这一阶段不要过多地挑战否认，除非否认持续太久，而且已经影响到了治疗，才成为问题。

- 帮助患者看到自患病以来生活所发生的积极变化，这能有效地减轻他们的苦恼。

- 倾听患者的疾病叙事能帮助我们了解他们，更好地对其进行治疗。

6.3 死亡和临终

　　我们死亡的方式已发生了根本的改变。在 20 世纪初，大多数的人在家里去世，尸体停放在家中供朋友和家人们瞻仰、触摸和哀悼。到了 20 世纪 60 年代，英国有三分之二的人在医院去世，到现在依然如此。尽管很多人仍然希望自己在家中去世，但是大多数人都将在医院、养老院等机构中辞世（Murray et al., 2009）。因此，现代社会死亡不再像以前那么公开展示了，这意味着人们认为死亡不那么"正常"或者不那么容易接受了。

　　事实上，我们社会大多数的死亡都发生在医院里，这引发了很多的矛盾和伦理问题。医护人员所接受的主要训练是救死扶伤，而不是临终关怀。医疗技术迅猛发展，有助于许多重症患者生存。人们对自己生存能力的期望越来越高，因此对于死亡也越来越难以接受。作为医务工作者，通常很难确定何种情况下可停止抢救生命，行将死亡。做出这种判断我们应该依照什么标准？患者在死亡决策中有多大的自主权？这里我们将从个体和家庭的角度来审视死亡和丧亲。接着我们将考虑医疗实践中的死亡问题，包括姑息治疗、协助自杀和决定终止生命。

6.3.1 临终和生命的终点

　　对于大多数健康人来说，死亡总是个未知数。现代社会死亡可分为三种主要模

式：**渐进性死亡**（gradual death）的典型特点是健康和能力的缓慢衰退；**灾难性死亡**（catastrophic death）主要由突发的、不可预测的事件导致；**夭亡**（premature death）指孩子或年轻人由于事故或疾病死亡（Clark & Seymour, 1999）。绝大多数晚期疾病的患者在他们真正去世前的一段时间会意识到自己将要死去。

实践活动 6.2　你还能活多久?

寿命计算器或者"死亡时钟"会询问你一系列关于生活方式的问题,以此来测算你的寿命。不过这只是一种娱乐,就像使用水晶球算命一样!见 www.livingto100.com , www.deathclock.com。

就像前面的案例研究所示,人们对疾病的反应千差万别。专栏 6.2 概括了晚期疾病对患者的主要挑战。通常,由于对死亡的禁忌,担心别人不愿意谈论死亡或觉得谈论死亡难以启齿,晚期疾病的患者、家属、朋友以及医护人员都很难就死亡问题进行坦诚的沟通。晚期疾病的冲击再加之沟通的困难会导致患者社会交往的减少。所以临终也被称为"从文化中坠落",因为晚期疾病患者变得越来越孤独(Seale,1998)。

医生也发现要"诊断"晚期疾病的濒死和讨论预后很困难(见研究专栏 6.1),患者对自己的预后可能有不切实际的乐观,这在短期内对他们有益,然而,如果死亡很快来临,也会使患者更难接受死亡。对于医生来说,阻碍临终诊断的困难包括:

132

- 希望患者会好转。
- 缺乏确凿的诊断证据。
- 还在进行不现实的或者徒劳无益的治疗。
- 对病情的看法存在分歧。
- 认识不到疾病的严重性。
- 不了解特别的治疗方法。
- 缺乏沟通技巧。
- 对拒绝治疗的顾虑。
- 害怕缩短了患者的寿命。
- 对复苏的顾虑。
- 文化和宗教上的障碍。
- 医学法律问题。

专栏 6.2　晚期疾病的挑战

疾病相关	自我概念	社会
● 疾病症状和残疾	● 视自己为患者	● 因抑郁或焦虑而导致社交退缩
● 连续的治疗和副作用	● 视自己为绝症患者	● 对丧亲和退缩的准备
● 可能的侵入式手术	● 由于疾病或治疗(癌症、疼痛)而导致身体功能的改变	● 身心衰退导致羞耻、尴尬或者担心影响他人
● 是否继续治疗的决定	● 外貌的改变	● 害怕成为别人的负担
● 死亡的威胁	● 心理功能(如认知功能)的改变	● 感到痛苦、愤怒或者对健康的人充满怨恨

131

研究专栏 6.1 　医患双方在临终问题上的共谋

背景

该研究来源于临床观察，很多晚期肺癌患者对自己的预后有着不切实际的乐观态度。研究者想揭示这一现象的原因。

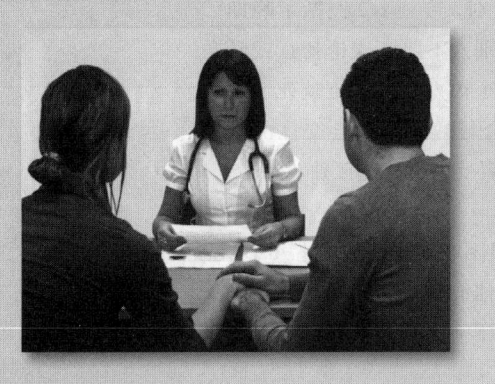

方法和结果

对 35 名小细胞肺癌患者进行 4 年的质性研究，从诊断追踪到死亡。

虚假乐观是医生和患者之间达成的"共谋"。医生只关注治疗的益处，这满足了患者相信自己能康复的需要。

同时，这种虚假乐观在化疗期间会达到顶峰，但在肿瘤复发时会消失。随着病情加重或者跟更晚期的患者接触时，患者对疾病的预后会变得更现实。

下面是一位会诊医生的观点：

"这是我工作中最困难的事情了。在治疗前我对患者说，您的生存期不会太长了，这次的治疗是我最后能为您做的事了。他和妻子一直在哭。因为他们非常不安，我不能再继续解释了。所以今天我要再跟他们谈一次。你都看到了，他们又问我是否还有其他的治疗方法。我应该诚实地回答让他的生存希望破灭？再次告诉他我曾经对他说过的话？或者不予理睬？这是个大问题。我只把病情告诉过他们一两次，如果他们想知道更多，就再来问我吧。我把这个难题留给他们。"

"你觉得告诉他们坏消息很困难吗？"研究者问。

"我认为患者应该了解自己的病情，但是我难以做到。我说的话会带来什么后果？这是我的顾虑。"

研究的意义

该研究凸显了医生在与患者讨论预后时所面临的困难，以及为什么很容易就会与患者共谋。需要更多的研究探索虚假乐观对于患者及其家人是否有帮助。

资料来源：The, A.M. et al. (2000). Collusion in doctor-patient communication about imminent death: an ethnographic study *British Medical Journal, 321*: 1376–1381.

6.3.2 　晚期疾病的反应

当我们被迫面对生死存亡时，死亡是最根本的生存危机。存在主义认为，大部分的个人危机都源于我们意识到自己必死的命运而引起。因此，人们倾向于总是追问他们活着的目的、生命的意义、他们所持有的价值观、生活的基础、与他人的关系以及他们的宗教信仰。当人们意识到自己必将走向死亡时会感到孤独和寂寞。

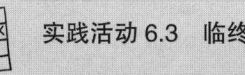 **实践活动 6.3 　临终诊断**

- 你认为应当告知患者哪些疾病信息？
- 应当总是告知患者全部且诚实的预后信息吗？
- 我们应当对病情有所保留的原因有哪些？

关于死亡的最有影响力的观点之一是由精神病学家库伯勒·罗斯（Ross, 1969）提出的，她认为临终的人会经历 5 个阶段：

1. 否认期：临终者利用否认来适应自己将要死去的现实，避免情感反应过度。
2. 愤怒期：愤怒源于对临终的沮丧，往往指向自己最亲近的人。"为什么是我"是这一阶段的常见问题。临终者是因为将要来临的死亡而感到愤怒（而不是针对身边的某个人），理解这一点有助于照顾者更好地应对患者爆发的愤怒。
3. 协议期：临终者试着与上帝或者医务人员达成某种协议，以便存活，承诺如果他们能活下来将行善积德。
4. 抑郁期：临终者发现自己对于目前的状况无能为力时就会抑郁。这也可以视为一种"预期的悲痛"，在这一阶段临终者开始为他们的死亡及哀悼做准备。
5. 接受期：临终者已经平静而安详地接受死亡。

我们现在都知道，晚期疾病患者并不会严格地逐次经历每个阶段或者感受每种情绪反应。患者可能同时经历某几种情绪反应，或者在这些阶段之间摇摆。很多患者根本无法到达接受期，普遍存在焦虑和对死亡的恐惧。患者害怕死亡、疼痛和受苦、孤独以及未知感。那些身体健康状况差、生活满意度低、缺乏人生目标以及具有焦虑、抑郁情绪的人更害怕死亡（Fortner & Neineyer, 1999）。

133

6.3.3　丧亲

死亡并不是孤立的过程，会影响家人、朋友及社会。现在我们要思考丧亲的过程，丧亲对健康的影响，以及正常和病理性的悲痛过程。

丧亲的过程

丧亲包括丧失、悲痛和哀悼。**丧失**（loss）是指我们情感上依恋的某个人或事物永远消失了。丧失是晚期疾病中的完整的一部分——晚期患者会失去身体功能、工作能力以及做家务的能力。**悲痛**（grief）是对丧失的正常反应，包括情感反应（如愤怒、内疚、焦虑、伤心和失望）、生理反应（如食欲改变、睡眠问题、胃部不适）以及社会反应（如社会功能的改变和工作能力的丧失）。**哀悼**（mourning）是人们适应丧失的过程。

悲痛和哀悼会受到文化习俗和社会规范的强烈影响。死后的哀悼过程由社会规范决定。有时工作规定会影响着哀悼的过程和长度。英国的卫生服务工作者丧亲后有 3 天的带薪假期。这与某些文化或宗教习俗有所不同，例如，在印度教的丧葬习俗中，丧亲者的丧假有 13 天。

134

人们在丧亲期间可能体验到的症状详见专栏 6.3。尽管人们的悲痛方式存在个体差异，但 85% 的人在丧亲两年后通常会逐渐适应（图 6.2）。个体悲痛的时间长度和严重程度取决于：

● 他们与死者亲密的程度。

专栏 6.3 对丧失的反应

生理	行为	情绪	认知
• 疲劳	• 易激惹	• 抑郁	• 注意力缺乏
• 睡眠模式改变	• 坐立不安	• 焦虑	• 注意广度缩短
• 各种疼痛	• 寻寻觅觅	• 过度警觉	• 记忆丧失
• 食欲改变	• 哭泣	• 愤怒 / 敌意	• 困惑
• 消化问题	• 社会退缩	• 内疚	• 执念
• 气短	• 无法胜任日常角色	• 苦苦思念	• 无助 / 无望
• 心悸		• 情感寂寞	• 感觉未来渺茫
• 容易生病		• 社会孤独	• 寻找意义
		• 感到游离或恍惚	• 同一性混乱

（资料来源：Bonanno & Kaltman, 2001; Payne et al., 1999.）

图 6.2

丧亲反应

（资料来源：Bonanno & Kaltman, 2001.）

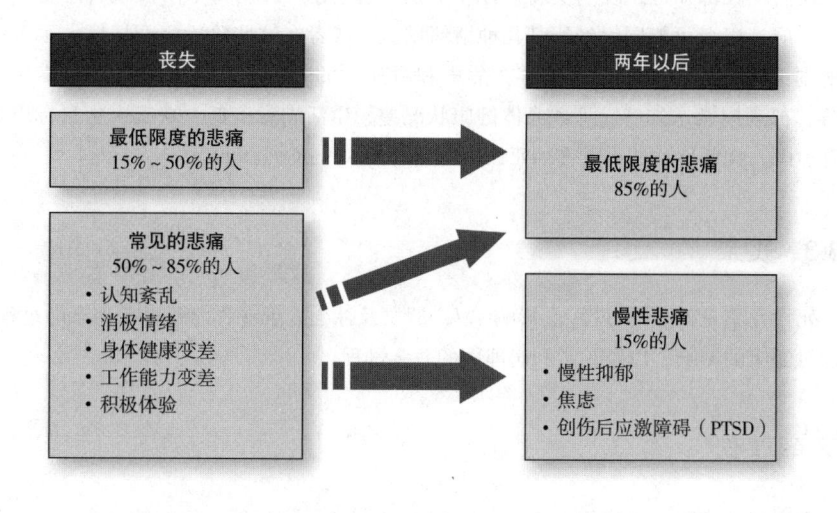

• 死亡和丧失的具体情形。

• 他们在预期性哀悼这一阶段不得不工作多长时间。

丧亲关联着疾病和死亡风险的增加，特别是那些丧偶的老年人。其原因很多，如压力（第 3 章）、抑郁（第 2 章）和生活方式（第 5 章）。

135

丧亲期间所谓"正常"的反应取决于于我们采用的理论观点。传统观点侧重于悲痛的作用。丧亲期间的任务包括：人们处理与死者有关的未决冲突或问题，接受丧失的现实，适应没有死者的生活，完成与死者的情感分离而继续生活（Worden, 1991）。阶段理论强调个体要经历不同的阶段，如麻木、渴望、失望和恢复（Payne et al., 1999）。压力理论强调丧亲的压力以及应对是一种动态过程，包括丧失或恢复定向的改变（Stroebe et al., 2007）。如果人们的定向指向丧失，就会陷入丧失，反复想念死去的亲人，寻找熟悉的地方和死者的遗迹。如果定向指向恢复，人们将调整自己的生活方式，应对日常生活，建立新的同一性，从痛苦的思绪中解脱出来，接管死者曾经承担的角色和任务。

处在病理性或慢性悲痛中的人严重受影响，甚至出现一些心理健康问题，如抑郁或焦虑障碍。如果是突然死亡或意外死亡，或者孩子夭亡，抑或丧亲者对死者有很强的依赖，病理性悲痛就更可能发生。如果丧亲者之前有心理障碍史，缺乏社会支持，存在其他压力（如经济困境），则病理性悲痛的风险也会增加。心理干预对一般丧亲者的抑郁、悲痛和身体症状似乎没有影响，但高风险者除外（Jordan & Neimeyer, 2003）。心理支持总的来说似乎能帮到丧亲者，但并不能避免悲痛过程（Stroebe et al., 2007）。这意味着，大多数人都不得不经历丧亲过程，即使支持和干预能给他们带来安慰，但并不能真正"解决"他们的悲痛。

小　结

- 死亡是最根本的危机，生命危急时人们被迫面对和思考自己的生存问题。
- 恐惧死亡是晚期疾病的常见现象，特别容易出现在那些年轻、身体状况差、对生活满意度低以及焦虑或抑郁的患者身上。
- 晚期疾病患者、患者家属、朋友与医务工作者很难进行坦诚的沟通，因此医生可能会与患者妥协，从而造成虚假乐观。
- 悲痛和哀悼的严重程度取决于丧亲者与死者的依恋程度、死亡和丧失的具体情形，以及预期性哀悼的程度。
- 丧亲与疾病和死亡风险的增加有关，特别是那些丧偶的老年人。
- 15% 的人出现慢性悲痛。如果死亡很突然，出乎意料，孩子夭亡，丧亲者对死者有很强的依赖，丧亲者有心理障碍病史，缺乏社会支持以及存在其他压力，则慢性悲痛更可能发生。

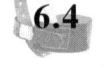 ## 6.4　死亡和医疗实践

136

　　在 20 世纪 60 年代，医生通常不会告诉患者他们生命垂危，而是给患者服用大量的镇静剂，将他们与其他患者隔离开（Glaser & Strauss, 1966）。如今临终关怀医院建立的理念是，晚期患者应当得到慈悲的照料，处理临终的医疗、心理、社会以及灵性方面的问题（见专栏 6.4）。姑息治疗的重点是缓解症状（如疼痛），而不是治愈疾病。因此痛苦的或侵入式的治疗往往会停止使用。患者的心理健康也得到极大的关注，尽可能为患者提供更多的选择，增强控制感。重视医患间的坦诚沟通，鼓励患者家属参与沟通。如今越来越多的患者在自己的家中也能进行姑息治疗，由专业的护士和多学科的团队一起为患者提供帮助。在家中或在临终关怀医院去世，有利于疼痛和症状的控制，主要照顾者（如配偶）的满意度也更高。但是，目前尚无一致的证据证明，临终关怀医院是否能够提高患者的生活质量（Finlay et. al., 2002）。

　　从事姑息治疗的医务人员承受着很大的压力，职业倦怠率较高（见第 3 章）。一项关于肿瘤科医务人员的文献综述发现，约 30% 的人出现职业倦怠的症状（Trufelli et al., 2008）。没有能力治愈患者，每个患者去世的事实都会使他们感到付出没有得到回报，进而变得沮丧。医务工作者可能会疏远或避开患者，从而在情感上保护自己。

专栏 6.4　姑息治疗的目的

---

1. 提高生活质量。

2. 管理情绪和身体症状。

3. 帮助患者富有成效地生活。

4. 增加患者对生活的控制力。

有的医务工作者会把注意力集中在那些治疗有效的患者身上。姑息治疗隐隐地支持了"善终"的观点，也就是说患者做好了心理准备，生理上舒适，就能以最好的方式离开这个世界。"善终"的观点存在广泛的争议，帮助患者死亡把握的度又在哪里？

临床笔记 6.2

为晚期患者服务

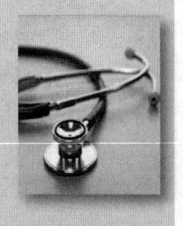

- 与患者谈论他们的疾病和治疗。

- 尽可能地让患者参与决策。

- 努力消除患者的恐惧，缓解他们的焦虑。

- 面对晚期患者要保持镇定和用心——即使你感觉自己表现不佳。

- 与患者共情（如"这听起来……""我能想象……"）但不要说"我知道"或者"我了解"。

- 如果患者很愤怒，不要以为是针对你，这通常是因为疾病。

- 尽量帮患者过好人生最后的每一天。

- 帮助患者和他们的家人应对预期的丧失和悲痛。

- 帮助患者有尊严地死去。如果有可能，询问患者想在哪里辞世，有何愿望。

安乐死和协助自杀

137

"安乐死"一词来自于希腊语，意思是"善终"。**自愿安乐死**（voluntary euthanasia）指应临终患者的要求并经其同意的情况下加速死亡。**非自愿安乐死**（involuntary euthanasia）指杀死那些在临终时无法要求特别帮助的患者。非自愿安乐死通常发生在患者脑死亡或者永久昏迷的情况下，由家属或医生决定撤去生命维持设备。安乐死分积极与消极两种方式。**积极安乐死**（active euthanasia）包括使用药物或其他手段主动地加快死亡的进程。**消极安乐死**（passive euthanasia）指停止治疗，让患者自然死亡。消极安乐死在急救时更常见，包括任何移除生命维持设备的情况。在某些国家积极安乐死是非法的，因而可以实施消极安乐死。**协助自杀**（assisted suicide）是一种积极安乐死，由其他人帮助晚期患者尽可能无痛苦且有尊严地实施自杀。

138

支持或反对安乐死的伦理争议见专栏 6.5。目前安乐死和协助自杀在英国、澳大利亚以及美国大部分州都是非法的。也有一些国家将安乐死合法化了，如荷兰、比利时和瑞士。一些团体（如死亡尊严组织）和争取掌控自己生命的晚期患者日益挑战社会对安乐死的态度和立法。医学上的观点也在慢慢发生变化，一些专业组织对于安乐死的立场从坚决反对转变为中立。

专栏 6.5　安乐死的争议

支持	反对
<li>人们有权利决定自己的死亡时间与方式。</li><li>安乐死不管怎样总会发生。</li><li>安乐死能让人们活着时生活质量更高。</li><li>人们死亡时痛苦更少，更有尊严。</li><li>既然已经允许消极安乐死，那么积极安乐死与之又有何本质区别？</li><li>大多数普通民众（82%）赞同安乐死。</li><li>如果没有安乐死，只能延长死亡时间，患者毫无生活质量可言。</li>	<li>生命是神圣不可侵犯的。</li><li>不允许蓄意杀害。</li><li>或许还能找到治愈的方法。</li><li>自愿安乐死会使那些不想安乐死但又无法表达的人非自愿地安乐死。</li><li>选择安乐死的人存在抑郁或者没得到适当的治疗。</li><li>合法杀人导致对生命的漠视。这可能会危害社会。</li><li>良好的姑息治疗意味着安乐死是不必要的。</li>

（资料来源：www.dignitydying.org.uk）

实践活动 6.4　非自愿的安乐死

思考以下情境中你会如何做：

- 在重症监护病房中，你有一名 78 岁的女性患者，她已经没有康复希望，目前靠生命维持设备活着。家属不知道接下来该怎么办。有一名 21 岁的车祸伤者刚被送到重症监护病房，需要重症监护，但是此时已经没有多余的床位了。如果你现在将他转送附近其他医院，他可能就没有机会生还。

- 一名癌症晚期的 67 岁男性患者。他看上去非常不舒服，呼吸困难。他的家人也很痛苦。是否应该给他一种解决呼吸问题的药物，但这也意味着加速死亡？

- 一个 60 岁的老妇人在急诊室晕倒了，正在全力抢救中，当医疗小组发现她患有晚期直肠癌而且曾经拒绝化疗时，是否应该停止抢救？

　　医务工作者对安乐死各方面体验的研究非常有限。美国的一项研究对 10 名在姑息治疗病房和重症监护室工作的护士进行了秘密访谈（Schwarz, 2004）。所有护士都曾接到患者的求助，要求帮助他们死去。当患者提出死亡要求时，护士报告说他们会（1）拒绝提供帮助；（2）给予姑息治疗药物，可能稍微加速死亡；（3）置之不理，不干预患者或家属加速死亡的计划；（4）积极地帮助患者死亡。护士的反应取决于死亡要求的背景和环境。她们很少与同事商量或求助某些专业指导。几乎没有护士立即表态，同意或拒绝帮助患者死亡；大部分护士会努力寻找道德和法律允许的方法来帮助他们。无论护士做出何种反应，帮助患者加速死亡的护士都会感到内疚和苦恼。

　　该研究阐述了很多非常重要的问题。第一，重症监护室和姑息治疗病房的医务工作者可能会接到患者协助死亡的请求；第二，目前的立法意味着，这些工作人员在面对这些困难的伦理与道德抉择时无法

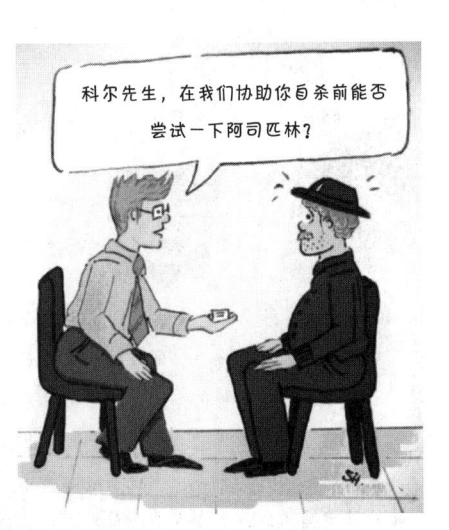

科尔先生，在我们协助你自杀前能否尝试一下阿司匹林？

得到职业上的支持；第三，这种情况下单独行动可能对医务人员的情感带来消极影响。因此，很多医生在积极地推动安乐死的立法工作（见案例研究 6.2）。

安乐死合法化国家的医务指南大部分都要求医生参与其中。例如，荷兰的指南声明：医生必须确保结束生命的请求是患者自愿提出的。医生还必须证实患者正在承受着难以忍受的痛苦，而且病情没有好转的可能。安乐死的程序必须经过两名医生的协商并达成一致意见；安乐死的实施必须由患者提出要求，由医生协助执行；以安乐死或医生协助自杀的死亡必须在权威机构备案。

临床笔记 6.3

处理死亡

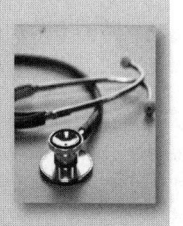

- 临终患者悲痛欲绝时，你最好安静地支持他们，如通过抚慰或温言劝慰。
- 如果患者非常痛苦，很有用的一招是让他们谈论一些特别的事情（但要与患者有关），这能让他们集中注意力，减轻即刻的痛苦。
- 照顾临终患者的工作会让人情感耗竭，所以哭泣和感觉不安都是正常的。
- 照顾好自己：利用你所能得到的支持，无论是非正式的（如同伴、家人）还是正式的（如同事）。坚持那些能够促进身心健康的活动（如运动、音乐、与朋友聊天）。
- 保持自我觉察。如果你感到透支或倦怠，马上去寻求帮助。

案例研究 6.2 帮助患者死亡

140

退休医生欧文致力于披露那些想自杀的晚期疾病患者所面临的困境。他的行动给英国政府协助自杀的立法工作施加了压力。

目前英国的晚期疾病患者如果想自杀，就必须去瑞士的医疗机构。目前为止，已经有140 个人这样做了，大多数陪同患者前往的朋友或家人都没有被起诉。但是也有少部分的人被调查或者拘留了。

其中一个被逮捕的案例是一名男性患者的伴侣，在欧文医生的帮助下女患者 2007 在一家瑞士诊所自杀。欧文医生帮助他们付了旅费，出现在协助自杀的现场。欧文医生也被逮捕了，他们在 5 个多月之后才获得保释。欧文医生毫不隐瞒他的参与。他向警方提供了他的旅行日记，上面详细记录着病人的自杀过程。

此前欧文医生也曾因为协助自杀而被调查过。他在陪伴一名严重退行性疾病的女患者赴瑞士自杀之后曾接受了长达两年的调查。但是警方没有足够的证据提出控告。2003 年，他因为帮助一名癌症患者自杀而被拘留，3 个月后才获得保释，当时病人都无法吞咽药物。

欧文医生公开宣称，他还将帮助其他晚期疾病患者结束生命。

我以前这样做过，如果再遇到晚期疾病患者我依然会这么做。他们明明能够在自己的家里有尊严地死去，却不得不离家客死他乡。这太荒谬了。我对警察说"逮捕我吧"。

资料来源：Dr Michael Irwin.

> **小　结**
>
> - 姑息治疗的根本目的是为晚期疾病患者提供慈悲的照料,处理临终的医疗、心理、社会、灵性等方面的问题。
> - 姑息治疗隐隐支持了"善终"的观念,但在伦理、道德、法律方面安乐死依然存在诸多争议。
> - 安乐死可以是自愿的(在患者请求下加速死亡),也可以是非自愿的(在患者无法请求的情况下使其死亡)。
> - 安乐死的方法可以是积极的(如使用药物加速死亡);也可以是消极的(如停止维持生命的治疗)。
> - 协助自杀是一种积极的自愿安乐死,目前仅在少数国家是合法的。
> - 研究表明,临终患者会请求姑息治疗的医务工作者协助其自杀,他们因此面临着困难的伦理和道德抉择,却得不到职业上的帮助。
> - 在安乐死合法的国家,大部分医务指南都要求医生必须:(1)确认协助自杀的适当性;(2)协助自杀的实施。

总　结

141

　　本章介绍了慢性疾病和晚期疾病带来的挑战,包括这些疾病对患者生命及家属的重要影响。本章最后我们也看到了这些疾病给医务工作者带来的挑战——当他们看着患者死亡时,会面临困难的伦理和道德抉择。在以拯救生命为使命的医疗系统中,很难接受有时无计可施,只能帮助患者死亡的现实。但是这样的帮助往往是令患者最感激的。就像一位医生观察到的那样:

> 　　我的办公室就在重症监护病房的旁边,很多患者家属给我们写信,感谢我们对患者的照顾。但大多数信件并不是来自那些幸存者的家属。相反,大部分信件来自在我们病房中失去挚爱的亲友且正处在丧亲期的逝者家属。他们深深地感激我们做的一切。一开始我觉得这些信很讽刺,很诡异。我们期望并享受抢救生命后患者对我们的感激。但是对于那些我们没有救活的人,他们家人的感激让我无法理解。而且我感到自责。我反复阅读那些信件,想知道这些人写信到底想跟我说什么……我开始明白了,拯救死亡和挽救生命一样重要,一样有成就感(Nelson, 1999)。

📖 拓展阅读

Ayers, S. et al. (eds) (2007) *Cambridge Handbook of Psychology, Health and Medicine.* Cambridge: Cambridge University Press. 这本手册包含本章的很多主题,包括慢性疾病、死亡和临终、生活质量、放松训练、压力管理以及支持性干预。

Fallon, M. & Hanks, G. (eds) (2006) *ABC of Palliative Care.* Oxford: Blackwell. 这本书同时涵盖了姑息治疗的医疗和心理内容，包括的章节有身体症状的管理、沟通、照顾者和丧亲。

142   Martz, E. & Livneh, H. (eds) (2007) *Coping With Chronic Illness and Disability: Theoretical, Empirical, and Clinical Aspects.* New York: Springer. 这本书使我们对于慢性疾病的心理了解更全面。还包括一些具体疾病的章节，如艾滋病、关节炎、烧伤、癌症、糖尿病、心脏病和多发性硬化。

Murray Parkes, C., Relf, M. & Couldrick, A. (1996) *Counselling in Terminal Care and Bereavement.* Leicester: British Psychological Society. 虽然这本书比以上推荐读物出版年代更早，但是它探讨了姑息治疗的患者家属及医务工作者所面临的基础问题，还提供了丧亲前后很实用的咨询技巧。

? 复习题

1. 概述慢性疾病患者常见的情绪反应，讨论它们对于健康的影响。
2. 描述一种适用于慢性疾病患者的心理干预方法，讨论该方法有效的证据。
3. 什么是基于叙事的医疗，它对临床治疗有何促进作用？
4. 晚期疾病会给患者本人带来哪些挑战？
5. 为什么医生会觉得很难对晚期疾病患者做出死亡"诊断"，也难与他们讨论死亡的预后？
6. 概述库伯勒·罗斯所述的临终阶段。讨论这些阶段是否准确，有何临床意义。
7. 描述正常丧亲与病理性悲痛的过程。
8. 丧亲的常见症状有哪些？
9. 安乐死有哪几种类型？协助自杀属于哪一种安乐死？
10. 描述支持和反对安乐死的主要伦理依据。

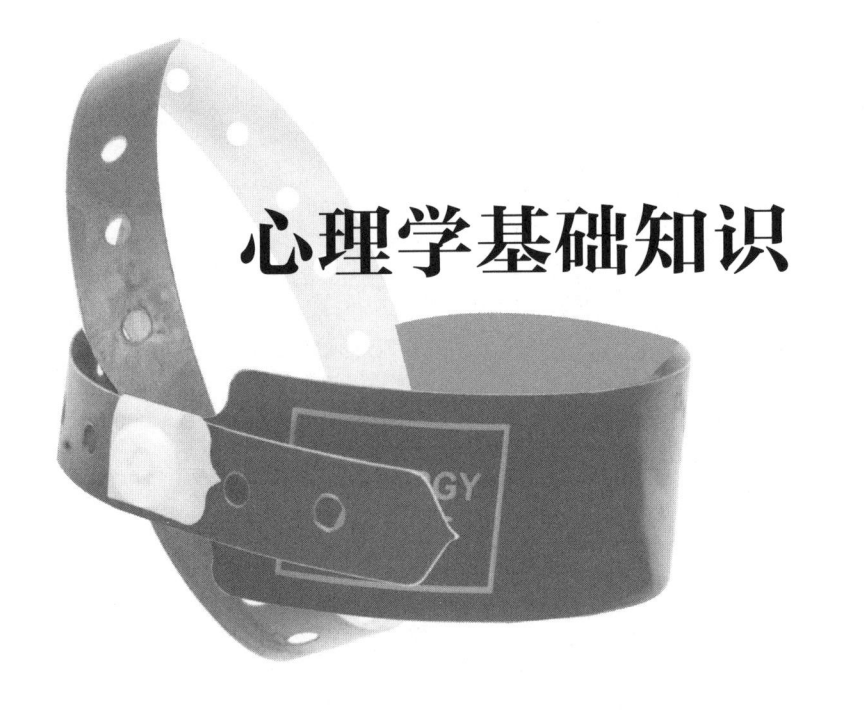

第二编

心理学基础知识

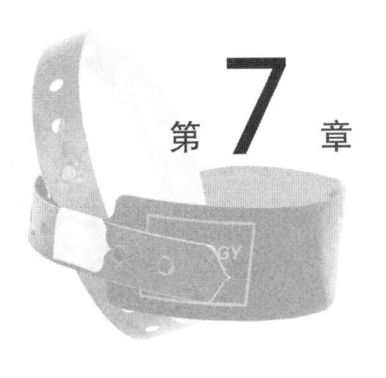

第 7 章

大脑和行为

本章提要

7.1　神经系统的组织结构

7.1.1　神经系统的组成

7.1.2　神经元

7.2　神经元的信息传导

7.2.1　神经元的动作电位

7.2.2　突触

7.3　大脑和中枢神经系统的结构

7.3.1　支持细胞

7.3.2　脑脊膜、脑脊液和脑室

7.3.3　脑区

7.4　运动控制

7.4.1　反射

7.4.2　运动的自主控制

7.5　睡眠、意识和生物钟

7.5.1　为什么会做梦

7.5.2　为什么要睡觉

7.5.3　为什么睡眠遵循固定模式

7.5.4　觉醒和意识

7.5.2　意识障碍

案例研究

7.1　帕金森氏病

146

图表

7.1 神经系统的构成

7.2 神经元的结构

7.3 大脑的解剖结构

7.4 脑的分区

7.5 运动小人

7.6 睡眠的阶段

研究专栏

7.1 言语能力的定位

7.2 睡眠剥夺影响手术技能

学习目标

本章旨在让你：

- 描述脑和中枢神经系统的功能组织；
- 描述信息是如何在神经元内部以及神经元和其他细胞之间传递的；
- 描述神经系统如何控制自主和非自主的肌肉活动；
- 简要解释睡眠、梦和意识的发生机制。

　　医学工作者有必要理解脑和神经系统的正常功能。本章将会介绍：神经系统的结构和功能、运动控制以及睡眠、意识和生物钟。医学工作者还要有能力识别异常脑功能的生理和心理方面。关于异常脑功能的内容将在第 16 章详述。

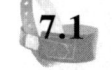

7.1　神经系统的组织结构

7.1.1　神经系统的组成

147

　　神经系统主要由两大部分组成：中枢神经系统和周围神经系统（见图 7.1）。**中枢神经系统**（central nervous system, CNS）由脑、脑干和脊髓构成。传入神经将神经信号传入中枢神经系统；传出神经将神经信号传出中枢神经系统。中枢神经系统的结构和功能本章稍后将更全面地介绍。

　　第二大部分是**周围神经系统**（peripheral nervous system, PNS）。它由中枢神经系统以外的其他神经组织构成。周围神经系统可分为以下几个部分：自主神经系统和躯体神经系统。**自主神经系统**（autonomic nervous system, ANS）由支配内脏和腺体器官的神经所构成，并且调节着那些通常不受意识控制的生命过程。自主神经系统

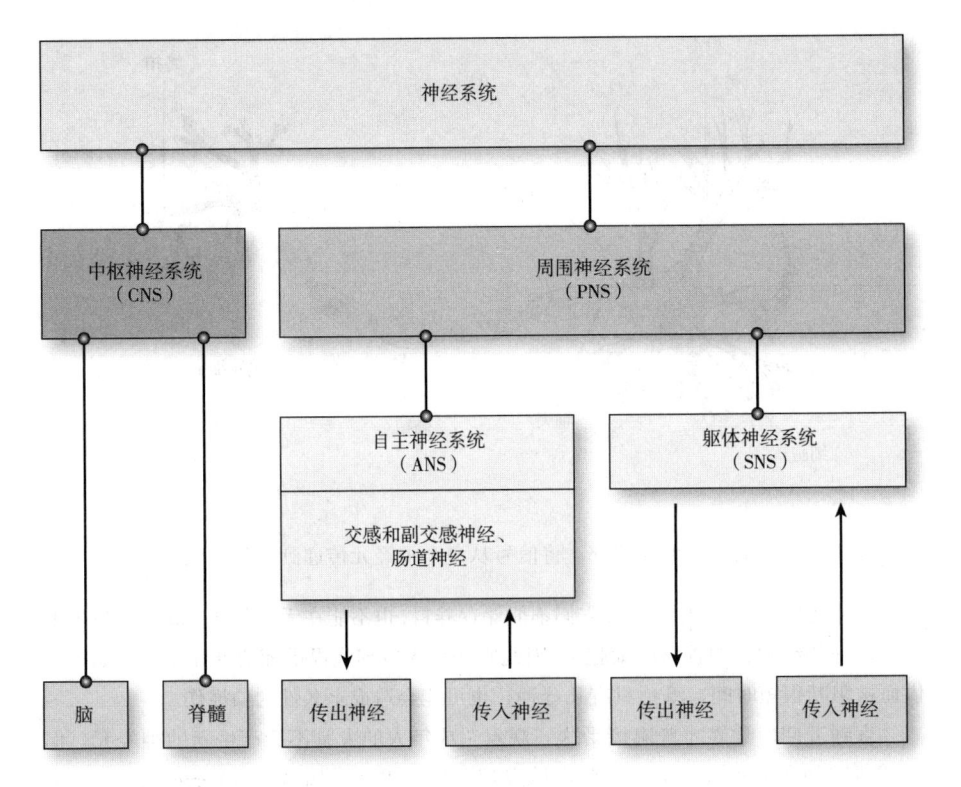

图 7.1

神经系统的构成

包括交感神经系统和副交感神经系统。通常情况下，交感神经让身体做好战斗的准备——例如，扩充呼吸道、提高心率、抑制消化和刺激肾上腺释放激素。副交感神经系统的作用与交感神经系统相反，可以让身体放松——例如，降低心率、促进消化。交感神经系统的神经从脊髓的胸、腰段发出。副交感神经系统的神经从脑和脊髓骶段发出。肠神经系统控制人体的消化道系统，是周围神经系统的一部分，因为它大量接受来自自主神经系统的干预，因此一般视为自主神经系统的一部分。

148

躯体神经系统（somatic nervous system, SNS）接收感觉信号（视觉、听觉、嗅觉、触觉和味觉），通过传入神经将这些信号传入中枢神经系统。中枢神经系统对这些感觉信号进行加工，然后通过传出神经向骨骼肌发出动作信号（例如，摘花、闻花香或者躲开水枪射来的水）。

7.1.2 神经元

人体大约有 1000 亿个**神经元**（neurons）。它们是神经系统的功能单元。在神经元内部，信息通过电信号传导，称作动作电位。神经元之间的信号传导依赖于突触间神经递质的释放，突触是指神经元之间的小间隙。神经元在神经系统中加工和传导信号。每个神经元由以下部分组成：

- 一个细胞体，包含细胞核和其他对细胞生命至关重要的成分。
- 多个树突，让神经元能够接收来自其他细胞的信号。
- 一个轴突，将信号从细胞体传递到终扣。

图 7.2
神经元的结构（见彩插）

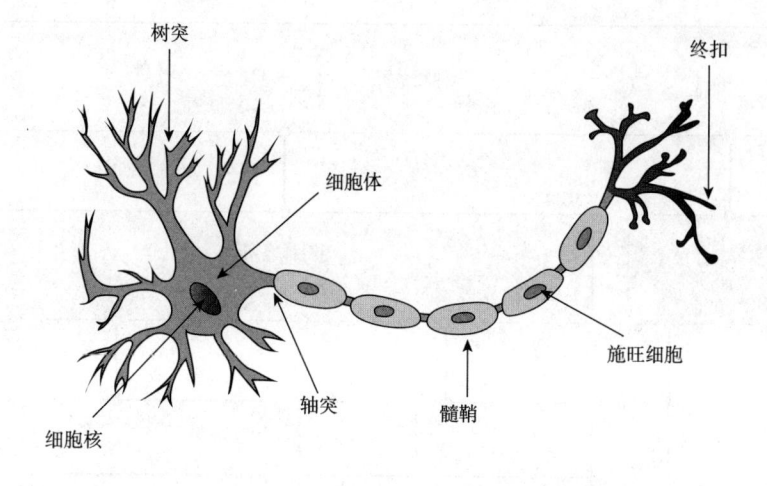

树突　细胞体　终扣　细胞核　轴突　髓鞘　施旺细胞

149

● 终扣，一个重要的组成部分，将信号从一个神经元传递到其他细胞。

　　神经元具有很高的代谢率，它们不能储存养料，也不能在无氧条件下获取能量（不像其他一些细胞，如骨骼肌细胞）。因此它们靠支持细胞提供葡萄糖和氧气。如果脑供血被阻断很短时间，哪怕只有几分钟，也可能会造成永久性的脑损伤。

　　直到近期，学界才普遍接受这一观点：成年人的大脑不会产生新的神经元。但最新研究却在成年人大脑的某些区域发现了神经再生（如 Bischofberger, 2007）。类似地，以前学界认为中枢神经系统是不能自我修复的，但是现在又有证据表明，成人的中枢神经系统也有一定程度的神经再生和重组的潜能（如 Okano & Sawamoto, 2008）。在周围神经系统中，细胞体的损毁会导致周围神经轴突永久且不可逆的损伤。周围神经系统轴突的严重损伤会导致永久性的伤害，例如感觉丧失或肌肉萎缩。如果损伤并不严重，神经有可能会自我修复（Navarro et al., 2007）。当神经受损导致信息输入改变，一些脑结构也会产生反应性重构（如 Chen et al., 2002）。神经回路能适应先前活动或损伤所致神经功能或组织的变化，这一能力称为神经可塑性。

小　结

● 神经系统的两大组成部分是中枢神经系统（脑、脑干、脊髓）和周围神经系统（携带信号传入和传出中枢神经系统的神经组织）。

● 周围神经系统由三部分组成：(1) 自主神经系统，调节通常不受意识控制的生理过程；(2) 肠神经系统，调节胃肠道系统；(3) 躯体神经系统，加工处理感觉信号。

● 神经元是神经系统的功能单元。树突的功能是从细胞外部接受信号，轴突的功能是将信号传导至其他细胞。

7.2　神经元的信息传导

7.2.1　神经元的动作电位

动作电位（action potential）是电脉冲信号，将信息从一个神经元传到另一个细胞。动作电位的产生是神经元细胞膜内外之间电子密度的平衡发生改变的结果。神经元细胞膜上有选择性离子通道和离子泵。它们的运动使神经元内部较外部相比保持轻微的负电位（约 –70mV）。动作电位是爆发的电量固定的电位活动，是一种"全或无"的反应。离子通道一系列的电位活动会让动作电位通过轴突传递到轴突末端。

150

7.2.2　突触

当动作电位被传递至轴突末端时，会引发终扣向突触间隙释放**神经递质**（neurotransmitters）。神经递质是一种化学信使，能够与靶细胞（可能是另一个神经细胞、肌肉细胞或腺体细胞）的突触后膜上专门的受体结合。由此引发的反应可能是神经细胞的一次动作电位、神经递质释放的抑制、肌肉收缩或激素的释放。神经递质一旦与靶细胞上的受体结合，就会分解以阻止靶细胞进一步的兴奋或抑制。很多神经递质会被突触前神经元摄取和吸收，用来制造更多的神经递质。

然而，中枢神经系统里的神经递质是通过直接的一对一、神经元对神经元的方式交流信号的。某些神经元分泌的神经调质（neuromodulators）会扩散到神经系统的大范围区域，影响和调节更多的神经元。神经调质不会被突触前神经元代谢或重新吸收。因此它们会影响到整个大脑的兴奋性水平。

目前，我们已经能够识别大量不同的神经递质和神经调质，本节稍后将简要介绍一些神经递质和神经调质。

乙酰胆碱由神经元释放，刺激肌肉自主收缩。乙酰胆碱作为一种神经递质也会出现在大脑的很多区域，似乎参与调控正常的注意、记忆和睡眠。当人们患阿尔兹海默症时，释放乙酰胆碱的神经元就会死亡。

单胺类神经递质分为儿茶酚胺和吲哚胺。儿茶酚胺多巴胺和去甲肾上腺素在大脑和周围神经系统广泛分布，在大脑内部，多巴胺出现在以下三个主要的回路中：

- 运动控制回路。帕金森病患者的大脑会缺乏多巴胺，导致肌肉颤动、僵硬、运动困难。左旋多巴胺（L-Dopa）是多巴胺的前体，是治疗帕金森病的有效药物。
- 另一个回路对于认知和情绪很重要，与精神病的发生有关。
- 第三个回路能够调节内分泌系统。在多巴胺的影响下，下丘脑会被激活，储存或释放垂体内的激素。

去甲肾上腺素看来与学习和记忆有关。阿尔茨海默症、帕金森病和科萨科夫综合征（酗酒导致的一种认知障碍）的患者会出现去甲肾上腺素的不足。抑郁也与去甲肾上腺素水平过低有关。

吲哚胺中的五羟色胺参与睡眠、情绪、抑郁和焦虑的调节。因为五羟色胺好像控制很多情绪状态，所以很多研究致力于研制五羟色胺的类似物（与五羟色胺分子

151　　结构相类似的化学物质）。补充或改善五羟色胺作用的药物能够缓解抑郁和焦虑障碍的症状。

　　氨基酸也是大脑中的一种神经递质。有些氨基酸可以抑制其他神经元的兴奋，例如，甘氨酸和伽马氨基丁酸（GABA）。然而有些蛋白质则有使神经元兴奋的功能，例如谷氨酸和天冬氨酸。

　　多肽是氨基酸结合构成的链条，比蛋白质的分子要小。很多研究关注阿片肽，例如，内啡肽的作用与阿片或吗啡的作用类似，能够减轻疼痛，促进睡眠。

　　激素也能够影响神经活动，因为很多神经元上都有激素受体。在大脑中，激素能够改变神经元的结构和功能，例如，应激激素（如皮质激素）能够影响学习。严重而持久的压力会造成大脑的永久性改变。

　　迄今为止，关于神经元之间信息传导的探讨集中于神经递质在轴突—树突突触间隙的神经递质作用。然而，大脑内部还包含轴突—轴突突触间隙：一个轴突的终扣与另一个轴突相连，调节（增加或抑制）另一个轴突神经递质的释放。此外，在大脑的小部分区域内还存在直接的电信号传导。信息在这些连接之间快速传导，使神经元之间动作电位的传播更加迅速而广泛，对复杂脑活动的同步起到了重要作用。

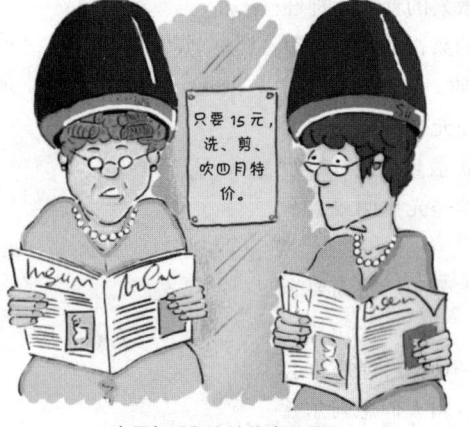

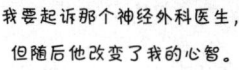

我要起诉那个神经外科医生，
但随后他改变了我的心智。

　　显然，很多事件和过程会干扰动作电位在神经元内部和之间的传导。髓鞘的损伤会影响神经活动的协调性（见多发性硬化症，第 16 章），神经递质或神经调质活动的中断或改变会影响记忆和认知，甚至会导致很多精神病性障碍（见第 16 章）。酒精或其他药物成瘾会阻断神经递质对神经元的正常作用。而不同的药物会对神经递质产生不同的作用。与成瘾有关的神经递质包括 GABA、谷氨酸、阿片肽、五羟色胺和多巴胺（Koob, 2006）。请注意，虽然药物依赖的生理方面也很重要，但成瘾的生物心理社会解释更加注重成瘾的心理和社会层面的重要性。成瘾的心理社会层面和治疗在本书的多处还有更详细的阐释（见第 5 章关于戒烟的案例研究，以及第 2 章关于饮酒的案例研究2.2）。

152

小　结

- 神经元和其他细胞（神经元、肌肉细胞或腺体细胞）之间的信息传导发生在突触间隙。
- 当动作电位到达神经元的突触前膜时，会引发化学神经递质的释放，这些神经递质会穿过突触间隙与靶细胞的突触后膜相结合。
- 神经递质具有兴奋或抑制靶细胞的功能。
- 不同的神经递质在中枢神经系统的不同区域会有自己特定的作用。

7.3　大脑和中枢神经系统的结构

7.3.1　支持细胞

支持细胞为神经元供给营养和氧气，提供神经活动最理想的环境。最重要的支持细胞是神经胶质细胞。神经胶质细胞又有不同的类型，每种类型的功能也不同。例如，少突胶质细胞的功能是给中枢神经系统的神经元提供物质支持，并制造髓鞘。它们的形态就像是沿轴突排列的一串念珠，帮助轴突绝缘，并加速动作电位的传导（见图 7.2）。在周围神经系统中，施旺细胞与少突胶质细胞的功能一样，它们支持轴突并构成髓鞘。

神经细胞轴突的髓鞘对于动作电位的高效传导非常重要。多发性硬化症（Multiple Sclerosis, MS）是一种以中枢神经系统炎症、中枢神经系统轴突髓鞘毁损为特点的疾病（见第 16 章）。髓鞘完全或部分从神经剥离，其内部的神经元也会受到损害。髓鞘的受损阻碍了动作电位的传导。事实上，所有受中枢神经系统支配的功能都会受到影响。因为周围神经系统的髓鞘由施旺细胞构成，与中枢神经系统中少突胶质细胞构成的髓鞘不同，所以不会受到多发性硬化症的影响。

7.3.2　脑脊膜、脑脊液和脑室

整个中枢神经系统（大脑、脊髓和神经）都被一层坚韧的结缔组织覆盖。包绕着脑和脊髓的结缔组织被称作脑脊膜，它由三层构成：

- 硬脑膜——最坚韧的外层。
- 蛛网膜——海绵样网状的中层
- 软脑膜——最内层，紧紧附着在大脑上

蛛网膜下腔是蛛网膜和软脑膜之间的间隙，充满了脑脊液（CSF）。因为大脑完全浸泡在液体中，脑脊液能为大脑缓冲减震。在周围神经系统中，没有蛛网膜和脑脊液，硬脑膜和软脑膜融合在一起构成了保护层。

脑内还有很多空间，被称为脑室，里面也充满了脑脊液。脑脊液除了为大脑提供物理支持外，还有一些其他功能：缓冲动静脉血压的突然改变；参与脑内运输；帮助维持中枢神经系统的离子稳态；也是排泄废物的一个途径。

7.3.3　脑区

现在我们来看看大脑内部神经元是如何组织在一起的（见图 7.3 和图 7.4）。大脑由三个主要部分组成：前脑、中脑和后脑。"脑干"一词通常指中脑、脑桥和延髓。

大脑皮层（cerebral cortex）是人脑中体积最大的部分，参与大脑的"高级"功能。哺乳动物大脑的结构与其他脊椎动物不同：通常认为大脑皮层与智力的进化有关。大脑皮层是前脑最外面的部分，大脑皮层的高度皱褶化是为了增加大脑的表面积和容纳神经元的数量。大脑皮层最外面是灰色的，由神经元的细胞体构成，叫作"灰质"，

图 7.3
大脑的解剖结构（见彩插）

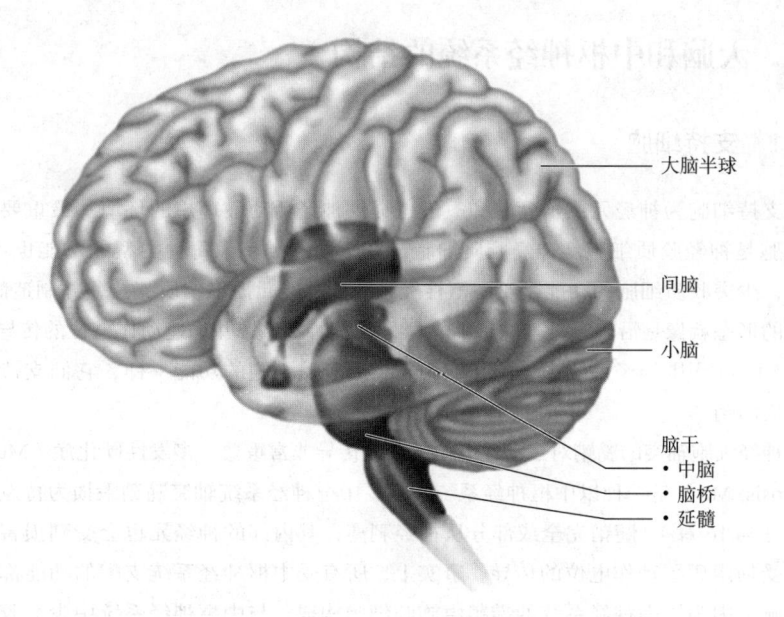

大脑半球

间脑

小脑

脑干
· 中脑
· 脑桥
· 延髓

图 7.4
脑的分区
（资料来源：Carson, 2007.）

主要分区	亚分区	主要结构
前脑	端脑	大脑皮层
		基底核
		边缘系统
	间脑	丘脑
		下丘脑
中脑	中脑	顶盖
		被盖
后脑	后脑	小脑
		脑桥
	末脑	延髓

"灰质"的下层是"白质"，由神经元轴突构成，负责脑神经元与脑和身体其他部分之间的信号传导。

　　大脑分为左右两个半球，尽管两个半球看起来是大致对称的，但每个半球的功能却有所不同。一般右半球与创造性有关，左半球与逻辑有关。每个大脑半球又被分为四个区域或"脑叶"——额叶、顶叶、枕叶、颞叶。每个脑叶有不同的功能（详见下文）。一大束由数百万条轴突构成的**胼胝体**（corpus callosum）连接左右额叶、左右顶叶、左右枕叶和左右颞叶。

　　额叶（frontal lobe）参与推理、计划、问题解决、部分言语、运动和情绪功能。包括初级的躯体感觉皮层（接收感受器输入的信号）和初级运动皮层（控制运动）。额叶包含了大脑皮层中绝大多数的多巴胺能神经元。如前文所述，多巴胺系统与认知和情绪加工有关。额叶还参与很多更复杂、更高级的心理功能，包括：从不同的选项中做选择；预测行为的后果；抑制社会不接受的行为。额叶还通过加工来自边缘系统的信息，从而在长期记忆中扮演着重要角色。

　　顶叶（parietal lobe）对于整合来自身体不同部分的感觉信息有重要作用，同时还在运动、定向、认知、刺激知觉和操纵物体方面起到重要作用。

　　枕叶（occipital lobe）最重要的功能是包含了初级视觉皮层。枕叶的某个特定区域的损伤会导致相应的视觉功能丧失。

　　颞叶（temporal lobe）包含初级的听觉皮层，对于加工言语和视觉信息的意义非常重要。颞叶还包括海马，海马对长时记忆的形成有关键作用。威尔尼克区（在左颞叶）是专门负责语言理解的区域，目前认为，该区域与额叶的布洛卡区存在特殊的联系。尽管很早以前就发现，负责语言理解和言语产生的区域分别位于威尔尼克区和布洛卡区。但最近的研究显示，这些功能并没有清晰的界限（见研究专栏 7.1）。

　　基底核（basal ganglia）由一群与大脑皮层、下丘脑和脑干连结的神经核构成。基底核参与很多功能，包括运动控制、认知、情绪和学习。与基底核相关的障碍包括脑瘫（在孕期的第 3 个月到第 9 个月期间基底核受损）、亨廷顿氏症和帕金森病。

　　边缘系统（limbic system）埋在大脑内部，形成大脑皮层的内边缘。从进化论的角度来看，这是一个古老的结构，普遍出现在古代哺乳动物和现代爬行动物的脑内。该系统包括丘脑、下丘脑、杏仁核和海马。该部分通常也被称为"情绪脑"，对记忆的形成非常重要。它能影响内分泌系统和自主神经系统。它与伏隔核有着紧密的联系，

研究专栏 7.1　言语能力的定位

背景

　　历史上，我们对脑功能解剖的理解来自脑损伤患者的死后验尸报告。随着脑成像技术的发展，我们对大脑工作的理解发生了巨大的变化。传统观点认为布洛卡区负责言语的产生，而威尔尼克区负责语言的理解。

方法

　　一位 67 岁的老人（代号 MJE）在手术后的一天突然不能讲话了。很快，他恢复了一些言语功能，但是只能说一些短语或单词。

结果

　　功能性磁共振成像（FMRI）发现布洛卡区有梗死和严重血流受限的情况。除了我们预见到的语言产生功能受到损害，MJE 的某些语言理解能力也受到损害。当这些受影响的区域恢复正常供血之后，这些功能也立即恢复了。

研究的意义

　　影像学的发展促进了我们对脑功能解剖结构的理解。该研究发现，语言理解和语言产生可能并不是像我们原先认为的那样是完全分离的。但是也应当注意到该研究的局限性。首先，这仅仅是在受影响区域供血恢复之前进行的短期观察。其次，我们很难从一个案例研究中得出普遍的结论（这是很多脑异常研究普遍存在的局限性）。

资料来源：Davis, C. et al. (2008) Speech and language functions that require a functioning Broca's area, *Brain & Language, 105*: 50-58.

156   伏隔核也被称为大脑的快乐中枢。

丘脑（thalamus）是位于前脑深处的一大团灰质。每一种感觉系统（除了嗅觉）的轴突都在丘脑形成突触连接，构成信息传递至大脑皮层之前的最后中继站。但丘脑并不仅仅是一个中继系统，丘脑也对感觉信息进行加工。丘脑有感觉和运动功能，在调节睡眠、觉醒和意识方面起着十分重要的作用（见 7.5 节）。

下丘脑（hypothalamus）位于丘脑之下，主要参与维持人体内稳态，包括饥渴的调节。它还参与情绪调节和自主神经系统的控制以及生理节律的维持（见 7.5 节）。因此，它会接收大量来自身体和大脑许多部位的输入信号。下丘脑通过两种途径将信息传递至身体其他部位，包括：通过自主神经系统或向脑垂体下达指令（脑垂体是内分泌系统的"司令部"）。

杏仁核（amygdala）是类似杏仁形状的两个神经元核团，位于左右半球颞叶、丘脑的两侧。这些神经元参与记忆和情绪（特别是攻击和恐惧）过程。该区域受损会使人们在通常应当引发恐惧的情境中表现淡漠。

海马（hippocampus）由杏仁核向后延伸出的两个"犄角"状神经元核团构成。该区域对短时记忆转化为长时记忆具有重要作用，因此对于学习过程也很重要（见第 10 章）。海马受损意味着个体可能仍然保留着旧时的记忆，却不能再形成新的记忆。

"脑干"这个词通常指中脑、脑桥和延髓。这些结构一起负责人体最基本的生命功能，如呼吸、心跳和血压。从进化论角度来看，该区域也是一个古老的结构，存在于古代哺乳动物和现代爬行动物脑内（事实上，很多爬行动物的整个大脑就类似于人类的脑干部分）。中脑在脑干顶部，包括顶盖和被盖。中脑前面的部分是大脑脚（cerebral peduncle），是参与随意运动功能的最大轴突束，将信息传出大脑皮层。

顶盖（tectum）参与初步的视觉信息加工和眼球运动的控制，同时还参与听觉的加工。被盖（tegmentum）是一个神经元网络，参与运动功能的控制、意识的调节以及很多自主的体内平衡和反射通路的调节。

157   像大脑一样，小脑（cerebellum）也有高度皱褶化的表面，同样也分为两个半球。尽管只占到了大脑 10% 的质量，却包含了全脑大概一半的神经元。它的功能包括调节和协调运动、保持姿势和平衡。从进化论角度看，小脑也是一个古老的结构。

脑桥（pons）参与调节意识、睡眠和感觉加工。脑桥的一些结构与小脑相连，因此也参与运动和姿势的调节。末脑主要由连接脑和身体其他部分的信号传导通路构成。延髓（medulla oblongata）负责维持最基本的生命功能，例如呼吸和心跳。

鲁里亚功能模型（Luria's functional model）是一个有用的总结：脑干调节大脑唤醒和肌张力；皮层的后部负责加工来自内外环境的感觉信息；额叶和前额叶参与行为的计划、执行和调控（Zillmer et al., 2008）。

小　结

- 大脑由许多不同脑区组成，每个脑区有不同的活动和功能。大脑主要可以划分为前脑、中脑和后脑，前脑又分为两个相连的大脑半球。
- 额叶参与推理、计划、问题解决、言语、运动和情绪。负责加工输入的感觉信息，控制自主运动，同时还加工来自其他脑区的信息。
- 颞叶、顶叶和枕叶都有着各自专门的加工和整合感觉信息的功能。
- 边缘系统是"情绪脑"，对记忆也很重要，位于前脑的深部。
- 脑干和小脑参与调节人体基础功能，例如姿势、运动、呼吸和心跳。

　　不同脑区正常功能的破坏会引起不同的障碍和疾病。伴有基本心理症状的障碍将在第 16 章介绍。其他章节还会讨论情绪（见第 2 章）和疼痛（见第 4 章）的调节。下面一节主要讨论运动的控制和运动障碍。再后面一节探讨睡眠和意识。

7.4　运动控制

　　所有肌肉活动都受神经系统的控制。尽管平滑肌细胞会自发地收缩，但它们收缩的节律也受到自主神经系统运动神经元的调节。尽管心肌的收缩由内部起搏器控制，但自主神经系统的运动神经元也能够调节它的固有节率和心跳的强度。骨骼肌的反射活动受到脊髓的调控而不必经过大脑的参与。自主运动的骨骼肌活动是由中枢神经系统控制的。

158

　　运动神经元（motor neurons）控制肌肉的运动。首先要了解骨骼肌在神经肌肉接头（neuro-muscular junction, NMJ）的神经支配过程，然后再理解涉及反射和骨骼肌自主运动的过程。骨骼肌以收缩的形式将动作电位的电能转化为机械能。神经元突触前膜将乙酰胆碱释放到神经肌肉接头，乙酰胆碱再与骨骼肌细胞膜上专门的受体相结合，引起骨骼肌的收缩。来自某一神经元的单个电脉冲信号能够使一根肌肉纤维抽动 1 次。然而，因为骨骼肌具有一定的弹性，所以骨骼肌抽动的时间要比一次动作电位的时间要长。一系列快速的动作电位能够引起骨骼肌持续的收缩（而不只是若干次抽动）。骨骼肌收缩的强度取决于运动神经元放电的多少和速度。

7.4.1　反射

　　如果你碰到一个特别烫的东西，会自动地快速缩回手。这不是一个有意识的过程：你并没有想"噢，这个盘子太烫了，我得把它放下"。这种运动称为**反射**（reflex）——对外界刺激不自主的即时反应。反射活动可以非常快，因为大部分的感觉神经元并不直接通过大脑，它们与其他运动神经元在脊髓形成突触连接。刺激能以各种感觉出现（如热或者痛）。这种刺激信号传递到脊髓，在脊髓与另一个运动神经元直接形成突触连接，或者通过一个中间神经元作为中继点，然后将信息传递到输出的运动神经元，这时运动神经元产生动作电位，引起相应的骨骼肌运动（例如从火上将手缩回）。输入和输出神经元构成的整个结构叫作反射弧。尽管反射弧意味着在做出相应反应之前大脑并没有参与感觉信息的加工，但是，当反射活动发生的时候，大脑的确也接收了感觉信息的输入，因此我们才意识到反射活动发生了。

脊髓反射并不是独立发生的，相反它们也受到大脑的控制。在某些情况下，大脑能够抑制肌肉反射的活动，如当大脑回路意识到某些情况下反射活动弊大于利时。例如，当你带着一个薄薄的手套从烤箱里取出很烫的烤盘送往餐桌时。片刻之后，热度就会引发缩回手的反射。但是我们的大脑意识到，如果将烤盘掉在地上将会很糟糕，因此大脑抑制了这个反射，让你坚持握住滚烫的烤盘直到放在桌上。

7.4.2 运动的自主控制

参与发动自主运动冲动的神经位于初级运动皮层，这是一组位于后额叶的神经元，它们的排布就像一张身体地图。图 7.5 所示的"运动小人"与正常的人体比例不同。每个区域的大小表示神经支配的水平和精细运动要求的控制程度：如手和手指比上肢其他部分占据更大的空间，比脚和脚趾占据的空间也要大很多。图 7.5 右边的图片向我们呈现了长成"运动小人"的人体比例将会是什么样子。

初级运动皮层的每个区域都控制着一组专门的肌肉，它们通过感觉运动皮层接受其支配的肌肉和关节的信号反馈。"下行通路"是指从大脑发出，到达脊髓的神经通路，这使得大脑能够控制头部以下的身体部位。相反地，"上行通路"则是从脊髓发出，到达大脑的神经通路，它将感觉信号从身体的各个部位传递到大脑。

对"运动小人"的不同部位给予电击刺激，可以引起身体相应部位（而不是其他部位）的肌肉活动。初级运动皮层如果大范围受损，可能会妨碍人体相应部分的运动能力，但其他部分不会受影响（如只活动一根手指）。但是，由于次级运动皮层的存在，信号可不经过初级运动皮层而直接下传，所以随意运动仍可能发生。

159

图 7.5

运动小人

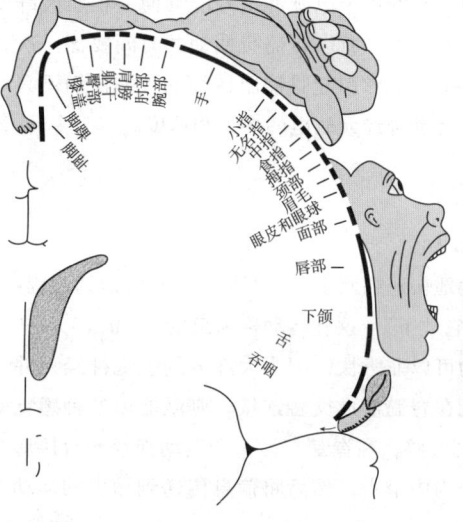

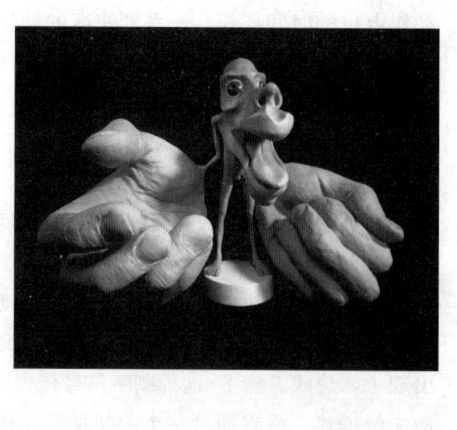

次级运动皮层有以下几个功能，它们负责：

- 将视觉信息转化为运动指令（后顶叶皮层）。
- 指挥运动，控制躯干及其近端肌肉（前运动皮层）。
- 计划和协调复杂运动，例如需要两手共同参与的运动（辅助运动区）。

次级运动皮层接收前额叶皮层（参与形成计划和策略）发出的指令，形成特定的运动模式，并将信号输出至初级运动皮层。

除了这些皮层区域，其他脑区对控制运动也很重要。尽管熟练的快速动作都由额叶发起，但对于这些动作的控制和时机把握却需要小脑的参与。小脑大范围受损会导致运动控制能力的丧失，在条件出现变化时修正动作的能力也会受到妨碍，保持姿势也会出现困难。基底核也能调节运动，它们通过神经环路，从广泛的皮层区域接收信息，再通过丘脑，将这些信息传递至初级运动皮层、前运动皮层以及辅助运动区域。此外还会将信息输出到脑干的运动神经核。基底核受损会造成很多运动障碍，例如帕金森病和亨廷顿氏症。

160

案例研究 7.1　帕金森病

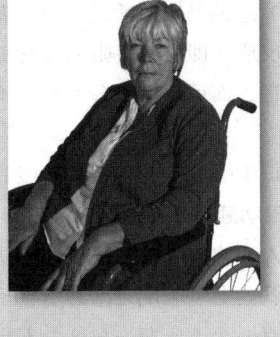

贝丝是一位 62 岁的已婚女性，她的 4 个孩子均已成年。快 40 岁的时候，她开始感觉自己的上肢肌肉颤动，她当时以为这是自己对于儿子刚刚去世的反应。但是这种症状一直持续，在 44 岁时她被诊断为患有帕金森病。从那之后她开始接受左旋多巴胺治疗。在吃药之前或者在两次疗程之间，贝丝常常感觉"迟钝"，只能勉强地做些活动和与别人交流：

> "你无法正常地思考……这是一种非常可怕的感觉，自己好像失控了。你知道，这就是我全部的解释，你的大脑无法向你的身体下达指令。"

帮助她克服运动能力减弱带来的障碍需要付出很多努力。她经常在做一连串动作（如走路或者吃饭）的时候自言自语。过去她精力充沛，甚至"从来不会觉得累"，可是现在贝丝很容易疲倦，很多过去轻而易举的事情现在做起来却很困难。帕金森病极大地改变了她对自己的看法，也改变了别人对她的看法：

> "别人认为你很衰老，因为你的行动就像个高龄的老人……就连拧开瓶盖都变得很困难。"

日常活动的这些变化和生活质量的下降会摧毁人的精神：贝丝感到自己的心还很年轻，可在别人看来却像一个什么也做不了的老太太。不过，她努力地掩饰自己的肌肉颤动，想避免别人对自己的负面评价，但只会使情况变得更糟：

> "我试着让自己停下别动，所以我抱着胳膊或者将胳膊背在身后，握紧拳头……但，当我这样刻意掩饰的时候，我看起来更糟了，因为我整个人都变得扭曲了。"

为了尽量减少这些糟糕的体验，贝丝坚持服药，尽管这让她在适当的时间能够做一些日常活动，却限制了她的自发活动。因此，她觉得药物赋予了她一些能力，同时也剥夺了她的另一些能力。

（资料来源：Bramley & Eatough, 2005.）

> **小　结**
>
> - 所有的肌肉活动都受到神经系统的影响。
> - 脊髓反射是在不经过中枢神经系统对感觉信息进行加工的情况下肌肉做出的收缩反应，但是大脑可以支配肌肉的反射性活动。
> - 随意肌肉活动由初级运动皮层发起，初级运动皮层是位于额叶后方的带状分布的神经元，它们的排布就像"运动小人"。次级运动皮层、基底核和小脑也参与随意肌肉活动。
> - 参与运动控制的任何部位的神经元损伤都会导致严重的运动障碍。

7.5　睡眠、意识和生物钟

睡眠是一个重要的主题：很多人存在睡眠问题（Groeger et al., 2004），而且睡眠质量会影响我们的健康（见下文）。上一节介绍了高水平的神经和肌肉运动，可能有人因此会认为，睡眠的时候这种神经和肌肉的运动就不存在了。其实不然，当我们睡着时，大脑并不是简单地在休息，一些重要的活动仍在继续。

睡眠研究利用多种仪器来监测人们在睡眠时的身体活动：脑电图扫描仪（electroencephalograms, EEG）可记录大脑的脑电活动；肌电图（electromyograms, EMG）记录肌肉活动；眼电图（electrooculograms, EOG）记录眼球的活动。研究者可能还会监测觉醒的一些指标，例如心跳、呼吸、皮电反应（即皮肤电阻的变化）。根据睡眠所收集的信息发现，不存在单一的"睡眠"过程，而可以将之分为几个不同的睡眠阶段，每个阶段各有不同的身体活动模式。

睡眠可以分为 5 个阶段：**快速眼动睡眠**（REM sleep）（如此命名是因为该阶段的特点是眼球快速运动）以及 4 个程度逐渐加深的**非快速眼动睡眠**（non-REM sleep）。通常人们会在经历 4 个阶段的非快速眼动睡眠之后，进入到快速眼动睡眠，这也是梦境的开始。这个过程大约需要 90 分钟。正常情况下，快速眼动睡眠之前必然有短波睡眠（3~4 阶段），在每个回合的快速眼动睡眠之后都有一个不应期，在这个不应期内，快速眼动睡眠不会发生（见图 7.6）。

睡眠从阶段 1 到阶段 4 是一个逐渐加深的过程。人们在阶段 1 睡眠的时候最容易醒过来，在阶段 4 的时候最难醒来。如果一个人从阶段 4 醒来，他会感到头晕眼花而且意识不清楚。在阶段 3 和阶段 4，脑电图显示神经活动的慢同步波。相反，脑电图在快速眼动睡眠阶段显示高频不同步的活动，与我们醒着的时候类似。在快速眼动睡眠时，大脑活动变得活跃：神经放电、血流和氧气消耗均增强到觉醒水平。快速眼动睡眠与非快速眼动睡眠的一个显著差别是眼球的快速运动，这能够在闭合

的眼睑下观察到，同时也能通过眼电图监测到。肌电图显示，与阶段 3 和阶段 4 中度的肌紧张相比，快速眼动睡眠阶段的骨骼肌紧张显著下降。

快速眼动睡眠阶段的神经活动与梦的内容有关。例如，梦中的说话和倾听会激活大脑中与言语和倾听有关脑区的神经活动（Hong et al., 1996）。但是，因为快速眼动睡眠阶段的骨骼肌紧张消失，梦里的躯体运动不会让我们在做梦时做出真正的躯

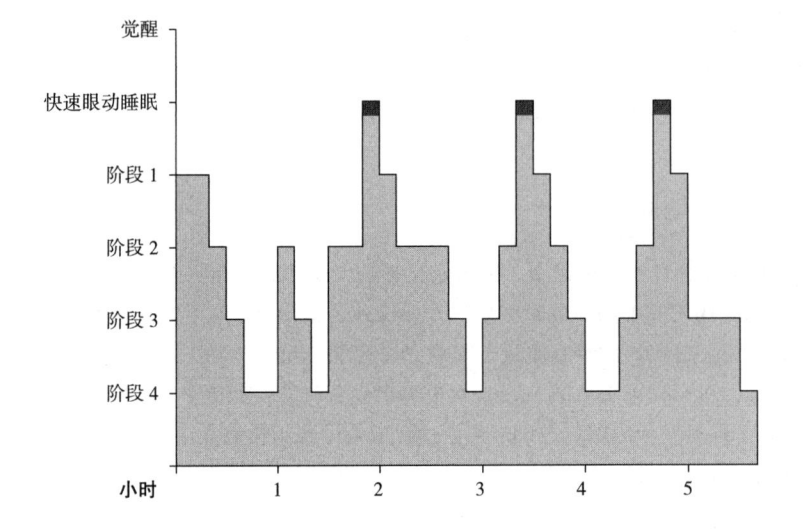

图 7.6
睡眠的阶段

体运动。梦游和夜惊发生在慢波睡眠期——特别是第 4 阶段。因为它们并不发生在快速眼动睡眠阶段，所以梦游或夜惊的人也不是在演绎梦里的情景。

7.5.1　为什么会做梦

目前对于为什么会做梦这个问题并没有明确的解释。在快速眼动睡眠阶段，大脑会有一些特别活动，这在其他睡眠阶段都不会出现，这提示我们，这些特别的大脑活动可能有着特别的功能。快速眼动睡眠剥夺的研究显示，人体会努力保证一定量的快速眼动睡眠。在此研究中，研究者会先让参与者尽可能睡足，然后每当参与者进入快速眼动睡眠时就把他叫醒。人体对快动眼睡眠剥夺做出的反应是比平时更加快速地进入快速眼动睡眠；而且有证据表明，参与者会在后面的夜晚将缺少的快速眼动睡眠补回来。

一些研究表明，快速眼动睡眠对巩固所学的知识和记忆非常重要（Stickgold et al., 2001）。但也有一些证据显示，总体上讲，睡眠缺乏或快速眼动睡眠缺乏并不会影响学习和记忆。例如，尽管三种主要的抗抑郁药都会使快速眼动睡眠显著减少，但并没有证据显示服用这些药的患者会出现相应的学习和记忆障碍（Vertes & Eastman, 2000）。虽然看起来快速眼动睡眠对人体非常重要，但一些研究显示，人体可以没有快速眼动睡眠，这至少在短期内不会产生什么问题（Nykamp et al., 1998）。

就像人们对为什么会做梦存在分歧一样，每个人对于梦的意义也存在分歧。通过自己的经验，你可能会体会到日有所思，夜有所梦。对梦的内容可能会有一个表面化的解释。例如，当我们口渴的时候，会梦到喝水。但是，梦里出现的物品和事件也可能具有象征意义。例如，感到很渴却不允许喝水可能象征着生活中的挫败。在对梦进行解析时，需要关注梦里出现的个别物品或事件，它们与梦中其他物品和事件的联系，以及做梦者的生活背景。

弗洛伊德（Freud, 1999[1990]）认为，梦是理解人们无意识心理过程的捷径。在他的精神分析理论中，他认为潜意识的欲望和情绪会以一种伪装的形式出现在梦里。

与精神分析模型不同的另一种是激活整合模型，该模型认为，做梦仅仅是大脑在试图理解快速眼动睡眠阶段中脑干和部分边缘系统里神经环路激活的意义（Hobson & McCarley, 1977）。大脑企图理解这种神经活动给人的体验就是做梦。

7.5.2　为什么要睡觉

睡眠剥夺会危害人的健康，因为它会影响大脑功能。这些危害包括注意力下降、认知和记忆缺乏或不随意的睡眠发作（Dinges et al., 1997）。一些证据表明，睡眠与记忆力有关。睡眠的数量和质量会影响记忆的巩固和在学习任务中的表现（Frank & Benington, 2006）。暴露在新环境或接受新的认知任务会改变随后的睡眠。研究专栏7.2揭示了外科医生睡眠剥夺的后果。这些研究结果为提倡立法限制医生工作时间提供了依据。

睡眠会影响身体健康。睡眠减少会损害免疫功能，增加糖尿病和心血管病的患病风险和死亡率（Alvarez & Ayas, 2004）。一篇近期的心血管疾病综述表明，睡眠剥夺会改变血压、导致炎症、自主神经紧张和激素活动，这增加了心血管疾病的发病率（Mullington et al., 2009）。

睡眠有保存和恢复的功能，能够让身体在一天的活动之后进行修整，恢复活力。第3和第4阶段的深度睡眠可能在这里起到了重要作用。研究显示，第3和第4阶段的睡眠是受到保障的：那些被剥夺了睡眠的人却有着更高比例的第3和第4阶段的睡眠，可能与正常睡眠的人保持着等量的第3和第4阶段睡眠（Reynolds et al., 1986）。

164

研究专栏7.2　睡眠剥夺影响手术技能

背景

尽管我们知道，睡眠剥夺会导致注意力下降，损害问题解决的能力。可是还不清楚睡眠剥夺对于"24小时待命"的住院医生的影响。

方法和结果

应用腹腔镜手术模拟器对35位外科医生的手术技能进行了评估。参与者在以下三个时间点接受评估：在"24小时待命"的前一天早上（休息很好），"24小时待命"的当天早上（休息很好），"24小时待命"后的早上（睡眠剥夺）。

与前面两次充分休息时的手术评估相比，睡眠剥夺状态下外科医生的技术变差了：他们完成手术所用的时间显著延长，而且所犯错误显著增多。

研究的意义

我们知道，"24小时待命"的制度会导致临时的睡眠剥夺和疲乏。本研究显示，这样的睡眠剥夺和疲乏会显著妨碍医生的手术表现，可能会导致临床服务质量下降，有损患者的预后。

资料来源：Eastridge, B.J. et al. (2003) Effect of sleep deprivation on the performance of simulated laparoscopic surgical skill, *American Journal of Surgery, 186*: 169-174.

临床笔记 7.1

医生的睡眠剥夺

- 为了你自己和患者的安全，请保证充足的高质量睡眠。
- 倒班有损于身心健康，特别是当你的年龄超过 40 岁以后。
- 当心睡眠剥夺会损害学习和记忆能力。
- 当心睡眠剥夺会损害你的工作表现。
- 如果要倒班，逆时针旋转（即在每次值夜班前先睡足，将生物钟前移）要比顺时针旋转好。
- 这些问题在你还是个学生的时候就非常重要，在你的整个医生职业生涯中都非常重要。

165

7.5.3　为什么睡眠遵循固定模式

尽管睡眠有恢复功能，但并不意味着我们在活动多时睡得就多，活动少时睡得就少（如 Driver & Taylor, 2000; Ryback & Lewis, 1971）。睡眠不会受到活动量的影响，而是遵循固定模式，有其一定的生理或昼夜节律（Lavie, 2001）。人体体温和激素分泌都有生理节律。这些节律是由人体内部的调节器——下垂脑中的**视上核**（suprachiasmatic nucleus, SCN）决定的。以睡眠为例，视上核通过输出信号，促使松果体分泌褪黑素来设定睡觉的生理节奏。在黑暗的环境中，褪黑素的分泌增加，让我们产生困倦的感觉。

人体的内部节律是由视交叉上核以 24 小时为周期设定的。这种节律随着昼夜交替而每天不断循环。当视交叉上核内源的节律发生紊乱或是外界昼夜模式发生改变时就会出现时差感。内部节律的紊乱常见于倒班的工人，在这种情况下，外界昼夜模式保持不变，因此工人们必须调整自己的睡眠—觉醒周期。无论是倒时差的人还是倒班的工人都会出现睡眠紊乱，感到疲乏，且认知功能也会受到妨碍。关键时刻暴露在明亮的灯光下有助于人们从倒班和时差中恢复过来（如 Burgess et al., 2002）。近期研究显示，褪黑素类的药物能够治疗很多与倒班和时差有关的症状（Rajaratnam et al., 2009）。一个简单的解释就是这些药物移动了生物钟的指针。

视交叉上核调节睡眠周期，而其他的大脑区域则参与睡眠阶段之间的变化。网状结构位于脑干的中心，穿过中脑、脑桥和延髓。刺激这一区域有停止睡眠的功能，就像一个叫醒基底核、丘脑和前脑的"闹钟"，这一区域的五羟色胺参与睡眠的调节。脑桥的活动好像能调节快速眼动睡眠。脑桥中乙酰胆碱的活动参与调节快速眼动睡眠阶段的眼活动，而抑制前脑乙酰胆碱的释放会引起慢波睡眠。增加脑桥区域去甲肾上腺素的释放与从睡眠到觉醒的变化有关。许多障碍（包括抑郁和季节性情绪失调）的睡眠—觉醒周期会受到破坏，大脑受伤后也可能会出现睡眠—觉醒周期的紊乱。例如，10%~40% 的情感障碍的患者会报告他们夜间睡眠过多而白天瞌睡（Kaplan & Harvey, 2009）。

166

临床笔记 7.2

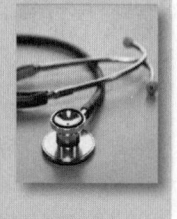

自我治疗失眠

- 只在困乏时才上床。
- 将闹钟设定一个正常的起床时间，每天都在这一时间起床——无论你睡了多少时间。
- 每晚睡觉不要超过 10 小时，白天不打盹。
- 如果在夜间醒来，试着强迫自己保持清醒有时反而能帮助再次入睡。
- 在下午 6 点以后避免摄入酒精、咖啡因或尼古丁，不要在深夜吃太多食物。
- 只在卧室睡觉和过性生活，不要在卧室工作。
- 如果在午夜醒来，超过 20 分钟还不能入睡，起床去做些别的事，只有当感到困倦的时候再回去睡。
- 不要太在意睡了多久或者频繁地看表，这样可能会使失眠变得更严重。

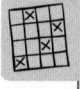

实践活动 7.1　意识

- 花几秒钟的时间写下你现在意识到的一切——你看到了什么，听到了什么，闻到了什么，感觉到了什么，品尝到了什么？
- 你有意识地觉察到了多少身体的活动？

7.5.4　觉醒和意识

睡眠并不是一种单一的状态，觉醒也不是。**意识**（consciousness）由我们觉察到的事物组成——信息、记忆或者是我们的胃发出的咕咕声。在精神活动中，意识只是"冰山一角"。还有一些其他层级的精神活动可能进入也可能没有进入我们的有意识觉知。**非意识**（non-conscious）的大脑活动是我们从未意识到的过程，例如控制心跳或消化。**前意识**（pre-conscious）由那些在我们需要的时候能够进入意识，但通常不会积极注意到的信息组成。例如，我们能告诉别人今天早餐吃了什么，或者我们在哪里出生，但这不等于说，我们整天走在哪里都在想着这些事，而是当别人突然问起的时候才会去想。**无意识**（unconscious）或潜意识是指那些曾经处理过，但从未意识到自己知道的信息。精神分析理论认为，无意识包括那些我们从来没有意识到的原始冲动和被压抑的记忆。精神分析的无意识思维概念是有争议的，它并不如

167

无意识心理过程这一概念得到广泛接受。

觉醒和警觉的水平受大脑不同部位的各种神经递质活动的影响，对唤醒有重要作用的神经递质包括：

- 乙酰胆碱（由脑桥和前脑基底部的神经元释放）
- 去甲肾上腺素（由脑桥神经元释放）

- 五羟色胺（由网状结构的神经元释放）
- 组胺和下视丘分泌素（都由下丘脑的神经元释放）

这些神经元的轴突通往很多重要的脑区，有些对皮层唤醒有直接影响，还有一些通过丘脑和下丘脑对皮层唤醒有间接作用。

7.5.5 意识障碍

意识障碍会使我们对意识的生理机能有更深入的了解。**发作性睡病**（narcolepsy）是一种以突然发作的昏睡为特征的神经系统障碍。该疾病好像由下视丘分泌素的产生缺乏引起，下视丘分泌素是一种涉及唤醒和警觉的神经递质（Nishino et al., 2000）。患有发作性睡病的人，睡眠有可能在任何时候突然发生，但多发生在单调枯燥的情境中。发作性睡病的患者可能会经历猝倒——由脊髓运动神经元抑制而导致的肌张力突然下降。这种情况下患者常常会突然摔倒，一段时间不能动，期间患者也可能完全清醒。虽然发作性睡病的突发昏睡经常在患者感到无聊的时候出现，但猝倒常常由强烈的情绪引起。

癫痫（epilepsy）是一种严重的神经系统障碍，发病率大约为 0.5%。癫痫的特点是反复的惊厥发作——大脑中过多的异常放电导致正常神经功能的暂时中断。约 70% 的癫痫患者找不到明确病因，约 30% 的个案能够发现癫痫发作与一些疾病或生理异常有关，比如神经活动中的 GABA 抑制或谷氨酸兴奋不平衡。部分性癫痫的发作是局部的，只影响到一侧大脑的某些特定脑区（如一个颞叶）。单纯性部分发作对意识没有损害，而复杂性部分发作会妨碍意识。部分发作之后可能伴随着全身性的癫痫发作，会影响到大脑的很多区域，也会损害意识。全身性发作也被称作强直阵挛性发作。处于强直期的人会短暂丧失意识，全身肌肉强直；在阵挛期，肌肉快速收缩和放松，导致惊厥。患者在这样的发作后通常会有一段时间的睡眠：患者醒过来后常常会意识混乱，可能记不得发作前刚刚发生的事情。大约有三分之二的癫痫患者会在 5 年内停止发作，通常是服用抗惊厥药治疗的结果。如果发作源于脑的一个小区域，而且抗癫痫药无效，下一步的治疗可能需要手术。

小　结

- 睡眠并非是大脑的休息期：睡眠由若干个阶段组成，每个阶段有独特的神经活动特点。
- 梦发生在快速眼动睡眠（REM）阶段，人体试图保证一定数量的快速眼动睡眠，这暗示着梦具有某种重要功能（如巩固记忆），但目前还没有完全了解梦的功能。
- 同样，人们对睡眠的功能也没有完全了解。但是睡眠的确好像具有恢复功能，而睡眠剥夺有损认知任务的表现，也会有损身体健康。
- 睡眠的时间周期由视交叉上核控制的生理节律决定。生理节律通常是与昼夜的自然模式相匹配的。
- 神经递质水平的波动会影响意识水平，可能会引起意识障碍，例如发作性睡病。

📖 **拓展阅读**

Carlson, N.R. (2007) *Physiology of Behavior* (9th edition). Boston, MA: Allyn & Bacon. A standard textbook for neuropsychology and biological psychology. 这本书详细描述和阐释了大脑的功能。

Pinel, J.P.J. (2007) *Biopsychology* (7th edition). Boston, MA: Pearson. 另一本神经心理学和生物心理学的标准教科书，也包括大脑功能的详细描述和阐释，还包括对一些概念的实际运用的描述。

❓ **复习题**

1. 描述神经系统的组织结构（即中枢神经系统、周围神经系统、自主神经系统和躯体感觉系统）及其功能。
2. 动作电位在神经元内部和神经元之间是如何传导的？
3. 概述大脑皮层四个脑叶的功能。
4. 描述参与控制自主运动的脑区的功能。
5. 讨论以下观点的正确性："睡眠时人的身体和大脑都处于休息状态。"
6. 人为什么要睡眠，为什么睡眠遵照固定的模式？
7. 描述睡眠剥夺和做梦剥夺的影响。
8. 列出癫痫和发作性睡病的主要特征。描述神经递质在这些意识障碍中的作用。

169

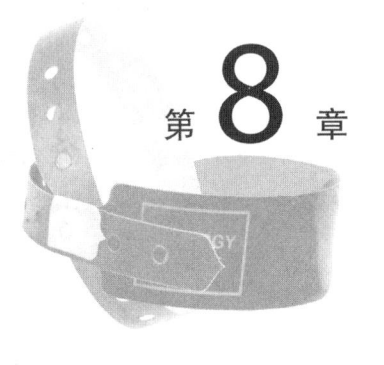

第**8**章

毕生心理社会性发展

本章提要

8.1 儿童期

    8.1.1 依恋与发展

    8.1.2 母乳喂养与发展

    8.1.3 语言发展

    8.1.4 智力发展

8.2 青少年期

    8.2.1 青春期心理

    8.2.2 认知、冒险和同一性

8.3 成年期

8.4 老年期

    8.4.1 老年人的健康促进

    8.4.2 老化和心理健康

    8.4.3 老年人的健康护理

专栏

8.1 埃里克森的毕生发展模型

8.2 陌生情境中的依恋类型

8.3 妈妈语和成人对话的比较

8.4 孩子对疾病的解释

案例研究

8.1 成功的老化

图

8.1 婴儿模仿面部表情

8.2 宁姆猩斯基在使用手语

8.3 皮亚杰的智力发展阶段模型

8.4 关爱老年人

171

研究专栏

8.1   严重剥夺后的发展迟滞和追赶

8.2   适合儿童的干预可促进其对疾病的理解

学习目标

本章旨在让你：

- 描述童年期发生的主要心理社会性发展；
- 概述童年期和青春期的语言和思维发展；
- 描述青春期的身体和心理发展变化以及面临的挑战；
- 讨论成人晚期身体和认知能力的稳定性和变化；
- 了解毕生变化对医患沟通的影响。

心理社会性发展贯穿人的一生。不同的年龄阶段获得不同的认知和社会技能，扮演不同的社会角色（见第 9 章）。认识这些变化的方式之一是学习美国著名发展心理学家埃里克森的理论，他把人的毕生发展分为八个阶段（Erikson, 1950），每个阶段的特征是都有一个特别的发展挑战，必须解决好这些挑战，才能保证心理社会功能的良好发展（见专栏 8.1）。

尽管这些挑战本质上是心理方面的，但健康和疾病会影响人们解决冲突的能力。例如，身体残疾可能会影响儿童期自主性的发展。类似地，人们的健康也可能受到他们每个发展阶段冲突体验的影响，比如青少年从事的一些冒险行为，也是其探索自己的同一性的一部分。这个模型表明，尽管童年期很重要，但发展和变化实际上贯穿人的一生。

因此，本章将以毕生发展为主线。医务工作者必须能够识别发展的异常模式，并给予有针对性的应对，以减少其对身体和心理成长的扰乱。医生还要认识不同年龄段人的能力差异，以实现最好的医患沟通。

172

8.1   童年期

8.1.1   依恋与发展

依恋（attachment）是感受到的对另一个人强烈的情感纽带。当孩子与那些能为他们提供安全依恋的照料者互动时，会感到愉悦和快乐；而在紧张时接近他们会感到安心。如果婴儿不能对他们的成年照料者建立起安全而信任的依恋，其认知、社会和情感就不可能得到正常发展。

专栏 8.1　埃里克森的毕生发展模型

年龄	冲突	结果
婴儿期	信任对不信任	照料者提供可靠的照料和温情，孩子就会形成对他人的信任感。
儿童早期	自主对羞愧和怀疑	通过获得身体技能，儿童会形成自主和独立感。失败则会导致羞愧和怀疑。
学龄前期	主动对内疚	儿童开始宣称他们对环境的控制，形成目的感。努力行使过多的力量会导致反驳和内疚。
学龄期	勤奋对自卑	儿童需要应对新的社会和智力要求并获得胜任感。
青春期	同一性对角色混乱	青少年需要树立稳固的个人同一性。失败则会导致角色混乱以及自我意识薄弱。
成年早期	亲密对孤独	成年人需要建立稳定的亲密关系。失败则会导致孤独。
成年中期	繁衍感对停滞	成年人需要创造和培育那些超越自身的事物（如孩子或社会变化）来获取成就感和价值感。
成熟期	自我整合对绝望	老年人回顾一生时要感到充实。失败则会导致遗憾和绝望。

依恋的质量

173

　　研究者使用"陌生情境"的方法发现 4 种不同的依恋类型（Ainsworth et al., 1978）。陌生情境中，妈妈把孩子带到一个有玩具的房间后，离开孩子一会儿，然后再回来。通过观察孩子探索和使用玩具的情形，以及他们对妈妈离开和返回做出的反应，可以把孩子的依恋类型分为 4 种，如专栏 8.2 所示。最常见的依恋类型是安全型（约 70%）和回避型（约 20%）。在不同文化中，尽管每种依恋类型的比例会有所不同，但这四种类型都能观察到（van Ijzendoorn & Kroonenberg, 1988）。

专栏 8.2　陌生情境中的依恋类型

依恋类型	妈妈离开时儿童的行为	妈妈的养育风格
安全型	儿童在妈妈离开时变得焦虑，但是当妈妈返回后很快安静下来；妈妈在身边时会探索环境。	妈妈对孩子的身体和情感需要能快速反应，帮助孩子应对他们的压力。
回避型	儿童会探索环境，妈妈离开或者返回时都没有反应。	当孩子焦虑时妈妈不做反应。试着阻止孩子哭闹并鼓励他们独立和探索。
矛盾型	当妈妈离开时孩子变得焦虑，但是陌生人可以安慰他。在妈妈返回时孩子表现得很矛盾，反抗接触或者变得生气。	妈妈的行为前后不一致。有时能快速地做出适当反应，有时则做不到。所以孩子在把妈妈作为安全基地之前纠结于妈妈是否可靠。
混乱型	可能是安全的、矛盾的或者回避的，但是当妈妈返回时，应对行为表现出一定的困难，比如摇晃自己或者变得僵硬。	妈妈的行为可能是消极的、退缩的、不适当的，角色没有明确界定，有时虐待孩子。

174 　　**安全型依恋的重要性**

　　建立对照料者的安全型依恋很重要，因为这会使儿童觉得自己值得关爱和呵护，需要帮助时其他人就会来到自己身边。这会为儿童随后所有亲近的关系建立其"内在的工作模式"（Bowlby, 1973）。依恋缺乏安全的儿童，其内在工作模式使他们不指望自己值得关爱和呵护。

　　童年期的安全型依恋对毕生发展有广泛而持久的影响。安全型依恋能最大地促进大脑的发展——尤其是主要参与情绪控制的边缘系统（见第7章）。由于照料者的忽视和缺少刺激而形成的不安全依恋，会导致这些脑区发展的严重滞后（Gerhardt, 2004）。安全型依恋也会带来更好的社交能力和同伴关系、更高的情绪能力和自立能力、更好的认知功能以及身心健康（Ranson & Urichuk, 2008）。

　　考虑到依恋的重要性，你可能想知道，如果孩子对父母的安全型依恋没有建立或者不可能建立，是否意味着孩子将失去一切。研究表明，领养的孩子与他们的养父母也能建立安全型依恋（van Londen et al., 2007）。大多数孩子都具有一定的韧性，这能使他们在一定程度上从早期忽视或虐待中得以恢复（见研究专栏8.1）。

175 　**研究专栏 8.1　严重剥夺后的发展迟滞和追赶**

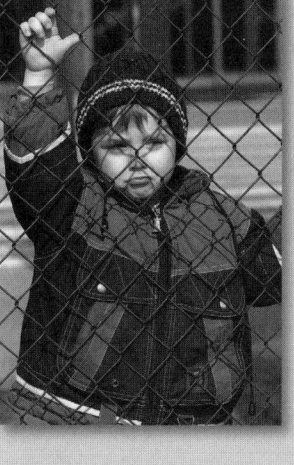

背景

　　20世纪60年代罗马尼亚总统齐奥塞斯库试图禁止节育和征收丁克税，从而促进人口增长。结果很多夫妻生养的孩子数超出了他们的养育能力，许多孩子被送往国家的孤儿院。孤儿院的情况很糟糕：卫生和营养情况很差；孩子们很多时间都被限制在小屋里，小屋里的玩具很少，并且和成年人或其他孩子几乎没有互动。1989年齐奥塞斯库下台后，很多孤儿院的儿童被其他国家的家庭领养。

方法和结果

　　对111名英国家庭领养的罗马尼亚婴儿纵向追踪，对照组是在英国本土领养的孩子。这些孤儿院的孩子到达英国时，他们的身体和认知发展已受到严重的损害。

　　这项研究表明，发展受损的孩子在身体和认知的发展上有向正常水平"追赶"的趋势。不到半岁的领养孩子差不多都完成了追赶，而那些年龄较大的领养儿童，其发展水平仍严重滞后。

研究的意义

　　由于道德原因，我们永远不可能设计实验人为地严重剥夺儿童的发展：研究者只能利用这项不幸的社会实验。尽管所有的孩子在克服早期剥夺上都表现出一定的韧性，然而遭遇长期的严重剥夺，孩子的身体和心理发展会出现明显的缺陷，很难完全恢复。

资料来源：O'Connor, T.G. et al. (2000) The effects of global severe privation on cognitive competence, *Child Development, 71*: 376-390.

依恋是如何发展的

安全型依恋的发展过程有几种不同的解释。弗洛伊德的**精神分析理论**（psychoanalytic theory）认为，妈妈成为婴儿生活中主要的爱恋对象，因为她满足了婴儿对食物的需要和口唇快感。**学习理论**（learning theory）则主张，婴儿通过学习懂得母乳喂养能解除饥饿（妈妈领悟到，母乳喂养能使婴儿安静），因而对妈妈形成积极的认知。

动物行为学理论（ethological theory）认为，尽管母乳喂养对母婴关系的建立非常重要，但依恋并不只取决于饥饿的解除和口唇快感的满足。不然我们如何解释婴儿和爸爸之间的紧密依恋？鲍尔比（Bowlby，1969）认为，弗洛伊德的精神分析观点并没有认识到依恋本身就是一种心理联结，而不是源自喂养或者性驱力的本能。鲍尔比的观点得到了哈洛研究（Harlow，1958）的支持，研究者把幼猴与它们的妈妈分开，结果发现依恋是建立在舒适而不是食物的基础上。在哈洛的研究中，与妈妈分开的幼猴更喜欢用软布覆盖的替代"妈妈"而不是用铁丝缠制的替代"妈妈"，即使后者提供了牛奶。

鲍尔比认为人类有一套先天内置的依恋行为模式，旨在保持与某个人的亲密接触，这个人被认为能够更好地应对这个世界。对婴儿来讲，这些依恋行为包括紧紧黏着照料者、哭闹以吸引照料者的注意，以及当照料者返回时报以微笑。在很小的时候，婴儿就可以做出模仿父母面部表情这样的依恋行为（见图 8.1）。从这些简单（却让人吃惊）的早期行为开始，婴儿的依恋随着他们发展出指引注意和行为的复杂技能而呈现出阶段式的发展，研究者在"陌生情境"中评估过 12 至 18 个月婴儿的这些跟随和依附行为。

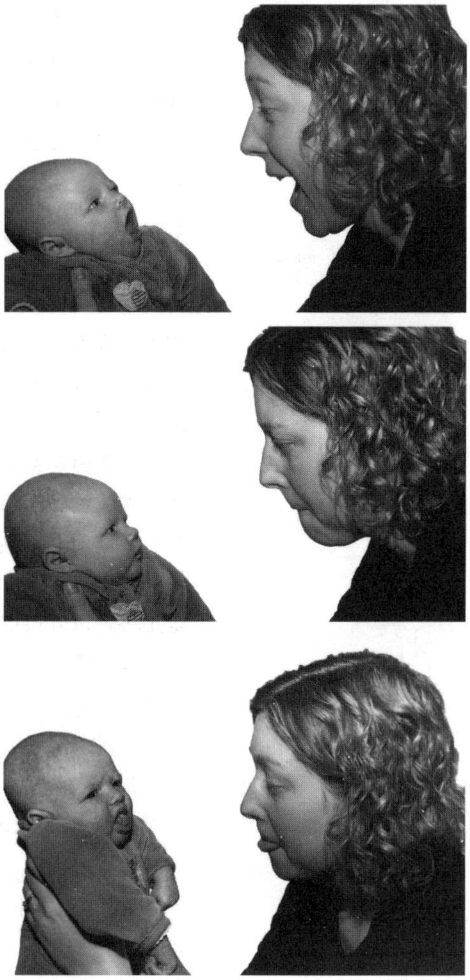

图 8.1
婴儿模仿面部表情

176

亲子联结

要对父母产生依恋，婴儿首先要知道谁是父母。与照料者**联结**（bonding）的过程在出生前就开始了。在出生后的前几天，新生儿会利用各种感觉来了解他们的照料者是谁。所以，父母应采取如下行为，尽可能地为婴儿提供各种感觉刺激：

177

- **身体接触**：应该鼓励妈妈尽可能多地与孩子接触，为孩子提供触觉、温暖、嗅觉、听觉和视觉等多种形式的感觉刺激。
- **嗅觉**：婴儿能快速地学会把妈妈的气味与舒适、愉悦和食物联系起来。
- **听觉**：婴儿很早就能区分妈妈和其他人的声音，与其他女性类似的声音相比，他们更喜欢妈妈的声音。
- **视觉**：尽管出生 3 天的婴儿焦距只有 25cm，但他们就能用眼睛辨认妈妈。

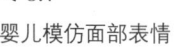

尽管大多数的研究集中在妈妈身上，但婴儿与父亲的联结也很重要。上述行为同样适用于父亲。最初几天的亲子联结为随后的亲子互动奠定了重要的基础。然而早期接触的缺乏并不意味着失去所有亲子联结。那些必须待在恒温箱中的早产婴儿也可以与父母建立亲密的亲子联结，父母和领养的孩子也可以建立。

8.1.2　母乳喂养与发展

母乳喂养是重要的母婴互动。世界卫生组织倡导婴儿在半岁前只进行母乳喂养（WHO, 2002）。然而发达国家大多数儿童在半岁前的情况并非如此。例如，英国人约25%的婴儿没有母乳喂养，并且只有25%的婴儿在半岁前坚持母乳喂养（Bolling et al., 2007）。

许多追踪婴儿至童年中期或者成年期的前瞻性研究发现，母乳喂养的孩子智力测验成绩更好（Clark et al., 2006; Kramer et al., 2008; Mortensen et al., 2002）。母乳喂养的最佳时长约为6~9个月，那些根本没有母乳喂养或母乳喂养不足六个月，或者九个月以上还只进行母乳喂养的孩子，其智力测验成绩均较差。九个月以上还只给婴儿喂养母乳可能会引起营养不良。

母乳喂养和智力之间的联系有几种解释。第一，母乳中的营养物质（尤其是长链脂肪酸）能更好地促进神经发育（Gustafsson et al., 2004）。第二，母乳喂养过程中对婴儿的身体和心理关注可能会促进智力发展。第三，某些因素与母乳喂养和儿童智力都有关，它们可能很重要。其中最主要的是哺乳妈妈的特征，因为受过良好教育、智力更高的妈妈更可能坚持母乳喂养（如 Coulibaly et al., 2006; Ladomenou et al., 2007）。

对儿童长期追踪研究的元分析表明，婴儿出生的第一个月只用母乳喂养与儿童哮喘、腹部疾病和过敏性皮炎发病率的下降相关（Akobeng et al., 2006; Gdalevich et al., 2001a, 2001b）。母乳喂养的一些积极影响可以归因于乳汁的免疫调节作用以及避开了某些过敏源。更长时间的母乳喂养似乎减少了孩子以后肥胖和患糖尿病的风险。

8.1.3　语言发展

学习说话是儿童要培养的最重要的智能之一。语言本身是沟通必不可少的要素，此外语言对于很多其他学习技能也很重要：想象一下，如果你不能理解老师的话或者不会提问，学校生活会变成什么样！儿童如何从半岁时无意义的咿咿呀呀，仅在几年后就发展到能说出语法复杂的言语，对此有各种理论解释。

一些研究者强调**操作条件作用**（operant conditioning）和**观察学习**（observational learning）的重要性（如 Skinner, 1957）。这类观点主张，儿童语言能力的发展是回应父母和其他成人的鼓励和矫正，儿童对成人言语的模仿也很重要。尽管儿童可以通过这些渠道了解字词的意思，但并不能解释儿童对复杂语法规则的学习，即组合字词从而形成意义的规则。

与行为主义和社会学习理论不同，**先天论**（nativism）主张，儿童有天生的语言倾向：比如他们有理解语言的先天能力。乔姆斯基认为，人类的独特性在于拥有生

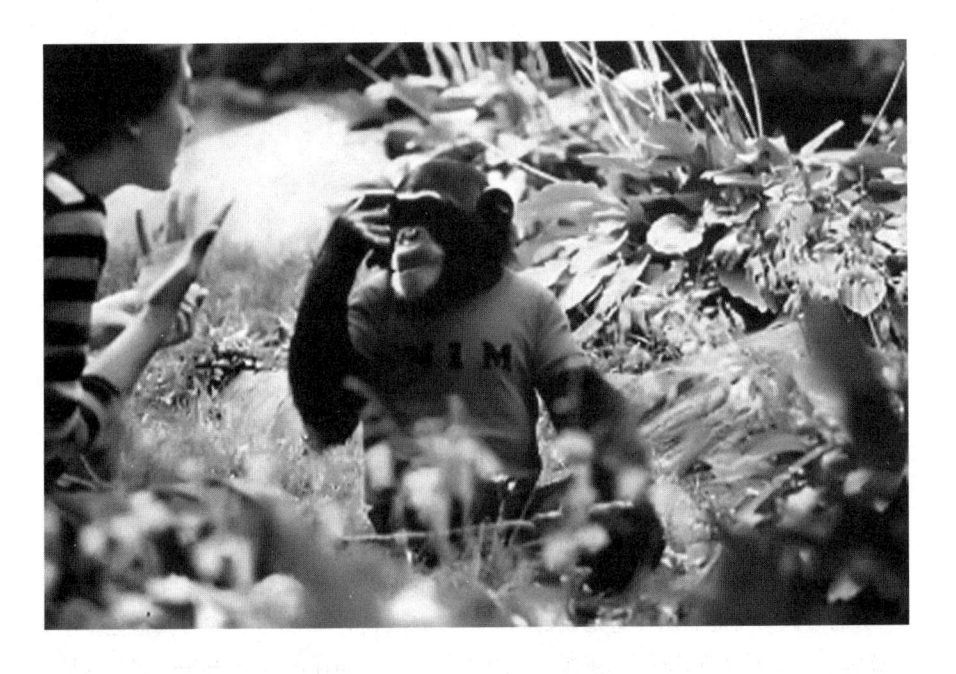

图 8.2
宁姆猩斯基在使用手语

物基础上的先天语言获得装置（LAD），这能让知道些许字词的儿童生成语法正确的句子并理解别人的话语（Chomsky, 1965）。语言获得装置是人类独有的特征，这一主张得到了灵长类动物语言学习研究的支持。这类研究表明，尽管灵长类动物能学会使用手语或者符号来交流，但是它们理解不了语法（图 8.2）。尽管乔姆斯基的观点很有影响力，但也有一些局限性。具体而言，虽然人脑存在一些特殊的语言区域（见第 7 章），但没有证据表明语言获得装置位于哪个特别的脑区。

　　相互作用论（interactionism）为斯金纳和乔姆斯基对立的观点搭建了桥梁。相互作用论认为语言学习是天性与教养的结合。儿童天生的语言学习能力、与别人联系的强烈欲望、丰富的语言和社会环境以及自身努力的强化作用，这些因素结合在一起促进了语言的学习。

　　相互作用论的证据来自观察：成人与儿童的交流迥异于成人与成人的交流。前者身体距离更近，视线接触时间更长，使用夸张的面部表情和姿势以及**妈妈语**（motherese）。妈妈语就是成人与儿童沟通的言语，比成人与成人之间的言语更简单。专栏 8.3 表明，妈妈语比成人间的言语更短、更易和更慢。

　　这些差别是显著的变化，并不只是细微的调整。妈妈语的其他特征包括：更可能使用现在时；更可能使用表示人、地方、事物等的专有名词而不是代词（比如"爸

179

专栏 8.3　妈妈语与成人对话的比较

	成人与儿童	成人与成人
句子长度	4 个单词	8 个单词
句子的连词（如因为）	20%	70%
句子结束时的停顿	75%	51%
语速（单词数 / 每分钟）	70/ 分钟	132/ 分钟

爸的鼻子在流血"而不是"他的鼻子在流血");更多重复;语调夸张。幼儿似乎偏爱妈妈语——其语调和节奏能吸引并保持他们的注意力。这些特征表明,儿童天生的语言学习倾向是在与别人的互动中培养起来的。

180　　　### 语言发展的阶段

婴儿在说出第一个真正的词语之前很早就开始呀呀学语了。这并不是简单地模仿成人的言语:婴儿咿咿呀呀的声音里有家里大人并未说过的语言。咿咿呀呀是一种概括化的发音系统:天性给婴儿赋予了他们可能需要的语音,教养又逐渐塑造这些发音以适应婴儿的母语。父母对孩子的咿咿呀呀表现出兴趣也很重要,因为这向孩子表明他们是社会系统的一分子。这个阶段父母与婴儿的交流也有助于孩子意识到:语音具有意义。

婴儿说出第一个字词的平均年龄是 12 个月(但是变化范围是 8~18 个月)。这么大的婴儿开始使用语音表达意思。然而单字句的意思并不总是清楚的:当婴儿说"ear"(耳)的时候,可能表示"这是我的耳朵"或者"我的耳朵疼",或者其他完全不同的意思。父母可以通过对婴儿正在做的事情进行"动态评论",或利用手势、表情等提供意义线索,帮助孩子学习字词。

大约两岁开始,儿童开始使用"电报语",这主要由名词和动词组成。这样的句子类似于宁姆猩斯基说出的句子。利用字词来表达欲望,比如"感到疲劳"。从三岁起,儿童说出完整句子的能力快速发展。除了在每个句子中使用更多的词,儿童还开始使用物主代词(如"我的""爸爸的")、否定词(如"不能"而不是"不")以及修饰语(形容词如"大的",副词如"快速地")。儿童开始利用语言表达思想和情感。语言发展的某些变化与认知能力发展有关。五岁时儿童已经有了上千的词汇量,可以理解相当复杂的句子。

医生与患儿交流的启示

在所有环境中,情境要求如果与沟通者的能力匹配,交流效果最好。儿童的医疗问诊受到以下因素的影响:

- 儿童的语言能力:非常年幼的儿童可能不会使用医务人员能理解的精确词汇(比如"我肚子疼"究竟什么意思?)。
- 医生的沟通技巧:医务人员应该特别留意儿童的年龄,因为年龄会影响儿童的理解力,并且要适当调整与儿童讲话的方式。
- 医生与患儿的互动:考虑父母是否能为孩子"翻译",这很重要。

医务工作者要了解语言能力是如何随着年龄发展的,据此调整他们与患儿的沟通方式。

小　结

181

- 所有的儿童都具有先天的语言学习能力——语言获得装置（LAD）。
- 相互作用论的观点认为除了语言获得装置外，经验也很重要，比如"妈妈语"有助于儿童学会运用他们先天的语言能力。
- 成年人可以通过鼓励儿童和提供反馈来帮助儿童发展语言能力。
- 医生用语要匹配患儿的语言能力，比如在幼儿诊疗中使用"妈妈语"。

8.1.4　智力发展

儿童的智力是如何发展的？儿童什么时候开始象征性地思考，进行逻辑推理，从他人角度看事物，又是如何发展的？接下来我们要回答这些问题，并讨论其对医学的启示。我们将从皮亚杰的理论开始，然后讨论对皮亚杰理论的一些批评，最后介绍维果斯基的观点。

皮亚杰的智力发展阶段理论

皮亚杰理论的核心观点是：儿童的心理并不是成人心理的微缩版，等待着填充信息（Piaget, 1954）。儿童的心理发展到成人分别要经过 4 个阶段（见图 8.3）。尽管每个阶段还可以细分成一些次级阶段，但发展总是以同样的顺序进行，而且阶段的顺序具有普遍性。"运算"这个词指孩子们解决问题的方式。（让我们更仔细地看看皮亚杰理论的每个发展阶段。）

182

- **感觉运动阶段**——这个阶段的儿童通过感觉认识世界。他们不会"思考"，因为他们这个时候还没有抽象观念。然而，他们可以表现出智力行为，比如拉动毯子以便得到毯子上自己够不到的玩具。8 个月之前婴儿不理解客体永久性，他们不知道不在视线内的物体依然是存在的。
- **前运算阶段**——语言获得为智力发展带来了根本的变化，因为语言具有象征性：字词是用来表示真实事物的符号。与这种象征性思维能力有关的是，该阶段与

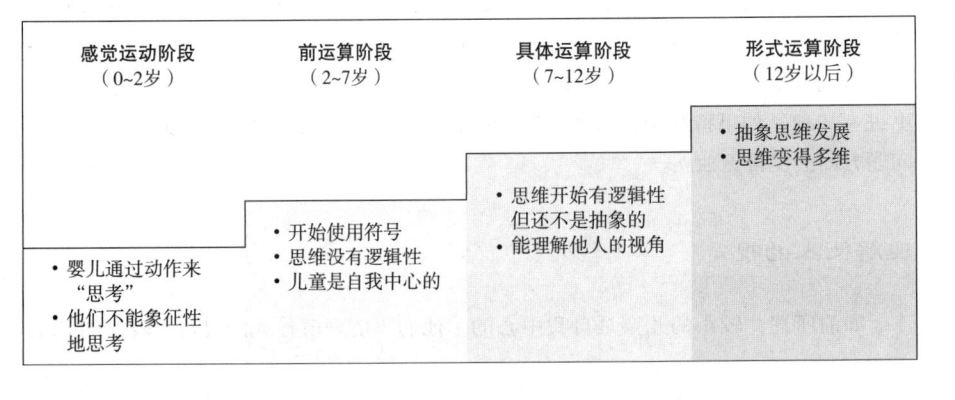

图 8.3
皮亚杰的智力发展阶段模型

感知运动阶段相比一个重大变化是想象能力的出现。比如在玩耍中，一根木棍可以当成剑或者魔杖。这个阶段儿童是以自我为中心的。他们不能从其他人的角度看事物或者考虑其他人的观点。例如，在捉迷藏游戏中儿童会认为，如果他们看不到你，那么你也看不到他们。

- **具体运算阶段**——儿童开始学习逻辑运算。他们可以操作真实的（具体的）物体来解决问题，如利用手指或积木块来做加减法。他们还能够对东西进行分类。所以，胡萝卜、橘子、苹果以及梨可以归类于蔬菜／水果或者绿色／橙色。另外儿童可习得守恒定律，也就是说，移动、伸展或者重新安排物体并不会改变它们的属性。在这个阶段儿童形成了从他人的角度看事物的能力。
- **形式运算阶段**——这个阶段的儿童不仅能利用真实物体进行推理，还能依据假设或者命题推理：比如 $x^2+4=13$，x 的值是多少？在这个阶段，思维变得多维了。儿童开始能思考不同的可能性，而不只是运用最明显的方法来解决问题。其他重要的发展包括元认知（思考思维的能力）和内省（思考情感的能力）。

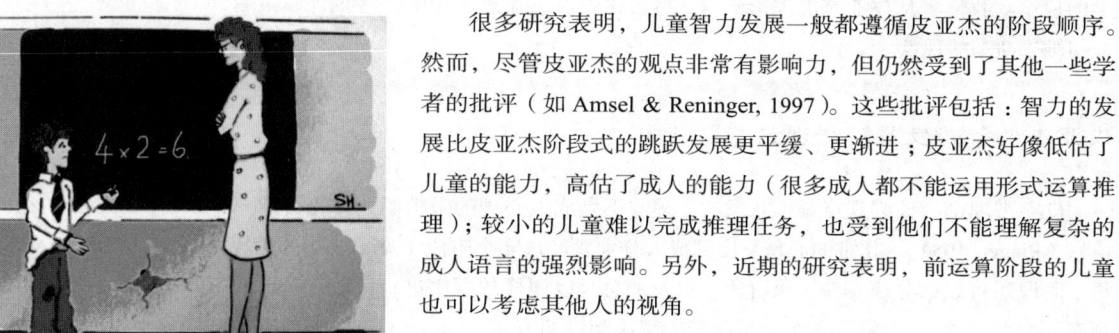

"这是猜的，我从未说过是老师教我的。"

183

很多研究表明，儿童智力发展一般都遵循皮亚杰的阶段顺序。然而，尽管皮亚杰的观点非常有影响力，但仍然受到了其他一些学者的批评（如 Amsel & Reninger, 1997）。这些批评包括：智力的发展比皮亚杰阶段式的跳跃发展更平缓、更渐进；皮亚杰好像低估了儿童的能力，高估了成人的能力（很多成人都不能运用形式运算推理）；较小的儿童难以完成推理任务，也受到他们不能理解复杂的成人语言的强烈影响。另外，近期的研究表明，前运算阶段的儿童也可以考虑其他人的视角。

维果斯基的社会发展理论

维果斯基社会发展理论的一条基本原则是：认知的全面发展需要社会互动（Daniels, 1996）。维果斯基强调文化对学习的重要性。概括地说，文化教会儿童思考什么以及如何思考。而在个体层面，儿童通过与其他人（如成人、伙伴）一起解决问题来学习。与皮亚杰相比，维果斯基更为强调语言对学习的重要性。维果斯基认为语言对于协作解决问题至关重要，而这类协作解决问题对儿童的认知发展十分重要。

维果斯基还认为，学习发生在"最近发展区"。"最近发展区"指儿童在没有帮助的情况下可以达到的水平与在适当指导或协作下可以达到的水平之间的差距。有了成人或者伙伴的帮助，儿童可以做一些困难任务，这些任务凭一己之力无法完成。更进一步地，如果持续调整这种帮助水平，则教和学会更有效率，如此儿童在解决问题方面会变得更独立。

理解他人的视角

如前所述，较小的儿童是自我中心的：他们不能理解他人的视角。较小的儿童也缺少一种**"心理理论"**（theory of mind）：他们不理解其他人有不同的想法、情感以及认知。两三岁的儿童经常使用诸如"want"（想要）这样的词，反映了其内在自我认知的发展。随着时间的推移，这种理解应用到其他人身上，儿童开始意识到他们可以推断他人的心理状态。因而，我们可以说儿童拥有一种幼稚的"心理理论"。心理理论的出现能让我们对他人产生同理心，然而也让人学会欺骗。比如，具备心理理论的儿童懂得装病就可逃学。同样，扑克玩家虚张声势时他们也在应用心理理论。

显然，儿童的医疗问诊要考虑儿童的自我中心主义以及其心理理论的缺乏。儿童可能以为其他人都知道他们的感受和经历。所以医生要鼓励儿童解释他们所有的症状和担忧，即使有些症状很明显。

儿童对疾病的理解

儿童对疾病的理解会随着年龄而变化（见专栏 8.4）。对疾病的理解从具体的、自我中心的解释发展到抽象的、多维度的解释。

尽管专栏 8.4 表明儿童对疾病的理解呈阶段式发展，但这并不完全正确：疾病理解受到经验的强烈影响。因而患白血病的幼儿对这种疾病的了解比同龄的其他儿童要多得多。这些发现支持了维果斯基的观点，即儿童如果能从敏感的成人那里得到适当的帮助，他们就能很好地了解疾病。这些发现也表明，儿童对疾病的解释往往基于其先前的经验，而不只是与他们的实际年龄有关。

利用适合儿童发展的干预，可以把复杂的信息分解成更易理解的碎片，使用如"妈妈语"这类适合儿童的语言，就能促进儿童对疾病的理解（见研究专栏 8.2）。与儿童的医疗沟通，不管是言语咨询还是信息小册子，都应该避免使用抽象的概念。对所有儿童重要的是，关注他们"当下的"体验和担忧。

184

专栏 8.4　儿童对疾病的解释

年龄	对疾病的解释
2~4	现象论：认为特定的物体会致病，但不知道疾病发生的机制。
4~7	传染：疾病是由于接近患者或特定的物体造成的。
7~9	沾染：疾病是由于和患者有身体接触造成的，还可能认为患病是对不良行为的惩罚。
9~11	内在化：疾病的根源在身体内部但可能由外部因素引起，如人们由于天气变冷而感冒。
11~16	生理：疾病由器官或者身体系统的功能失调导致，而这种失调则可能是因为感染所致。
16 岁以上	心理生理：心理因素（如压力和疲劳）会影响生理过程，而不只是疾病的结果。

（资料来源：Bibace & Walsh, 1980.）

研究专栏 8.2　适合儿童的干预可促进其对疾病的理解

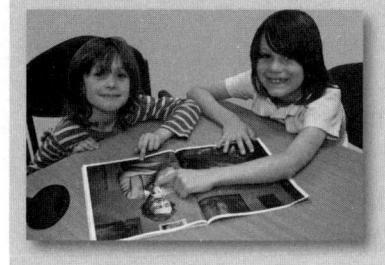

背景

儿童对疾病的理解是有限的，不完整也不精确。研究和理论表明，干预如果使用与儿童认知能力匹配的材料和方法，就能促进儿童对健康和疾病的理解。

方法

两组儿童各 30 名，一组 4 岁，一组 7 岁，要求他们解释三种常见疾病：水痘和感冒（传染性的）；哮喘和癌症（无传染性）；以及膝盖擦伤和手臂骨折（外伤）。

一周后，每个年龄组的一半儿童参加了小组会议，其中包括通过阅读故事书了解适合他们年龄的信息。故事介绍了每种疾病的起因、病程和康复。

结果

随后的评估表明，故事书干预显著地促进了儿童对这三种疾病的理解。

研究的意义

儿童对疾病的理解在早期就可得到提高。通过适当方式提供适合儿童年龄的信息就能促进儿童对疾病的理解。

资 料 来 源：Williams, J.M. and Binnie, L.M. (2002) Children's concepts of illness: An intervention to improve knowledge, *British Journal of Health Psychology, 7*: 129-147.

185

小　结

- 儿童的思维过程与成人有着根本差异。
- 最初的思维过程是以现实世界的物体和自我中心的视角为基础的。
- 儿童在其心理理论出现前，并不知道其他人并不了解他们的想法或情感，因而不会说出自己的疼痛或症状。
- 儿童不能理解像传染这样的抽象或观察不到的概念。
- 儿童的个体经历与发展阶段相互作用决定了其对疾病的理解。
- 适合儿童年龄的信息促进了儿童对疾病和康复的理解。

临床笔记 8.1

与儿童沟通

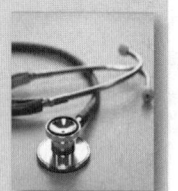

- 依据儿童的能力调整你的沟通风格：注意你使用的语言以及要传递的观点的复杂性。
- 儿童不能理解抽象的概念以及内部的身体过程。然而你会发现，某些儿童可能对他们所接触过的疾病非常了解。
- 以适合儿童年龄的方式向他们解释，比如使用洋娃娃或者玩具人来吸引他们的注意力并帮助他们理解。
- 适合儿童年龄的信息小册子可以促进儿童对疾病、治疗和康复的理解。
- 需要时请儿童的父母或者其他成人帮助你与儿童沟通。

8.2　青少年期

尽管人们往往把青少年期等同于**青春期**（puberty）的身体变化，但青少年期实际上是包含身体、认知和社会变化的生物心理社会现象。青少年期主要的心理挑战包括：适应身体和体型的变化；接受性的发育；运用新的思考方式；力求情感成熟和经济独立。

青春期开始的平均年龄约为 13 岁，但是变化范围几年不等。女孩的青春期比男孩早一到两年。青春期是胎儿期发展和婴儿早期之后成长最迅速的时期。在大约 4 年的时间，青少年平均身高增长了 25 厘米，体重增加了 18 公斤。激素水平也有显著的变化，尤其是睾丸素和雌二醇。青春期发展的最后结果是性成熟和成人体格。

在发达国家，由于生活水平的提高，数百年间青春期开始的年龄提前了 3~4 岁，这归因于健康和营养的改善。这些因素重要是因为青春期的出现与女孩达到临界体重（48 公斤）和体脂率（17%）有关。这些变化意味着，许多青少年的认知和社会能力还未成熟，但生理已成熟，这一现象在当今很普遍。

8.2.1　青春期心理

男孩和女孩对青春期的反应是不同的，并且与各自不同的理想体型有关。就体型而言，女孩一般比男孩更对自己的体型不满（Brooks-Gunn & Paikoff, 1992）。这受到以下事实的影响：社会上理想的女性体型一般类似于青少年早期女孩的体型（即非常苗条），而理想的男性体型是成年体型（即高大而强壮）。然而值得注意的是，青春期的男孩和女孩对他们的身体比青春期之前和之后都更为不满。情绪上也能观察到一些变化。男孩倾向于表达更多的愤怒和烦躁；女孩倾向于表达更多的愤怒和忧郁。这些改变可能是由于激素的变化或者对新的生活事件和发展挑战做出的反应。

青春期的来临对男孩和女孩有不同的影响。对女孩来说，青春期提前到来会比正常和晚来的女孩碰到更多的困难（Mendle et al., 2007）。因为女孩的青春期比男孩早，早熟的女孩是同龄人中最先成熟的人，她们一般不喜欢这种经历。早熟的女孩可能不太好交际，可能会卷入更多的危险行为，倾向于学习成绩较差，自尊较低，身体形象也较差。

男孩一般喜欢早熟，因为他们是同龄男孩中率先长高和长肌肉的人。早熟的男孩一般更受欢迎，更可能成为领导者，脾气更好，更有认知优势。然而他们也容易变得更谨慎，更多地受到规矩的约束（Alsaker, 1992）。晚熟的男孩一般更依赖、不安全、好斗，并且更可能反抗父母。

青少年期很多男孩和女孩都表达了对自己身体形象的不满。例如，研究表明，尽管女孩对她们的体型表达了更多的不满，但大多数青少年期的男孩和女孩都表达了改变体型的愿望（Lawler & Nixon, 2010）。此类研究还表明，很多男孩和女孩对遵从现代消费文化下的理想体型感到有压力，同辈对外貌的品头论足也是青春期生活中不可避免的一部分。对外貌的担心不仅局限于体型，还受到文化观念的影响（Kellett & Gilbert, 2001）。

与父母和其他成人的关系

青少年期亲子关系的变化有很多种解释。一种解释认为，这些变化发生是因为青少年想表现与父母的区别，展现个性，在情感和行为上变得更独立（Steinberg & Silverberg, 1986）。另一种观点认为，亲子关系的变化能带来持续联结上的心理独立。关于青少年时间利用的研究表明，尽管青少年晚期的孩子与家庭互动的时间逐渐减少，但他们与父母一对一相处的时间并没有变化，并且这种互动的质量往往提高了（Larson et al., 1996）。与家人相处时间的减少似乎是由于朋友和工作这类外在因素的拉动所致，而不是与父母的不良的互动推动所致。

青少年与成人互动的一个重要领域是就医求诊。研究表明，很多青少年对他们与医生的互动不满。这种不满部分源自对隐私和保密的担心；部分源自谈论身体形象、性行为或违法行为（如吸毒）这类敏感问题所带来的尴尬（Rutishauser et al., 2003; Towle et al., 2006）。因而，医生应对青少年的这些担忧保持敏感，并提醒患者医生会对求诊中谈及的信息保密。鼓励青少年在就医求诊中增进讨论健康问题的能力也是很重要的（Towle et al., 2006）。

188

我们一般把医患交流视为双向互动。然而必须承认，对于不到知情同意年龄的儿童，父母对就医求诊拥有法律权利和责任。但年龄大一点的青少年面对包括自己、父母和医生在内的三方交流会感到不悦或者不满。如果他们感到自己是谈论的对象而非谈话的主体，则会更可能感到不悦。如果父母坚持参与青少年孩子的就医求诊，确保求诊中有部分时间与青少年进行单独面谈是很有帮助的（Rutishauser et al., 2003）。

临床笔记 8.2

与青少年沟通

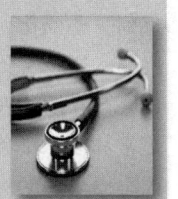

- 依据青少年的能力和经历调整你的问诊风格：注意疾病解释的复杂性，并核查他们是否理解了所使用的术语。
- 注意青少年对外貌和身体形象的担忧。
- 当谈论患者的健康问题时注意他们的尴尬。以不做评判的方式回应，并向他们保证会对信息保密。
- 当与青少年及其父母协商父母在求诊和决策中的作用时，你要注意策略。

8.2.2　认知、冒险和同一性

皮亚杰的发展阶段理论认为，青少年时期形式运算思维得以发展（Piaget, 1954）。在这个阶段，青少年能理解抽象原理并使用命题逻辑。思维也开始变得多维度：可以想象诸多的可能性。

青少年决策能力的提高应该能让他们更好地：辨别多种可能的行动方案；确定每种选项的后果；评价每种后果的好坏情况；评估每种后果发生的可能性；以及把

所有这些信息有逻辑地结合起来做出最好的行为决策。这能让他们少做糟糕的决定。然而,青少年似乎很擅长做糟糕的决定! 例如,事故是年轻人死亡的主要原因(Heron,2007);意外怀孕率很高(UNICEF, 2001);以及其他不健康行为(e.g. Visser et al.,2006)。

尽管元认知和内省的发展有利于青少年更好地理解他人,但青少年的思维大多指向自身。所以,青少年可能变得固执己见和**自我中心**(egocentrism)。然而,这不同于前运算阶段自我中心的特征:前运算阶段的儿童不能控制他们的自我中心而青少年可以。元认知、内省和自我中心的结合会导致这种感觉:有想象中的观众在观察我们的行为。青少年一般拥有强烈的自我意识,可能觉得他们的行为和外貌是每个人关心和注意的焦点。在这个阶段他们可能出现"个人神话"(Elkind, 1967)。这是一种信念,认为他们所有的经历都是新奇和独特的(比如"从没有人感到如此强烈的爱")。当个人神话应用到危害健康的行为时,可能会带来危险(比如"我不会怀孕"或者"我不可能出车祸")。

尽管年轻人对健康风险会表现出不现实的乐观主义,但年轻人的不现实的乐观主义未必比成年人更普遍(Cohn et al., 1995)。然而,危险或不健康行为的高发反映了个体对不同行为主观期望效应的不同看法(Savage, 1954)。换句话说,青少年或许并不认为其行为的"坏"结果如成年人认为的那般高发和糟糕。

在青少年的发展阶段中出现一定数量的冒险行为是适宜的。例如,埃里克森的发展理论强调在青少期"尝试"不同的同一性及其行为的重要性(Erikson, 1968)。青少年有更多的机会卷入许多有潜在危险的行为(如饮酒、无照驾驶及性行为),其中有些行为是他们进入成年期社会化的重要内容。而且,很多危害健康的行为存在性别色彩,青少年会以从事这类危险行为作为他们性别同一性发展的部分内容。所以,很多男孩会通过采取危险或不健康的行为来检验或者展示他们的男性气概(如de Visser & Smith, 2007)。同样地,女孩选择遵守还是反抗传统的女性角色,也会影响她们是否采取危险或不健康行为(如 Lyons & Willott, 2008)。

小　结

- 如今青春期开始的时间比 100 年前更早——因为受到了生活水平的提高和饮食结构改善的影响。
- 男孩和女孩经历青春期的过程和结果不同。
- 青少年期主要的发展任务包括:适应新的身体和体型;接受性的发育;运用新的认知能力;力求情感成熟和经济独立。
- 青少年开始摆脱家庭活动,但是与父母一对一的互动质量不会改变。
- 青少年与医务人员的互动可能受到敏感问题、对保密的担忧以及求诊过程中父母的在场等因素的影响。应对这些担忧很重要。
- 尽管青少年决策能力得到提高,但他们的自我中心倾向可能会歪曲对危险的认知。

189

190

8.3 成年期

青少年期和成年期并没有明确的分界线。在发达国家更多的年轻人接受继续教育，青少年期和成年期的界限因此变得模糊。与以前的年轻人相比，他们获得经济独立、独立生活、建立长期的伴侣关系以及养育孩子都需要更长的时间。因而有学者提出从少年晚期（十八九岁）到 20 岁出头的时期应该称为"成人初显期"（Arnett，2004）。

经过儿童期和青少年期认知及心理功能突飞猛进的发展之后，成人期是相对平静的阶段。然而，正是成人期固定下来的行为模式和心理状态与发病率和死亡率的主要原因有关。本书有很多这样的例子，主要集中在身体系统章节（见第三编）。

虽然成人期往往被视为一个稳定的时期，但仍存在重要的变化。成人期的诸多变化与社会角色的变化以及对重大生活事件（如生儿育女、搬家、换工作、丧偶等）的适应有关。社会角色的获得、失去或改变都会带来压力，可能引起抑郁（见第 9 章的 9.3.1）。而且，长期的应激可能对免疫和内分泌功能有严重的负面影响（见 13 和 14 章）。尽管紧张的生活事件或消极的角色改变往往与较差的身体和心理状况有关，但这些事件的影响会随着应对反应及社会支持而变化。因此，成年人培养并保持有效的个体应对技能和支持性的社会网络非常重要。

8.4 老年期

英国人的平均寿命是女性 82 岁，男性 77 岁（ONS，2008）。美国的数据分别是女性 80 岁，男性 75 岁 (NCHS，2007)。如今的寿命约比 20 世纪初延长了 30 岁。虽然寿命延长了，但出生率下降了（NCHS, 2007; ONS, 2008），因此老年人的比例在增长。据估计，到本世纪中期，65 岁以上的人口比例会从今天的约 15% 增长到约 25%。

传染病的控制意味着年轻人的疾病负担减轻，疾病和死亡集中在老年人群中。这种**疾病压缩**（compression of morbidity）在上个世纪已经发生，因为慢性病开始的年龄更晚，也就是说，人们能健康地生活更长的时间，但疾病压缩到生命的最后阶段（如 Fries et al., 1989）。疾病压缩与人口构成变化的结合，意味着医疗服务和经费将更多地集中在老年人身上。

191

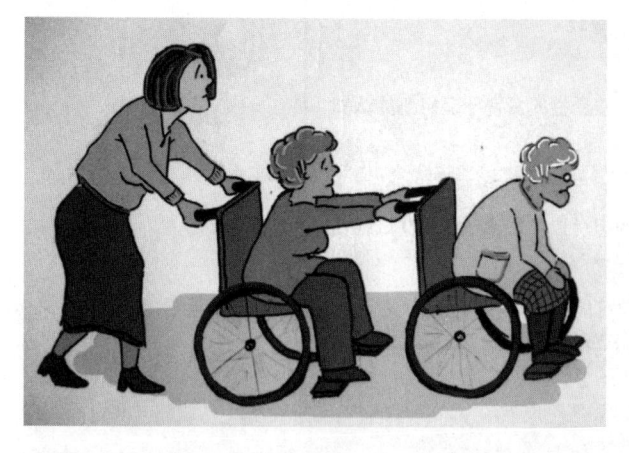

8.4.1 老年人的健康促进

人们普遍认为，老化意味着体能的下降。那么老年人应该安于衰退吗？答案当然是否定的。通过鼓励老年人保持或者开始健康的生活方式，身体的衰退就会明显减缓。研究表明，老年人经常进行适度的身体活动能显著地促进免疫系统的功能（Smith et al., 2004）。另外，吸烟者在戒烟的几年之内得肺癌和心血管疾病的风险迅速下降（DHSS, 1990）。另外，即使对于 65 岁以上老人，死亡的风险也受到他们是否继续或者改变不健康行为的影响（Morey et al., 2002）。然而，老年人要改变行为可能比年轻人更困难，因为他们的行为模式更加习惯化了。

实践活动 8.1　关于老化的观念

- 停下来想象一下老年人在你脑海里的印象。
- 你心中的印象是积极的还是消极的？还是两者都有？

8.4.2　老化和心理健康

有关老年人的刻板印象经常是矛盾的。一方面，老年人被视为"智者"，有着丰富的知识和经验。另一方面，又被视为"老态龙钟"或"年老昏聩"。一般而言，社会对老化的看法是消极的，衰老意味着失去青春，身体、认知和社会功能均出现衰退。

痴呆（dementia）在 70~74 岁的老年人群中约占 3%，在 85 岁以上的人群中占 25%（Ferri et al., 2005）。然而奇怪的是，所有老年人都会遭受基本的智力衰退（见案例研究 8.1）。讨论老年人的智力时，我们必须区分"晶体智力"和"流体智力"，晶体智力反映了经验和长时记忆，流体智力反映的是加工速度和短时记忆。流体智力测验（比如智力测验）表明很多老年人处于"心理弱势"。然而，他们的行为并不符合这一结果，其中的一个原因是，晶体智力弥补了流体智力的下降。另外，智力测验不能评估现实世界中的技能。流体智力中与年龄相关的智力衰退与身体健康状况及中枢神经系统里的器官变化有关。研究表明，促进身体健康能改善老年人的认知功能，不管他们是否患有痴呆或认知受损（Angevaren et al., 2008; Heyn et al.,

192

案例研究 8.1　成功的老化

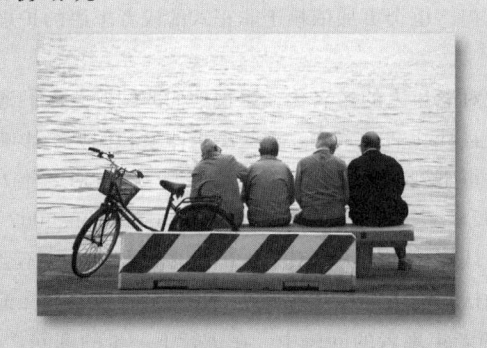

所有的老年人都会遭受基本的智力衰退，这是一个谜。

2004 年 11 月，113 岁高龄的弗雷德·黑尔去世，他当时成为世界上最长寿的人。尽管很少有人活这么长，他

的经历表明很多老年人仍然保持着非常积极的生活。

- 95 岁的时候他在夏威夷旅游时尝试挥动木板划船。
- 100 岁时他参加了最后一次狩猎活动。
- 103 岁时他仍然独立生活——铲除屋顶上的积雪。
- 他的驾照在 104 岁时更新，但他在 108 岁放弃开车，因为有人开车太慢惹恼了他。
- 他保持了对运动和养蜂的浓厚兴趣。

尽管他的长寿有遗传方面的原因，但生活方式也很重要。他每天在固定的时间吃三顿饱餐，从不吸烟，很少饮酒，每天至少吃一茶匙的蜂蜜和蜂花粉。

2004）。

老年抑郁

　　抑郁的发病率一般随着年龄而增加。抑郁往往与其他领域能力的衰退或者丧失有关，包括功能障碍、认知缺陷以及社会剥夺（Djernes, 2006）。与生命的早期阶段一样，老年期女性比男性更易抑郁。抑郁发生率增加的原因包括角色丧失（尤其是男性，工作是其同一性的重要组成部分，见第 9 章）和消极的生活事件（Kraaij et al., 2002）。丧亲对于抑郁的发生有重要影响。老年人比年轻人更可能经历配偶或者朋友的丧亡。鉴于女性的平均寿命更长，在每个年龄段寡妇都比鳏夫的比例大。这或许有助于解释年老女性抑郁比男性高发的原因。

193

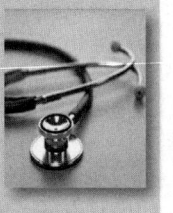

临床笔记 8.3

对老年人服务

- 小心你自己对老化和老年人的刻板印象和偏见。不要让这些偏见影响到对老年人的治疗和护理。
- 调整你的问诊方式以适应老年人的能力。
- 不要想当然地认为老年患者脆弱或昏聩——听或说存在困难并不意味着他们愚笨！
- 鼓励老年患者有规律地锻炼。帮助他们理解锻炼可促进心血管健康、改善认知功能以及延长寿命。

8.4.3　老年人的健康护理

　　由于老年人口逐年增加，有人担心老年人对健康和社会护理增加的需求，只能由一小部分工薪阶层的纳税人来负担，也会更加依赖于非正式的或者志愿的护理服务（Robine et al., 2007）。

　　对老化的消极刻板印象会导致对老年人的污名化，忽视他们的问题。人们通常认为老年人体弱多病、认知受损并且社交活动减少。这些刻板印象和偏见会影响医疗服务的质量：很多老年人治疗时得不到病人应有的尊重和尊严。医院对老年人的虐待并不仅仅是因为缺少资源，也反映了消极态度（Healthcare Commission, 2007）。

　　尽管有些老年人随着年龄增长认知功能会大幅衰退，但大多数老年人并不会这样。所以对医生来说，检查患者的认知能力并相应地调整问诊技巧很重要。在流体智力（如短时记忆）有明显衰退的老年患者的问诊中，在进行下一步的询问之前，应留出更多的时间让患者思考信息。不要一有沉默就提问，那样做会导致沟通失败，这一点很重要。

　　考虑患者对问诊的期望也很重要。虽然年轻患者可能期望和欣赏以患者为中心的问诊方法，但老年人则可能对家长式的问诊方法更放心，也就是说医生是专家，

患者期望医生提出解决方案并做出决定。对于任何年龄的患者，医生调整问诊方式　　194
以适合患者的能力和偏好都很重要。

小　结

- 疾病压缩意味着人们保持健康的时间更长，但是在生命的结束阶段会集中暴发疾病和残障。
- 即使是在老年阶段，做出有益健康的行为改变都能促进身心健康。
- 老化与流体智力（如认知加工速度）的衰退有关，而与晶体智力无关。
- 抑郁在老年人中普遍发生，尤其是女性。

📖 拓展阅读

Bee, H. & Boyd, D. (2009) *The Developing Child* (12th edition). Boston, MA: Allyn & Bacon. 这本书是儿童和青少年发展的标准读本，此书的特点是有一系列的要点插图，读者非常容易理解。然而由于这是一本心理学教材，它很详细，但是很少关注医学应用。

Berk, L. (2008) *Child Development* (8th edition). Boston, MA: Allyn & Bacon. 这也是儿童和青少年发展的标准读本。它包含读者容易理解的图片和文本专栏，可以帮助读者理解要点。然而它也是一本心理学教材，所以重点并不是医学应用。

Durkin, K. (1998) *Developmental Social Psychology*. Oxford: Blackwell. 比起前两本书，这本书关注面更广，因为它涵盖了人的一生。它仍然非常关注儿童期的发展。不过这本书不像前两本书那么容易理解。

❓ 复习题

1. 为什么亲子依恋对儿童的发展很重要？
2. 描述母乳喂养和智力的关系。
3. 语言学习理论中的相互作用论与先天论（LAD）有何不同？
4. 为促进医生与患儿有效地交流，医生该怎么做？　　195
5. 描述皮亚杰认知发展理论的核心内容。
6. "心理理论"为什么对于幼儿的医疗问诊非常重要？
7. 青少年应该与成年人有差不多的风险评估能力，但为什么他们更可能冒险？
8. 疾病压缩的意义是什么？疾病压缩如何影响老年人医疗求诊的数量？
9. 总结老年人认知能力的主要变化。
10. 在老年患者的就医求诊中要考虑哪些因素？

第 9 章

社会心理学

196

本章提要

9.1 态度

    9.1.1 态度的测量

    9.1.2 态度和行为

9.2 自我心理学

    9.2.1 自尊和自我形象

    9.2.2 归因

    9.2.3 理想自我和现实自我

9.3 个体和群体

    9.3.1 社会角色

    9.3.2 从众

    9.3.3 服从、权力和领导力

    9.3.4 刻板印象和偏见

9.4 反社会和亲社会行为

    9.4.1 攻击

    9.4.2 亲社会行为

专栏

9.1 态度测量：李克特量表

9.2 态度测量：语义差异量表

9.3 自我肯定

9.4 归因错误和疾病

案例研究

9.1 自我形象和健身

图

9.1 群体行为和服饰

研究专栏

9.1　医护关系

9.2　医生对心理疾病的态度

学习目标

197

本章旨在让你：

- 讨论态度和行为的联系，以及态度改变在促进健康行为中的重要性。
- 描述自我认识对诸多健康行为所产生的影响。
- 讨论群体成员身份对个体的重要性及其对个体行为的影响。
- 概述攻击行为的各种解释。
- 识别能促进亲社会行为的因素。

　　社会心理学帮助我们思考诸如此类的问题：我们如何选择穿戴，我们有什么样的健康行为，群体如何做决策，甚至如果我们认为主任医师犯错，我们能否质疑，等等。例如，在 2003 年一位初级医生接到主任医师的指示，要求其对一位白血病患者同时使用两种药物。然而这种混用是致命的。这位初级医生两次询问主任医师这样做是否正确，但被告知只管照办，最后造成了灾难性的后果（Ferner & McDowell，2006）。社会心理学考察的是我们为什么会做出这样的行为，哪些社会因素导致了此类行为。本章我们首先要思考人们关于自己的态度和信念对其行为的影响，包括与健康有关的行为；然后考察从众和攻击问题，以及作为群体成员或群体领导者，个体会怎样行动。

9.1　态度

　　社会心理学和健康研究非常关注态度。**态度**（attitude）可定义为对人们喜欢或者讨厌某一事物的测量。这一"事物"可以是实物、人或者像"健康饮食"这样的行为。期望价值模型认为，态度是个体对某一事物期望的结果，以及赋予该事物的价值（见第 5 章）。例如，对"使用避孕套"的态度由期望（如避孕套会减少性快感）以及期望值（如性快感很重要）决定。故而，即使两个人有相同的期望，却可能有不同的态度，因为他们可能会对这一期望赋予不同的价值。

198

　　态度反映了我们对某一事物的想法和感受，以及可能采取的行为计划（Eagley & Chaiken, 1993）。理想情况下，态度的各个组成部分——思维、感受以及行为，彼此是协调一致的。但是，当我们的信念出现不一致，或者行为与信念不匹配时，便会产生让人不悦的**认知失调**（cognitive dissonance），我们有动力去减少这种失调（Festinger，1957）。人们会通过改变自己的态度或者行为，努力减少认知失调。所以，一个知道身体超重不健康的胖子可能决定去减肥，亦有可能改变自己有关体重的信念。

9.1.1 态度的测量

态度并不能观察到，但有多种不同的方法可以测量态度的表达。使用生理指标（如心率或皮肤电反应）或者观察行为（比如停下来去帮助陌生人）来推测人们的态度，可对态度进行间接测量。而对态度的直接测量更为普遍。

直接评估态度的方法很多。李克特量表（Likert scale）普遍用于收集人们对各种态度陈述所做的反应。理想情况下，评估态度的李克特量表混合了正面和负面的陈述，然后将正负陈述结合起来从而得出态度的总体评估。李克特量表很实用，它可以测量态度的方向（如正负）和强度（见专栏9.1）。

专栏 9.1　态度测量：李克特量表

	强烈反对	反对	不反对也不赞同	赞同	强烈赞同
如果人们身患绝症，他们应有权结束自己的生命。	☐	☐	☐	☐	☐
任何人都不能决定结束患者的生命。	☐	☐	☐	☐	☐

可以代替李克特量表的是语义差异量表（semantic differential scale）。该量表也可测量态度的方向和强度。然而，语义差异量表对态度的测查并非基于参与者对各种陈述的赞同程度，而是评估个体相对于对立双方所处的相对位置。对每一项目的反应都被转换成一个数字，最后总和越高表明对行为的态度越积极。

199

专栏 9.2　态度测量：语义差异量表

		−2	−1	0	+1	+2	
安乐死是：	罪恶的	☐	☐	☐	☐	☐	友好的
	残忍的	☐	☐	☐	☐	☐	善良的
	不可接受的	☐	☐	☐	☐	☐	可接受的

9.1.2 态度和行为

一次测得的态度往往可以预测以后的行为。所以态度在许多健康行为模型里非常重要（第5章）。然而应注意的是，态度是否会引起某种行为，还会受其他信念（如规范信念）和社会因素的影响。

改变态度和行为

因为态度可预测随后的行为，人们普遍认为，改变态度是改变行为的有效方法。

软饮料、化妆品等商品上巨额的广告投入反映了这样一种信念：如果人们对产品的态度发生改变，那么购买行为也会随之改变。例如，在过去的十年中，快餐连锁店针对"快餐食物不健康"这种担忧，相应地改变广告，打消人们的这种顾虑，努力维持快餐的市场销售额。大众媒体上的保健宣传也试图通过改变人们对健康和不健康行为的态度，从而鼓励人们改变行为。

这些做法基于这一假设：态度的情感、认知和行为成分与人们的行为之间一般是协调一致的（Eagley & Chaiken, 1993）。根据认知失调理论，如果我们改变人们对当前不健康行为的态度，这会使他们的新态度和已有行为之间出现失调：然后人们就应该改变行为以减少态度和行为之间的这种失调。

"登门槛"（foot-in-the-door）策略生动地展示了我们要"保持行为与态度一致"的愿望是如何被人利用的（Burger, 1999）。在实施这种技术时，首先请求人们同意那些很可能会照做的小要求，随后请求他们同意一个实质上更大的要求，后者才是真正的行为目标。例如，一项研究发现，先前同意填写乳房自查卡片的女性比其他女性更可能同意接受妇科检查（Dolin & Booth-Butterfield, 1995）。登门槛策略可促使人们做出所期望的目标行为，因为一旦个体同意了最初的小要求，他就是向自己及他人表明他对这件事持赞成态度，并且会坚持此行为。下面我们将探讨通过改变态度而促使行为改变的其他方法。

说服信息

如果我们希望通过改变态度来改变与健康有关的行为，那么我们必须清楚这样做最有效的方法。最可能改变人们态度的信息具有以下特征：

- 可传递给其接受者——可通过不同的途径，包括咨询过程中的讨论、宣传小册子或大众媒体；
- 可吸引人们注意力；
- 可被接受者理解——必须用恰当的语言表达且不过于复杂；
- 接受者认为它与自己有关且很重要；
- 可被接受者记住，进而转变成改变行为的意图并付诸行动。

信息传递者的一些特性，比如他们是私人医生还是诸如卫生部这样的组织，是会影响到信息的说服力的。如果信息传递者具有以下特点我们更可能被说服：

- 可靠——医务工作者的资质和职业地位会增强他们的说服力；
- 值得信任——医务工作者可感知的客观性，会增加他们促使态度和行为改变的能力；
- 有吸引力——医务工作者必须确保其个人形象对患者有吸引力。

引发一定程度的恐惧感也可能促使人们改变行为，但是，制造恐怖的宣传活动的效果可能适得其反。如果可能引起恐惧感的宣传活动并没有包含足够的信息，即指导人们如何避免恐惧的后果，那么它只会让人们对所宣传的问题更加回避，而不会引起人们对该问题及其行为的关注（Witte & Allen, 2000）。

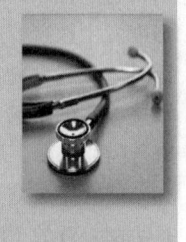

临床笔记 9.1

说服人们改变行为

如果你想改变患者对健康行为的态度：

- 要确保信息清楚明白、与他们有关且容易记住。
- 考虑是否需要强调当前行为和期望行为各自的得与失。
- 注意你自己的资质、职业地位和可靠性所带来的说服力。
- 觉察你的个人形象或自我表现如何影响着患者对你的地位和可靠性的判断。

201

　　框架效应（framing effect）同样重要（Rothman & Salovey, 1997）。框架效应指某一信息强调的是特定行为的益处还是该行为所造成的损失。例如，收益式的框架信息可能像"定期储蓄计划可让你梦寐以求的度假旅游成真"这样的内容，而损失式的框架信息却可能是"如果你不定期储蓄你就支付不起旅游休假的开销"。当我们想要人们去做健康检查或疾病筛查之类的目标行为时（如乳房自我检查或艾滋病检测），损失式的框架信息会更加有效。当我们想要人们做以预防为目标的行为时（如使用防晒霜或避孕套），收益式的框架信息则会更为有效。

实践活动 9.1　框架信息

下面两条陈述中哪一个对乳房自检更有效？

1. 如果你不进行乳房自检，很可能会死于癌症。
2. 如果你进行乳房自检，你可以降低死于癌症的风险。

下面两条陈述中哪一个对推广防晒霜的使用更有效？

3. 如果你不使用 SPF15 防晒霜，你的皮肤会受损，也可能更早死去。
4. 如果你使用 SPF15 防晒霜，你的皮肤会更健康，延年益寿。

*第 1 条和第 4 条陈述最有效。

矛盾心理

　　我们对于很多事物的态度，并非简单的积极或消极，与此相反，我们的感受常常是五味杂陈。例如，我们可能会对乡村生活的某些方面（空气清新、视野开阔、车辆较少等）持有积极的态度，但对另一些方面（社会隔离、不得不赶去城镇看电影和购物等）持有消极的态度。对很多与健康有关的行为，如饮酒、吸烟和使用避孕套等，我们也会有矛盾心理。这种矛盾心理会影响改变健康行为的努力，因为与单一的态度相比，矛盾的态度通常对行为的预测力更差（Conner et al., 2003）。

> **小　结**
>
> - 人们力图保持自己的态度与行为一致。所以，改变健康行为的努力通常致力于改变态度。
> - 用于改变他人态度的信息应灵活调整，以尽可能地增强说服力。这意味着要注意信息的内容、传递方式以及信息传递者的特征。

9.2　自我心理学

　　态度的一个重要焦点便是我们自己。这里我们要探察为什么一个人的自我形象对其健康和幸福很重要。我们往往幼稚地认为"自我"是单一的、持续的和一致的：我认为早晨醒来时的我和昨天的那个我差不多完全相同，并且当我明天醒来的时候依然如此。具有某些精神疾病的人可能并不总有这种同一感（见第 16 章）。

　　尽管我们具有"单一的"自我感受，但是仍可以思考自我的各种不同定义以及不同的组成部分。其中一个重要区分是个体自我（我如何认知自己）和社会自我（别人如何认识我）。这两个自我并不总是协调一致。例如，在做公开演讲时他人可能认为我镇定而自信，但实际上我神经紧绷，生怕出错。另一个重要区分是**个体同一性**（personal identity）和**社会同一性**（social identity）。个体同一性包括使我成为独特个体的所有事物，社会同一性则包括我与群体成员所分享的所有重要事物（比如家族相似性、民族认同、职业等）。本章稍后会探讨群体归属和从众过程。现在我们先关注与"自我"有关的观点。

9.2.1　自尊和自我形象

　　自尊（self-esteem）与行为和健康有着重要的联系。自尊包含个体对自己的感受和评价。通常人们认为低自尊不可取，但研究表明，这一看法过于简单化（Baumeister et al., 2003）。例如，高自尊的儿童和青少年更可能发生而不是防止诸如吸烟、饮酒或性行为。低自尊与健康不佳的显著关联发生在饮食障碍中。对 95 000 多名青少年的研究发现，低自尊是暴饮暴食行为和其他减肥行为显著的预测指标（French et al., 2001）。在某些疾病中也会出现低自尊，如抑郁（见第 16 章）。积极的自尊可表现在为自己和他人树立积极的自我形象。

　　大多数人都在发展和促进良好的自我形象上投入了不少的精力。自我形象的一个重要方面是外貌。戈夫曼曾用"戏剧表演"作为类比来解释我们如何以及为什么会改变外貌和行为，即这取决于我们身在何处（场景）以及我们和谁在一起（旁观者）（Goffman, 1959）。例如，我们在着装打扮和修整外貌上所花的时间，很可能会依场合不同而变化，是在家里学习、去参加聚会，抑或去参加正式的会议（见实践活动 9.2）。外貌也是群体成员身份的一个重要标志（见图 9.1）。

203

实践活动 9.2　自我形象和着装

比较下面的三组情境：

1. 你最近一次的学习；

2. 最近一次你外出与某人首次约会；

3. 最近一次参加正式的面试。

在每一种情境中：

- 你用了多长时间考虑如何着装以及如何准备？

- 你做头发了吗？化妆了吗？刮胡子了吗？

- 如果需要戴眼镜，你是戴普通眼镜还是隐形眼镜？

- 你的着装如何反映了你试图呈现的自我形象？

　　人们也会以貌取人。然而外表具有欺骗性。在一些案例中说明了这一现象对健康的影响。例如，我们常想当然地认为，如果一个人外表看起来健康，那么他就是健康的。然而，在一些诸如艾滋病和癌症等严重却没有外显病征的疾病案例中，这一认识会造成严重的恶果。

　　希波克拉底誓言要求医师应该"衣着整洁、穿戴得体并擦令人愉悦的香水"。研究表明，医师的穿着打扮所展现出的自我形象会影响患者对医师的信任和信心（Lill & Wilkinson, 2005; Rehman et al., 2005）。一般来说，患者对穿着休闲服或牛仔裤的医务工作者的感觉较为消极。但是，这种偏好具有文化差异：美国的患者大多喜欢医务工作者穿着白大褂的职业装，而新西兰患者则喜欢医生们穿半正式的服装。另外，年纪较大的患者似乎更喜欢医生穿较正式的服装。

　　在社会情境中举止得体是保持积极自我形象的重要部分。大多数人都会尽量遵守社会规则，做出"得体的"行为，避免"不得体的"行为，从而得到他人的接纳。

204　当我们受到批评时，肯定自我的积极方面对于维护自尊非常重要，这可以通过不同的方式来实现。专栏 9.3 的例子表明，当我们受到批评时，通常会公开地肯定自己的积极方面，并且贬低批评我们的人。

　　提升自我形象的一种方法是与那些问题更严重或境况更糟糕的人进行向下的**社会比较**（social comparisons）。例如，在车祸后被截掉一条腿的人会感觉自己比那些

图 9.1

群体行为和服饰

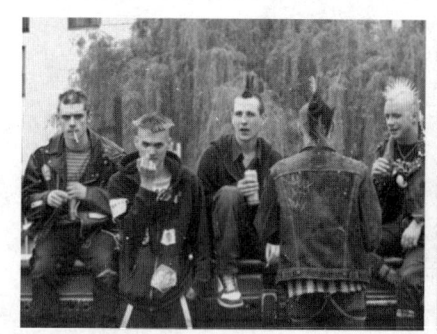
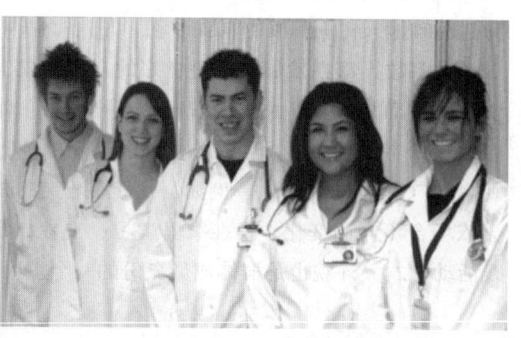

专栏 9.3　自我肯定

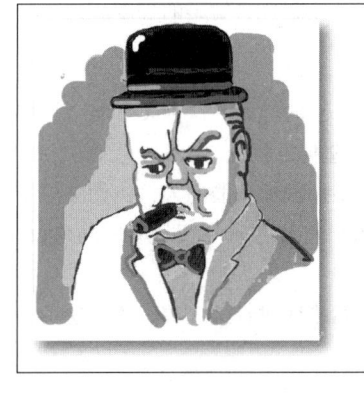

下面的对话非常著名，它发生在英国国会下院工党议员布拉多克和保守党首相丘吉尔之间：

布拉多克：丘吉尔先生，您醉了。

丘吉尔：夫人，您真丑。但明早我就会醒酒的。

丘吉尔通过强调他那不受欢迎的行为是暂时的（并不是他的本性），以此来维护他的自我形象和自尊；同时他指出，这位批评者丑陋的外貌却是长久的。

因车祸而四肢瘫痪的人要好一些。另一个例子是吸毒者对那些批评他们行为的回应："功能性"海洛因成瘾者会认为他们比那些需通过犯罪或卖淫来换取毒品的瘾君子要好一些。相形之下，当人们强调自己和社会地位较高的人具有某些共同点，从而让自我形象变得更积极时，就会发生向上的社会比较（Suls et al., 2002）。

9.2.2　归因

我们营造和维护积极自我形象的努力还会受到我们对自己和对他人行为归因的影响。内部归因的基本观点是，个体的行为是由内部激发的，即行为是自主的，反映了个体的态度。相反，外部归因则认为，个体的行为是由外部因素决定的，如运气、机会或他人的要求。

就我们自己的行为来说，我们倾向于对自己的成功做内部归因（如"我考试得了 90 分是因为我真的很用功"），而对自己的失败做外部归因（如"考试不及格是因为老师出的题太难了"）。相形之下，我们常常将他人的行为归因为内部或性格原因，而不是外部或情境原因。这被称为**基本归因错误**（fundamental attribution error）（Ross, 1977）。这种错误意味着，我们更可能把他人的消极事实（如不舒服、焦虑或抑郁）归因于他们自身的行为或特征，而不是更广泛的社会环境。专栏 9.4 给出了与健康有关的内部和外部归因的例子。

205

从这里我们可清楚地看到，归因错误会通过对医患关系、医生对患者病情的理解以及治疗的影响，进而对临床护理产生广泛的影响。在医疗保健实践中，我们必须对这种归因错误保持警惕，并确保我们对外部和情境因素，如生活环境和竞争优势等有一个清醒的认识。正如下面的从众和服从内容，从中我们能看到情境因素会使我们行动异常。

专栏 9.4　归因错误和疾病

	内部归因	外部归因
肥胖	他们懒惰、无知、贪食	没有恰当的设施和动机鼓励他们运动和保持健康饮食
抑郁	他们很虚弱，无力应对	他们经历了有严重压力的生活事件

医疗保健中归因概念的应用体现在**健康控制点**（health locus of control）（Wallston et al., 1978）。一个人的控制点反映的是个体相信自己控制自身健康的程度。这可分为三类：

- 内控型的人——认为人们的所作所为会影响到自己的健康。这种人可能会搜集有关健康的信息，着手改变行为以促进健康，并坚持这样做。
- 控制点在有影响力的他人身上——认为拥有重要知识和技能的人，比如医疗专家，对自己的健康具有最重大的影响。这种人更可能寻求和听从专家的建议，但不太可能自主地改变行为以促进健康。
- 外控型的人——认为健康和疾病取决于命运、偶然性或者运气等因素。这种人不大可能采取行为来保护或促进自己的健康。

表明归因影响健康和疾病的有力例子来自一项纵向研究，该研究表明，具有较高内部控制点的儿童在成年期患肥胖症、高血压的风险较低，出现生理和心理问题的可能性也更小（Gale et al., 2008）。此外，对已发表研究的综述表明，较低的内部控制点以及控制点更多来自有影响力的他人或外部则与更多的抑郁症状有关（Presson & Benassi, 1996）。

9.2.3 理想自我和现实自我

大多数人对自己的评估都存在不同程度的偏差。大多数人都可能认为自己更慷慨、更乐于助人以及更关心人。多数情况下，自己所感知的自我形象和别人所看到的形象之间存在差异并无大碍。现实自我（我们目前的样子）和理想自我（我们想成为的样子）也可能存在差异（Higgins, 1987）。理想自我和现实自我之间可感知到的差异能够促使个体改变行为。例如，某人因照镜子时没有看到自己所期望的运动健将般的体格而深受刺激，于是下决心开始进行有规律的体育锻炼。

有时候，理想自我和现实自我之间的差异可能会受到扭曲，这会对我们的生理和心理健康造成重大影响。这一点在具有进食障碍（如厌食和暴食）的人中很常见（Cash & Deagle, 1998）。受到文化偏好和媒体形象宣传的影响，很多患有进食障碍的年轻女性（以及逐渐增多的男性）认为自己的身体过重（实际情况并非如此），期望达到不切实际的苗条和不健康的"理想身体形象"（见个案研究 13.1）。男性也可能因类似的原因而发愤锻炼，致力于拥有不切实际的肌肉线条（见个案研究 9.1）。

206

小　结

- 关于我是谁以及想成为什么样子的信念会对我们的行为产生重要影响。
- 我们倾向于把成功归因于自己的努力，而把失败归因于外部因素。
- 基本归因错误是我们倾向于把其他人的不良健康状况或失败归因于他们的性格或品格，而不是更广泛的社会环境。
- 我们对"什么影响健康"的信念（自己的努力、其他人的决策抑或命运的安排）会对我们是否开始和保持健康行为产生影响。

案例研究 9.1　自我形象和健身

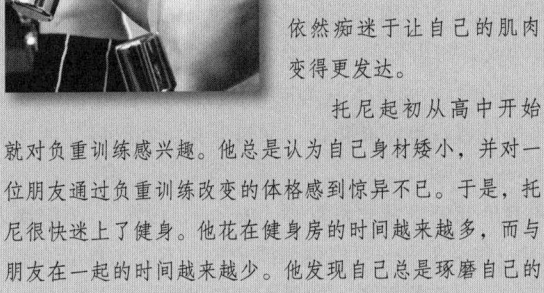

有时候，理想自我和现实自我之间的差异可能会受到扭曲，这会对我们的生理和心理健康造成重大影响。肌肉上瘾症（muscle dysmorphia）就是一种体像障碍，是指那些已经比大部分人都要健壮的男性，依然痴迷于让自己的肌肉变得更发达。

托尼起初从高中开始就对负重训练感兴趣。他总是认为自己身材矮小，并对一位朋友通过负重训练改变的体格感到惊异不已。于是，托尼很快迷上了健身。他花在健身房的时间越来越多，而与朋友在一起的时间越来越少。他发现自己总是琢磨自己的体型，并与健身房的其他人进行比较。尽管依照任何客观标准来看他都已拥有了极其强健的体格，但他还是为自己的肌肉不够健壮而感到羞愧，不在健身房时他会穿上肥大的裤子和宽松的 T 恤来隐藏他的体型。

不管我有多壮实或者我比其他家伙有更多的肌肉，这些都不重要——我必须变得更强壮。我开始吃强化营养的保健品，但我变强壮的速度还是不够快，所以我们从去年开始就在使用类固醇。

类固醇带来了一些好处，但也有消极的副作用。对于如此在意自己外貌的人来说，长粉刺是难以忍受的。托尼变得更强壮的愿望也导致了他在其他方面受了不少罪：

我对自己越来越严苛，同时也开始发生越来越多的伤痛……但是当我的伤情恢复后，我想要更加刻苦地锻炼，来弥补养伤浪费的时间。我的肩膀和膝盖都因承受太大的重量而受了伤。

9.3　个体和群体

207

希望与他人共处是人类的基本需要之一，以此避免孤独、获取他人的关注、提升自我形象以及减少焦虑。的确有一些人喜欢独处，但只能说他们是强大社会规范之外的特例。因此，群体成员身份和群体同一性是个体同一性的重要内容。强烈而积极的群体同一性有益于我们的心理健康和社会生活质量。相形之下，由于群体规范带来的压力，使得群体成员身份可能会限制个体的自由，某些群体的成员身份会使个体遭受偏见、侮辱甚至迫害。

当完成专业训练并开始进入工作岗位时，你便会获得各种身份——从宽泛的"医务工作者"到你所在特定科室的医师群体。**社会同一性理论**（social identity theory）认为，对重要群体的归属感是保持积极自我形象的重要方面（Tajfel & Turner, 1986）。群体成员身份可能基于一些我们无法改变的方面，如明显的躯体特征（例如种族、性别和年龄等）。然而，有些群体的成员身份能够反映我们做出的选择，比如职业、支持的运动队或亚文化群体（例如庞克族、哥特迷等）。群体同一性的重要标志还包括服饰的风格以及使用的语言类别（例如词汇、口音和俚语等）。

9.3.1　社会角色

大部分日常交际都很顺畅，因为我们对于应如何行动具有共同的信念和假设。

许多社会交际相当复杂，并且大多数人的行为都表明，虽然人们知道什么行为恰当或不恰当，但通常只有在某人"打破规则"之后才会被我们意识到。

戈夫曼的拟剧论（dramaturgical theory）认为，社会交往可以视为戏剧表演，戏中人互动的前提是各自具有不同的社会角色，对什么是正常或恰当的行为有着共同的假设，并以此指导交往（Goffman, 1959）。**社会角色**（social roles）可以被赋予或习得。"被赋予的角色"指那些无论如何都会被给予的角色，如"女儿"或"儿子"。"习得的角色"指那些通过经历和社会认可而获得的角色，如"医生"。每一种社会角色又包含一定的权利和责任。不同的社会角色也具有特定的行为方式。我们的行为必须契合自己的社会角色，如此社会角色才能得到社会的承认，并被认为是胜任的。

社会角色的改变可能会带来很大的压力，因为社会角色、同一性和社会认知有着紧密的联系。获得新角色也可能有压力，因为我们需要学习新的行为规范，以证明我们是能胜任的（比如职位晋升或者初为父母）。社会角色的失败或不能胜任的感受会导致抑郁。角色的丧失也充满压力（如某人在为同一雇主工作45年后退休）。此外，角色冲突也会带来压力（如试着在刚刚获得的"父母"角色和已确立的"专业人士"角色之间保持平衡）。

社会角色这一概念在医疗和卫生保健领域非常重要（Parsons, 1975）。承担**病人角色**（sick role）的人有权利放弃一些义务——可以休假或离校，不必亲自清洗餐具或倒垃圾。然而，病人角色也产生了相应的义务，如尽力恢复健康、听从医嘱，以及不得参加可能妨碍康复的活动。这对于拥有其他重要社会角色的人可能很难。病人角色另一个重要方面（作为被赋予的角色）是它必须得到正式的承认。因为医务工作者可以开具病假证明，所以可视他们为病人角色的把关人。医生的社会角色具有某些权利，如询问私密问题，或对病人进行身体检查。然而，它也带来了特定的义务，如遵守职业规范和保守患者的秘密。

9.3.2 从众

人们通常对其所属群体的期望具有很强的**从众**（conformity）倾向。我们越想归属于某个群体，从众对我们就越重要。研究表明，人们往往会迎合别人的想法，甚至有时会违背自己更好的判断（Asch, 1956）。当其他群体成员表达了统一的意见时，很多人会发现很难再说出自己的反对意见。

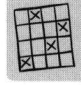

实践活动 9.3   从众

想象你是一位第一天入职的初级医生。查房时一名高级顾问医师提出了一种治疗方案，但你认为不妥。而其他几位同组的医生似乎都赞成这位高级医师的观点。

- 说出你的想法，而不服从群体，这容易做到吗？
- 你会怎么做？

遵守群体标准的一个重要原因在于保持群体之间的差别。维护或提高自我形象的一种方法是拿我们所属的群体（内群体）和其他群体（外群体）做有利的对比。例如，

208

209

如果我支持的球队赢得了一场重要比赛，我会很高兴，乐于成为内群体而非外群体（输球方的球迷群体）的一员。然而，做出有利的比较通常意味着会引发和强化对外群体的偏见和刻板印象。

群体对决策也会有重要影响。群体决策并非总能体现"总体大于部分之和"（Mesmer-Magnus & DeChurch, 2009）。这似乎是因为，群体内强烈的从众欲望有时会扼杀创造性思维，对群体新成员尤其如此。例如，初级医生或者实习医生可能会有新颖的见解，但他们常发现很难对组内其他成员的专业观点提出质疑。

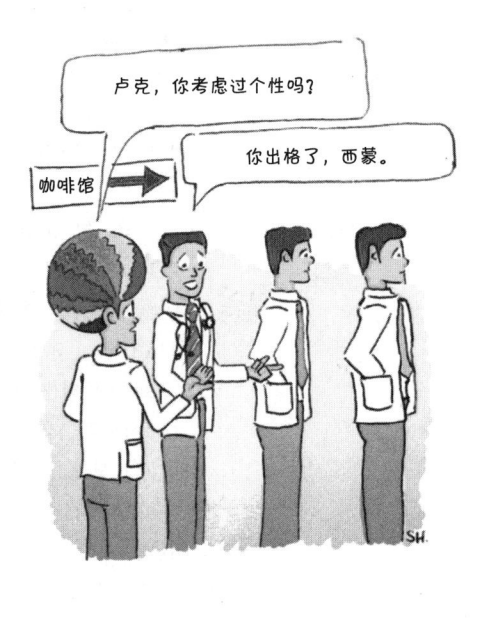

群体的决策通常比成员个人的决定更加极端。极化现象表明，随着群体讨论的进行，群体内的一致意见会增强，因而每个成员的态度都会变得更坚定。例如，假设有 6 个人对安乐死抱有中等支持的态度。经过群体讨论后，他们的态度会变得趋同且极端化——该团体对安乐死的态度会变得更积极。如果这 6 个人对安乐死持有中等反对的态度，群体讨论后他们的态度会变得更极端地反对。对这种极化现象有以下三种解释（Hogg & Vaughan, 2008）：

- 有说服力的论据：在成员志趣相投的群体中，人们会听到他们本来就赞成的观点，发现支持原有信念的新论据。这些都会强化原有的态度。另外，向其他人公开陈述自己对这些信念的承诺也会使最初的态度得到强化。
- 社会比较：为了证明自己真正属于这个群体并寻求同伴的赞同，群体成员会更坚定地陈述其最初的信念。
- 自我归类：人们会形成群体成员的刻板印象，并意识到内群体原型和外群体成员刻板印象之间的差别。所以，出于个体和群体认同的原因，人们的观点会趋同于内群体原型。

群体决策比个体决策更差的另一个例子是**群体思维**（groupthink）（Janis & Mann, 1977）。当群体保持一致性的愿望超过了理性决策时，便会发生群体思维。当群体同质并且凝聚力很强时，群体思维更可能发生。然而，群体思维的出现与否也受当时情境特点的影响，如是否必须在压力或紧迫情境下立刻做出决策，或当时群体是否难以接触到外部信息资源。故此，当凝聚力强的群体处在压力情境时，群体思维最有可能发生。考虑到很多医疗情境都具有紧迫性，所以医疗团队要警惕群体思维可能会导致错误或糟糕的决策，这一点非常重要。

210

9.3.3　服从、权力和领导力

上面描述的"从众过程"是指某些情境中人们因感到压力而以特定的方式思考或行动。当然还有许多其他的情境会使我们以特定方式行事，因为要屈从于有权力或权威的人。

服 从

在很多情境中都能看到服从于权威的巨大影响，包括那些与医疗实践直接相关的场景。研究专栏 9.1 介绍的研究表明，对权威不加质疑地服从可能导致灾难性的后果。

211

在服从的经典研究中，身穿白大褂的研究者要求参与者对单词记忆任务中犯错误的人给予不断增强的电击（Milgram, 1974）。事实上并没有真正的电击，但是"电压输出仪表"上面刻有不断增强的电压等级，其中 375 伏特上写着"危险：严重电击"，435 伏特上写着"XXX"（高危致命）。在不同强度的电击中，学习者（事实上是研究助手）会做出标准化的反应：在遭受 150 伏特的电击后他会提出退出研究；250 伏特后他会痛苦地尖叫；300 伏特后他则会陷入沉默。如果参加者变得犹豫不决或要求停止实验，研究者会催促他们继续下去，并告诉他们把沉默或没有反应视为犯错，并继续进行电击。尽管研究者曾预测不会有超过 10% 的参与者实施 195 伏特以上的电击（写着"非常强的电击"），但实际情况是，所有参与者所实施的电击强度都超出这一电压，且有 63% 的参与者实施了 450 伏特的电击。

研究专栏 9.1 医护关系

背景

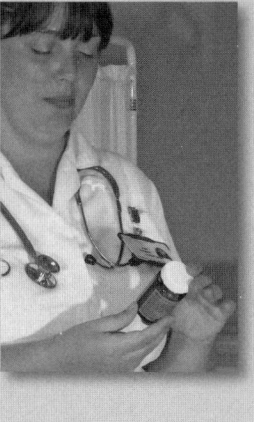

护士的专业地位有时会受到医生的挑战——一个例子是医生给护士发指令，要求护士违背其专业标准或规程。

方法和结果

22 名护士在她们日常的工作环境中接受观察。研究者在病房药品柜里放置了一瓶虚构的药物"Astroten"。瓶上的标签清楚地标明了"单日最大使用剂量 10mg"。一名研究者扮作"史密斯医生"（护士并不认识），给每个护士打电话要求其给患者使用 20mg 的 Astroten，并声称当他到达医院时会开出用药处方。

护士有 4 个有力的理由不给患者用这种药：

1. 医生要求的剂量是该药瓶上标明的单日安全剂量的两倍。

2. 医院规程要求她们应只听从自己所认识医生的指令。

3. 医院规程也要求护士不应服从电话指令。

4. Astroten 并不在被许可的药品名单上，并且医生还没有开出处方。

然而，22 名护士中有 21 名听从了命令，给出了超剂量的药物。她们在准备给患者服用时被研究者拦下。

研究的意义

医生与护士的权力和地位之间的差异会影响护士的职业行为。参加这项研究的护士没有一位对过多剂量的药物表现出担忧。事实上，许多护士重复询问并要求医生确认使用剂量，但却没有提出质疑。这种服从性会对护士的职业和自尊以及患者的健康造成严重的后果。

资料来源：Hofling, C.K. et al. (1966) An experimental study of nurse-physician relationships, *Journal of Nervous and Mental Disease, 143*: 171-180.

领导力及其影响

有效的领导力包括恰当地运用权威和影响因素，以确保对人力和资源进行有效的管理，从而实现群体的目标。优秀的领导力不仅仅体现在简单地"完成工作任务"，还应该体现在建立和维护良好的团队关系，并为团队成员提供适当的个人发展机会方面。

领导风格可分为三大类。专制型领导者掌握所有的决策权，并管理团队成员。这种风格的领导者独断专行，难以容忍内群体成员或外群体之人的不同观点或决策。民主型领导者善于协商，如果群体成员具有恰当的知识或技能，就允许他们参与决策、规划以及监督执行情况。放任型领导者并不做强制性的管理，而是允许群体成员决定工作目标和实施策略。实际上，在大多数行业都很难发现完全专制或完全放任型的领导者。而民主型领导者有时也会表现出专制或放任风格，具体程度取决于当时的情境状况。

212

领导者在鼓励或强制群体成员遵从其决策的方式上往往有差异（Raven, 1965）。常见的方法是运用操作条件作用原理（见第 10 章）。按照这一原理，可以通过奖金或其他物质奖励肯定良好的表现。一个例子是英国全科医生的绩效工资。相反地，强制式领导的基础在于，若有人不听从命令，领导者就会威胁取消群体成员已享有的权利。

我们还可能识别权威的不同来源或领导力的各种因素。权力的一个基础是明确的权力等级制度，通常是基于领导者拥有出众的知识、经验或专长。所以会诊医生比初级医生地位更高。然而实际情况也有例外。例如在军队中，新任命的军官要比有 40 年从军经验的普通老兵拥有更高的领导地位。还值得注意的是，有时候某些人成为领导者并不是因为他们拥有特别的专长或经验，而是因为他们拥有非凡的感召力、个人魅力，或者与位高权重者有着不一般的关系。

临床笔记 9.2

医疗中的等级和领导力

- 作为一名医生，你被赋予了一定的权利和责任。若你忽视这些责任或滥用这些权利，你的名誉便会受损。

- 注意观察人们使用的各种领导技巧。以优秀的领导者为榜样，同时避免出现那些不好的领导者所示范的缺点。

- 留意你自己服从权威的倾向。自我省察一下，按照上级的指示行动是否总能符合患者的最佳利益。

- 如果你认为上级做出的决定对于患者并非最佳的治疗，请勇敢地提出质疑。

9.3.4　刻板印象和偏见

对个体和群体研究的另一个重要内容是刻板印象和偏见。**刻板印象**（stereotype）

213

可定义为我们对特定社会群体及其成员所做的普遍性归纳。刻板印象遵循的是一种"经验法则"，大体正确但有时会犯错（Tversky & Kahneman, 1974）。社会群体的刻板印象五花八门，包括民族、职业、宗教等等。然而刻板印象一般都比较具体，其中有很多笑话段子，其主要形式是居于支配地位的内群体贬损外群体，取笑对方在某方面的缺陷。例如，澳大利亚人会取笑新西兰人。你可能也听说过一些不同医疗部门刻板印象的笑话（如矫形医师、精神病医生）。

尽管这类玩笑很多听起来无伤大雅，但值得注意的是，错误或不准确的刻板印象会导致不良的社会行为。对特定社会群体的**偏见**（prejudice）通常都是基于某种错误的刻板印象。偏见实际上意味着在获得相关证据之前就给出判断。在人类历史上，基于偏见而对不同性别、性取向、民族、种族或宗教团体做出错误的推断，进而引起冲突的例子屡见不鲜。

实践活动 9.4　对患者的刻板印象

- 用两分钟的时间迅速写下对艾滋病患者、慢性疲劳综合征（ME）患者以及癌症患者的印象。
- 你是如何形成这些观点的？
- 与患有这些疾病的人交往时，这些初始观点对你造成了哪些影响？
- 与患有这些疾病的人交往之后对你的初始观点有着怎样的改变？

214

研究专栏 9.2　医生对心理疾病的态度

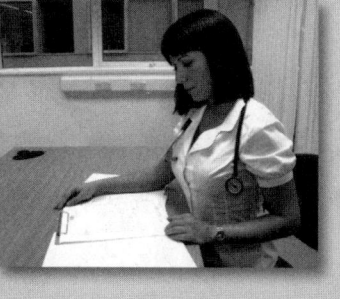

背景

许多人都对患有心理疾病的人持有消极的刻板印象和偏见。已有研究表明，很多有心理疾病的患者报告说，他们遭受了他们自己的全科医师不公正的对待。

方法和结果

随机分配166名全科医师受理一名30岁已婚家庭主妇的信件，她有一个5岁的孩子，自两个月前搬到这个社区生活后，她便受到失眠、疲乏和恶心的困扰，她希望在全科医师这里挂号求医。对信件中的内容做了如下几种修改，述说这位主妇要么（1）以前没有得过重大疾病；或者具有以下几种疾病史：（2）精神分裂症；（3）抑郁症；（4）糖尿病。在后三项中，信中清楚地说明疾病已在适当用药后得到很好的控制。

尽管清楚地说明了心理疾病已得到很好的控制，相比于其他三种情况，全科医师们明显不愿接受精神分裂症患者的挂号。收到有精神分裂症病史信件的全科医师明显更担心遭受暴力以及那个孩子的处境，更可能表示自己会私下联系患者的前任全科医师。

研究的意义

精神分裂症引起全科医师的担忧并不仅仅是因为患者有心理疾病这一事实。精神分裂症患者很难找到愿意为他们挂号的全科医生，妨碍了他们接受所需的基于社区的完备的治疗。研究结果也表明，有必要对全科医师开展"如何为精神分裂症患者服务"的教育培训。

资料来源：Lawrie, S.M. et al. (1998) General practitioners' attitudes to psychiatric and medical illness, *Psychological Medicine, 28*: 1463-1467.

　　刻板印象和偏见有时会对医疗服务造成影响。研究专栏 9.2 中的例子表明，对心理疾病的偏见会致使一些患者得到的医疗服务非常糟糕（Lawrie et al., 1998）。值得注意的是，很多医学生对心理疾病患者也存有偏见（Dixon et al., 2008）。人们对那些有特定健康问题的人、少数族裔或老年人，往往存在一些刻板印象和偏见（见案例研究 8.1），这应引起我们的重视，因为正如前文所提到的，态度和行为之间存在着联系。实际上，已有一些研究清楚地表明，刻板印象和偏见会导致种族健康差异的进一步扩大（Balsa & McGuire, 2003）。

　　医疗中的刻板印象并不只发生在医务工作者当中。了解患者对医务工作者的刻板信念也很重要。一项研究发现，患者如果对医生具有更多消极的刻板印象，在患病时寻求医疗帮助的可能性更低，更不满意他们获得的医疗救治，也不太可能遵从医嘱进行治疗（Bogart et al., 2004）。辨别患者消极刻板印象形成的原因，进而致力改变这些刻板印象，有助于促进大众的健康。医生试着改变自身的某些行为模式可能也很重要，这样他们就不会再强化那些无益的刻板印象。

小　结

- 群体成员身份是个体同一性的重要组成部分之一。
- 不同的社会角色具有不同的权利和义务。社会角色会影响医生和患者的行为（如病人角色）。
- 人们倾向于顺从其所属群体的期望。
- 人们往往会不加质疑地顺从处在领导位置的人——即使有时要求他们伤害他人也照做不误。
- 从众倾向有损于群体决策，这是由于从众易让人不考虑其他的可能性。
- 有效的领导力包括恰当地使用权威，以及最大限度地发挥群体成员的能力和技能。
- 刻板印象是一种简单化的认知，也是偏见形成的关键。刻板印象可对健康行为产生重大影响。

临床笔记 9.3

在医疗中避免种族主义和粗心的假设

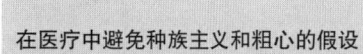

- 注意你对不同群体成员的态度——是否因他们是少数族裔、某些特殊疾病的患者或从事特定医务工作而存在差异。
- 确保你的态度不会影响不同患者的治疗。
- 基本归因错误意味着，我们倾向于假设他人的行为是由于其自身而非环境的影响。
- 请记住，人们的行为通常受其过往经历或当前社会环境的影响，不要想当然地认为他人难以相处或带有恶意。

215

9.4 反社会和亲社会行为

9.4.1 攻击

攻击（aggression）指那些对他人造成身体或心理伤害或者带来疼痛的行为。攻击可以是实际的（如身体攻击），也可以是象征性的（如烧毁旗帜）。下面我们将介绍对攻击的几种解释，而应对愤怒的或攻击性的患者的方法见第 18 章。

挫败—攻击假说（frustration-aggression hypothesis）认为，目标的实现受阻时我们会产生挫败感，进而导致攻击（Berkowitz, 1989）。尽管"挫败感"在导致攻击的过程中可能非常重要，但它并不是唯一的因素。例如，某个人发现图书馆里自己想借的书尚未归还，由此产生的挫败感并不会自动变成暴力行为，因为他们知道图书馆可不是表现攻击行为的适当场所。因而攻击的线索唤起理论（cue-arousal theory）则提出，如果存在着某种情境线索表明攻击是恰当的，那么挫败感更可能导致攻击行为（Geen & O'Neal, 1969）。在医疗环境中，这样的情境线索可能包括其他患者或医务工作者表现出的粗鲁举止或攻击行为。酒精与其他可影响精神状态的药物也属于重要的情境线索，它们会损害认知功能，或者削弱对暴力行为的抑制。

最近有篇综述显示，患者的攻击和暴力行为是医务工作者主要的职业风险：在综合医院里有一半的医务工作者曾遭受过言语攻击，四分之一的人曾遭受过身体攻击（Hahn et al., 2008）。综述作者认为，攻击行为发生的可能性受就医程序（如较长的等候时间会增加患者的挫败感）以及其他可能导致痛苦或焦虑的医疗程序的影响。有人指出，紧张或痛苦的患者会对威胁性的刺激更加敏感，当威胁感增强时便会以攻击做出回应（Winstanley, 2005）。

某些疾病可能使患者变得具有攻击性，这尤其可能在以认知受损、妄想或去抑制为特征的痴呆或精神病患者身上出现（见第 16 章）。然而，情境因素也很重要，因为不是所有这类患者都会具有攻击性或表现出暴力行为。思考一下前面提到的基本归因错误，值得注意的是，医务工作者往往把精神病患者的攻击行为归因于患者的内部特征，如妄想或应激；而患者则往往把他们的攻击行为归因于外部或情境因素，如受到医务工作者的挑衅、嘲笑或者"窃听"（Nolan et al., 2009）。

> **小　结**
>
> - 学界提出了几种不同的攻击理论。尽管大多数理论都有论据支持，但尚没有一种理论可以解释所有的攻击行为。
> - 攻击行为似乎是个体的攻击倾向性、个体在特定时间的心理状态、情境线索或压力源综合作用的结果。

9.4.2 亲社会行为

尽管社会心理学通常关注"人们为什么会做出像攻击或偏见这样的不良行为"，

但也有许多研究者关注积极的社会行为，如助人和利他行为。这种**亲社会行为**（pro-social behaviours）包括医务工作者和其他医疗保健工作者方方面面的活动和行为（尽管可能并不仅仅是出于利他的原因）。

利他行为指不期望获得回报而表现出的亲社会行为，尽管由利他行为产生的"善行"感觉本身就是一种回报。一些人会提出，我们拥有同理心或共情这种能力，这解释了我们为什么会帮助别人：对他人的处境我们感同身受，所以我们会努力帮助他人（Batson et al., 1981）。还有人认为，我们帮助别人是为了缓解在看到需要帮助的人后自己所产生的痛苦（Cialdini et al., 1987）。此外，做出看似利他的行为，可能是因为人们期望在将来得到回报或认可（比如我们会去做志愿工作，因为这会让我们的简历看上去更好）。同意在死后捐赠器官也可以视为完全利他的行为，因为这种行为并无获得回报的可能性。然而，也有可能是"在死后我可以帮助到别人"这种认识本身就会被解读为一种回报。

217

在更为普通的日常情境中，对帮助行为成本和收益的认知会影响我们是否会出手助人。如果我们认为，帮助别人不会花费太多的时间、精力和情感，我们就更可能付诸行动（Piliavin et al., 1969）。例如，在匆忙赶去求职面试的路上，我们不太可能去帮助某人把困在树上的猫救下来。这一原理有助于解释流动献血服务——由于这项服务消除了与献血有关的时间和金钱成本，因而增加了这种行为的吸引力。

帮助行为除了受感知到的个人成本和收益的影响外，还与我们是否观察到他人的助人行为有关。社会学习和模仿理论（见第 10 章）认为，如果我们看到别人助人，我们也就更可能跟着做；如果我们看到别人没有参与救助，我们也不太可能施予援手。无人施助情况的发生可能是因为"责任扩散"——每个个体都想当然地认为其他人有责任去施助，但最终结果是没有人这样做（Latane & Darley, 1970）。在现实生活中的表现就是：个体不在群体中时更可能帮助他人。例如，有人癫痫发作，如果只有一位旁观者，这位旁观者更可能提供帮助，但助人的可能性会随着无动于衷的旁观者的人数增多而降低。

帮助的社会线索可以用来激励亲社会行为（正如社会线索能激发攻击行为一样）。例如，佩戴彩色徽章、丝带和腕带来表明对各种慈善团体的支持，等等。这些线索在某种程度上是物质交换的象征，正如你捐了款所以你获得回报。同时，它们也是捐献者承诺的一种公开展示，向其他人暗示他们也应该支持这项公益活动。

小　结

- 利他行为指人们不期望获得个人回报而为他人所做的帮助或亲社会行为。
- 帮助的可能性似乎受到帮助所需的个人成本和收益的影响。
- 其他人的行为也是帮助行为的一种线索。如果我们看到其他人助人，或者除你以外周围再没有能提供帮助的人，我们就更可能做出帮助行为。

218 📖 **扩展阅读**

Hogg, M.A. & Vaughan, G.M. (2008) *Social Psychology* (5th edition). Harlow: Pearson Prentice Hall. 这本书透彻地介绍了大量有关社会心理学的话题。然而，这本书是为心理学专业学生编写的，所以并没有从医学应用的角度讨论各个重要概念。

Stroebe, W. (2000) *Social Psychology and Health* (2nd edition). Buckingham: Open University Press. 这本书从社会心理学角度探讨了健康问题，但是比起主流的社会心理学教材，对于广大读者来说它并不很容易读懂。

❓ **复习题**

1. 何谓"认知失调"？如何利用它来促进健康行为？
2. 概述信息或信息传递者的哪些特点更可能增加人们的积极回应。
3. 医生的着装如何影响患者对医生的感知？为什么会这样？
4. 人们感知到的真实自我和理想自我之间的差距如何促使行为改变？举出一个促进健康的例子和一个有损健康的例子。
5. 什么是"基本归因错误"？举出它与健康有关的两个例子。
6. "病人角色"是什么意思？为什么说医生是病人角色的"把关人"？
7. "人多力量大"这个谚语用到医学决策中是否合适？运用从众和群体思维的概念展开讨论。
8. 什么是刻板印象？刻板印象和偏见有什么联系？
9. 为什么线索唤起理论比挫败—攻击假说可能更好地解释攻击行为？
10. 描述一下使人们更可能做出帮助行为的情境特征。

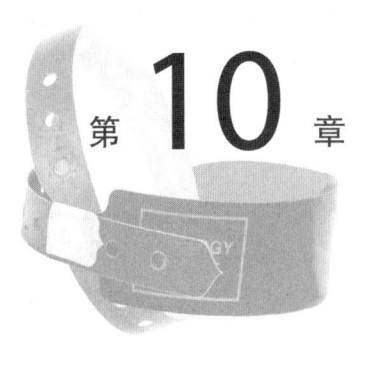

第 **10** 章

学习、知觉与记忆

219

本章提要

10.1　知觉

10.2　注意

　　　10.2.1　注意和临床技能

　　　10.2.2　注意偏差

10.3　学习

　　　10.3.1　经典条件作用

　　　10.3.2　操作性条件作用

　　　10.3.3　示范与模仿

10.4　记忆

　　　10.4.1　记忆的组织和特征

　　　10.4.2　记忆与医学学习

专栏

10.1　影响知觉定势的因素

10.2　强化模式

10.3　记忆的特征

案例研讨

10.1　条件作用和儿科疼痛

图

10.1/10.2　大小恒常性和深度知觉

10.3　认知过程

10.4　影响手术技能的因素

10.5　经典条件作用和安慰剂效应

10.6　长时记忆存储

研究专栏

10.1　麻醉过程中的意识和记忆

10.2　医疗不当和过失杀人

220

学习目标

本章旨在让你：

- 描述知觉过程并举例说明知觉与医疗环境的关系；
- 理解注意过程及其在医疗错误中的作用；
- 描述经典条件作用和操作性条件作用并讨论如何在医疗实践中应用；
- 理解短时记忆和长时记忆的特征；
- 运用以上记忆知识设计有效的考试复习方法。

    学会做医生需要积累知识、临床经验和手术技能——所有这些都受到认知、注意、学习和记忆过程的制约。理解这些心理过程是如何工作的对我们很有帮助。我们能寻找更好的学习方法；更警惕可能发生医疗错误的情境；帮助患者改变行为（如让患湿疹的儿童停止抓挠）。本章我们将学习知觉、注意、学习和记忆，并举例说明它们与医学的关系。

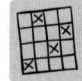

10.1　知觉

221

    知觉（perception）是环境信息通过我们的感觉（听觉、触觉、嗅觉、味觉和视觉）转变为经验的过程。澄清知觉和注意（下一节会介绍）的区别很有用处。**注意**（attention）的范围更广，涉及我们聚焦和加工的那部分环境。

    让我们先学习视知觉，至少在表面上视知觉显得非常简单和直接。环境光线投射到我们的视网膜，然后通过视网膜上的视杆细胞、视锥细胞和神经节细胞转变为电脉冲。电脉冲（即神经冲动）经由视神经传递到达视觉皮层，在那里我们"看到"图像。然而，理智会强烈影响我们对刺激的解释。实践活动 10.1 就是一个例子。我们倾向于将较短和经常使用的词加工为一个单位（比如"the"和"of"），所以很多人都会犯下面的错误。这就使得很难在这些单词里"看到"单个的字母。

实践活动 10.1

在这个句子中有多少"F"和"T"？

INFERTILITY TREATMENT IS THE RESULT OF YEARS OF SCIENTIFIC STUDY
COMBINED WITH THE EXPERTISE OF CLINICIANS.

    因此，视知觉是视觉刺激（自下而上加工）和我们已有知识（自上而下加工）的结合。其他自上而下加工的例子有**大小和形状恒常性**（size and shape constancy）以及**深度知觉**（depth perception）。在大小和形状恒常性中，尽管事实上随着我们走近某个物体时它会显得更大，并且形状也会随着我们看它的角度而变化，但我们对它的知觉却保持相同。因为我们的理智知道大多数物体不会这样改变形状，所以得

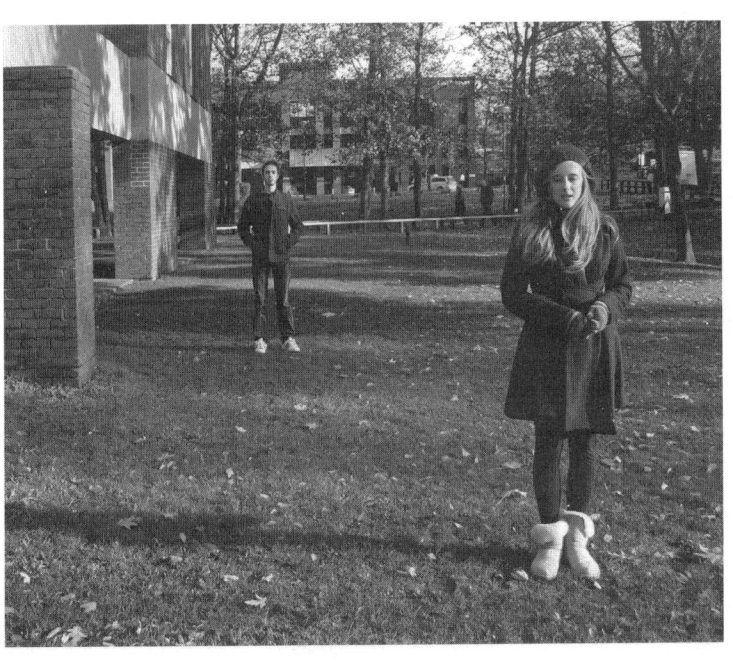

图 10.1

大小恒常性和深度知觉

出结论：我们在移动，正从不同角度观察它。

　　深度知觉也运用了这一知识。例如，我们知道人的高矮大体相近。因此我们会在图 10.1 中看到背景中的人离相机较远。在这个例子中，我们以前的知识给我们提供了深度线索。我们对深度的解释非常迅速地发生在潜意识层面。它的影响如此强烈，甚至可以推翻我们意识水平的知觉过程。请比较背景和近景里人物图像的大小，你认为背景中的人比近景中的人小多少？现在请看图 10.2，这是将背景中的人按实际

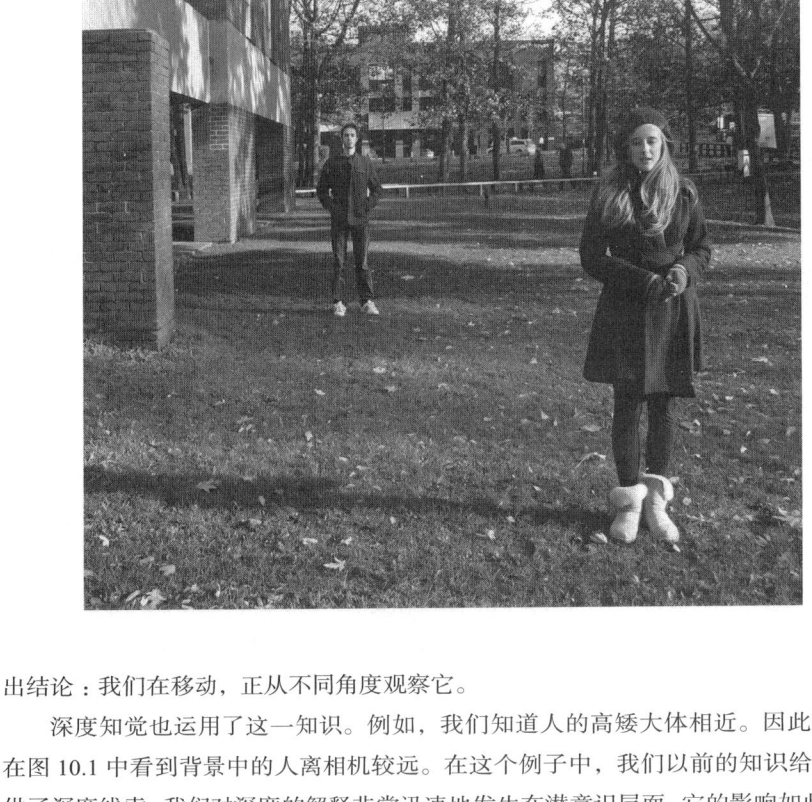

图 10.2

大小恒常性和深度知觉

专栏 10.1   影响知觉定势的因素

- 知觉阈限
- 过去经验
- 当前驱力状态
- 情绪
- 个人价值观
- 环境
- 文化背景和经历

大小移到前边。你之前可能不会认为他的图像如此小，因为大小恒常性和深度知觉会自动地使你的判断出现偏差。

知觉的研究已经表明，我们不仅不能认识某些事物真实的差异程度（如图 10.2 中两个人的大小差异），而且我们对知觉对象实际上还非常有选择性和偏差。这里潜在的概念是**知觉定势**（perceptual sets），它受到注意、过去经验和动机的共同影响，因此我们感知到与我们（作为人类和个体）有关的信息。专栏 10.1 总结了影响知觉定势的因素。**知觉阈限**（threshold for perception）可以用来衡量某一刺激与其他刺激相比有着更低或更高的知觉临界值。假如有人喊"救火"比他们喊"空气"更容易引起你的注意。同样，在很多人说话的吵闹环境中，你会突然注意从你身边经过说出你名字的人。这是因为你对自己的名字天然就具有较低的"听觉"阈值。

222

过去经验（past experience）的影响明显地表现在大小恒常性和深度知觉效应上。过去经验、**期望**（expectations）和**个人价值观**（individual values）会结合在一起更微妙地影响知觉。例如，症状知觉实验表明，只要告诉人们某个刺激会带来疼痛，他们在回应这个刺激时就更可能报告疼痛（Colloca et al., 2008）。安慰剂和反安慰剂效应可谓经典的例子，说明了期望和学习在症状知觉中的作用（见第 4 章）。贫穷家庭的孩子和成人比富有的人更容易高估硬币的大小（Ashley et al., 1951）。

223

当前驱力状态（current drive state）对知觉有着不同的影响。首先唤醒程度决定了我们对环境注意的程度。当我们睡着时，我们并不会对外在环境有太多有意识的知觉，除非发生非常大的变化，比如出现巨响或者温度的变化。低意识水平下刺激的知觉过程在麻醉期间非常重要。麻醉的目的就是消除清醒的意识，但约 1% 的人报告在手术过程中有一些知觉（见研究专栏 10.1）。其次，我们的动机状态还决定环境中的注意对象。例如，当我们饥饿时更可能注意与食物有关的刺激（Seibt et al., 2007）。

225

情绪（emotions）也会影响我们注意和知觉的内容。学界已有定论：焦虑会导致威胁感知的增加，使得注意局限于有威胁的刺激之上（Ouimet et al., 2009）。同样可以看到，积极情绪也会引起知觉变化。幼儿对圣诞老人知觉的经典研究发现，圣诞节前儿童画的圣诞老人明显比圣诞节后画的老人更大、更精致，这说明儿童的情绪状态影响到他们对圣诞老人的知觉和表征（Sechrest & Wallis, 1964）。

环境（environment）为我们提供了外部刺激，加以解释就成为经验。尽管有"自上而下"的影响因素和知觉定势，但大多数人还是能非常准确地看清眼前的事物。

224

研究专栏 10.1　麻醉过程中的意识和记忆

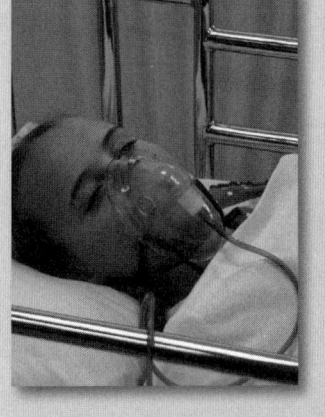

背景

　　流行病学研究表明，某些类型的手术在麻醉过程中更可能出现意识，以下人群也更容易出现：术中有过意识经历的患者、肥胖者、使用中枢神经抑制剂的患者、年龄小的患者（特别是儿童）。本研究要考察儿童在手术过程中的意识和记忆。

方法

　　184 名年龄在 5~18 岁的儿童参与实验，用不同的方法测试手术中的意识和记忆：

1. 手术中告诉儿童握紧他们的手，看看他们能否听见（意识）。

2. 手术中播放一些单词 20 遍，手术后测验儿童对这些单词的再认成绩（内隐记忆）。

3. 手术后，问儿童他们是否记得关于手术的任何事情（外显记忆）。

结果

　　儿童不能外显地回忆手术的情形，也不能认出手术中播放过的单词。但是，有 2 个儿童(1%)在术中表现出意识，他们能按照指令握紧他们的手。这两个孩子在手术类型、麻醉技术和既往史方面都和研究样本中的其他孩子一样。

研究的意义

　　这个研究利用术中技术测量了儿童的意识和记忆，补充了现有证据。1% 的儿童在手术中有意识，这与成人的结果相似。但有趣的是，这些孩子没有关于手术情形的任何内隐或外显记忆。

资料来源：Andrade et al. (2008) Awareness and memory function during paediatric anaesthesia, *British Journal of Anaesthesia, 100(3)*: 389-396.

部分原因在于我们之前的环境经验能帮助我们解释发生了什么。然而，有时候知识经验会掩盖我们看到的事物，从而导致知觉歪曲。经典的例子就是艾姆斯小屋（Ames room）——一间特殊构造的小屋，里面的墙、窗户、地板进行了伪装，使之看起来像正方形的房间，但背景墙实际上是斜的。这就意味着一个人如果从房间的一个角落走向另一个角落时，他的身材会缩小或变大。事实上这是因为他走得离你更远了。然而对于旁观者，"房间是正方形的"这一知觉线索可以凌驾于现实之上，这样他们"看"到了不可能的现象，即这个人走起来时，他的身材可以缩小或变大。

　　文化因素（cultural factors）对知觉的影响或许不如我们以为的那么大。许多知觉有跨文化的一致性。文化对知觉最强的一种影响是，相比于异族人，我们能更迅速、更准确地识别同种族的人（Meissner & Brigham, 2001）。这可能影响医务工作者与不同族群患者的互动。一篇总结文化对医患沟通影响的文献综述发现，在接诊少数族裔患者时，在会诊中医生和患者都较少表露情绪，患者还很少说话。作者认为，正是知觉偏差造成了医学诊疗中出现这种与文化有关的沟通困难（Schouten & Meeuwesen, 2006）。

　　现在我们已经讨论了知觉定势对正常视知觉的影响。然而，我们还需要理解异常的知觉过程。异常知觉与很多疾病有关，包括自闭症和精神分裂症。例如，自闭症和精神分裂症的典型患者对面部表情情绪的知觉都较差（Marsh & Blair, 2008）。精神分裂症和其他精神病患者的体验特别有意思，因为他们把虚幻事件知觉为真实事件。这一领域的研究相对较新，但结果显示，如果具有分裂症状的人处于知觉模糊和过载的情境，就更可能出现精神病型思维（Tsakanikos, 2006）。这类研究能最终帮助我们更全面地了解引发精神病症状的条件，反过来对精神分裂症的治疗和预后也有启发。

226

> **小　结**
>
> - 知觉是将环境信息转变和解释为经验的过程。
> - 知觉是环境刺激（自下而上加工）和已有知识经验（自上而下加工）的结合。
> - 当注意、先前经验和动机对信息的认知起决定作用时，就存在知觉定势。
> - 知觉定势受知觉阈限、过去经验、个体价值观、当前驱力状态、情绪、环境和文化因素的影响。

10.2　注意

注意（attention）是选择环境中的信息进行关注和加工的能力。因此注意是知觉、学习和行为操作的重要条件，特别是在多任务作业的情况下（如在不同的任务上分配注意）。我们注意什么，有多注意，受到我们的生理唤醒、动机和情绪的影响。注意还会受这些因素影响而出现偏差。因此掌握注意的知识有助于我们理解医疗中的失误，比如给错药的剂量或者外科手术出错。

注意涉及很多不同的心理过程，不要认为注意是单一的系统。例如，针对脑损伤患者的研究显示，他们经常在注意的某些方面出现问题，而不是在所有的方面都有问题（Posner & Petersen, 1990）。注意可以是有意的，比如我们集中注意力学习或工作；也可以是无意的，比如巨大的声音或突然的移动都会吸引我们的注意力。注意还被类比为聚光灯或过滤器，注意的焦点可以较广或较窄。当注意聚焦时，中心信息会得到详尽的处理，而外围的信息则可能被忽视或遗漏。在基础层面上，我们能区分三种注意力：

- 在特殊的刺激上集中我们的注意力。
- 从某个刺激上移开或解除我们的注意。
- 在两个刺激之间转移注意力。

注意是与知觉及记忆等认知过程交织在一起的（见图 10.3）。**感觉缓冲器**（sensory buffers）是输入信息的一个短时储存库，可以用来选择有意识地注意哪些信息。听觉缓冲器登记所有输入的声音信息，保持几秒钟，这几秒里该信息有可能恢复。一个很好的例子是，当我们谈话时"走神"几秒钟，脑子里仍能重现刚刚说的内容。这一点特别有用，否则我们会被人责怪没有好好听他刚刚在说些什么。

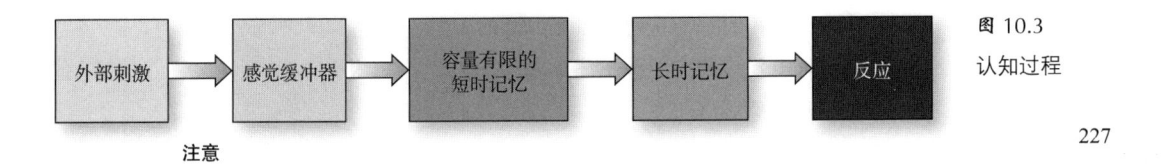

图 10.3

认知过程

227

很多注意理论指出，我们加工信息的能力有限，这限制了我们能有意识地注意的信息数量。研究普遍地证实了这一点，尽管加工能力并非如此固定不变。有证据表明，对于没有注意到的信息，我们仍能无意识地感知到，并且随着任务的操作变得更熟练或越自动化，对有意识注意的要求就相应减少，我们加工信息或实施多任务的能力会提高。例如，神经影像学研究表明，即使我们并未有意识地注意某些刺激，那些有意注意时激活的脑区也会出现相似但较弱的神经活动（Vuilleumier, 2005）。

10.2.1　注意和临床技能

临床技能对于医疗实践必不可少，故而培训期间你将学习诸如诊断面谈、身体检查和外科手术之类的技能。**技能习得**（skill acquisition）同样可以利用图 10.3 所示的过程来阐述。学习一项新技能要求我们有集中的注意力、短时记忆、认知运动过程和努力做出的反应。最初，知觉和反应阶段都需要注意的参与。随着我们学习和练习技能的深入，就会逐渐变得越来越容易，需要的注意力也越来越少。技能习得大致有三个阶段（Adams, 1971）：

1. 认知阶段——技能和实施过程的心理表征得以建立。在这一阶段，学习通常有赖于专家教学给予的明确指导、示范和自我观察，如依赖驾校教练告诉你去做什么。
2. 联想阶段——有效的动作程序得以建立，个体能够完成大致的技能，但缺乏熟练执行精细子任务的能力。技能发展受知识和反馈的引导，如能开车但需有意识地注意转动方向盘和变速等动作。
3. 自动化阶段——技能基本上能自动完成，技能的完成依赖内隐知识和动作协调，而不再靠明确的指示。例如不需要有意识地努力就能自动地开车。

技能获得的研究表明，练习比天资更重要。例如，比起音乐天赋、父母的音乐能力和社会阶层等，练习的时间是音乐能力最强的预测因素（Sloboda et al., 1994）。如果学习或练习间隔开来进行，也能促进学习（见"记忆"部分）。

如果技能已经自动化，并且执行的任务不复杂、也不相似，那么，**多任务作业**（multitasking）就更容易完成。你可以边听音乐边写论文，或者边开车边和别人说话。然而，即使单个任务很简单，多任务作业仍然会出现竞争，影响每一个子任务的执行。比如，开车时打电话会导致反应时变长，对前车减速的注意能力变弱，对感觉输入的注意也减少。驾驶时无论电话是否免提都会出现这种结果（Esgate & Groome, 2005）。注意的研究显示，错误动作或失误最有可能发生在：

- 正确反应并不是最有优势或者最习惯的反应；
- 做任务时并没有集中全部的注意力；
- 应激或焦虑的状况下。

　　某项技能的训练达到自动化阶段的优势是，可以让我们把注意力分配到多任务作业上（尽管其他任务仍然会影响已经自动化的任务）。而且劣势在于自动化的行为不再受到有意识的控制，因而可能会发生错误。这尤其容易发生在医疗行为中，据估计，仅美国每年就有近 10 万名患者死于可预防的医疗失误（Ferner & McDowell, 2006）。英国对过去的一个世纪里以过失杀人罪起诉医生的案例研究表明，大部分案例都源于开药或给药时出现的失误。另一种失误是错误的治疗或诊断以及外科手术失误（见研究专栏 10.2）。

229　　　　熟练的外科医生做手术较为自动化，同时能做其他事情，如听音乐（这相当普遍）。尽管音乐很能让人的情绪和生理保持平静，但注意的研究表明，假如事情出错，要快速做出决定或采取行动，音乐会干扰我们的注意力，让我们无法专注于危机状况和反应。研究发现，对于刚上手术台的新外科医生尤其如此。研究人员（Miskovic

---

研究专栏 10.2　医疗不当和过失杀人

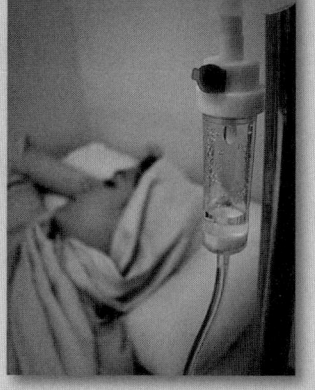

方法

　　研究者搜索英国的报纸和期刊，寻找医生被指控过失杀人的司法案例，从而探究死因。

结果

　　在 1795 年到 2005 年期间，共有 85 名医生被指控过失杀人，起诉数量自 1990 年起增幅较大。大部分医生被无罪释放，只有 29% 的医生被判有罪或者承认有罪。过失杀人的主要原因如下：

出错（44%）——在计划阶段的失误

　　例如，一名患有肌肉萎缩症的 20 岁男子在包皮环切术后死亡。外科医生误判患者的体重，无意中开出了三倍于推荐剂量的利多卡因。医生被指控过失杀人但被无罪释放。

疏忽（20%）——因为分心或不专心而失误

　　例如，一名 6 周大的男婴在做幽门狭窄手术时死于心脏骤停。麻醉师把空气注射进了血液而不是鼻胃管。

麻醉师被指控过失杀人但被无罪释放。

违规（19%）——故意违反医疗规定

　　例如，一名 2 岁男孩在疝气手术中死于缺氧。麻醉师在术前和术中故意吸入麻醉剂。他被指控过失杀人并被判有罪。

技术错误（4%）——尽管行动计划和技术手段适当，但实际操作却失败。

　　例如，一名 16 岁的女孩在治疗白血病时死亡，医生在试图插入希克曼线（即中央静脉导管）时造成患者心脏破裂。这名外科医生被指控过失杀人但被无罪释放。

研究的意义

　　患者死亡的诉讼一半以上是因为医生无意识的过错（出错或疏忽），是自动化行为带来的直接后果。作者认为起诉个别医生无助于促进患者的安全，不如改变医疗体系，增加监督以减少此类失误的发生。

资料来源：Ferner, R.E. and McDowell, S.E. (2006) Doctors charged with manslaughter in the course of medical practice, 1795Ð2005: a literature review, *Journal of the Royal Society of Medicine, 99*: 309-314.

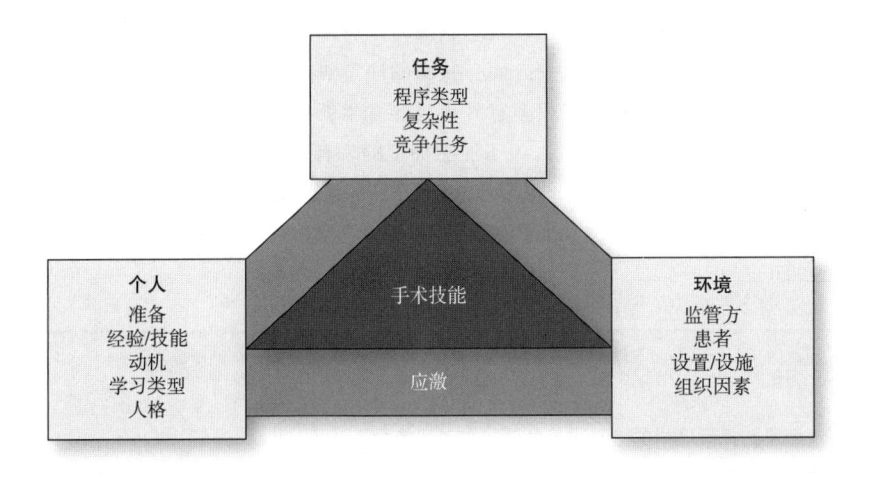

图 10.4
影响手术技能的因素
（资料来源：Schout et al.,
2010.）

et al., 2008）考察了初级医生模拟腹腔镜检查（虚拟现实）的手术技能，手术时分别伴有以下状况：没有音乐、平静的音乐、欢快的音乐。结果发现，在模拟腹腔镜检查时，不听音乐的初级医生的操作表现比听音乐的医生几乎好三倍。而经过更多练习后，初级医生所表现的这种差别就变得不太明显了，说明了练习和自动化的效果。对手术技能的其他研究表明，学生和初级医生的手术成绩特别易于受到环境的影响，在医生出现个人过失之前，常伴有一些负面事件，常常表现为对环境因素产生反应，总结见图 10.4。

230

10.2.2　注意偏差

注意与知觉一样，也会对一些特定的刺激产生偏差。正常和异常的偏差都会出现。正常的偏差包括更可能注意面孔和情绪刺激。与其他形状相比，婴儿会花更多的时间去看面孔或面孔形状的刺激（Dannemiller & Stephens, 1988）。对不同物体的反应时研究表明，我们会更快地注意情绪事件，而脱离情绪事件则需要更长时间。神经心理学研究表明，情绪刺激比中性刺激能引起更强烈的神经反应，无论它们来自视觉还是听觉。换言之，如果我们看到情绪表情或者听到情绪声音，会比看到中性表情或者听到中性声音引起更强烈的神经反应（Vuilleumier & Huang, 2009）。

注意偏差也会发生在某些心理障碍中。有饮食障碍的人更可能注意食物、身体或与体重有关的刺激（Faunce, 2002）。焦虑的人更可能注意与威胁有关的刺激，对某些特殊刺激高度警觉。在一般焦虑障碍、强迫症、创伤后应激障碍、恐怖症中就是如此。例如，有血液恐怖症的人会不停地审视环境中血液的迹象，这会消耗他的认知加工和注意资源。在其他心理疾病中，正常的注意偏差可能会受到破坏。比如，研究者（Pearson et al., 2009）发现，大多数孕妇较难把注意力从痛苦的婴儿图片中剥离开（用反应时来测量），若观看的是成人或中性婴儿面孔的图片则较易做到。但是，这种偏差在怀孕期间抑郁的妇女身上却观察不到。

231

情绪对于注意的指向和集中也很重要。积极情绪与注意的扩大有关，而消极情绪则与注意局限于某些特殊刺激之上有关（Vuilleumier & Huang, 2009）。注意窄化有各种影响。一方面，注意窄化在紧急状况时是有用的，因为窄化有助于我们专注于问题和解决问题的行动。另一方面，狭窄的注意焦点意味着附属或次要的信息可能被忽视或不太可能被拾取。很多意外事故的发生就是因为漏掉了某些重要信息而犯错（Esgate & Groome, 2005）。关于注意加工的现有知识说明，某种程度上的疏忽和出错是人类在所难免的。因此，认识此种情况下系统和组织所起的作用非常重要。假如监测系统完善并且到位，那么个体失误在造成严重后果之前很可能就会被发觉并得到纠正。

小　结

- 注意是选择环境中的信息进行关注和加工的能力。
- 注意影响我们对刺激的认知、加工和反应方式。
- 学习新技能涉及集中注意力、短时记忆、认知运动过程和努力做出反应。
- 技能学习包括三个阶段：认知、联想和自动化。
- 当技能达到自动化时，不需要意识或努力控制就能做出熟练的动作。
- 多任务作业需要分配注意，如果一项或两项任务熟练且达到自动化，则多任务就会变得更容易。
- 如果正确反应并不是最有优势或者最习惯的反应，做任务时并没有集中全部的注意力，以及处在应激或焦虑的状况下，那么最可能发生失误。
- 注意偏差包括对情绪表情和声音的偏差，情绪会影响注意焦点的广度。
- 某些心理障碍中存在异常的注意偏差。刺激的注意偏差和所患障碍有关。

232

10.3　学习

联想学习（associative learning）指我们学习两个同时发生的事件之间的关系。例如，一个事件发生的同时另一个事件也发生了，这表明两个事件之间存在时间上的联系；如果一个事件总是跟在另一个事件之后发生，这表明存在因果联系。不同的学习过程对医疗有着广泛的意义，无论是你自己的学习，还是帮助患者康复或改变他们的行为。主要的学习过程包括经典条件作用、操作条件作用、榜样示范和模仿学习。当你与孩子相处或与有认知缺陷的人一起工作时，由于他们不太可能通过言语推理来改变行为，条件化过程就显得特别有用。

10.3.1　经典条件作用

经典条件作用最著名的例子是巴甫洛夫对狗的研究工作。食物出现时狗会有分泌唾液的正常反射。由于唾液分泌是自然发生的，不需要学习，因而食物成为**无条件刺激**（unconditioned stimulus），唾液分泌成为**无条件反应**（unconditioned response）。巴甫洛夫发现其他时间狗也会分泌唾液，比如当他进入房间时，因为狗已经学会把他与喂食行为联系在一起。巴甫洛夫通过在喂狗之前给出铃声，正式证明了经典条件作用。铃声最初是**中性刺激**（neutral stimulus），因为它与食物无关，不会引起唾液分泌。然而，一小段时间之后，狗听到铃声时也开始分泌唾液。铃声因此成为**条件刺激**（conditioned stimulus），而铃声引起的唾液分泌就是**条件反应**（conditioned response），因为狗已经学会铃声与食物之间的联系。

　　研究者还指出了经典条件作用的其他诸多特征。例如，刺激的性质是非常重要的，有些刺激比另一些刺激更容易发生条件作用。奇异的食物和饮料更容易与恶心之类的生理症状相联系。这可能是因为生物学机制更支持对危险情况的学习，从而防止我们吃下有毒的食物。因此，假如一种新奇的食物与疾病或呕吐有关联，那么大多数人会形成对这种食物厌恶的反应。

实践活动 10.2

● 你是否特别讨厌某种食物，根本不想吃？你能想想这可能是由于什么样的学习过程造成的？

　　刺激的顺序和出现时间也能决定条件化能否发生。中性刺激（如铃声）必须在无条件刺激（如食物）之前很短的时间（比如半秒）内呈现，条件化才会发生。假如在这之后再呈现，条件化就非常微弱或根本不会发生。

　　最后，条件化能被阻断或消退。一旦经典条件作用形成，要想形成对第三个刺激的条件化反应就会被阻断。换言之，狗一旦学会靠铃声预测食物，假如引进第三个刺激（如闪烁的灯光），它们将不会总是出现反应，而是继续依赖铃声。通过反复呈现条件刺激而不呈现无条件刺激，条件化就会被消失或解除。

233

经典条件作用和生理症状

　　很多生理反应都可以建立经典条件作用，包括免疫和神经内分泌反应（图 10.5）、过敏症状和恶心。经典条件作用因此与医学关系密切，发生在很多临床情境中，特别是疾病或治疗伴有疼痛或其他不良症状时。与医院有关的情景、声音或气味，都可能引起诸如焦虑、恶心等生理和情绪反应。经典条件作用的上好例子是化疗，因为细胞毒素药物通常有很强的副作用，如恶心和呕吐。最初的一两个疗程之后，当患者回来进行后续疗程时，超过 30% 的化疗患者会出现预期的恶心和呕吐（Stockhorst et al., 2006）。这是因为，医院某些方面的环境与恶心和呕吐的症状形成了关联。因此，当患者再次暴露在与化疗相联系的医院刺激时，他们就会感到恶心或呕吐。

　　我们对经典条件作用的理解可以用来减轻症状或诱导积极的生理反应。我们知道，面对新异食物或饮料，个体的生理症状更容易建立条件化反应。我们还知道，一旦经典条件作用形成，就能阻断第三个刺激的条件作用。研究已证明，如果在每次化疗输液之前给化疗患者喝一种新异的饮料，就可以预防预期的恶心，甚至能缩短化疗期间感到恶心的时间。因为他们将恶心与饮料而不是与医院环境联系在了一起（Stockhorst et al., 1998）。这种方法在过敏症状的控制中也得到证实。如果恰好在

图 10.5
经典条件作用和安慰剂效
应

234

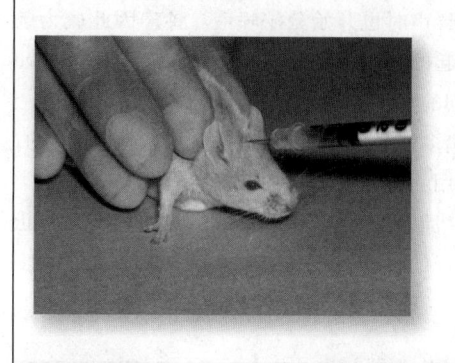

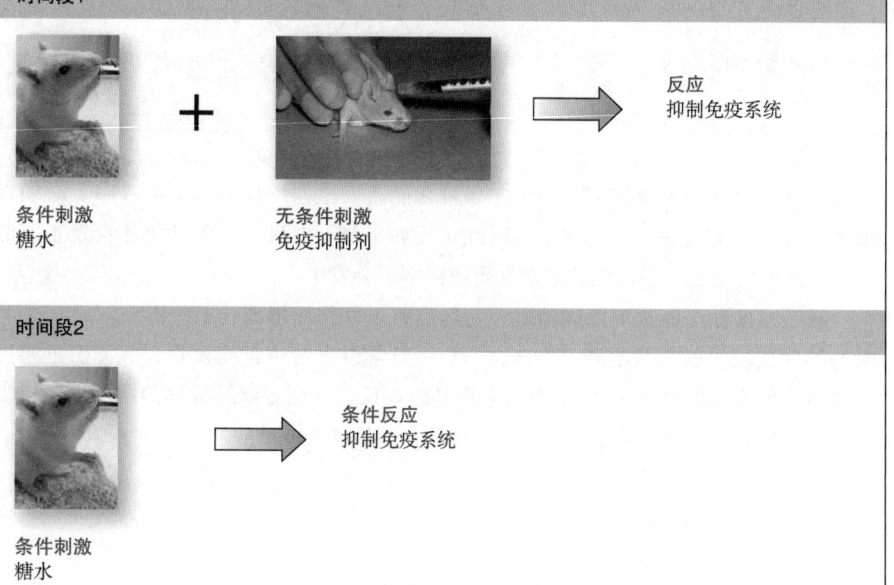

利用经典条件作用减弱和增强免疫功能

通过经典条件作用可以使免疫系统实现条件作用，从而用先前的中性刺激去减弱或增强免疫功能。研究通常是把抑制或提升免疫系统的药物与一种新的味道（如糖精的甜味）配对，接着在后来的日子里再次给予糖精但不使用免疫干预药物，从而检验免疫功能是否受影响。

通过这种经典条件作用，免疫系统会被抑制或提升，尽管效果较小（Ader, 2003）。人类研究显示了类似症状的条件作用，比如化疗前的预期性恶心。

时间段1

条件刺激
糖水

＋

无条件刺激
免疫抑制剂

反应
抑制免疫系统

时间段2

条件刺激
糖水

条件反应
抑制免疫系统

患者使用抗组胺剂药物之前，给患者喝一种新异的饮料，连续 5 天，该饮料单独就能触发嗜碱细胞活性同样程度的下降，症状的改善与抗组胺剂药物一样（Goebel et al., 2008）。因此，经典条件作用在安慰剂效应方面起着重要作用（见第 4 章），而且是许多替代性治疗疗效的基础。

经典条件作用和心理问题

经典条件作用还与心理问题（如恐惧症）的形成有关。创伤经历会使某一特殊的事物与严重的焦虑和恐惧产生联系。随后该事物的出现会触发严重的焦虑，假如这个人回避这一事物，就可能形成恐惧症。典型例子是针头恐惧症，通常是在注射和验血的负性经验之后出现。治疗恐惧症必须消除已习得的联系，通过使有恐惧症

的人暴露在引起恐惧的事物面前，同时尽可能减少条件化的反应。这一般通过满灌
疗法或系统脱敏疗法实现，这些方法的理论基础是强烈的焦虑反应不可能无限期地
持续。**满灌疗法**（flooding，又译泛滥疗法）使当事人暴露于恐惧刺激物面前足够长
的时间，致使他们的焦虑减弱，刺激物和焦虑之间的联系被消除。然而满灌疗法对
于恐惧症患者非常难于实施，因为这是面对他们的恐惧的一种极端方法。

235

系统脱敏疗法（systematic desensitisation）是更为舒缓的方法，给个体传授放松
技术，让他逐渐地暴露其恐惧事物和情境慢慢变强的版本。例如，可能会要求有
针头恐惧症的个体在想象针头的同时保持放松。一旦他能在这种情境下保持放松，
就让他继续放松去看画有针头的图片，之后看真正的针头，最后可能让他去看护士
给别人打针。因此，当个体暴露在恐怖的刺激面前仍能学着放松时，刺激与恐惧之
间的联系也会逐渐消除。有研究显示，满灌疗法和系统脱敏疗法都是恐惧症非常有
效的治疗方法（Wolitzky-Taylor et al., 2008）。科技进步也意味着可以利用虚拟现实技
术来模拟暴露治疗。

10.3.2   操作性条件作用

操作性条件作用（operant conditioning）是对我们的行为和强化结果的学习过程。
在操作条件作用中，行为的塑造是通过其导致正强化（如奖赏）还是负强化（如惩罚）
而实现的。具体而言，如果行为之后出现**正强化**（positive reinforcement），如食物或
赞扬，该行为就能非常快速地习得。**一级强化物**（primary reinforcers）是生存所必需
的，如食物、水、睡眠和性等。**二级强化物**（secondary reinforcers）则通过经验而获
得价值，如金钱、赞扬和关注等。因此人的行为能被强化物"塑造"。专栏 10.2 列出
了不同的强化模式及其效果。可变频率的强化模式一般导致的反应最强、最难消除。
这可以解释为什么赌徒往往难以戒赌，对药物滥用的治疗也有影响。例如，美沙酮
阻断了海洛因的积极作用，但是，如果美沙酮的使用断断续续，吸毒者从海洛因中
偶尔获得快感，这就形成了一个可变频率的强化模式，可能会使戒断更加困难。

负强化（negative reinforcement）与正强化相反，可以减少或消除行为。负强
化有两种方式。第一种负强化表现为行为导致厌恶刺激的移除。例如，服用缓解疼
痛的药物就会强化止痛药的使用。这种强化与逃避或回避行为有着非常密切的联
系，人们可以学会回避那些让他们受伤害或者紧张的情境。第二种负强化是**惩罚**
（punishment），在此行为带来的是令人厌恶的后果。研究显示，惩罚效果远远弱于
正强化，而且惩罚的任何效果都是短期的。实际上，有人认为惩罚只是抑制了反应，
而不会导致新的学习。这可以解释为什么宿醉并不足以阻止人们再次饮酒！有鉴于

236

专栏 10.2   强化模式

- 固定频率：行为总是在固定的次数后得到奖励（如你达到一个目标时就会有奖金。）
- 可变频率：行为一般在一定次数后得到奖励，但是次数会变化（如赌博）。
- 固定间隔：行为会在固定的间隔后得到奖励（如每周一次）。
- 可变间隔：行为会得到奖励，但间隔时间是变化的。

此，我们的社会如此重视惩罚该有多么讽刺，这些惩罚包括从体罚儿童到我们的刑法系统（Eysenck, 2000）。

操作性条件作用和医学

操作性条件作用表明，任何任务（包括医疗）的学习和改进，都需要对我们的操作有所反馈，最好是立刻反馈，并且正反馈是最有效的。医务工作者可利用操作性条件作用来鼓励患者形成适应性的健康行为，尤其适用于儿童或有认知缺陷的人群（见案例研究 10.1）。对有严重学习障碍个体的研究显示，诸如破坏性的爆发或拒绝进食之类行为，均可以通过正强化另一个替代行为而得到非常有效的改变（Petscher et al., 2009）。操作性条件作用对于患病亲属的家庭护理也非常有用。例如，家人的某些反应可能会强化慢性疼痛，如过度同情、督促患者卧床休息，以及为他们做好每件事。尽管家人认为他们在做正确的事情，但长期来看，这将导致更多的疼痛行为。因此，家人需要学会忽视疼痛行为，而对非疼痛行为给予积极的反应。

237

案例研究 10.1　条件作用和儿科疼痛

如何运用条件作用帮助别人？

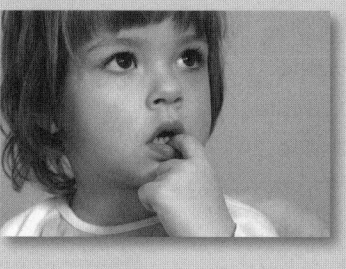

杰西卡是一名 3 岁的小女孩，她的腿被烧伤(三级)，要进行理疗，而且必须在腿上戴上不舒服的夹板。治疗难以进行，因为杰西卡越来越烦躁，除非治疗终止。妈妈试图安抚她，但发现非常困难，是否有必要治疗也开始成为问题。

理疗师给杰西卡糖果，试图安抚她，但她似乎变得更糟，根本没有好转。当杰西卡被放在床上时，她挣扎不止，直到给她拿掉夹板。假如不拿掉夹板，杰西卡就会尖声哭叫，一直啜泣，直到睡着或者工作人员进来逗她，转移她的注意力。

杰西卡已经明白，自己越是哭喊和挣扎，就越可能得到以下结果：

- 妈妈会拥抱她；
- 可以得到糖果；
- 夹板会拿掉；
- 理疗会停止；

- 工作人员会进来逗她，转移她的注意力。

这些强化物有些是偶然发生的，成为一种可变频率的强化模式，这会导致最强烈的反应并且很难消除。

为了帮助杰西卡，我们必须停止对消极行为的强化，而要对那些有助于她康复的行为进行正强化。这包括：

- 如果她能保持戴着夹板一段时间或者做理疗等，用星星图、赞扬和糖果奖励她。
- 关键时刻（如开始理疗或上床时），转移她的注意力和给予鼓励从而防止痛苦，也有作用。
- 做理疗或者躺在床上时教她放松或应对的方法，从而缓解疼痛感。
- 尽可能忽视痛苦，使用逐渐减少的接触计划。例如，当她在床上第一次哭时，工作人员可以检查一下她，尽可能少说话或接触，只告诉她"好的"，但是她必须戴着夹板。那么每次杰西卡上床时哭闹，只会被独自留在床上停留愈来愈长的时间，尽可能减少与他人的接触。如果她自己脱下夹板，必须再给她戴回去。
- 不应因为杰西卡痛苦就结束理疗。但这样做也要谨慎，要考虑杰西卡的感觉。刚开始理疗时时间短些也有益，这有助于杰西卡学会应对理疗，然后再逐渐增加理疗时间。

10.3.3　示范和模仿

社会学习理论（social learning theory）认为，通过观察和模仿别人也可以学习。班杜拉通过一系列著名的实验发现，让儿童观看成人攻击一个真人大小的玩偶，之后让他们与玩偶游戏时，儿童更可能表现同样的攻击行为（Bandura et al., 1961）。类似地，最近的研究显示，玩暴力电子游戏的孩子表现出更多的攻击行为、想法、情绪、更强的心血管唤醒水平以及较少的帮助行为（Anderson, 2004）。但社会学习理论不能解释我们所有的行为，因为我们并不会模仿我们遇到的每一个人的行为。社会学习更可能发生在以下情景中，例如我们看到的人得到奖励、有较高的社会地位（如教师、医学专家）以及与我们类似（如同事、家人或朋友）。

示范和模仿是医学教育必不可少的组成部分，学生通过观察和（有选择地）模仿资深医务人员的行为进行学习。正面的角色榜样也可以用于一些其他情境以促进积极的行为，比如国民健康促进活动、患者支持小组，以及帮助人们做好手术准备等等。第 19 章的戒烟活动说明利用榜样促进健康的重要性（见图 19.3）。

> **小　结**
>
> - 如果我们学会了两个一起发生事件之间的关系，就发生了联想学习。
> - 如果一个中性刺激（如铃声）伴随一个无条件刺激（如食物）出现，从而引起条件反应（如对铃声分泌唾液），就发生了经典条件作用。
> - 生理反应可以形成经典条件作用，包括免疫和神经内分泌反应、过敏症状和恶心。
> - 可以利用经典条件作用引起安慰剂效应，并且可能加强替代疗法的效果。
> - 恐惧症可以是经典条件作用的结果，运用满灌疗法和系统脱敏疗法可以治疗恐惧症。
> - 如果我们通过行为的结果（即正强化和负强化）来学习，就发生了操作性条件作用。
> - 正强化是鼓励患者形成具有适应意义行为的有效方法。
> - 示范和模仿也能影响行为，但是对于模仿谁和模仿什么行为，人们是有选择的。

238

10.4　记忆

我们如何记忆，为什么能记住？记忆会影响我们生活的方方面面，从日常生活到考试成绩。记忆的重要性在诸如痴呆和遗忘症等疾病破坏性的影响中表现最明显。理解记忆过程能帮助我们增强记忆，帮助医生给患者传递信息，让患者牢记医嘱。研究表明，患者常常会立马忘掉医生告诉他们的大约 50% 的信息（Kessels, 2003）。本节我们将考察记忆的基本组织过程和特征，考察记忆与医学的关系，即高效的复习技巧和临床应用。

10.4.1 记忆的组织和特征

学习和记忆包括三个阶段：编码、储存和提取。**编码**（encoding）发生在刺激呈现和记忆痕迹产生之时。**储存**（storage）涉及记忆保存，在这里信息得以组织和保存。**提取**（retrieval）涉及我们怎样检索和回忆已储存的信息。记忆问题可以发生在其中任何阶段：信息可能编码错误（或者根本没有编码），可能只有一部分信息被储存，或者提取失败。

239

大体上可以将记忆的结构设想成如图 10.3 所示。最初，信息保持在感觉缓冲器中。其中部分信息会进入短时记忆被进一步加工，重要或学习过的信息将进而储存在我们的长时记忆之中。

短时记忆（short-term memory）或**工作记忆**（working memory）是用来操作和暂时储存输入信息的。医疗中工作记忆的运用例子包括：第一次了解患者的病史、做出诊断或者计算药物剂量。工作记忆有视觉部分的和听觉部分的，容量都有限。例如，听觉回路通常只能保存两秒时间里朗读单词的数量。这与早期的研究一致，短时记忆的平均广度是 7±2（Miller, 1956）。然而，假如信息有意义或者被组块，我们的记忆广度会得到显著的增加。关于此现象的日常例子是组块化的电话号码，记忆 0800-234-145 比记忆 0-8-0-0-2-3-4-1-4-5 容易得多。

工作记忆还有首因效应和近因效应等特征。**近因效应**（recency effect）意味着人们更可能记住最近呈现的信息，比如单词表上最后几个词，这可能是因为该信息在工作记忆中最易提取。**首因效应**（primacy effect）指相对于词表的中间部分，人们更可能记住开头的单词。这可能是人们有额外的时间复述这些条目。因此，给予患者信息时，我们要在开始或最后呈现最重要的信息，并且将信息进行组块以便于患者记忆。

长时记忆（long-term memory）储存信息以备将来提取，并且它有赖于信息在工作记忆激活时节点之间形成的联系。长时记忆的种类如图 10.6 所示，其信息储存有着很多理论解释。长时记忆已知的特征见专栏 10.3。

图 10.6

长时记忆存储

（资料来源：Eysenck, 2000.）

长时记忆存储

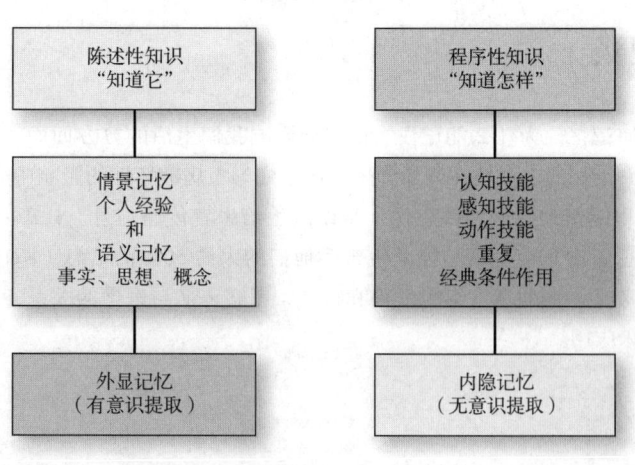

专栏 10.3　记忆的特征 240

- 特异性：特异的或独特的信息更可能被记住。
- 精细加工：如果信息就其意义经过精细加工，印象更深刻，记忆也更好。
- 分类：信息按照语义分类（如动物、食物、人类）进行储存，这会影响新信息的加工和识别速度。
- 分隔和组块：信息组块可以扩充学习的量，而时间上间隔性地学习可以促进记忆和提取。
- 记忆的建构：记忆会积极地建构，而且会受到后续事件的影响，比如目击者的记忆常常会被歪曲。
- 情境依赖：记忆与编码时的情境有联系，包括环境与情绪。因此在最初编码的情境中进行回忆，提取效果最好。
- 提取的力量：信息提取的次数越多，记忆效果越好，可能是因为神经痕迹被强化了。

10.4.2　记忆与医学学习

奇怪的是，即使我们了解关于记忆的知识，很多学生仍然不能有效地复习。除了少数例外，对记忆出众的人所做的研究表明，根本原因是练习和运用策略（如记忆术），而不是天生记忆力好。记忆可以通过以下途径得以改善：

- 意义编码——例如，将信息与已有知识关联起来。
- 结构化提取——例如，尽可能多地给信息增加不同线索来帮助提取。
- 练习—— 使记忆加工变快和自动化（Chase & Ericsson, 1982）。

有效的信息编码要专注于理解意义，而不是死记硬背。信息的精细化和组织意味着对信息进行更深的加工，并整合进已有的知识框架中。有效的复习方法包括：总结要点，重新组织信息归到不同的类别，思考新信息和已有知识之间的联系，发现信息对于个人的意义和关联，增加视觉图像、画图表或思维导图。多次分开学习比一次长时间的学习编码效果更好。研究明确显示，分时的间隔学习，其记忆和提取效果更好（Esgate & Groome, 2005）。最有效的学习方法是逐渐增加每次学习的时间间隔。

利用视觉想象能促进我们的学习，因为这样做，使得我们工作记忆中的听觉和视觉成分都得到了利用；并且会在长时记忆中进一步增加联系。研究表明，视觉表象可以提高记忆成绩，特别是当把事物画在一起时（Esgate & Groome, 2005）。例如，你要为史密斯先生拿一套针线、一块三明治和一份病历，你可以想象看到史密斯先生头上顶着一个被缝合好的三明治。这是一种视觉记忆术。记忆术（mnemonics）是帮助你记忆那些缺乏联系和意义的信息的各种方法。记忆术能有效地增强记忆，在医学教育中得到广泛的运用，比如学习颅神经知识或学习疼痛的检查（见临床笔记10.1）。 241

研究显示，医学生运用这些记忆方法可以促进复习和记忆的效果，考试成绩也更好（Lahtinen et al., 1997）。具体而言，总结要点和绘制思维导图非常有效。假如你想了解更多提高复习效果的方法，请参阅本章最后的拓展阅读。

运用前述记忆特征（见专栏10.3）能促进考试时的信息提取。首先，信息提取的次数越多，记忆效果就越好。因此，做考试练习、测试自己和他人以及讲解题目

临床笔记 10.1

检查疼痛的苏格拉底法

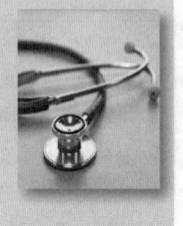

- 位置（Site）——哪里疼痛？
- 发病（Onset）——什么时候开始疼痛？发作是突然的还是逐渐出现的？
- 性质（Character）——疼痛像什么？
- 辐射（Radiation）——疼痛发散到其他地方吗？
- 联系（Association）——有其他信号或症状与疼痛有关吗？
- 时间进程（Time course）——疼痛在时间上有什么变化？
- 加重／缓解因素（Exacerbating/relieving factors）——有任何有助于缓解疼痛的情形吗？或使疼痛加剧的情形？
- 严重性（Severity）——疼痛有多严重？

都是有助于记住信息的好方法。其次，记忆有赖于情境。换言之，如果学习和回忆的情境相同，记忆效果就更好。所以，请试着在类似考场的情境下复习。如果你考试时一下想不起来，请试着想象你在课堂或者你复习的场景。关注当时身边的线索，比如 PPT、书写的纸张、课本等，这些有助于提取出你需要的信息。

242　　　临床应用

很多记忆知识可以用于临床，尤其在治疗阿尔茨海默病这类记忆障碍，或者理解为何大多数人都不记得两三岁时的生活。人们在经历震惊或极端事件（如交通事故、心肌梗死等创伤性事件）后，普遍报告有栩栩如生的记忆（Tedstone & Tarrier,2003）。

临床笔记 10.2

如何有效地复习备考

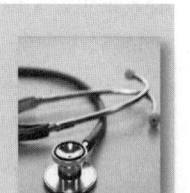

- 总结课程要点，整理成图表或者绘制思维导图。
- 注重信息的意义而不是死记硬背。
- 尽可能对信息进行精细加工.——信息与你已掌握的知识有何关联？与你的个人经验有什么关系？怎么在临床上应用？
- 对信息进行组块，归入有意义的小组或类别。
- 运用记忆术帮助记忆——别具一格的记忆术更容易让人记住。
- 分段进行学习——不要一次性地长时间复习。
- 定期通过自测和模拟考试来回忆信息。
- 参加复习小组，与人一起阐述或讨论不同的主题。
- 假如你在考试中"卡住"了，回想一下当初你学习这个知识点时的场景。
- 有用的网址：www.medicalmnemonics.com 和 www.medicalfinals,co.uk

这种"闪光灯"般的记忆通常表现为对强烈情绪事件的反应。通过闪回再次经历这些记忆是创伤后应激障碍的一种症状。研究表明，人们如果处在强烈情绪的情境中，往往会记住情绪而疏忽事实。例如，医生如果看起来忧心忡忡，患者就很可能认为自己的病情更严重，变得更为焦虑，对会诊的事实记得更少（Shapiro et al., 1992）。

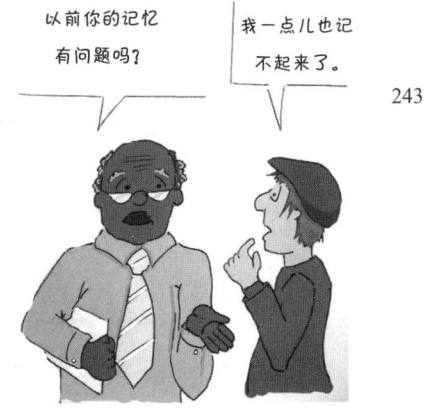

以前你的记忆有问题吗？

我一点儿也记不起来了。

243

最普遍的临床情境是向患者传递信息，记忆在其中起着重要作用。根据本章介绍的记忆和其他认知过程的知识，医生可以使用很多方法，促进患者对医生所述医疗信息的记忆（见临床笔记 10.3）。这些方法包括：避免干扰，运用书面和视觉信息辅助，请患者用自己的话复述听到的内容，纠正任何不准确的地方，认识情绪对会诊的影响等（Wastson & Mckinstry, 2009）。

临床笔记 10.3

给患者传递信息

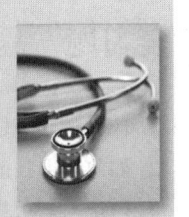

- 把最重要的信息放在开头和结尾。
- 强调重要的信息。
- 将信息组块为有意义的小组和类别。
- 分类明确。例如，"现在我要告诉你：你出了什么问题？需要做哪些检查？以及你必须做什么？"
- 运用重复。
- 突出信息与患者个人的联系。
- 运用简单的词语和短句。
- 具体一点。
- 避免给患者太多的信息，造成认知过载（Leg, 1997）。

小　结

- 学习和记忆包括三个阶段：编码、储存和提取。
- 记忆涉及感觉缓冲器、短时记忆或工作记忆和长时记忆。
- 短时记忆或工作记忆操作和暂时保持进入的信息。
- 长时记忆存储信息以便将来提取。
- 记忆可以通过意义编码、结构化提取和练习得到改善。
- 可利用记忆特征改善复习方法和记忆成绩。
- 记忆依赖于情境——这包括生理和情绪情境。
- 我们应该运用掌握的记忆知识把信息准确地传递给患者，从而让这些信息更可能被患者记住。

244 📖 **拓展阅读**

Ayers, S. et al. (eds) (2007) *Cambridge Handbook of Psychology, Health and Medicine* (2nd edition). Cambridge: Cambridge University Press. 章节较短，涉及特定疾病（阅读障碍、痴呆、健忘、失语，头部受伤和中风）中的认知功能障碍。

Esgate, A. & Groome, D. (2005) *An Introduction to Applied Cognitive Psychology*. Hove: Psychology Press. 介绍了认知理论以及与日常记忆、生物周期、绩效和决策等有关的证据。

Herrmann, D., Rayheck, D. & Gruneborg, M. (2002) *Improving Memory and Study Skills: Advances in Theory and Practice*. Ashland, OH: Hogrefe & Huber. 一本基于记忆研究和证据的学习技能图书。

❓ **复习题**

1. 什么是知觉定势？给出证据以说明影响知觉定势的三个因素。
2. 如何学习技能？概述学习技能的三个阶段。
3. 讨论人们可执行多任务的条件。对医疗实践有什么启示？
4. 讨论注意的两种偏差及其对临床实践的启示。
5. 什么是经典条件作用？怎样用它引发安慰剂效应？
6. 描述操作性条件作用，什么是最有效的强化？
7. 描述榜样示范和模仿，促使儿童更可能模仿别人行为的三个特征是什么？
8. 什么是短时记忆和长时记忆？它们有什么特征？
9. 根据记忆知识，讨论给患者传递信息时应该使用的五种方法。
10. 怎样运用记忆知识改进复习方法和记忆成绩？

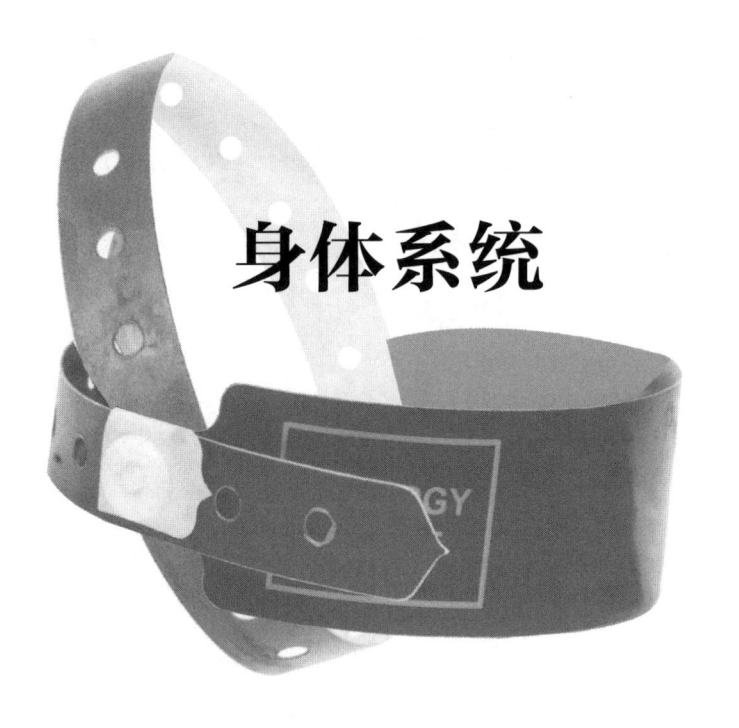

第三编

身体系统

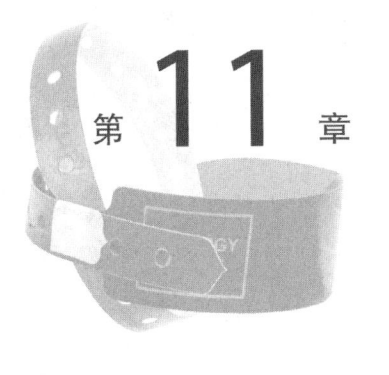

第 11 章

免疫与保护

本章提要

11.1 感染、炎症与免疫

    11.1.1 应激与免疫功能

    11.1.2 情绪与免疫功能

    11.1.3 免疫接种

11.2 免疫疾病的心理方面

11.3 皮肤

    11.3.1 伤口愈合

    11.3.2 皮肤病

11.4 癌症

    11.4.1 癌症的心理社会风险因素

    11.4.2 癌症的心理反应

    11.4.3 癌症干预

专栏

11.1 与抑郁有关的免疫功能变化

案例研究

11.1 与艾滋病毒共存

11.2 癌症应激管理

图

11.1 世界上最常见的癌症

研究专栏

11.1 积极和消极情绪与免疫功能

248

学习目标

本章旨在让你：

- 理解应激和情绪对免疫系统的影响。
- 阐释心理因素在免疫疾病中的作用。
- 阐释心理 - 皮肤病学的内容。
- 概述癌症的心理社会风险因素。
- 解释心理因素对癌症病程的影响。

考试的时候你生过病吗？这种时候容易生病可能与睡眠不足、缺乏锻炼和饮食不当有关，也可能受到了压力的影响。情绪和健康之间的关系早已获得医学界的关注。比如，前现代的医学观点认为，健康是建立在四种体液（血液、黄胆汁、黑胆汁和黏液）平衡的基础之上，而失衡则会影响健康和行为。

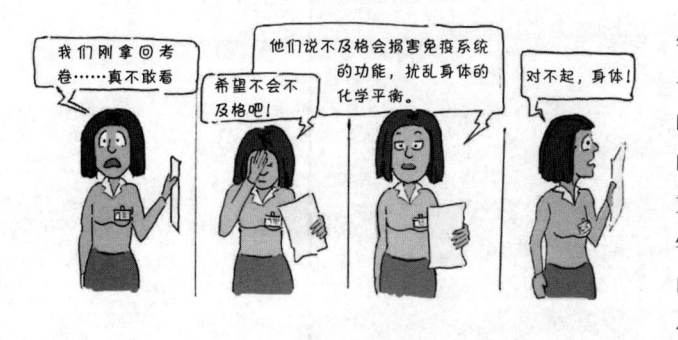

我们对疾病的理解已今非昔比，但是现代医学始终在寻找心理因素和身体健康的内在联系。一项经典的早期研究发现，结核患者在情绪激动时，吞噬细胞功能减弱（Ishigami, 1919）。从那时起，心理状态与免疫功能之间的联系越来越受重视。与此同时，越来越多的证据表明，以前医学界认为与免疫系统无关的疾病也与病原微生物的侵袭有关（如幽门螺旋杆菌与消化系统溃疡和心肌梗死有关）。

心理神经免疫学（psychoneuroimmunology, PNI）考察心理状态如何影响免疫功能。虽然大多数心理神经免疫学方面的研究主要关注消极心理状态（如压力和抑郁），但近期的研究已经在考察积极情绪的益处。本章我们先探讨心理因素对免疫系统和免疫疾病的影响，然后考察机体最主要的保护器官——皮肤。最后，我们要详细考察心理社会因素与癌症的关系，从而说明免疫缺陷如何最终导致疾病。

249

11.1 感染、炎症与免疫

每个细胞表面都存在一种被称为抗原的蛋白质分子，它能让免疫系统识别身体细胞与可能有害的外来细胞。

机体有两大屏障预防感染：非特异屏障和特异屏障。非特异屏障包括黏膜和吞噬细胞，黏膜能消灭很多外来的病原微生物，而吞噬细胞也能吃掉和破坏外来病原微生物和残骸。

免疫的特异屏障涉及专门化的白细胞即淋巴细胞的活动。这类免疫反应有两种。**细胞介导的免疫反应**（cell-mediated immune response）始于巨噬细胞消化外来的病原微生物，然后在其表面显现微生物的抗原。带有外来抗原受体的 T 淋巴细胞会绑定巨噬细胞，并产生更多具有该特殊受体的 T 淋巴细胞。这些 T 淋巴细胞再绑定所有具有特定抗原的外来病原微生物以及所有被其感染的细胞，并消灭它们。

抗体介导的免疫反应（antibody-mediated immune response）始于 B 淋巴细胞与外来病原微生物结合，这种结合的基础是 B 淋巴细胞具有相应的抗原受体。两者的绑定使 B 淋巴细胞增殖，并产生多个相同的 B 淋巴细胞受体分子（即抗体），抗体再绑定带有外来抗原的细胞，消灭它们或者让其失活。

11.1.1　应激与免疫功能

应激对我们的免疫功能、感染的易感性和严重性、接种的反应和伤口愈合都有重大影响（Glaser & Kiecolt-Glaser, 2005; Segerstom & Miller, 2004; Zorrilla et al., 2001）。这些影响的利弊取决于应激持续的时间。

急性应激能改善免疫功能（尤其是非特异屏障），而在应激源消失后，免疫功能又能很快恢复正常水平（Bachen et al., 2007）。因此，应激事件（如公开演讲或体育竞赛）可以暂时增强我们的免疫功能。如果威胁是短暂的应激源，引起战斗或逃跑反应，有证据表明身体会适应性地做好准备，以应对该威胁可能引起的感染或伤害。应激引起的免疫反应受交感神经系统和下丘脑 - 垂体 - 肾上腺轴（HPA）激活的影响（见第 3 章）。神经系统、内分泌系统和免疫系统三者存在复杂的相互作用，因此很难判断孰轻孰重。交感神经系统可以增强免疫系统的活性，尤其是大颗粒淋巴细胞（如自然杀伤细胞）的活性。然而，下丘脑 - 垂体 - 肾上腺轴通过分泌皮质醇可以抑制某些免疫活性，而皮质醇具有抗炎效果，能减少白血球的数量和细胞因子的释放。

慢性应激往往会损害免疫系统。慢性应激的原因很多，如工作压力、失业、人际障碍或者是照顾生病的亲属。严重和持久的应激源与广泛的免疫抑制有关，最初表现为细胞介导的免疫，然后波及整个免疫系统。与持久应激有关的免疫功能下降会导致伤口愈合慢、对传染病的反应较差、自身免疫系统疾病以及癌症加重（Kiecolt-Glaser et al., 2002a）。

250

而经历过创伤性事件（如自然灾害、战争或者恐怖袭击）的人，尤其是那些表现出创伤后应激障碍（PTSD）的人则有不同的表现。严重的创伤经历与免疫反应的增强有关，如抗体、淋巴细胞、白介素或者是自然杀伤细胞在创伤事件发生很多年之后仍可持续保持活性。因而创伤和创伤后应激障碍似乎与免疫水平长期的增强有关。这与慢性应激和其他消极情感（如抑郁）造成的后果形成有趣的对比。可能的解释是创伤后应激障碍导致 HPA 轴功能失调以及皮质醇反应减弱（Bachen et al., 2007）。矛盾的是，有创伤后应激障碍的人尽管免疫功能增强，但他们所报告的病症和医疗服务的使用却增加了（Ramchand et al., 2008）。

应激影响免疫系统的大量证据引起学界对一个问题的兴趣：缓解应激的干预措施能否逆转与应激有关的免疫功能抑制。有一些研究表明，情绪宣泄（如将消极情绪和经历写出来）、催眠和条件作用都能有效地促使我们的免疫功能发生积极的变化（Miller & Cohen, 2000）。然而，应激管理或者放松技术的效果证据却不太令人信服。应该注意的是，很多研究都使用了来自特殊人群的小样本。因此，除了研究更有效的应激管理技术，我们迫切需要进行一些新的试验，以便得出有效的统计结论并进行概括。

11.1.2 情绪与免疫功能

消极情绪

消极情绪（如抑郁）与免疫功能的受损有关（Herbert & Cohen, 1993; Kiecolt-Glaser & Glaser, 2002b）。消极情绪对免疫系统的影响可能是消极情绪影响心血管疾病、类风湿关节炎、1 型糖尿病和某些癌症等疾病的共同途径。大量证据表明，消极情绪与免疫系统失调、疾病易感性增加以及伤口愈合慢有关。

抑郁与免疫功能（见专栏 11.1）以及临床结果有关。例如，抑郁症状与艾滋病（Leserman, 2008）、癌症（Speigel & Giese-Davis, 2003）和心脏病（见第 12 章）的病程加快有关。然而，并非所有研究的结果都一致。还必须承认，抑郁与免疫功能受损之间的关联可能是受到抑郁患者不健康行为的影响，如治疗依从性差（DiMatteo et al., 2000）。

251 考虑到抑郁与免疫功能之间的关系，无怪乎针对抑郁的心理治疗也能影响免疫疾病的进程。另外，促进心理健康的干预措施也能改善内分泌功能和免疫状态（Antoni et al., 2006; Carrico & Antoni, 2008）。

实践活动 11.1

- 你上次生病时，生理症状与情绪有什么关系？
- 你认为症状与情绪之间，是一方引起另一方，相互影响，还是彼此无关？

专栏 11.1 与抑郁有关的免疫功能变化

- 淋巴细胞总数更少。
- 有丝分裂原通常会促使淋巴细胞生长，但抑郁却使其削弱淋巴细胞的增殖。
- 自然杀伤细胞的数量和功能都降低。
- CD4/CD8 比率增加。
- 促炎细胞因子发生改变。
- 白细胞介素 -6 升高（发热和炎症的重要介质）。

积极情绪

已有证据表明，积极的情绪和人格与免疫功能的增强有关（Barak, 2006）。例如，乐观、情绪表达性和外向人格与辅助 T 淋巴细胞数量的增多有关，也与自然杀伤细胞杀伤力的增强有关（Segerstrom et al., 1998）。这些研究结果提示，我们的情绪可能是应激和免疫功能发生联系的重要介质。有些研究将乐观主义作为一种个体性格特征进行了考察，而另一些研究考察了积极心理体验的影响。例如，观看幽默电影就能明显提高免疫功能的多个指标（Berk et al., 2001），而且这些影响能够持续若干小时。

尽管数百项研究考察了消极心理状态对免疫功能的影响（足以发表元分析报告），

但考察积极情绪与免疫功能之间联系的研究却比较少。因此，很难确定积极情绪和积极体验的免疫效益。需要进行更多的研究以确定积极情绪可能影响免疫的因果机制。不过，有些研究对积极情绪和消极情绪的作用进行了有趣的对比（见研究专栏11.1）。

11.1.3　免疫接种

253

免疫接种是人类社会对付疾病和促进健康的重要方法。免疫接种通过预先给予机体小剂量的、通常丧失部分活性的病毒或细菌，从而让免疫系统做好应对疾病的准备。疫苗抵御疾病的能力取决于机体对疫苗免疫反应的强度。考虑到应激和免疫功能的关系，或许我们不难理解压力、不安或焦虑会使机体对疫苗的反应变弱、延迟或持续时间变短（Glaser & Kiecolt-Glaser, 2005）。

近年来在疫苗对幼儿的影响上出现一些争议，这导致疫苗接种减少，如有些地区的麻疹、腮腺炎和风疹联合疫苗（MMR）的接种率降到了70%以下。父母是否给孩子接种取决于对患病和疫苗风险的评估。如果父母认为疫苗存在风险，怀疑疫苗的有效性，认为他们能保护孩子免受暴露，或者认为孩子不可能得病，那么父母就不太可能让孩子接种疫苗（Sturm et al., 2005）。

疫苗接种和其他涉及用针的医疗程序可能会给儿童、青少年和某些成年人带来

252

研究专栏 11.1　积极和消极情绪与免疫功能

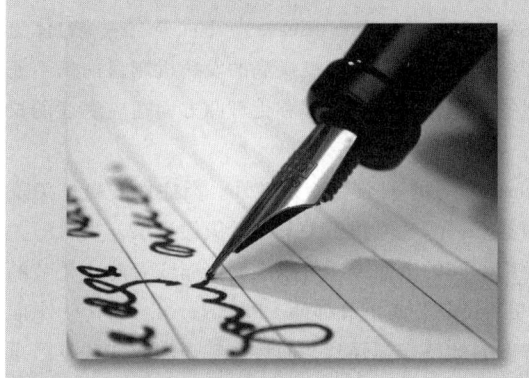

背景

　　本研究旨在考察心理状态每天的变化对免疫功能的影响。

方法和结果

　　96 名健康的已婚男性连续三个月每天记录当天的事件和情绪。参与者每天都要在一张表单上表明他们体验到的各种情绪（如坚定、苦恼、受到鼓舞、烦躁、紧张和不安）。

　　同时，要求他们表明每天经历的积极和消极事件（如工作、朋友、家务、活动和财务等方面）。男性的报告要

经过他们妻子的核实。通过分析每天收集的唾液样本来记录参与者对口服抗原的反应。

　　研究结果表明，男性在报告更多积极情绪的日子里比在报告更多消极情绪的日子里对口服抗原产生更多的抗体。休闲和愉快的家庭活动对免疫有着最强的积极作用，而工作中的负性事件则对免疫有着最大的消极影响。还有证据表明，积极的经历和情绪比消极经历的影响更持久。

研究的意义

　　这一研究证明，积极和消极的经历及情绪对免疫功能具有相反的作用，同时也表明每天的情绪变化对所测量的单一免疫指标有明显的影响。此后有很多证据支持这些研究结果，尽管要更全面地理解其中的机制还需进行更多的研究。

资料来源：Stone, A.A. et al.（1994）Daily events are associated with a secretory immune response to an oral antigen in men, *Health Psychology, 13*: 440-446.

严重的焦虑和痛苦。许多儿童和父母都认为涉及针头的治疗是住院最痛苦的经历之一（Cordoni & Cordoni, 2001）。这种痛苦和焦虑会对心理产生不良的短期和长期影响，包括预期性恶心、失眠、进食障碍、创伤后应激障碍和回避行为（Kennedy et al., 2008; Young, 2005）。另外，与针头相关的痛苦会随着医疗进程而逐渐加剧。因此，有效地处理打针给儿童带来的痛苦至关重要。药物处理包括注射期间或之后应用止痛剂，可以口服也可以外用。不过医护人员对这类方法的使用情况各不相同。

父母和医护人员对孩子在打针过程中的痛苦影响非常大。或许与人们的直觉相反，同情、反复保证或者挑剔可能与孩子痛苦的增加有关。相反，运用幽默，顾左右而言他，教导孩子通过分散注意力或使用其他适应性的方法来应对，都与痛苦的减轻有关（Mahoney et al., 2010）。

11.2　免疫疾病的心理方面

迄今为止，我们着重讨论了心理状态对免疫功能的影响。当然，反过来也是对的，即免疫功能的变化能导致心理健康的改变。众所周知，我们感冒时，情绪会受到影响。对于重症或慢性疾病来说，心理损害可能更严重。研究表明，患有慢性疾病的成年人或孩子患抑郁症的比例更高（Bennett, 1994; Dickens et al., 2002）。一般而言，患有慢性自体免疫性疾病的人自述生活质量也往往较低（Cohen, 2002）。疾病所带来的抑郁、压力和焦虑等体验反过来也会损害免疫功能。

如果机体的免疫系统将自身细胞误认为外来细胞，因此对原本健康的组织启动了免疫反应，就会发生**自体免疫性疾病**（autoimmune disease）。下面介绍一些自体免疫性疾病，这些还不包括乳糜泄和红斑狼疮。这些免疫疾病的发病机制目前仍不完全清楚。因此，患者可能没有治愈的希望，必须从心理和生理两方面适应病症的长期管理（见第 6 章）。

254

类风湿关节炎（rheumatoid arthritis）是一种慢性、系统性、炎症性的自体免疫性疾病，这种病会影响许多组织和器官，但主要损害关节的滑膜衬里层。类风湿关节炎尚没有明确的治疗方法，但运用不同的治疗方法可以缓解疼痛或者防止关节的破坏。该病患者相对于健康控制组更可能报告焦虑和抑郁（Pincus et al., 1996）。纵向研究表明，焦虑和抑郁越严重，对疼痛的感知越强烈，而疼痛越强烈或伤残越严重反过来又能预测更多的痛苦。这些研究结果表明，心理健康与疼痛或伤残经历之间存在相互作用的关系（Odegård et al., 2007）。

应激在类风湿关节炎等炎症性疾病中的作用存在一个悖论。应激的生理反应涉及 HPA 轴和自主神经系统，对炎症有着至关重要的影响。如前所述，经由 HPA 轴释放的皮质醇应该可以减轻炎症。因此，理论上应激应该能缓解类风湿关节炎的症状。然而，应激实际上却导致更糟的免疫指标、生理症状和伤残（Geenen et al., 2006）。这似乎是由于对应激的生理反应性过低：类风湿关节炎患者对于应激事件的自主神经系统的反应一直较低。应激的 HPA 反应也会显得迟钝，与相应的免疫活性并不匹配。目前还不清楚应激反应的这些变化先于类风湿关节炎的发病，还是因为过去的应激经历或者伴随疾病而出现的生理去条件化（Capellino & Straub, 2008; Geenen et al., 2006）。

I 型糖尿病（Type I diabetes mellitus，又称胰岛素依赖型糖尿病）是一种自体免疫性疾病，表现为不适当的免疫反应破坏了胰腺的胰岛素生成细胞。因此，机体无法调节血糖水平。I 型糖尿病尚没有已知的治疗方法，患者必须使用胰岛素替代疗法，以避免致命的糖尿病酮酸中毒。糖尿病患者由于血糖控制不良所致的高血糖与抑郁有关，然而抑郁与高血糖的因果方向以及发病机制均不明了（Lustman et al., 2000）。对已发表的研究进行分析发现，糖尿病并发症（如视网膜病变、神经系统疾病、肾病、冠状动脉疾病和性功能障碍等）都与抑郁症状有关（de Groot et al., 2001）。解决糖尿病患者的心理健康问题很重要，因为那些有更多抑郁症状的人对药物治疗方案的依从性较差，饮食也较差，出现营养不良，而且功能受损更严重（Ciechanowski et al., 2000）。

艾滋病（AIDS）与上述自体免疫性疾病不同，是一种后天获得的免疫缺陷。越来越多的证据表明，艾滋病的病程和发展受到诸如压力、情绪和社会支持等心理社会因素的影响。动物研究表明，社会压力会加快病程和死亡（Capitanio et al., 1998）。人类纵向研究表明，压力更大和缺乏支持的艾滋病毒（HIV）携带者病情发展更快（Leserman et al., 1999）。艾滋病患者和病毒携带者的抑郁症状较普通人群更普遍，这可能是因为病毒对患者的健康和社会生活造成了广泛的影响（Ciesla & Roberts, 2001）。感染艾滋病毒对健康、工作、收入和性关系都有深刻而持久的影响（Dray-Spira et al., 2003; Ezzy et al., 1999）。这会影响当事人对当前健康和幸福的体验，以及对未来的规划（见案例研究 11.1）。其结果是，艾滋病患者和病毒感染者的生活质量通常较差。然而，值得注意的是，对艾滋病患者和病毒携带者抑郁的干预也能改善免疫功能，主要表现在病毒载量减少（Antoni et al., 2006）。

255

案例研究 11.1 与艾滋病毒共存

下文来自对 42 岁的双性人安德鲁的采访，他在七年前被确诊感染了艾滋病毒。

这件事对安德鲁的未来计划产生了显著的影响，死亡的阴影笼罩了他生活的方方面面，尤其是他的情感幸福。

在我发现艾滋病毒阳性之前，我自认为能活很久，并有相应的人生规划。我满怀期望，想着自己的公司一定能赚大钱。

就我而言，这一诊断意味着我是垂死之人了。可用的药物非常少，甚至没有，我对此无能为力。

它毁了我的情感生活，搞砸了我的婚姻，搞砸了我的工作，因为我花了如此多的时间来跟疾病对抗，我要面对死亡。之前我从未想过死亡。当时我告诉我的医生，我得了病，我要依靠你，而你却无能为力，我们伟大的技术不过如此。

我现在过一天算一天，因为我吃的这些药并不能解决问题。如果我不严格服用药物，耐药性就会很快产生，此时我没有太多的选择。

我带着这种病生活着，而我们的医学却无能为力。在可预见的未来见不到治愈这种病的希望——甚至在我有生之年。这个时间或长或短。我变得非常自我中心，很容易生气，对任何事都容易动怒。

资料来源：Ezzy, 2000.

256

> **小 结**
>
> - 急性应激使免疫反应增强，而慢性应激损害免疫功能。
> - 消极情绪（如抑郁）与免疫功能减弱有关。
> - 相反，积极情绪似乎对免疫功能有良好的促进效应。
> - 免疫障碍与生活质量降低、焦虑和抑郁加重有关。
> - 消极情绪、疼痛和失能之间存在着相互作用。
> - 某些心理干预，如自我披露和条件作用，可能会改善诸如艾滋病等疾病患者的免疫功能。

11.3　皮肤

皮肤是重要的防护器官，由多层上皮组织构成。它保护身体免受病原体的侵害，隔热，防止脱水，并保护内部器官和肌肉等免受外部事物的损害。迄今为止，关于心理因素对皮肤影响的研究主要考察了这些因素与伤口愈合及皮肤病的关系。

11.3.1　伤口愈合

伤口愈合研究一般对志愿者进行钻孔活组织检查或者（负压）吸引水泡，并监测免疫活动和愈合情况。研究一致表明，应激的人比没有应激的人伤口愈合要慢20%~40%，这显然是因为糖皮质激素（如皮质醇）和促炎细胞因子之间的相互作用（Christian et al., 2007）。例如，研究者（Marucha et al.,1998）在学生的上颚制造了较小的钻孔活检伤口，一次是在暑假，另一次是在考试前。考试期间，学生伤口的愈合需要比假期多40%的时间，而且白介素1β信使RNA也少68%。

当我们身处困境（如照顾长期生病的人或者人际关系不顺）时,伤口愈合会变慢。但伤口愈合并不只是受到应激的影响。抑郁、焦虑或无法控制愤怒的人，伤口愈合较变慢（Gouin et al., 2008）。能加快伤口愈合的积极因素包括情感表露、亲密的人际关系和锻炼（Emery et al., 2005）。心理干预手段（如把应激或者创伤事件写下来）也能加快伤口愈合。

257

伤口愈合研究的前瞻性实验设计使得确定应激和愈合之间的因果关系成为可能。这关乎医学的诸多领域，尤其是外科。大量证据表明，消极情绪（如恐惧和焦虑）与术后糟糕的结果有关，包括更多的术后痛苦、疼痛和止痛剂用量、住院时间延长和功能恢复缓慢。同样，研究发现若术前教给患者更多的疾病知识、应对技巧或者放松方法，让患者做好手术的准备，就能缓解患者的痛苦，改善上述术后恢复的不良反应，甚至能减少术后并发症的发生（Johnston & Vogele, 1993）。因此，在这一医学领域，心理准备有可能对临床结果产生很大的影响。

临床笔记 11.1

免疫、接种和手术

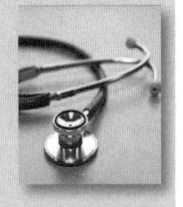

- 消极情绪与免疫功能低下有关。这一点对于患有严重疾病的人尤为重要。
- 因而通过适当的心理社会干预来排解消极情绪就很重要。
- 你可以在很大程度上减少侵入性治疗给孩子带来的痛苦，方法包括转移注意力、使用幽默或者教给孩子应对的策略。
- 在侵入性治疗过程中，共情、安慰和批评都更可能增加孩子的痛苦。
- 应激时伤口愈合会慢一些。
- 人们准备充分或放松时手术效果较好，而焦虑或痛苦会导致更糟的结果。
- 术前尽可能多地告知患者他们想知道的信息，教会他们应对方法，鼓励他们使用放松技巧。

11.3.2　皮肤病

　　心理因素以多种方式影响皮肤病的进程。首先，应激与症状的增多有关，如牛皮癣（即银屑病）、特应性皮炎、斑秃和荨麻疹（Picardi & Abeni, 2001）。这可能是因为某些生理机制（如上面详细谈到的）或者某些与应激有关的行为改变（如搔痒、抽烟或饮酒）。搔痒会加重症状，引起更严重的皮肤损伤，且通常是条件化的反应（见第 10 章）。早期的研究表明，有皮肤病（如湿疹）的人会更快地形成条件化的搔痒反应，而且比没有皮肤病的人更难消除这种行为（Robertson et al., 1975）。

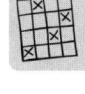

实践活动 11.2

258

- 如果搔痒是一种条件化的反应，你会怎样减少湿疹患者的搔痒行为？

　　其次，皮肤病患者的焦虑和抑郁加重，并更多地使用功能失调的应对策略（如逃避）。大约 30% 的皮肤科门诊患者报告，自己的心理健康有一定的损害（Picardi et al., 2000; Stangier & Ehlers, 2000）。然而，很少有前瞻性研究考察消极情绪和皮肤病症状间的因果联系。因此，很难弄清楚究竟是消极情绪使生理症状更严重，还是生理症状使患者更焦虑或抑郁。皮肤病的严重性与患者感到的痛苦程度无关。相反，痛苦及生活质量与外貌、毁容、对负面评价的担心及社会污名有着更密切的关联（O'Leary, 2007）。

　　心理干预对皮肤病的临床管理非常有效（Ehlers et al., 1995）。干预的方法很多，如教育、放松训练、生物反馈、认知重构和针对污名的社交技巧训练（见本书 6.2 以及第 19 章）。这些干预最重要的部分似乎是通过习惯逆转训练来帮助患者改善搔痒动作的自我控制。这包括帮助患者：

- 识别搔痒动作的线索或激发源；
- 打断和预防自动的搔痒反应；

- 使用竞争反应（如放松）来减少瘙痒感。

教会患者放松技术有助于缓解紧张，能很好地取代搔痒动作。放松技术包括渐进式的肌肉放松、运用镇定和治愈的意象。研究表明，改善患者对搔痒动作的自我控制和使用放松技巧都能有效地缓解皮肤病症状（Stangier, 2007）。

小　结

- 应激及消极情绪都与更慢的伤口愈合有关。
- 痛苦及焦虑都与术后更差的心理和身体恢复有关。
- 应激还与皮肤病症状的增多有关。
- 多达 30% 的皮肤科门诊患者报告出现精神症状，这些症状较少受皮肤病严重程度影响，却更多地与外貌、毁容、担心负面评价以及社会污名有关。
- 心理干预能显著地提高皮肤病临床管理的效果，减少精神和生理症状。

259

11.4　癌症

癌症有 100 多种，大约三分之一的人会在一生当中的某个时段罹患癌症（Cancer Research UK, 2008）。癌性肿瘤的形成是个复杂的过程，依赖于一系列的因素，有点像细胞王国的"无政府状态"。至少有三种基因的损伤或突变对于癌症的形成必不可少。癌细胞必须逃避已编码的死亡程序（apoptosis，凋亡或程序性细胞死亡，泛指所有生命体单个或多个细胞的死亡，由细胞自身体内发起，而非外来因素所致，与遗传有关——译者注），而凋亡通常能防止异常细胞的增殖。正常细胞有固定的分裂和生长能力，而癌症细胞企图无限制地分裂。肿瘤生长时，需要养分和废物的清除，因此周围的血管也必须增生。肿瘤还必须能够侵占身体的其他区域。这就需要整个系列的生理因素的失活，而这些因素通常会将细胞限制在特定的区域。在癌症晚期，癌细胞会分裂并扩散到身体其他部分。

心理肿瘤学（psycho-oncology）主要研究（1）影响癌症发展的心理社会风险因素，（2）对癌症的反应和（3）针对癌症患者的干预措施。我们接下来逐一探讨。

11.4.1　癌症的心理社会风险因素

癌症通常由环境因素（如有毒物质、病毒和生活方式）和内部因素（遗传易感性和激素）相互作用导致。影响癌症发病的心理社会因素包括：

- 人口统计学因素；
- 生活方式和健康行为；
- 社会支持；

● 应对和适应（见小节 11.2 ）。

影响癌症的**人口统计学因素**（demographic factors）包括种族、国家和社会经济地位。例如，白种人易患恶性黑色素瘤（melignant melanoma，即皮肤癌）；北欧和美国白人女性易患乳腺癌，而亚洲人则较少患该病；日本人患胃癌的几率是美国和欧洲白人的 10 倍。图 11.1 展示了不同国家男女两性高发的癌症类型。社会经济地位低的人很多癌症的发病风险更高，尽管并非所有的癌症都如此。例如，英国社会经济地位更低的人群罹患肺癌和宫颈癌的比例更高，但罹患黑色素瘤和乳腺癌的比例却更低（Shack et al., 2008 ）。

种族、社会经济地位和居住国家对癌症风险的影响通常是由于生活方式的差异。例如，日本胃癌的高发通常与日本高盐的饮食习惯有关。如果日本人移居美国，他们与仍住在日本的人相比，胃癌发病率会下降但乳腺癌的发病率上升（Keegan et al., 2007; Tsugane, 2005 ）。同样，社会经济地位高的人群黑色素瘤的高发可能反映了他们有钱去阳光充足的名胜地度假，但没有适当地保护自己的皮肤。

生活方式因素（lifestyle factors）包括各种影响健康的行为（如抽烟、饮食、锻炼和饮酒等）。此外还包括接触有毒物质或感染，如石棉（肺癌）、幽门螺旋杆菌（胃癌）或人乳头瘤病毒（宫颈癌）。如图 11.1 所示，学者认为发达国家 54% 的癌症可完全归因于烟草、饮食和感染因素。改变人们的行为，让他们以更健康的方式生活，能预防高达 60% 的癌症致死，特别是与抽烟有关的癌症或者胃肠癌症（Institute of Medicine, 2005 ）。不同癌症的风险因素不同，许多癌症都存在多重风险因素。例如，乳腺癌的风险因素包括遗传易感性、老龄、初潮过早、未生育或超过 30 岁才生育、使用激素替代疗法以及酗酒。

有研究者提出，应激通过影响免疫系统进而促进某些癌症的进程（Reiche et al., 2004 ）。这一看法主要得到动物实验的支持：动物被移植肿瘤细胞并被置于紧张的情境中，结果肿瘤增大并转移。但对人类的研究相比之下却并不一致：目前的共识是应激对癌症的进程比对癌症的发生影响更大（Levav et al., 2000 ）。

支持（support）对心理健康和慢性病的调适都很重要（见第 6 章）。因此，支持会影响癌症的发生和进程并不奇怪。例如，一项纵向研究发现，社会隔离与癌症死亡率的升高有关（Kaplan & Reynolds, 1988 ）。另一项研究表明，已婚的晚期癌症患者比那些未婚、分居或离婚的患者存活时间更长（Lai et al., 1999 ）。这些研究说明支持和癌症进程关系密切。

然而，并非所有的癌症都如此。大部分关于支持的研究都集中在乳腺癌上，有明确的证据表明，缺乏支持会影响乳腺癌的进程。在这类研究中，支持的程度（多少支持／支持网络中的人数）好像比支持的类型（情感支持还是信息支持）更重要（Nausheen et al., 2009 ）。支持对其他癌症的作用却不太令人信服：10 项研究表明存在着正向关系，而 6 项研究却并未发现关系（Nausheen et al., 2009 ）。在夫妻关系中，如果健康的一方能主动与患者讨论癌症，帮助他们寻找建设性的应对方法，而不是表现得过度保护以及隐藏他们的担心，那么患者会感到更多的支持，婚姻满意度也更高（Hagedoorn et al., 2000 ）。

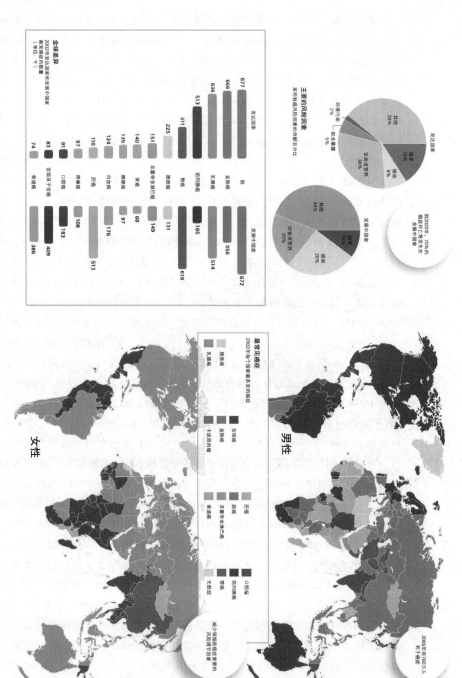

图 11.1　世界最常见癌症分布（见彩插）

11.4.2　癌症的心理反应

　　癌症严重威胁健康，个体和家庭都需要做出全面的调整。因此，癌症的诊断必须认真而审慎（见章节 18.4）。1%~58% 的癌症患者都曾报告具有临床意义的焦虑、抑郁或创伤后应激障碍（Kangas et al., 2002）。癌症患者报告心理障碍人数的这种巨大差异，部分原因是医学因素（如癌症类型、严重程度和预后），部分原因是个体因素（如心理疾病史、生活压力和缺乏社会支持）（Kangas et al., 2002）。脆弱—压力模型是一个非常有用的框架，有助于我们思考个体脆弱性与医疗因素如何相互作用，从而决定个人的痛苦（见图 3.3）。

　　心理社会因素会影响一个人面对癌症的痛苦程度。一般而言，患癌的女性比男性更可能报告焦虑、抑郁或创伤后应激障碍。其他脆弱性因素包括当前和过去的心理问题、缺乏支持和生活质量较差（Arden-Close et al., 2008）。

　　尽管癌症诊断后焦虑比抑郁更为普遍（Arden-Close et al., 2008），但癌症和抑郁之间的关系却得到更广泛的研究。抑郁与癌症的发生和致死都有关，但很难说清究竟抑郁引发了癌症，还是癌症引起了抑郁反应。针对社区样本前瞻性研究的元分析发现，有抑郁史的人患诸多癌症的风险略高（Oerlemans et al., 2007）。然而，抑郁可能在癌症的病程中起着更重要的作用。一项对 15 000 多名男女两性的前瞻性研究发现，曾经的癌症患者如果心理上很痛苦（基线水平），那么在十年的观察期间死亡的可能性几乎翻倍（Hamer et al., 2007）。这项研究并没有控制癌症的严重程度，但是当该研究排除第一年病故的患者后，心理痛苦的影响仍然存在。

　　抑郁和癌症之间的关系是双向的，涉及生理和行为的机制。首先，伴随抑郁出现的神经内分泌和免疫的变化可能加快癌症的病程。其次，抑郁可能与生活方式相互作用，从而促使癌症发生和恶化。例如，一项对 2 000 多人持续 12 年的研究发现，吸烟者患癌症的几率是不吸烟者的 1.6 倍。然而，抑郁的抽烟者患癌症的几率是不抽烟者的 2.5 倍，患上与抽烟有关的癌症几率是不抽烟者的 18.5 倍（Linkins & Comstock, 1990）。最后，癌症可能加剧患者的抑郁情绪。

　　人们使用的应对策略会受其对癌症评估的影响。如第 3 章所述，我们对事件的评估决定着我们感受到压力的程度和应对策略。我们对癌症的反应也是如此（见案例研究 11.2）。那些将癌症视为威胁或挑战的人更可能使用问题聚焦的应对策略（如搜集信息、解决问题、承担责任和寻求支持）。那些将癌症视为伤害或损失的人更可能使用逃避策略（如否认、远离、一厢情愿和吸毒）（Franks & Roesch, 2006）。

　　应对策略是否具有适应性取决于个体和情境。例如，对癌症病人使用否认策略的综述发现，老年患者或者癌症晚期患者更可能使用否认策略。关于否认对身体和心理功能影响的研究没有一致的结果，尽管被动逃避的策略与痛苦的增加有关（Vos & de Haes, 2007）。然而，正如抑郁与癌症，很难确定这种因果关系的方向。

　　尽管应对方式会影响人们对癌症的情绪反应，但应对在癌症病程中的作用却充满争议。一些研究发现，应对方式与癌症病程及死亡率有关。例如，一项研究发现，对于乳腺癌诊断做出接受或无助反应的女性要比那些做出迎战或否认反应的女性更可能在 5 年内死亡（Greer et al., 1997）。然而，随后的元分析表明，关于应对方式在癌症生存或复发中的重要作用，一致性的证据很少（Petticrew et al., 2002）。

263

案例研究 11.2 癌症应激管理

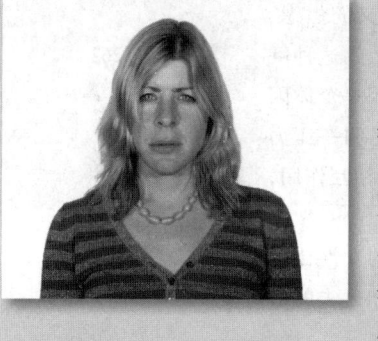

海伦是名32岁的女性，六个月前被诊断为乳腺癌，正在接受治疗。两个月前她进行了双侧乳腺切除手术。有迹象表明癌症可能已经扩散，所以海伦现在开始了化疗。

海伦对癌症感到惊恐，伤心流泪，她觉得自己无法应对。她认为自己就快死了，不再外出，也不想和任何人谈论她的病情。海伦坚信没有男性想和她恋爱，因为她切除了乳腺。化疗使她感觉更糟糕，一想到掉头发，她就无法忍受。近来她已经错过了两次化疗了。

应激管理

应激管理包括对患者进行应激和应对教育、探索个人的应对方式和帮助寻找更具适应性的应对方法。应激管理有多种形式，本例中我们使用相互作用模型（见第3章）来考察感知到的负担、资源、评估和应对的作用。

负担

探讨癌症给海伦造成的负担，使之明确：

● 这种情况的触发源是什么？如乳腺癌和化疗。

● 癌症给她带来了什么负担？癌症和化疗威胁她的健康、生活、身份、吸引力（头发）和未来。

● 这些负担有多真实？它们基于事实还是恐惧？

评估

探察她对癌症的评估及其对情感和应对的影响：

● 当她感到被压垮和无法应对时，她在想什么？这强调了评估在感受中的作用。如"我快要死了"；"没有男人会要我，因为我切除了乳腺"。

● 如何改变思考方式她才能更好地感受和应对？这可以表明不同的评估和应对策略为何更具有适应性。如，"许多女性都战胜了乳腺癌和化疗，过得不错"；"乳房不是女性吸引力的唯一特质"。

应对资源

与海伦一起探索她所拥有的应对资源，包括她没有认识到的任何资源，因为癌症已让她崩溃。比如：

● 现在她能获得什么支持？包括家人、朋友、同事和医务人员。

● 她是如何应对以前的紧张情境的？这可以提高她对自己应对策略和技能的认识。

● 什么策略有效，什么策略无效？这能帮她确定再次去尝试的策略。

● 她现在怎样使用这些策略来应对？这可以帮她认识自己拥有应对的资源。

● 现在什么新的应对方式可能对她有帮助？这可以鼓励她识别其他新的应对策略。

管理应激

利用上述阶段，你可以探索实用的步骤和应对策略，帮助海伦在现在和将来管理和应对癌症和化疗。这是非常个人化的方法。例如，如果与身处同样境地的人交谈曾对她有帮助，她就可以加入一个支持小组。或者她可能意识到，过去她能够改变思考方式，并说服自己走出恐惧。

264

这并不意味着我们应该完全忽略应对的重要性。应对在促进主观幸福感和自助行为中非常重要。例如，一项针对患有不可治愈癌症的个体的质性研究发现，那些比诊断期限多活2~12年的人具有以下共同的应对方式：

● 真实——清楚地知道自己的生活中什么最重要。

● 自主——认识到他们能自由地围绕着自己珍视的东西来塑造他们的生活。

- 接受——更多平静和快乐的体验，在情感上与其他人更亲近。

与那些病故的人相比，这些人在确诊后不久也更多地参与自立和自助活动（Cunningham & Watson, 2004）。

对癌症的反应并不总是消极的。越来越多证据表明，许多人在罹患癌症后经历了积极的个人变化。一篇综述发现了心理精神状态良好的 6 个重要元素（Lin & Bauer-Wu, 2003）：

265

- 自我意识；
- 有效地应对和调整压力；
- 与他人保持联系；
- 有信仰；
- 有掌控感和信心；
- 人生充满意义和希望。

一项对癌症和艾滋病患者的元分析表明，自我成长与痛苦程度较低、心理更健康和更好的生理健康自我评价有关（Sawyer et al., 2010）。另外，自我成长的积极方面随着时间而增长：那些相信癌症带来了人生积极变化的患者在心理和感知到的身体健康方面持续表现良好。

11.4.3　癌症干预

研究证据普遍证实，心理干预能增强癌症患者的适应能力和心理健康，改善神经内分泌和免疫功能，从而影响癌症的病程（McGregor & Antoni, 2009）。癌症的心理社会干预方法很多，如咨询、认知行为疗法，正念干预和支持小组（见第 19 章）。

认知行为疗法（cognitive behavioural therapy, CBT）对癌症干预的重点一般是舒缓压力和抑郁，帮助患者减轻疼痛、疲劳，控制食欲和治疗的副作用。可以通过个人和小组的方式进行，往往包括传授相关知识，审视压力和应对方式，使用认知和行为技术改善患者对癌症及其治疗所带来的困境及压力的应对。研究表明，认知行为疗法的干预可持续地提高生活质量，减少痛苦和疲劳，并且增强收益感知（Gielissen et al., 2007）。

正念（mindfulness）干预越来越受到重视，这种方法鼓励人们充分地体验生活，注意当下的体验。它鼓励人们认识这个世界、其他人、自己的想法和情感，同时不加评判地接受这些情感和想法。因为正念关注当下，所以能很好地防止人们沉溺于过去或未来。正念干预包括正念和冥想的教育和训练。对癌症患者正念训练的早期评估显示出了良好的效果，如增进心理健康，舒缓紧张和更好地应对（Ott et al., 2009）。

支持干预（support interventions）包括个别支持、电话支持、支持小组和互联网支持。提供支持的人通常是同侪，也可以是健康专家。早期研究表明，支持干预可以延长患者的生命（Spiegel et al., 1989）。然而，后来的研究结果却并不一致。对研究证据的综合表明，虽然支持干预受到积极评价，带来很高的满意度，但其心理

266

和生理益处却时有时无（Gottlieb & Wachala, 2007; Hoey et al., 2008）。这些矛盾的结果可能是因为支持干预和个体特征存在巨大差异。支持小组并非对每个人都有吸引力：20%~40% 的癌症患者拒绝参加这类小组或者中途退出。早期或者不严重的癌症患者如果与晚期癌症患者一起参加支持小组，他们会更加痛苦。因而支持干预可能只对某些人有益，如非常痛苦、缺乏个人资源或者缺乏支持的人。但那些的确选择参加支持小组的人通常报告心理健康和生活质量都有所改善（Gottlieb & Wachala, 2007）。

　　其他的干预措施也带来积极的效果，但超出了本章的讨论范围。这些干预包括锻炼身体和按摩治疗，前者可以提高生活质量、生理功能和情绪健康（Courneya & Friedenreich, 1999），后者则与疼痛、恶心、痛苦和疲劳的舒缓有关（Ernst, 2009）。

临床笔记 11.2

应对癌症

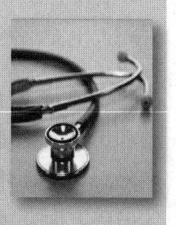

- 心理社会因素影响许多癌症的发病和病程。
- 鼓励患者改变某些风险因素，如生活方式、压力、情绪和心理问题。
- 治疗癌症患者的心理问题很重要。
- 鼓励患者的配偶和亲属积极参与对癌症的讨论，从而寻找建设性的应对方法。
- 如果癌症患者的配偶隐藏自己的担忧，一般没有什么益处。
- 支持小组对于某些癌症患者有益，但要知道许多人并不认为自己能获益。

小　结

- 癌症的心理社会风险因素包括人口统计学因素、生活方式、压力和支持。
- 吸烟、饮食和感染是高达一半的癌症的病因。
- 缺乏社会支持和抑郁与某些癌症的发病和病程有关，但何者是原因或结果并不清楚。
- 许多癌症患者报告具有临床上显著的焦虑、抑郁或者创伤后应激障碍。
- 癌症的心理社会干预包括认知行为疗法、基于正念的干预和支持小组。
- 这些干预一般能提高生活质量和心理健康，但对于生理方面的影响很少有一致的证据。

267

📖 拓展阅读

Ayers, S. et al. (eds) (2007) *Cambridge Handbook of Psychology, Health and Medicine* (2nd edition). Cambridge: Cambridge University Press. 包含关于心理神经免疫学、免疫和一些特定的皮肤病和癌症的简短章节。

Glaser, R. & Kiecolt-Glaser, J.K. (2005) 'Stress-induced immune dysfunction: implications for health'. *Nature Reviews: Immunology, 5*: 243–251. 关于应激对免疫系统影响研究的权威性综述。

Holland, J.C. (ed.) (1998) *Psycho-Oncology*. New York: Oxford University Press. 一本略有年代感但比较全面论述心理肿瘤学的著作，包括生活方式与风险、筛查、对治疗的反应、精神共病、心理社会干预、特殊人群中的癌症如儿童以及有特殊需要的人群等。

Walker, C. & Papadopoulos, L. (eds) (2005) *Psychodermatology: The Psychological Impact of Skin Disorders*. Cambridge: Cambridge University Press. 深入探讨皮肤疾病的心理方面，包括讨论心理神经免疫学、精神共病、污名和治疗等的章节。

❓ 复习题

1. 急性应激和慢性应激对免疫的影响有何不同？
2. 解释消极情绪和免疫功能的联系。
3. 解释积极情绪和经历与免疫功能的联系。
4. 应激如何影响对疫苗的反应性？
5. 比较一般人群和免疫疾病患者之间的抑郁发病率。如何解释这种差异？
6. 关于消极心理状态对免疫功能的影响，伤口愈合研究的结果告诉了我们什么？
7. 为什么心理干预对治疗皮肤病有益？
8. 列出癌症发病的重要心理社会风险因素。
9. 心理社会因素（如应对和社会支持）如何影响癌症的病程？
10. "每个癌症患者都应该加入某个支持小组"。请对这一说法给出支持和反对的论据。

268

第 12 章

心血管和呼吸系统

本章提要

12.1　心血管健康

    12.1.1　心脏病的心理社会风险因素

    12.1.2　心血管反应性

    12.1.3　心脏病的影响

    12.1.4　治疗和康复

12.2　呼吸健康

    12.2.1　呼吸与情绪

    12.2.2　上呼吸道感染

    12.2.3　哮喘

专栏

12.1　冠心病的慢性和急性风险因素

12.2　抑郁影响冠心病预后的机制

12.3　心理社会苦恼筛查工具

12.4　哮喘的致病和诱发风险因素

案例研究

12.1　心脏康复

12.2　疾病表征与哮喘症状

图

12.1　治疗和风险因素在减少冠心病中的作用

研究专栏

12.1　心脏病人的应激反应和心肌缺血

12.2　抑郁对冠心病患者心率变异性的影响

12.3　心肌梗死病后的积极变化

学习目标

270

本章旨在让你：

- 评价心血管疾病病程中心理社会因素的作用
- 概述心理社会因素影响心血管疾病的各种途径
- 描述呼吸系统感染和哮喘病病程中心理社会因素的作用
- 思考心理干预对心血管和呼吸疾病的疗效

　　许多心理社会风险因素（包括生活方式、压力、情绪和社会环境）都会影响心血管的健康。这些因素也会影响心脏病的病程和预后。冠心病是致命的，因此患者要全面地调整和改变自己的生活方式。毫不奇怪，冠心病会引起严重的恐惧、痛苦、焦虑和抑郁，这些因素反过来又影响健康和预后。心脏康复向病发后的患者提供支持并可能减少将来再次发病的风险。

　　本章的第一部分主要探讨心理社会因素是如何影响心脏病发展的。第二部分探讨心理因素与呼吸系统健康的关系。呼吸与情绪实际上关系紧密。而且，心理社会因素会影响呼吸系统疾病的发病和病程。考虑到呼吸系统疾病的广泛性和多样性，本文不可能一一涉及。我们主要以呼吸道感染和哮喘等常见病为例来介绍心理社会因素对急性和慢性呼吸系统疾病的影响。

12.1　心血管健康

　　心理社会因素可能通过 4 种途径影响心脏病：

- 生活方式（如吸烟、饮食和锻炼）会影响动脉粥样硬化和冠心病的发病风险；　　271
- 心理社会因素会诱发有冠心病史的患者急性发病；
- 社会 - 人口统计学因素与发病风险和医疗服务可获得性有关；
- 信念影响心血管疾病患者对医疗资源的利用。

　　这部分我们主要探讨生活方式、压力、抑郁、敌意或愤怒及社会孤立等重要的心理社会因素对冠心病的影响。

12.1.1　心脏病的心理社会风险因素

　　大量研究已经确定了导致冠心病的慢性和急性风险因素（Allan et al., 2007）。慢性风险因素（如吸烟、高血压和高胆固醇）在较长时期内产生影响。急性风险因素都是短暂的生理变化，发生在暴露于身体或心理激发因素（如锻炼或压力）之后，会引起局部缺血、梗塞或猝死。慢性和急性风险因素若结合在一起，会增加心脏病的风险。换句话说，慢性风险高的人（如有冠心病家族史的吸烟者）如果急性风险提高（如剧烈活动或者处于压力下）最容易发病。专栏 12.1 列出了冠心病的主要慢

专栏 12.1 冠心病的慢性和急性风险因素

	慢性风险	急性风险
生理因素	家族史	心血管反应性
	胆固醇	
	高血压	
	糖尿病	
人口统计学因素	年龄（老龄）	
	性别（男性）	
	社会经济地位	
生活方式因素	吸烟	剧烈运动
	肥胖	
	久坐	
心理社会因素	压力	巨大的压力
	敌意 / 愤怒	极度的愤怒
	抑郁	
	社会孤立	

性和急性风险因素。

272　　　　许多生理和心理社会风险因素交织在一起，因而要分离生理、生活方式和心理风险因素并非易事。例如，一项研究追踪了 2 272 个男性 10 年，结果发现低收入者死亡的风险是一般人的三倍，而死于冠心病的风险有两倍多（Lynch et al., 1996）。然而，社会经济地位对冠心病的影响可能归因于 23 个不同的风险因素。这些因素包括：

- 生理因素（如纤维蛋白原、胆固醇、甘油三酯、血压和体重指数）；
- 生活方式（如吸烟、酗酒和体力活动）；
- 心理社会因素（如抑郁、丧失希望和社会支持）。

所以，在预防和治疗冠心病时要考虑所有这些风险因素。

生活方式和健康行为

生活方式对心血管健康影响巨大。一项对 20 000 多人持续 10 年的研究表明，有 4 种行为导致死亡率的巨大差异，尤其是心血管病导致的死亡。不吸烟、经常锻炼身体、适度饮酒、每天吃不少于 5 份水果或蔬菜的人死亡的可能性要比没有上述行为的人低 4 倍（Khaw et al., 2008）。即使考虑了年龄、性别、体重指数和社会经济地位，这种差异还是存在的。实际上，这 4 种健康行为能让人年轻 14 岁。

近 20 年冠心病的减少很大程度上是因为生活方式的改变（Ünal et al., 2005）。图 12.1 显示了英国几十年来医疗和生活方式对冠心病死亡率的影响：吸烟行为、高血压和高胆固醇的减少对降低冠心病的发病率起到了很大作用。仅仅是吸烟的减少就

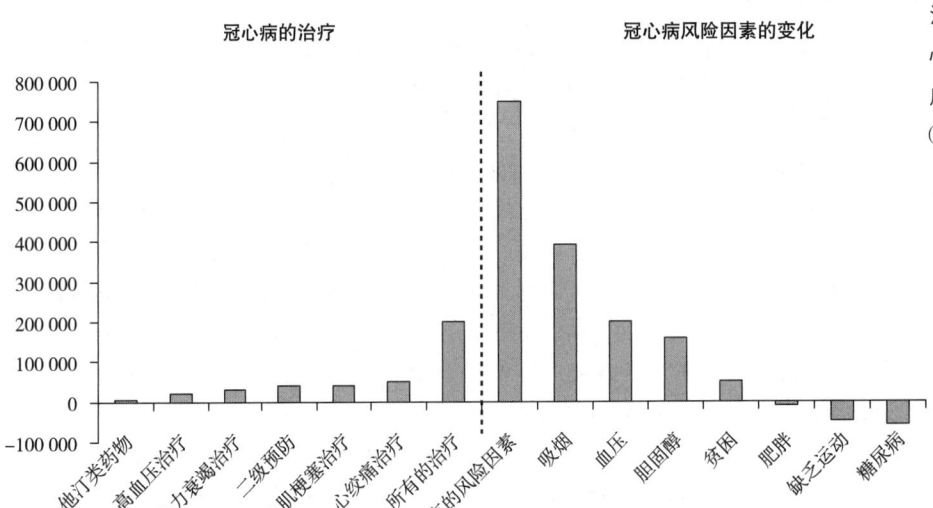

冠心病的治疗和减少风险因素带来的生存年限

冠心病的治疗　　　　　　　冠心病风险因素的变化

图 12.1

治疗和风险因素在减少冠心病中的作用（英格兰及威尔士，1981~2000）

（资料来源：Ünal et al. 2005）

比同期所有的治疗所取得的进展更大（Ünal et al., 2005）。因而吸烟是冠心病最重要的生活方式风险因素。吸烟者死于冠心病的风险是不吸烟者的两倍，发生心脏骤停的风险是不吸烟者的 2~4 倍。如果冠心病患者戒烟，与继续吸烟的冠心病患者相比，他们死亡的风险会降低 36%，而再次患心肌梗死的风险会降低 32%（Critchley & Capewell, 2004）。

饮食和锻炼也非常重要，尤其是考虑到肥胖增加和缺乏运动的趋势，这两者都对冠心病的发病率有着不利影响，如图 12.1 所示。英国心脏基金会推荐每天至少吃五份水果和蔬菜，减少脂肪的摄取（包括不饱和脂肪酸），每周吃两次鱼（至少一种油性鱼类，如鲑鱼或鲭鱼），低盐饮食和适度饮酒。值得注意的是，无论是完全不喝酒还是过度饮酒都会增加冠心病的发病风险，而适度饮酒似乎可以降低风险（Bagnardi et al., 2008）。有规律的适度锻炼有助于减轻体重，减少脂肪，降低血压和胆固醇；促进生理和心理健康；减少冠心病和中风的风险（Vogel et al., 2009）。

认识到个体患病的风险因素并帮助人们戒烟、多锻炼和健康进食是心脏病预防和康复的重要内容。然而，一项研究发现，只有不到 20% 的心脏病病历涵盖了所有主要的风险因素（Gravely-Witte et al., 2008）。80% 的病历提到关键的风险因素，如吸烟和胆固醇，而提及其他风险因素像肥胖和家族史的病历却不到 50%。仔细筛查风险行为是减少冠心病和改善冠心病预后重要的第一步。各种基于证据的改变行为的技术都有助于有效地干预和康复。

应　激

上述生理和生活方式风险因素能够解释心脏病新发案例一半左右的变异（Roi et al., 1987）。这已经相当可观了，但还是有许多风险没有得到解释。研究者因而关注其他潜在的风险因素，如应激、心血管对压力反应的差异、情绪和社会孤立。

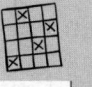

　　来自流行病学、实验研究和动物研究的大量证据表明，应激会影响冠心病。流行病学研究表明，应激源（如自然灾害、战争、恐怖袭击甚至体育赛事）可能与心脏病的发病率和死亡率的上升有关。例如，一项全美调查发现，9·11 事件后，即使考虑了已经存在的风险因素，美国心脏病的发病率仍增加了 53%（Holman et al., 2008）。足球比赛有类似的影响。德国和英国的研究发现，在有世界杯比赛的日子里，医院急性心脏病入院更为普遍，尤其是在比赛期间和赛后的几个小时里（Carroll et al., 2002; Wilbert-Lampen et al., 2008）。

　　实验研究表明，应激事件（如公开演讲）会提升心率和血压，诱发冠心病患者心肌局部缺血（Krantz & McCeney, 2002）。动物研究表明，社会应激（如屈服或冲突）会增加动脉粥样硬化的发病，加剧心率对应激的反应，降低心率失常的阈值。

　　心理应激和情绪紧张是冠心病患者心肌局部缺血的重要诱因。心肌缺血很容易引发和恢复，因此是研究应激对心脏影响的有效方法。对自发心肌缺血的研究表明，在剧烈的体力活动、紧张的精神活动或者愤怒时更可能发生心肌缺血。一项研究表明，患者在紧张、悲伤或受挫时发生心肌缺血的可能性是平时的 2 倍（Gullette et al., 1997）。另外，对心理压力有强烈缺血反应的冠心病患者，未来更可能发生心脏问题（见研究专栏 12.1），在心肌梗死发生后的 3 年内更可能死亡（Sheps et al., 2002）。

275

276 **敌意和愤怒**

　　关于敌意和愤怒的研究源于对冠心病和 A 型行为模式之间关联的研究。A 型人格的主要特征是过度竞争、缺乏耐心、时间紧迫感和敌意或攻击性。1950 年代的研究发现，A 型人格的人患冠心病的风险更高。然而，后来的研究发现 A 型人格中的敌意和愤怒特质是影响冠心病病程和预后的最重要的因素。元分析表明，愤怒和敌意可能与健康人群（尤其是男性）冠心病发病风险的增加有关，也与冠心病患者的预后不良有关，即使已考虑疾病的严重性。（Chida & Steptoe, 2009）。

　　因此，愤怒和敌意是冠心病的慢性风险因素。然而，愤怒也是急性心脏问题的强力触发因素。在美国和瑞典进行的两项大规模的心肌梗死研究发现，愤怒是一个非常关键的触发因素。愤怒时人们发生心肌梗死的可能性是不愤怒时的 2~4 倍（Steptoe & Brydon, 2009）。对心肌梗死患者的访谈研究发现，2%~17% 的人在发病前的 2 小时生过气。有研究者将愤怒和敌意的作用置于社会背景（即社会支配和服从）之中（Newton, 2009）。强势的人应激反应更强烈，恢复更慢，尤其在应激源是社会挑战的情境下。

研究专栏 12.1　心脏病人的应激反应和心肌缺血

背景

研究已明确应激和心血管疾病之间的关联，动物研究也指出了两者之间可能的生理通路。这项研究是早期探察心脏病患者对应激表现出的缺血反应的研究之一。

方法和结果

将 39 名心脏病患者分为重度缺血组、轻度缺血组和

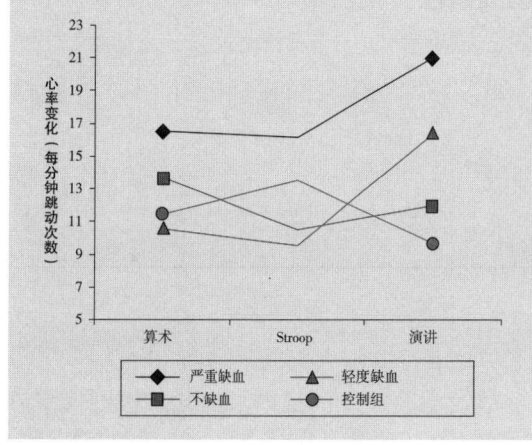

不缺血组，并与 12 名健康人的控制组进行比较。记录被试接受不同的应激任务和锻炼时的心脏功能指标。应激任务包括轻度被打扰时进行心算和做个演讲谈论自己的过失或者坏习惯。

超过一半（59%）的患者在心理应激期间表现出心肌缺血。在做与自己有关的公开演讲时，心肌缺血最严重，发作更频繁，病情更重。心脏功能其他方面的改变（如心率和血压）在那些轻度缺血和重度缺血的患者中表现得最为严重，如图所示。

研究的意义

这一研究证实了动物实验的结果，表明应激会直接影响人的心血管功能。这一研究也表明，原来存在心脏问题（如心肌缺血）的人尤其容易受到应激的影响。

资料来源：Krantz, D.S. et al.（1991）Cardiovascular reactivity and mental stress-induced myocardial ischaemia in patients with coronary artery disease, *Psychosomatic Medicine, 53*: 1-12.

抑　郁

大量证据表明，抑郁与冠心病的发病和预后有关，而冠心病又反过来影响抑郁。15%~30% 的冠心病患者住院一年后出现临床上的抑郁，而且可能会变成慢性抑郁。例如，对全美 30 801 人的调查发现，9% 的冠心病患者存在抑郁，而没有任何生理疾病的人的抑郁发病率只有 5%（Egede, 2007）。冠心病患者如果更年轻、身为女性、存在社会孤立或者有心理疾病病史，就会更普遍地出现抑郁（Bennett, 2007a）。

抑郁的冠心病患者预后更差。许多研究表明，抑郁的严重程度和心脏病的死亡率存在着明确的剂量反应关系。即使考虑了生理风险因素，这种关系依然明显。例如，一项研究发现，在控制了其他风险因素后，抑郁依然与 2.7% 的死亡率增加有关（Surtees et al., 2008）。这一风险与其他重要的风险因素（如吸烟和梗阻性心力衰竭）对死亡率的影响相当。急性心脏病后的抑郁使得患者在之后几年里再次发病的风险至少翻倍（Lichtman et al., 2008）。

抑郁与冠心病之间的关联可能既与生理通路也与行为通路有关（见专栏 12.2）。抑郁的冠心病患者表现出的生理变化会增加未来心脏病的易感性。例如，研究专栏 12.2 表明抑郁症患者心率的变异性减小，这说明他们的副交感神经对心脏的控制较差。其他研究表明，抑郁与 HPA 轴功能紊乱、血小板活性增强、炎症反应及血管功能受损有关（Lichtman et al., 2008）。一篇有趣的综述考察了双生子研究，结果发

专栏 12.2 抑郁影响冠心病预后的机制

	慢性风险
生物方面	下丘脑 - 垂体 - 肾上腺（HPA）轴功能紊乱
	心率变异性减小
	增强的炎症反应
	血管功能受损
	血小板活性增强
行为方面	对药物和其他治疗方案依从性差
	较少参与心脏康复训练
生活方式	吸烟
	饮食
	久坐
心理社会方面	社会孤立
	慢性应激
	共病焦虑障碍

278

研究专栏 12.2 抑郁对冠心病患者心率变异性的影响

背景

抑郁和心脏病之间的关联非常明确，但其中的生理机制仍不清楚。

方法和结果

为了阐明抑郁与心率变异性异常是否有关，一项横断研究考察了 56 名 60 岁以上的成年人，他们近期（72 小时之内）经历了心梗或者不稳定的心绞痛。研究者主要通过记录以毫秒计的心电图每次连续 R 波的时长来衡量心率的变异性，然后绘制 R 波的相对变异性。

如图所示，抑郁患者的心率变异性减小了。抑郁症状的增加明显以剂量反应模式与心率变异性的减小相关。

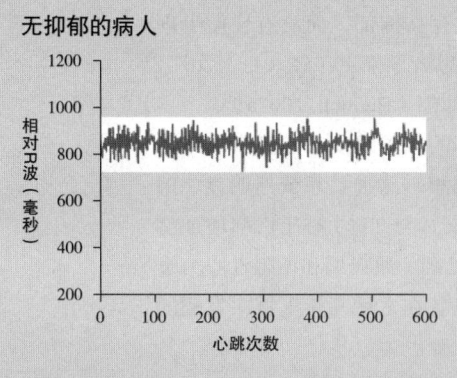

无抑郁的病人

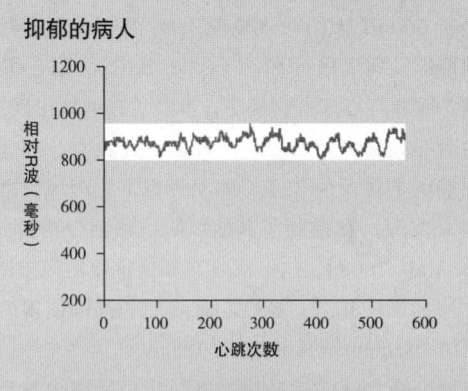

抑郁的病人

研究的意义

心率变异性的减小表明，抑郁的病人副交感神经对心脏的控制力受损。该研究清楚地说明了抑郁与将来心脏病再次发作的生理易感性因素之间的关系。

资料来源：Guinjoan et al.（2004）Cardiac parasympathetic dysfunction related to depression in older adults with acute coronary symptoms, *Journal of Psychosomatic Research, 56*: 83-88.

现，共同的遗传因素可以解释抑郁症状和冠心病近 20% 的变异性（McCaffery et al., 2006）。因此，冠心病和抑郁可能存在共同的遗传决定因素，或许是通过炎症通路和血清素反应而起作用的。

　　考虑到抑郁和冠心病之间的关联，识别和治疗冠心病患者的抑郁就显得尤为重要。然而有证据表明，大多数心脏病专家并不会例行地询问患者的抑郁状况，而且即使发现病人存在抑郁，也只有一半的专家对抑郁进行治疗（Feinstein et al., 2006）。美国心脏协会建议，所有的冠心病患者都要筛查抑郁症状。有轻度抑郁症状的患者应在之后的例行检查中进行随访，而有中度或重度抑郁症状的患者则应转诊给心理健康专家，进行全面的评估和治疗（Litchman et al., 2008）。专栏 12.3 是一份简要的筛查问卷，可以用来识别心脏病患者的抑郁和其他心理疾患。

社会孤立和支持

　　社会支持或孤立对心血管疾病的影响已经非常明确。1970 年代和 1980 年代的早期流行病学研究发现，已婚男性死于心脏病的可能性要低很多。然而，婚姻关系的状况也很重要。例如，一项研究考察了 3 500 多名成年人，结果表明单身男性死于冠心病的几率是已婚男性的两倍多（Eaker et al., 2007）。婚姻幸福度、满意度或者夫妇间的分歧次数与冠心病的患病率及死亡率无关。然而，在与丈夫的争吵中保持沉默的妻子死于冠心病的几率是不沉默的妻子的四倍多。婚姻和社会支持对冠心病的这种影响部分原因是单身者更可能有着不健康的生活方式和更多苦恼。例如，一项针对 13 000 多名苏格兰成人的研究表明，不健康的行为、代谢调节异常和苦恼可以解释因心血管而致死的 59% 的风险（Molloy et al., 2009）。

　　社会孤立具有高致病性：它与健康人和冠心病患者的发病率和死亡率都有关。例如，一项对 430 名冠心病患者的研究发现，少于 4 位亲密朋友或家人的人因冠心病或其他原因致死的可能性是其他患者的两倍多，即使是在控制了疾病严重程度、年龄、敌意、抽烟和心理苦恼之后依然如此（Brummett et al., 2001）。社会孤立的危

279

专栏 12.3　心理社会苦恼筛查工具

在最近两周，你为以下问题烦恼的程度是

						轻度			中度		
生活中感觉悲伤、低落或无趣？	一点也不	0	1	2	3	4*	5	6	7	8	非常
感到焦虑或紧张？	一点也不	0	1	2	3	4*	5	6	7	8	非常
感到压力？	一点也不	0	1	2	3	4*	5	6	7	8	非常
感到愤怒？	一点也不	0	1	2	3	4*	5	6	7	8	非常
没有自己所需的社会支持？	一点也不	0	1	2	3	4*	5	6	7	8	非常

* 推荐的分界点意味着患者需要转诊，寻求心理咨询以进一步评估和治疗心理上的苦恼。

资料来源：Young et al.（2007）'Brief screen to identify 5 of the most common forms of psychosocial distress in cardiac patients: validation of the screening tool for psychological distress（STOP-D）', *Journal of Cardiovascular Nursing, 22*: 525–534.

害相当于甚或大于像抽烟这样的重大风险因素。然而，似乎只有在极度孤立的情况下才会如此：拥有中等或者大量社会支持的人之间这种风险并没有差别。

280

总之，心理社会因素（如应激、抑郁、愤怒和社会孤立）是影响心脏病发病率和死亡率的重要风险因素。尤其是抑郁和社会孤立，其危害几乎与吸烟等重大风险因素相当。应激、情绪和社会孤立影响冠心病的生理过程可能包括：应激诱导的自主神经功能紊乱、血液动力学反应、神经内分泌激活、炎症反应和促凝血酶原反应（prothrombotic responses，又译血栓前期反应，明显可见血小板活化）。这些因素导致冠脉斑块破裂、心肌缺氧、心律失常和血栓形成（Steptoe & Brydon, 2009）。所以下一节将考察心血管反应性和其他血流动力学反应的作用。

12.1.2　心血管反应性

为了理解心理社会因素和冠心病之间的联系，人们越来越关注心血管的应激反应，以及其他风险因素对这种反应的调节。大量证据表明，人们在对应激的心血管反应强度上存在差别。这些研究包括监测人们在完成类似研究专栏 12.1 所述的应激任务时表现出的血压、心率、缺血或内皮功能方面的变化。心血管反应性似乎是一种持久的个体特质，因为人们的反应随着时间的推移以及在面对不同应激源时具有一致性。关键问题是高反应性会导致未来的心脏病，或者只是未来风险的一种标记（未必有因果关联）。一篇总结前瞻性研究的综述发现，应激反应性高的人以后更容易患高血压。高反应性还可能与动脉粥样硬化和左心室质量相关，而这两个指标是冠心病的先兆因素（Treiber et al., 2003）。然而，在健康人群中，高反应性与冠心病的发展似乎没有关系。这与冠心病患者不同，冠心病患者的高反应性与将来心脏病的发病率有关。

因此，心血管反应性存在个体差异，并且与冠心病的长期风险因素和冠心病患者较高的临床风险有关。然而，这种反应性受到多种因素影响，包括体质、家族史和支持系统。身体健康能降低应激带来的心血管反应性，并促进应激之后心率的快速复原（Forcier et al., 2006）。也有研究表明，在完成充满压力的任务时，有朋友在场能够减少心血管反应性，尤其是女性朋友在场（Christenfeld & Gerin, 2000）。也有证据表明，有高血压家族史的人心血管反应性也会增高（Pierce et al., 2005）。

另外一个讨论的领域是血管的内皮反应性。内皮功能有助于血管张力、扩张、血小板聚集和炎症。应激情境一般会导致内皮依赖性血管舒张的减弱，而积极情绪，如大笑可以导致血管扩张。一项研究发现，看过一场喜剧电影的人血管扩张了约有22%，而看过悲惨的战争片的人血管收缩了35%（Miller et al., 2006）。因而，有人认为血管反应性可能是解释（积极和消极）情绪对心血管健康影响的关键要素。

281

12.1.3　心脏病的影响

心肌梗死发病急，危及生命，对患者的幸福感和生活方式影响巨大。就像之前已经指出的一样，大约有 30% 的患者在心肌梗死后的头一年出现了抑郁。另外，40% 的患者有焦虑症状，而 16% 的患者得了创伤后应激障碍（Ayers et al., 2009）。像大多数疾病一样，除了终末期的心力衰竭患者（这类患者可能很痛苦）外，冠心病的严重程度和心理痛苦之间少有联系。例如，一项研究发现，下列因素是创伤后应激障碍出现的有力预测指标：

- 有心理问题的病史。
- 患者认为心肌梗死会带来消极后果（如关系、服药和自我护理方面的问题）。
- 错误的应对技巧（如试图让情感变得麻木，逃避带来烦恼的想法）。

这些因素要比感知到的心肌梗死的严重性与创伤后应激障碍的关联更紧密（Ayers et al., 2009）。

心理问题的效应经常由于它们同时发生而变得更加复杂。例如，发生心肌梗死后出现创伤后应激障碍的人也更可能出现焦虑症状、抑郁和社会功能不良（Ayers et al., 2009）。焦虑症状（如心悸）可能是一个特殊问题，因为它们与心脏问题的症状类似。与此一致的是，有抑郁和焦虑症状的患者更可能联系医生，预约门诊，看急诊和重新入院（Frasure-Smith et al., 2000）。这在很大程度上是由于担忧和对健康的关注而不是心脏问题。

因此，心理问题影响患者的安康、生活质量和健康服务机构的使用。同时，也可能对患者是否改变不健康的行为产生影响。某些研究表明，出现抑郁的病人不太可能戒烟或进行体育锻炼，而且抑郁和创伤后应激障碍与不遵医嘱服药有关（Bennett, 2007a），但证据并不一致。然而，心脏病对心理健康的影响并不总是消极的。近几十年，研究越来越关注疾病（如心肌梗死）之后的积极改变。研究专栏 12.3 就给出

282

研究专栏 12.3　心肌梗死后的积极变化

背景

多年来，有关创伤性事件后果的研究一直集中在它的负面影响上。这项研究主要调查心肌梗死或癌症发病后病人是否报告积极的变化。

方法和结果

对 143 名心肌梗死患者和 52 名乳腺癌患者在就医时和三个月之后进行了评估，并询问在发病后他们的生活是否有任何积极的变化。他们的回答被分为 7 个主题。

心肌梗死后的 3 个月，58% 的患者报告病后的生活出现了积极的变化。最多提及的积极变化是生活方式的改变，对生活更加珍惜，亲密关系改善和个人生活重心的转移，如图所示。

研究的意义

一直以来，大多数心理学研究都关注疾病带来的消极影响。越来越多的研究致力于发现逆境带来的积极方面，

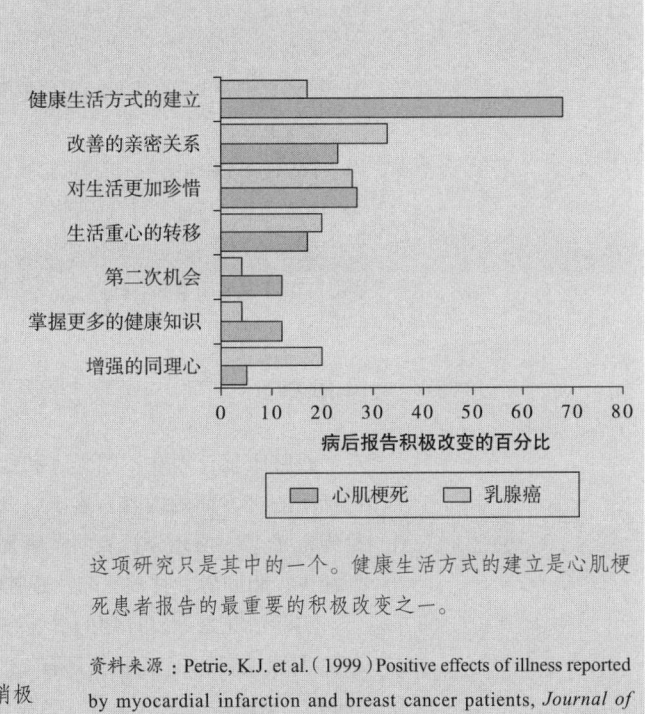

这项研究只是其中的一个。健康生活方式的建立是心肌梗死患者报告的最重要的积极改变之一。

资料来源：Petrie, K.J. et al.（1999）Positive effects of illness reported by myocardial infarction and breast cancer patients, *Journal of Psychosomatic Research*, 47: 537-543.

了一个这样的例子，它显示在心肌梗死发生后的数月之中，某些患者报告更加珍惜生命，亲密关系得以改善，生活方式更为健康。

12.1.4 治疗和康复

如果治疗及时，心肌梗死的预后要好得多。然而，许多患者发病后数小时才到医院去治疗。令人奇怪的是，以前有过心肌梗死病史的人和初次发病的人在就诊前花费的时间一样长（Yarzebski et al., 1994）。此外，疼痛程度对他们就诊的速度并没有影响（Walsh et al., 2004）。女人去医院就诊更为缓慢，然而那些认为心脏病后果严重并且很主动的人或者采取问题指向性应对的人却能更快速地就诊（Walsh et al., 2004）。

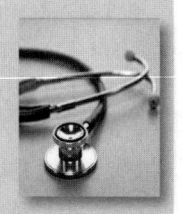

临床笔记 12.1

心血管疾病的治疗

- 仔细筛查风险行为是减少冠心病和改善预后的一个重要步骤。
- 询问心血管病史时，需要重点询问：
  - 吸烟、锻炼、饮酒和饮食等生活方式；
  - 当前的压力、抑郁、焦虑、愤怒和社会孤立。
- 上述因素与生理风险因素在疾病的进程中同样重要。
- 30% 的冠心病患者会出现抑郁，这会增加死亡率。焦虑和创伤后应激障碍在冠心病患者中也很常见。
- 抑郁更可能出现在更年轻、女性和社会孤立的患者身上，或者那些有心理问题病史的患者身上。
- 推荐使用 PHQ-9 进行抑郁的筛查，对于中度和重度抑郁的人应该转诊以接受适当的治疗。
- 心脏康复训练能够降低病死率但参与者较少。确保将所有的患者转至康复训练项目，并强烈建议他们参与心脏康复训练。
- 可以考虑采用家庭心理康复训练计划，只需要一个受过训练的护士指导即可。

心脏康复

心脏康复计划在不同国家和地区差异较大。有些以身体锻炼为主，而另一些则包括了心理方面的内容。鉴于康复计划的多样性，康复有效性的证据不一致也就不足为奇了。一项元分析表明，康复训练使病后 5 年内的死亡率下降了 26%，而且吸烟减少，胆固醇、甘油三酯及心脏收缩压降低（Taylor et al., 2004）。

实际情况是康复计划的参与率很低。例如，尽管英国 67% 的心脏病患者被转往康复训练项目，但实际上只有 13% 到 41% 的患者参加了康复训练（Beswick et al., 2004）。缺血性心脏病患者、老年患者、女性患者和少数族裔患者的参与率较低。对疾病的信念也会影响参与率和其他康复指标。相信自身的疾病可控或能够治愈的患者更可能参与康复计划（参见 4.4 部分）。一个人对冠心病结果严重程度的认识会影响他重返工作岗位的速度、伤残程度和社会功能的损伤，尽管很难判断这在多大程度上是因为冠心病实际的严重程度（Petrie et al., 1996）。

　　尽管信念和情绪在决定患者是否参与康复计划、坚持治疗和恢复上很重要，但关于在康复计划中使用心理干预措施的证据仍然不一致。一篇综述回顾了 36 个试验，得出结论，尽管心理干预不会降低病死率，但确实与非致命性梗塞再发、抑郁和焦虑的减少有关（Rees et al., 2004）。因此，有人提出了包含心理内容的康复训练计划，例如美国的 MULTIFIT 项目（Taylor et al., 1997）和英国的 Heart Manual 项目（Lewin et al., 1992）。这些居家式康复计划通常使用认知行为疗法或自我效能方法来促进积极应对，改变适应不良的信念，进行应激管理（参见第 3 章），运用自我管理（见第 4 章）和放松技术（见第 6 章）。康复计划一般由一个受过短期训练的人来主持完成。对这些干预措施的评价总体上是积极的：患者更愿意采用这种居家式的康复计划，而不是基于医院的康复计划，而且也不太可能中途放弃（Lewin, 2007）。但这些康复计划影响冠心病发病率或死亡率的证据却很有限。这种计划的示例见案例研究 12.1。

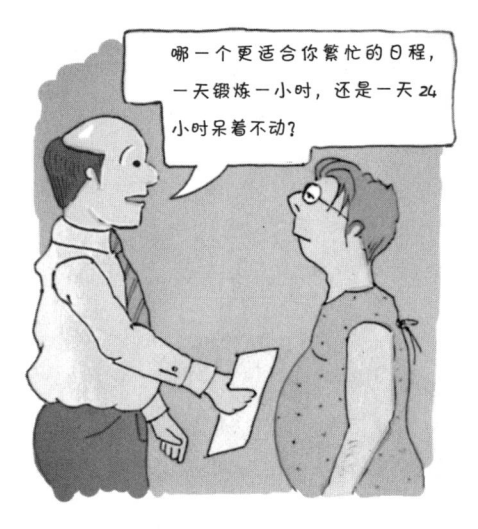

> 哪一个更适合你繁忙的日程，一天锻炼一小时，还是一天 24 小时呆着不动？

285

小　结

- 心理社会因素通过三条途径影响心脏病：（a）与健康有关的行为；（b）直接或者慢性的生理变化；（c）医疗保健和治疗的享用。
- 心脏病主要的心理社会风险因素包括生活方式（吸烟、锻炼和饮食）、应激、抑郁、敌意 / 愤怒、社会孤立。
- 应激的心血管反应性因人而异。反应性可能是连接应激 / 情绪和心血管健康的关键环节。
- 心脏病与心理疾病有关：许多患者会出现抑郁、焦虑或者创伤后应激障碍。
- 心理问题与生活质量下降、不愿参与康复计划、治疗依从性差和健康服务的使用增多有关。
- 心脏康复计划能显著地减少心脏病的致死率，但多数患者并未参与此类计划。
- 对心脏病的心理干预可以减少非致命性的心机梗塞再发、抑郁、焦虑，但不会影响死亡率。

案例研究 12.1　心脏康复

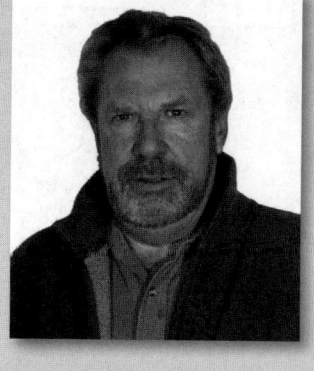

理查德 42 岁时发生心肌梗死并进行了手术，在阻塞的动脉里插入了一个支架。从那以后，他一直服用他汀类药物和阿司匹林［阿司匹林是一种血管紧张素 Ⅰ 转换酶（ACE）抑制剂］，以减少心肌梗死的复发。他已婚，有一个女儿，经营着一家地区性的财务公司。理查德出院后参加了一项居家康复计划（即英国的 Heart Manual），并定期让一个护士核查以帮助他完成计划。这个康复计划为期 6 周，以认知行为疗法原理为基础，按照手册和录音的指导来完成整个项目，促进生活方式的改变。

首先，一名护士对理查德进行评估，以确定他在遵医嘱服药和生活方式改变方面的需求。同时探讨不健康的行为和适应不良的信念，鼓励理查德在整个康复过程中不断挑战这些信念和行为。

- Heart Manual 计划的第一部分提供了心脏病和心脏健康的有关信息和教育。理查德听了医生、患者和看护者有关心脏病访谈的 CD。第一部分还包括关于心脏

病的普遍心理反应、如何管理痛苦或者在必要时寻求帮助的信息。

- 第二部分是一个为期 6 周的康复计划，包括身体锻炼、健康教育、减少风险因素、应激管理。另外，还包括关于情绪低落、睡眠问题、焦虑和抑郁的内容。在这 6 周的时间内，理查德通过日记来监测他的生活方式，设定自己每周的目标。还鼓励他发现和记录实现这些目标的过程中遇到的任何障碍和得到的任何益处。同时使用 CD 进行放松练习。

- 第三部分给出了帮助康复的事实和建议。主题包括药品、检查、血管再生程序、胸痛、焦虑、压力和抑郁。

理查德的妻子全程参与了康复计划，并且受到鼓励与理查德一起设立改变生活方式的共同目标。护士交给她一本看护者的小册子，其内容包括心脏病对人际关系的影响，如何更好地支持理查德，以及疾病对亲密关系和性生活的影响。这个部分是非常有用的，因为理查德承认曾经将自己的愤怒和挫折发泄到妻子身上。能够认识和改变这点有助于改善他们之间的关系。

理查德最初每一周都会与护士碰面，之后独立地完成他的康复计划。两个月后进行随访，探查是否有任何抑郁或不健康的行为。

286  ## 12.2　呼吸健康

本章剩余部分将探讨心理因素对各种呼吸系统疾病的影响以及相应的干预措施。我们不可能讨论所有的呼吸系统疾病，这里主要讨论常见的两种，即急性呼吸道感染和慢性哮喘，两者的管理和预后存在很大差异。这两种疾病的例子向我们展示了心理学知识在呼吸疾病中的不同应用。

12.2.1　呼吸和情绪

呼吸与心理状态紧密相连：呼吸是唯一既能由反射控制又能进行自主控制的重要躯体功能。有控制的缓慢呼吸是许多放松练习和冥想技巧的基础，能够平抑生理唤醒、紧张和痛苦。快速呼吸和换气过度一般发生在应激、焦虑和惊恐时。因此，

我们的情绪、思维、行为与呼吸是相互影响的。例如，如果要求人们快速呼吸（即主动地换气过度），他们就会报告焦虑明显加重了，这表明呼吸方式会影响情绪，反之亦然。

实践活动 12.2

- 请进行短促的浅呼吸（每分钟至少 30 次），持续 5 分钟。
- 你会发现什么症状？你的身体和情绪上会有什么感觉？

换气过度可能在惊恐障碍中起着一定的作用。换气过度的症状（如气短）在惊恐发作时很常见。加重的呼吸反应与自发性惊恐发作相关，而患有惊恐障碍的人由于长期的换气过度其动脉二氧化碳的浓度一般会降低。实验证据表明，有惊恐障碍或者惊恐障碍家族史的人在输入二氧化碳时会出现更大的焦虑反应（Zvolensky & Eifert, 2001）。即使与患有广泛性焦虑障碍或者其他情绪障碍的人相比，这种效应仍然存在。因此，惊恐障碍患者可能对二氧化碳更为敏感。惊恐的躯体易感性由于心理因素（尤其是对躯体症状的认识和解释）的介入而变得更为复杂。惊恐障碍与焦虑敏感性密切相关，而后者是一种较为稳定的特征，表示人们因焦虑的身体症状而受惊、害怕或尴尬的程度。

呼吸和情绪的交互关系意味着控制呼吸对治疗与压力有关的障碍和惊恐有一定的作用。另外，在哮喘和肺气肿等慢性肺病中，控制呼吸也有促进患者情绪健康的作用（Timmons & Ley, 1994）。

12.2.2　上呼吸道感染

287

上呼吸道感染（如感冒和流感）占所有急性病的 50%，是全世界疾病和死亡的主要原因。普通感冒对经济的影响是巨大的。据估计，美国每年大约有 10 亿宗感冒病例需要治疗，这导致大约 4 500 万天的工时或学时损失（NIAID, 2006）。非典型肺炎（Severe Acute Respiratory Syndromes, SARS）和猪流感（甲型流感，H1N1）的出现，使人们更想确定上呼吸道感染重要的致病因素。感冒是最常见的上呼吸道感染，可由 200 多种病毒引起（Marsland et al., 2007）。然而，暴露在病毒之下未必意味着人们肯定会出现临床症状并随之发病。实际上，暴露在病毒之下的人只有三分之一得了感冒（Cohen, 2005）。

要考虑的最明显的变量是：（1）暴露在病毒之下的程度；（2）个体免疫系统的强度和整体健康水平。例如，感冒在儿童中最流行可能是因为：（1）他们在学校或托儿所与其他儿童接触导致病毒暴露机会的增加；（2）身体抵抗力较差。与民间的看法相反，是否感冒不受寒冷天气的影响。研究表明，将人置于寒冷环境中对感冒的发病和严重性影响甚微，甚至没有影响，除非是极端的情况。易感性也与锻炼、饮食或者肿大的扁桃体或淋巴组织无关。对于维生素 C 的使用则说法不一：一篇权威的系统综述得出结论，维生素 C 无法预防感冒，但可以稍稍加速感冒的康复（Douglas et al., 2007）。

与上呼吸道感染易感性有关的心理社会因素包括压力、社会关系、睡眠、情绪和社会经济地位。最有力的证据来自压力研究。压力对免疫功能的影响已经非常明确（见第 3 章），而压力似乎尤其与上呼吸道感染易感性有关。例如，一项研究考察了医学生第一学年不同时间点的患病情况。结果表明，在紧张的考试期学生的免疫功能下降，出现更多的健康问题，最常见的就是上呼吸道感染（Glaser et al., 1987）。在其他一系列严格控制的研究中，给志愿者的鼻孔喷射感冒病毒并隔离数天，然后测量他们对疾病的主观评级（如自我报告的症状）以及疾病的客观指标（如免疫功能和黏液分泌）。结果发现，压力总是与感冒发病风险的增加有关：压力事件持续的时间越长，被感染的风险就越大。即使在控制了诸如年龄、体重、一年中的时间点、过敏状态、已有的免疫功能或抵抗力、吸烟、饮食和锻炼之后，这种影响依旧存在（Cohen, 2005; Marsland et al., 2007）。

越来越多的证据表明，社会关系能影响上呼吸道感染的易感性。人际关系的压力（如与家庭、朋友或同事的冲突）会增强感冒的易感性。另外，具有较好社会支持网络（网络规模、整合度和友善度等方面）的人似乎能得到保护，远离感冒。值得注意的是，善于社交的人似乎得感冒的风险较小。这让人奇怪，因为它与接触假设相矛盾，接触假设认为与人接触越多，感染病毒的风险越大。

288

12.2.3　哮喘

哮喘是世界最常见的慢性疾病之一，也是发达国家儿童最常见的慢性疾病。世界卫生组织估计，全世界有 3 亿人患有哮喘。英国、爱尔兰、新西兰和澳大利亚的哮喘发病率最高，而且还有提升之势。就生产力下降、医疗和社会保障成本而言，哮喘造成了巨大的经济损失。过去人们认为哮喘是一种心身疾病，即受到心理因素的影响。现在我们知道很多因素共同导致哮喘，如遗传倾向、饮食和生活方式，如专栏 12.4 所述。与专栏 12.1 所列的冠心病风险因素相比，哮喘的生活方式和心理社会原因较少。实际上，对于已经发生过哮喘的病人而言，心理社会因素很少能诱发哮喘发作。

遗传易感性和父母吸烟是哮喘首次发作的重要风险因素。尽管哮喘并没有明确的致病基因，但源于父母的基因组合却能使孩子患哮喘的风险翻倍。生活方式也很重要，主要是吸烟和暴露在其他污染源之下。例如，如果女性在孕期吸烟，那么孩子发生气喘或者呼吸困难的风险将增加 35%。父母吸烟的孩子发生哮喘的可能性是正常孩子的 1.5 倍。因此减少父母吸烟是哮喘致病风险因素中最重要的可调节变量之一。心理学知识对鼓励父母戒烟的健康宣传活动颇有裨益（见第 5 章）。

289

大量证据显示，压力会加重哮喘患者的症状（Sandberg et al., 2000）。还有证据表明，经常遭受暴力的孩子报告更多的症状，发生并发症的风险也增加了（Wright et al., 2004）。呼吸道炎症的核心病理过程使人想到，压力引起的免疫反应变化可能导致哮喘的发作和加重（见第 3 章）。例如，一项研究要求有哮喘和没有哮喘的儿童发表演讲并在观众面前进行心算（Buske-Kirschbaum et al., 2003）。儿童在面对这一紧张情境时心率反应并没有差异，但哮喘孩子的皮质醇反应明显减弱。皮质醇是一种抗炎激素，因此皮质醇反应的调节异常在慢性哮喘中可能起着重要作用。在其他慢

专栏 12.4　哮喘的致病和诱发风险因素

	哮喘发病	哮喘发作（激发源 / 加重因素）
生理因素	遗传易感性（家族史）	过敏源如花粉、粉尘
		食物过敏源如坚果、贝类海鲜
		胸部感染
		化学气体
		寒冷气候
人口统计学因素	年龄（年幼）	
	性别（男性）	
	社会经济地位	
	少数族裔	
	母亲年龄（年轻）	
生活方式因素	母亲孕期吸烟	吸烟
	母亲焦虑	污染或汽车尾气
	在家吸烟	剧烈运动
	家庭暴力	
心理社会因素		压力
		焦虑

性炎症疾病（如类风湿性关节炎）中也有类似的发现（见第 11 章）。

　　在上一节（12.2.2），我们看到压力让人更易发生呼吸系统感染。呼吸道感染在诱发哮喘中的作用非常确定：这是压力和哮喘发作之间的另一条重要的通路（Cohen & Rodriguez, 2001）。12.2.1 部分强调了呼吸与情绪（尤其是焦虑）之间的关联。尽管针对哮喘的呼吸训练与疾病的好转并没有关系（Ritz & Roth, 2003），但已有证据表明，焦虑障碍会加重哮喘症状。一项对 9/11 恐怖袭击事件后自我报告的哮喘

临床笔记 12.2

呼吸系统疾病的治疗

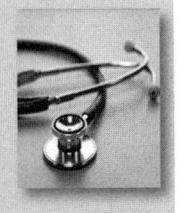

- 吸烟和被动吸烟是最重要的、可调节的风险因素之一。
- 大多数人并不能可靠地觉察他们肺功能的变化，因此利用一些测量工具（如肺活量计）来确认患者的自我报告很重要。
- 焦虑与呼吸系统病症关系密切。压力和焦虑可诱发或加重症状。
- 症状受焦虑和对疾病信念的强烈影响——这些因素比客观的躯体健康更能准确地预测健康结果。
- 自我管理计划对帮助患者更好地管理病情非常有效。
- 自我管理计划包括教育、对肺功能和诱因的自我监测、发作时利用行动计划来应对，以及探索和改变人们对疾病的信念。
- 治疗指南规定，自我管理计划应纳入常规医疗服务。

发作的研究表明，在哮喘患者中，伴有创伤后应激障碍的人哮喘症状发作和看医生的可能性是其他人的 3 倍，而看急诊的可能性是其他人的 6 倍。这些风险的增加与 9/11 之前的哮喘症状、人口统计学特征或者暴露于恐怖袭击的程度无关（Fagan et al., 2003）。因此，焦虑障碍在哮喘症状中的触发和感知方面似乎很重要。一项元分析发现，哮喘患者较正常人更可能出现焦虑障碍（Weiser, 2007）。

291

　　尽管心理因素与哮喘的发病关系不大，但在哮喘的管理上却非常重要。研究者要求哮喘患者监测自己的症状并在必要时使用吸入性药物。然而，高达 60% 的患者无法可靠地觉察自己肺功能的变化（Kendrick et al., 1993）。症状感知和医疗结果与许多心理因素有关，如焦虑、悲观和感知到的污名。与哮喘症状的客观指标相比，这些因素能更好地预测医疗结果，如住院次数、住院时长和药物的使用。因此，心理因素在哮喘症状的治疗和结果中具有非常重要的作用（Kinsman et al., 1982）。正如案例研究 12.2 所示，病人的疾病表征会影响他们对哮喘的管理（见 4.4 部分）。

　　帮助病人管理哮喘的心理干预包括：教育；对肺功能和激发源的自我监测；制订行动计划帮助患者了解哮喘发作时该做些什么；探索和改变疾病信念。大量证据表明，自我管理式干预在减少住院、少看医生和减少病假时间方面非常有效（Wolf et al., 2003）。其他的积极结果包括增加儿童的自我效能感和减少成年人的夜间哮喘发作次数。因此，哮喘治疗指南明确指出，自我管理应该列入常规的治疗计划，医生应该鼓励患者使用自我管理技术（GINA, 2001）。

290

案例研究 12.2　　疾病表征与哮喘症状

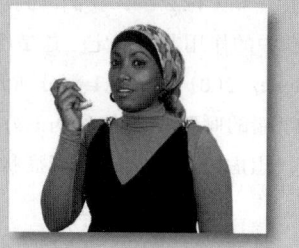

疾病定义	哮喘是一种轻微的疾病。	哮喘是一种严重的疾病。
原因	由感染和对宠物过敏所致。	遗传于父亲。
时间线	是一种能逐渐减轻的疾病，有些人能自愈。	一直无法摆脱。
控制	我能控制症状和避免暴露在触发源之下。	我无法控制
后果	不是致命的	如果加重可危及生命
管理	态度放松但尽可能避开触发源，感染时会增加用药量。焦虑较少，只有当自己试图探索症状的努力不起作用时，才会向医生求助。	对哮喘症状感到紧张和焦虑。从未想过触发哮喘的诱因，所以总是焦虑和保持高度警觉。服用定量的预防药物，一出现呼吸困难症状就去看医生。

> **小　结**
>
> - 呼吸和情绪的交互关系意味着，在治疗惊恐和与压力有关的障碍时，控制呼吸有一定的作用。
> - 上呼吸道感染的易感性受压力、社会关系、睡眠、情绪和社会经济地位的影响。压力和社会关系对上呼吸道感染易感性的影响可能经由免疫功能的变化来居中调节。
> - 传统上，哮喘被视为一种身心疾病，但有证据表明哮喘的初发主要取决于生物因素（遗传易感性、年龄和性别）和养育因素（如母亲太年轻，或者暴露在暴力或吸烟之下）。
> - 焦虑与呼吸系统的病症密切相关。在哮喘患者中，压力和焦虑可触发或加剧症状。
> - 尽管心理因素对哮喘的发病影响不大，但在哮喘的管理中却非常重要。自我管理式干预非常有效，能够减少住院时间、看病次数和病假天数。

总　结

292

本章讨论了心理社会风险因素在心血管系统和呼吸系统疾病中的作用。心理社会因素在这两个身体系统的疾病中所起的作用异同并存。心理社会因素与心脏病存在广泛的联系：生活方式、压力和消极情绪对疾病的进展和预后至关重要。抑郁和愤怒／敌意等情绪尤其与心脏病有关。呼吸系统疾病也受到生活方式、压力和情绪（但主要是焦虑）的影响。在本章所讨论的呼吸系统疾病中，心理社会因素与病理发展的关涉较小，而对病症的易感性与其关涉较大。当然，本章我们只是考察了上呼吸道感染和哮喘，实际上生活方式（尤其吸烟）在其他呼吸系统疾病（如慢性阻塞性肺病和肺癌）的发病中起着至关重要的作用。

心理干预对心脏康复和肺康复的效果也不同。在心脏康复中，心理干预可改善心理健康，但不会影响死亡率。在慢性呼吸系统疾病中，有确凿的证据表明，包含心理内容的干预能改善某些涉及自我管理的疾病的症状管理和医疗资源使用。

📖 拓展阅读

Ayers, S. et al.（eds）（2007）*Cambridge Handbook of Psychology, Health and Medicine*. Cambridge: Cambridge University Press. 此书包含了有关冠心病（疾病影响、手术治疗、心理风险因素、康复、高血压）和呼吸疾病（哮喘、肺癌、慢性阻塞性肺病、感冒、换气过度）的许多简短的章节。

Kaptein, A.A. & Creer, T.L.（eds）（2002）*Respiratory Disorders and Behavioural Medicine*. London: Martin Dunitz. 此书详细描述了呼吸疾病的心理风险、影响及其治疗，也详细介绍了哮喘、慢性阻塞性肺病、囊肿性纤维化等疾病。还思考了一些临床问题，如戒烟、遵医嘱、自我管理等。

Molinari, E., Compare, A. & Parati, G.（eds）（2006）*Clinical Psychology and Heart Disease*. New York: Springer. 此书详细介绍了心脏病的心理社会风险及其心理干预，也包含了关于抑郁、焦虑、针对心脏康复的各种心理治疗的章节。

❓ 复习题

1. 描述心理社会因素影响心脏病的发病和进程的三种途径。

293

2. 概述心血管疾病的主要心理社会风险因素以及他们对冠心病风险的影响程度。

3. 应激心脏反应性的个体差异如何影响心血管疾病的风险？

4. 描述心血管疾病的常见心理反应。列举心理干预对躯体和心理健康的影响。

5. 概述与冠心病延误治疗及不依从治疗方案有关的因素。

6. 为什么说呼吸和情绪的关系是相互的？这种关系对临床的指导意义何在？

7. 描述心理社会因素如何影响上呼吸道感染的易感性。

8. 比较哮喘的心理和生物因素的相对重要性。

9. 概述为什么自我管理式干预对治疗哮喘有效。

10. 比较心理社会因素在心血管疾病和呼吸系统疾病中作用的异同。

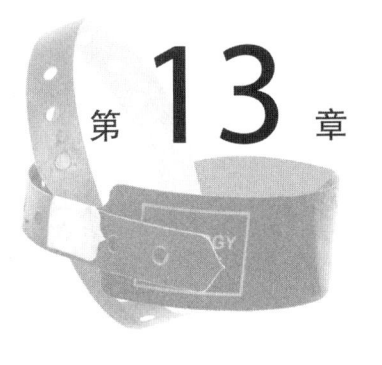

第 13 章

胃 肠 系 统

本章提要

13.1 心理因素与胃肠系统

    13.1.1 脑肠轴

    13.1.2 应激与胃肠系统

    13.1.3 胃肠疾病的生物心理社会取向：消化性溃疡的案例

13.2 生活方式与胃肠健康

    13.2.1 健康饮食和进食障碍

    13.2.2 肥胖症

    13.2.3 饮酒

13.3 胃肠疾病

    13.3.1 肠易激综合征

    13.3.2 炎症性肠病

    13.3.3 胃肠癌症

专栏

13.1 健康饮食指南

13.2 进食障碍

13.3 肥胖的等级

13.4 酗酒问题筛查

13.5 肠易激综合征的罗马标准

案例研究

13.1 神经性厌食症

13.2 心理社会因素与肥胖

图

13.1 脑肠轴

13.2 应激与胃肠功能

13.3 英国男女的肥胖趋势

> **研究专栏**
>
> 13.1 安慰剂和胃肠功能
>
> 13.2 通过进食调节痛苦

学习目标

本章旨在让你：

- 概述心理因素与胃肠健康之间关系的生理基础。
- 理解压力对胃肠功能及疾病的影响。
- 思考进食和饮酒对胃肠健康及疾病的影响。
- 概述心理社会因素在特定胃肠疾病中的作用。

心理和胃肠系统有明显的关联。这种密切的关系表现在日常用语中。常见的心理状态的表述包括（按照胃肠道的顺序）："信息堵塞"（chocking on information）、"消化不了复杂的消息"（not digesting difficult news）、"忐忑不安"（having butterflies in the stomach，字面意思为"胃里有蝴蝶"）、"某人让我们感到恶心"（someone making us sick）、"有直觉"（having a gut feeling）、"吓得屁滚尿流"（being scared shitless）。大脑、自主神经系统与肠神经系统之间存在着直接的双向生理联系，被称为脑肠轴。心理状态与胃肠系统的联系主要表现在 4 个方面：

1. 脑肠轴；
2. 应激或压力对胃肠功能的影响；
3. 生活方式的影响：比如饮食，饮酒，吸烟；
4. 心理对胃肠疾病的影响。

上述 4 方面的重要性不尽相同。胃肠功能方面的疾病，如肠易激综合征、消化不良，更可能受到诸如压力和症状感知等因素的影响。诸如肝硬化、癌症等器质性疾病则与生活方式的关系更为紧密，比如饮食、吸毒和酗酒。因此，胃肠疾病需要综合运用生物心理社会整合取向来预防和治疗（Wilhelmsen, 2000）。

本章一开始我们将通过对脑肠轴和应激作用的了解，考察心理因素与胃肠功能是怎样相互作用的。然后，我们将考察生活方式对胃肠健康的影响，着重探讨饮食和饮酒。最后，考察胃肠系统的疾病，以阐明心理因素与肠道之间复杂的相互作用，以及胃肠道疾病所带来的深层影响。

13.1 心理因素和胃肠系统

环境压力带来的生理反应涉及中枢神经系统、自主神经系统、免疫系统以及神经内分泌的反应（见第 3 章）。上述反应都会不同程度地影响胃肠道功能或胃肠疾病（van Oudenhove and Aziz，2009）。

13.1.1　脑肠轴

脑肠轴（brain-gut axis）包括中枢神经系统、自主神经系统和肠神经系统（见图 13.1）。自主神经系统的交感神经和副交感神经的分支支配着胃肠道器官，如胃、肝、脾、胰腺和肠道。在应激状态下，交感神经和随后释放的肾上腺素会减少血流量和肠蠕动，并抑制直肠收缩。食物摄入的减少和体重下降也与交感神经的激活有关（Bray, 2000）。在正常状态下，当应激源消失时，副交感神经系统起作用，使血流量、肠蠕动恢复正常的功能。

肠神经系统（enteric nervous system）位于胃肠系统内膜，并被称为"肠道的大脑"或"第二大脑"，因为肠神经系统庞大而复杂（约 1 亿个神经元），使用与中枢神经系统相同的神经递质。肠神经系统虽然与中枢神经系统相连，却能独立运行。肠神经系统控制着胃肠道的所有功能，包括消化、分泌、蠕动、微循环以及免疫与炎症过程的调节（Benarroch, 2007）。感官信息通过迷走神经从肠神经系统传送到中枢神经系统，迷走神经据说包括 80% 的传入纤维（Goyal & Hirano, 1996）。

脑肠轴意味着心理和胃肠道能快速而便捷地相互影响。例如，安慰剂或暗示可以增强或减弱胃肠道活动（见研究专栏 13.1），而恶心和呕吐等症状会被经典条件作用，例如化疗时可产生预期性恶心（见第 10 章）。具有功能性胃肠道疾病的人更可能出现心理疾病，或者更可能出现创伤后经历。而且，心理健康出现问题（尤其是抑郁和焦虑障碍）的人，通常更易患上功能性胃肠道疾病（Garakani et al., 2003）。

这种情绪和胃肠功能的交互关系不仅存在于胃肠道疾病患者中。对于我们每个人来说，焦虑、厌恶等情绪都与胃肠症状有关联。厌恶往往会伴随着生理反应，如干呕或者呕吐（见图 2.1）。在各种不同的文化中，胃肠系统的排泄物（如呕吐物或粪便）都普遍会诱发恶心症状（Rozin et al., 2000）。焦虑与胃肠道功能的变化有关。在一项研究中，要求健康志愿者回忆神经紧张或焦虑的经历。这些回忆过程要录音，然后在随后的各种胃功能测试中回放给他们听。当志愿者听到自己焦虑经历的录音时，他们的胃功能下降，更多的人报告有腹胀的感觉（Geeraerts et al., 2005）。

出现功能性胃肠疾病时，脑肠轴可能出现功能失调。

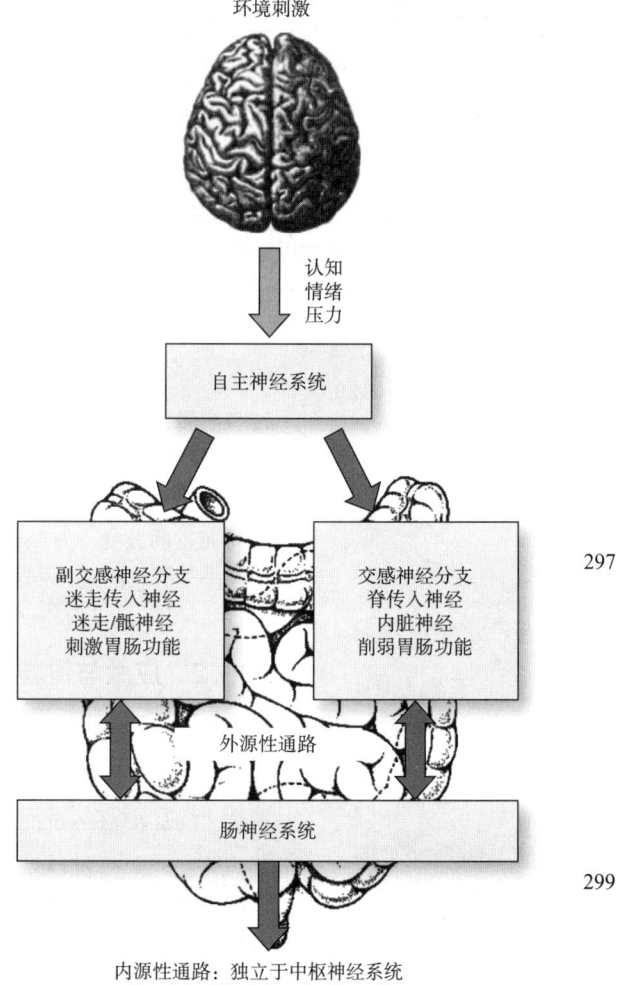

环境刺激

认知
情绪
压力

自主神经系统

副交感神经分支
迷走传入神经
迷走/骶神经
刺激胃肠功能

交感神经分支
脊传入神经
内脏神经
削弱胃肠功能

外源性通路

肠神经系统

内源性通路：独立于中枢神经系统的运动和感觉功能的微回路控制

图 13.1

脑肠轴

298

研究专栏 13.1　安慰剂和胃肠功能

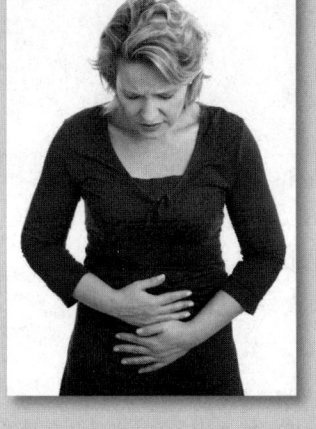

背景

脑肠轴意味着心理因素和胃肠功能之间有着密切的相互作用。本研究采用实验的方法来验证安慰剂和暗示是否会影响胃肠功能和自主神经系统的功能。

方法

18 位成年人在三种情况下服用安慰剂，分别告诉以下任一情况：药物会刺激胃肠功能；药物会减缓胃肠功能；药物不会影响胃肠功能。

结果

利用胃镜检测胃肠活动。结果发现，随着安慰剂服用指导语的不同，胃肠的活动呈现增强或减弱的趋势（如图所示）。

而心率和皮肤电阻这类自主神经系统的活动并没有显著的差异。

研究的意义

本研究表明，暗示和安慰剂会增强或减弱胃肠活动，从而证明了心理因素对胃肠功能的因果影响，并且独立于普通的自主神经系统的功能。

资料来源：Meissner, K.（2009）Effects of placebo interventions on gastric motility and general autonomic activity, *Journal of Psychosomatic Research, 66*: 391-398.

这与应激障碍中的自主神经系统和 HPA 轴的功能失调相类似（见第 3 章），也类似于免疫反应在自身免疫障碍中的调节异常（见第 11 章）。脑肠轴的调节异常会导致感觉、症状、胃肠动力及胃肠功能其他方面的改变，包括胃肠症状敏感性的增加和疼痛通道的改变。有些慢性疾病，如克罗恩病或溃疡性结肠炎，还会导致肠神经系统神经元分布的永久改变（Villanacci et al., 2008）。

13.1.2　应激与胃肠系统

由于脑肠轴与应激反应有着错综复杂的联系，因此应激会影响健康人的胃肠功能就一点也不奇怪了，可能加重已有的胃肠疾病，尤其是功能性疾病如肠易激综合征或溃疡（Leza & Menchen, 2008）。大约有 70% 的人报告，面对应激会导致肠功能的变化（Drossman et al., 2002）。应激导致肠子发生很多变化，包括胃肠动力增强、离子分泌改变、肠道渗透性增加、轻微炎症发生、上皮细胞异常以及肠神经元功能障碍。有胃肠疾患的人，应激会导致胃溃疡，加重结肠炎（Leza & Menchen, 2008）。应激可能会与病原体（如幽门螺杆菌）或者非甾体抗炎药（non-steroidal anti-flammatory drugs, NSAIDs）相互作用，增加了胃肠疾病发生的可能性（Caso et al., 2008）。

应激和胃肠功能之间的关系是复杂的，因为应激也与心理因素有关，比如有些

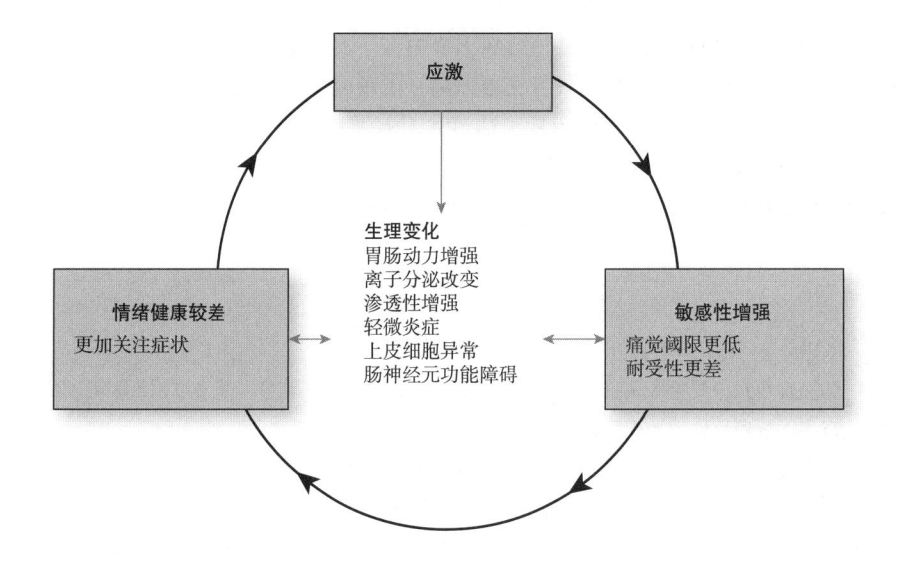

图 13.2

应激与胃肠功能

人对胃肠感觉和症状的敏感性更强，对疼痛的耐受力较差，同时生活方式的改变也会影响胃肠功能（Leza & Menchen, 2008）。具有胃肠功能障碍的人会报告更多的压力，更可能把重大的生活事件视为消极或有压力的（Hui et al., 1999）。情绪低落，高敏感性、症状的高觉察度都在其中起着一定的作用。例如，便秘的人除了报告更多的焦虑、抑郁和**生活质量**（quality of life, QoL）的下降外，还更可能监测症状，对直肠扩张和紧迫感更敏感，对肠容量耐受性较差（Chan et al., 2005）。

虽然应激与胃肠症状之间的关系已经得到很多研究的证实，但两者之间确切的因果机制仍相当复杂，可能涉及许多因素，包括生理变化、情绪健康、症状敏感度及症状知觉（见图 13.2）。应激可能还与其他因素相互作用，如与病原体的接触、生活方式和应对风格的个体差异。这意味着，治疗胃肠疾病尤其具有挑战性：医生必须评估哪些生理、心理因素导致胃肠疾病，然后找到对应的治疗方案。

300

13.1.3　胃肠疾病的生物心理社会取向：消化性溃疡的案例

采取生物－心理－社会取向必要性的典型例子是我们对消化性溃疡理解的历史。在 1980 年代初，罗宾·沃伦（Robin Warren）和巴里·马歇尔（Barry Marshall）进行了一系列研究，发现了**幽门螺旋杆菌**（Helicobacter pylori）在胃溃疡中的作用，并为他们赢得了诺贝尔奖。马歇尔把自己当作实验对象，让自己感染了幽门螺旋杆菌，然后患了胃炎。这一发现改变了我们对消化性溃疡病因的理解。从此以后，研究表明幽门螺旋杆菌与一系列的胃肠疾病有关，包括消化不良（胃灼热，胃气胀，恶心）、胃炎、溃疡和胃癌。通过抗生素抑制幽门螺杆菌，从而使消化性溃疡的发病率稳定下降。

然而，并非所有感染幽门螺旋杆菌的人都会得病，有 5%~20% 的人得了溃疡，但是并没有感染幽门螺旋杆菌。因此，学界现在认为，幽门螺旋杆菌本身并不会引发溃疡，但它与其他因素的相互作用为疾病的发生创造了条件。有些研究者关注幽门螺旋杆菌如何妨碍身体的康复，促使胃肠道前部的暴露或受损部位发生慢性疾病

（Gustafson & Welling, 2009）。其他致病因素包括：遗传易感性、胃酸过多以及非甾体抗炎药的使用。此外，据估计，无论溃疡是由幽门螺旋杆菌或者由非甾体抗炎药引起的，心理社会因素（如压力和生活方式）对溃疡的发生有 30%~65% 的贡献率（Levenstein, 2000）。因此，幽门螺旋杆菌与消化性溃疡的研究说明，我们对消化性溃疡的解释，如何从纯粹的生物学角度转为生物心理社会的角度。

301

小　结

- 脑肠轴包括中枢神经系统、自主神经系统、肠神经系统，这意味着心理因素和胃肠状态可以快速而便捷地相互影响。
- 肠神经系统与中枢神经系统相连，但它能够独立运行。
- 对于功能性胃肠疾病，脑肠轴可能出现调节异常。
- 应激和胃肠功能、胃肠症状之间的关系已有定论，但这种关系很复杂，可能涉及许多生理和心理因素。
- 应激会导致胃肠动力和胃肠生理的变化。应激还与疼痛耐受力的下降、胃肠感觉敏感性的增强、症状感知的提高有关。生活方式的改变可能会进一步影响胃肠功能。
- 在治疗胃肠疾病时，生物心理社会的取向是至关重要的。典型的例子是消化性溃疡中幽门螺旋杆菌与心理社会因素的相互作用。

13.2　生活方式与胃肠健康

生活方式（如饮食、吸烟、饮酒、锻炼）会影响胃肠的健康。吸烟与克罗恩病、消化性溃疡以及上呼吸道癌症风险的增加有关，但会减少溃疡性结肠炎的风险。我们的饮食会影响许多疾病的风险，包括癌症、糖尿病和肥胖症。据估计，发达国家中约 30% 的癌症是由不健康的饮食造成的（见图 11.1）。饮酒的增多直接与肝脏疾病和消化道癌症发病率的提升有关。本节中，我们将更深入地考察饮食和饮酒。

13.2.1　健康饮食和进食障碍

饮食与胃肠健康

饮食对于胃肠健康至关重要。然而，它们之间的联系颇为复杂，因为我们的饮食包括不同的营养成分，它们可以直接或结合在一起影响我们的健康。饮食的各个方面对健康都很重要（见专栏 13.1）。虽然某些方面证据还不够完善或者不尽一致，但饮食对胃肠健康重要性的以下几个方面是明确的：

302

- **粗纤维食物**可以使肠癌的风险降低 40%。这可能是因为纤维对肠道功能的作用，即粪便停留在肠道的时间缩短了，因此与食品有关的化学物质和抗原对肠内膜

专栏 13.1　健康饮食指南

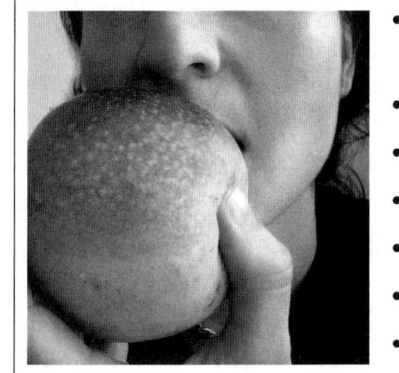

- 高纤维食品：应包含诸如水果、蔬菜、豆类、大米和全麦食品。

- 每天吃 5 份以上的水果和蔬菜。

- 每周吃 2 份以上的油性鱼类。

- 减少红肉或加工肉类的摄入。

- 减少盐的摄入量。

- 避免精制糖。

- 避免饱和脂肪。

损害的时间也变少了。另外，也可能是由于纤维被分解时产生的短链脂肪酸，使得肿瘤很难生长。

- **水果和蔬菜**降低了患癌的风险，特别是上胃肠道癌症的风险。这可能是因为蔬菜和水果中含有大量的纤维，或者是因为水果和蔬菜提供了防止癌症发生的维生素 A、B、C。

- **油性鱼类**，比如鲑鱼、鲭鱼可以降低癌症和心脏病的风险。

- **食盐**与胃癌风险的增加有关，胃癌在饮食含盐量高的国家（如日本）更为普遍。

- **红肉**增加了患胃癌和肠癌的风险，特别是加工肉类，如腊肉、烤肠。原因是红肉里包含的化学成分（如血红素）在分解时会损害肠道。高温烹调肉制品也会产生致癌物质。

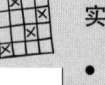

实践活动 13.1

- 与专栏 13.1 给出的饮食建议相比，你的饮食如何？
- 什么因素在什么时候会影响你吃的食物类型？

为什么要这样吃

303

　　鉴于上述证据，不健康的饮食已成为公共的健康问题。然而，一项对欧洲 40 000 多人的研究表明，国家之间的饮食结构存在巨大差异，北欧国家的饮食结构最不健康（Beer-Borst et al., 2000）。无论某个国家的饮食规范如何，女性通常比男性吃更多的水果、蔬菜、粗纤维和较少的饱和脂肪。这似乎是因为女性更担心体重，对食物有更健康的态度和观念（Wardle et al., 2000）。

　　随着肥胖症的增加，有必要了解不良的饮食习惯是如何形成的。研究表明，我们并非天生就有过度进食或不良饮食的倾向。对婴幼儿的研究表明，如果给他们提供各种健康食品，允许他们自由进食，他们会自然地选择均衡的饮食（如 Davis, 1939）。因此，不良的饮食习惯显然是习得的。这是通过童年期所接触的饮食环境以

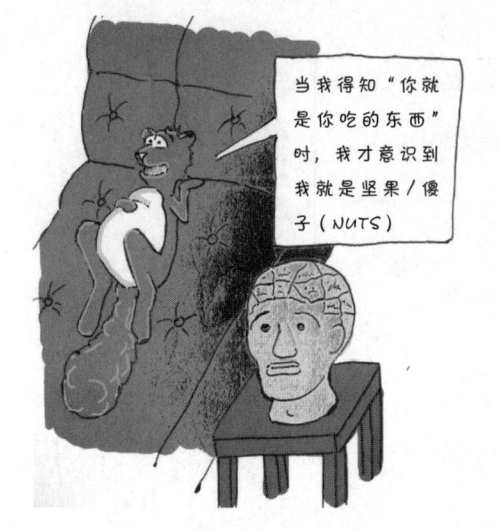

当我得知"你就是你吃的东西"时，我才意识到我就是坚果/傻子（NUTS）

及强化、榜样示范和模仿的过程不断习得的（见第 10 章）。饮食习惯也受到青少年期和成年期的态度、信念和对体重担忧的影响。孩子们吃能接触到的食物，并更喜欢那些经常接触的食物。因此，如果环境中的不健康食物（比如超市的甜食区）经常出现，儿童就更可能进食并喜欢吃这些不健康食物。饮食习惯也受到对家人和朋友模仿的影响。榜样示范健康的饮食行为有益于促进健康饮食。一项研究利用大孩子非常喜欢吃健康食品的视频，成功地矫正了儿童的食物偏好，增加了他们对水果和蔬菜的摄入量（Lowe et al., 1998）。

通过在孩子和家长之间开展关于食物意义的交流，可以塑造孩子的饮食行为。把食物作为奖励会让孩子们更爱吃这些食物。这意味着，如果告诉儿童他们吃蔬菜后才可以吃布丁，可能会导致孩子更喜欢布丁，却更讨厌蔬菜！家长控制孩子进食的不同方法会带来不同的效果，这取决于控制如何实施。隐藏控制（如保证不健康的食物不会出现在孩子的环境里）与更少的不健康进食习惯（如吃甜品或零食）有关。公开控制（如告诉孩子他们能吃什么，不能吃什么）也与健康食物（如水果）的摄入量增加有关（Ogden et al., 2006）。但是，父母对饮食的严格限制，可能会导致儿童在外面或者父母控制不到的情境下食用更多不健康的食物。

304

在青少年期和成年期，饮食越发受到对身材不满以及体重问题的影响。大约有一半的男性和四分之三的女性会在他们生命中的某个时段会控制饮食，有四分之一的女性会一直控制饮食（Jeffery et al., 1991）。读大学的女性更可能控制饮食，一项对欧洲 16 000 多名大学生的调查发现，有 44% 的女性正在努力减肥，即使实际上只有 8% 的女性超重（Bellisle et al., 1995）。

控制饮食有利也有弊。一方面，控制饮食与减肥有关（Tucker & Bates, 2009）。另一方面，控制饮食与很多消极心理状态有关，包括对体型不满、食欲不振、对食物有成见、对进食有负罪感、高估体重、低自尊、焦虑和抑郁（Hawks et al., 2008）。控制饮食还可能会导致进食障碍，如厌食症和贪食症。相反地，无节制进食，即人们在面对某些环境线索时发现很难控制其进食行为，这可能也是暴饮暴食和肥胖的一个原因。有研究考察了节食者在食用了高热量的零食之后的进食情况。结果不一致，对于那些既要节食又很难控制其进食行为的个体来说，更可能导致暴饮暴食和体重波动。

进食障碍：厌食、贪食和暴食

矛盾的是，随着食品供给的增多，诸如神经性厌食症、神经性贪食和暴饮暴食等进食障碍也在增多。这些疾病的诊断标准如专栏 13.2 所示。终生患病率的范围约在 0.1% 至 3%，但很多人可能有进食障碍的症状，却没有达到其诊断标准。进食障碍与出现其他一些精神问题风险的增加也有关，这些精神问题包括恐惧症、焦虑障碍和药物滥用等。例如，美国厌食症患者中有 48% 的人会出现共病焦虑障碍，暴食症患者中则达 81%，暴饮暴食的人之中则达 65%（Hudson et al., 2007）。进食障碍会导致很多生理问题，特别是胃肠道疾病，如胃反流、消化性溃疡、便秘等。严重时

专栏 13.2　进食障碍（DSM-IV）

神经性厌食症	神经性贪食症	暴食症
• 拒绝保持正常的体重 • 非常害怕体重增加或变胖 • 对于自己的体型曲解或者不承认当前的体重较低 • 月经失调至少三个月	• 反复暴食 • 反复用不恰当的方法补偿，如呕吐、使用泻药、过度锻炼 • 触发源包括压力、创伤或者对身体的不满 • 每日或者每几个月发生症状	• 反复暴食的行为与进食过程中的失控感有关 • 暴食症可能与以下 3 条或更多因素有关 　• 一直吃直到撑得不舒服 　• 即使不饿也吃 　• 进食非常快 　• 因为尴尬而独自进食 　• 暴食后感觉恶心、沮丧或者内疚 • 暴食后明显痛苦 • 六个月内，每周至少暴食两天 • 并未使用不恰当的方法来补偿（见神经性贪食症）

会导致心律失常或心搏骤停。

　　神经性厌食症（anorexia nervosa）是指拒绝保持健康的体重，体重通常被界定为低于预期体重的 85%。厌食症的终生发病率在女性中约为 1%，在男性中约为 0.3%，而且呈增长之势。厌食症最可能发生在女性的少年期或成年早期，25 岁以后发病的极为罕见（见案例研究 13.1）。富裕家庭的白人妇女患厌食症的风险最高。厌食症在某些职业群体中很流行，如模特和舞蹈演员。这些职业常常存在保持苗条身材的社会压力。厌食症有两种类型：一种是**限制型**（restricting type），即通过节食和运动减肥；另一种是**暴食型**（binge-eating type），即通过暴食和清除来达到减肥的目的。在所有

305

案例研究 13.1　神经性厌食症

　　萨莉在 15 岁时患上了神经性厌食症，患病四年后才终于把体重恢复正常。虽然萨莉一直很苗条，但她对自己的身材总也感觉不满，也缺乏自信。与学校里的同学及杂志上的模特相比，她觉得自己太胖了，于是决心减肥。她开始限制食物摄入，并且过度地进行锻炼。最终，她的体重下降到不足 28.6 公斤。体重指数（BMI）为 10.8。

　　厌食症导致了心悸。医院的检查表明，萨莉极度营养不良，于是被送进了医院。经过住院治疗，萨莉的重量增加到 38 公斤，获准出院回家修养。她说，自己生病和住院的这段时间是一个转折点，因为她意识到自己以前是在伤害自己的身体，现在必须帮助自己。萨莉进行了几个月的心理治疗，与食物建立了更好的关系，更健康、更现实地看待自己的身体，也能更批判地看待媒体呈现的女性形象。

精神疾病中，厌食症患者的死亡率最高，3%~18%的厌食症患者因相关原因或自杀而死亡（Herzog et al., 2000）。

解释厌食症产生原因的理论很多，包括遗传脆弱性、去甲肾上腺素或5-羟色胺系统的生物异常、情绪紊乱、对控制的需要、低自尊、完美主义、瘦身模范的内化、功能不良的家庭动力，以及童年遭遇性虐待等等。虽然这些因素都与厌食症有关，但是，目前还没有前瞻性的研究可以确定这些因素究竟是厌食症的原因还是结果（Stice & Shaw, 2007）。双胞胎的研究表明，遗传和环境因素都很重要（Mazzeo et al., 2009）。

306

神经性贪食症（bulimia nervosa）侵扰着大约1.5%的女性和0.5%的男性（Hudson et al., 2007）。贪食症的主要特征是暴饮暴食之后的补偿行为。补偿行为通常采取**清除**（purging）行为（如自我诱导呕吐或者服用泻药）或者**非清除**（non-purging）行为（如过度运动或禁食）。暴食症患者大多数体重正常，所以往往不易发现。

大多数证据支持用社会认知理论来解释贪食症，比如媒体宣传苗条的理想身材，增加了对自己身材的不满、消极情感和低自尊。这些消极情感会进而引发节食和暴食行为。贪食症患者正是用暴食和清除行为来应对或逃避这些消极情感和想法。这样做可以暂时消除消极情感，因而有自我强化作用。有证据支持这种解释。例如，经常可以在媒体上看到纤瘦的模特，与越发地对身材不满以及消极的自我概念和低自尊有关。研究还证实，贪食行为发生之前一般会有消极情绪，如焦虑、抑郁或孤独（见研究专栏13.2）。

307

暴食症（binge eating disorder, BED）或**无节制进食**（uncontrolled eating）正在增加。暴食症的发病率女性约为3.5%，男性约为2%（Hudson et al., 2007）。和厌食症相反，暴食症可能会在整个成年期发生，甚至在60岁都可能发病（Hudson et al.,

---

研究专栏 13.2　通过进食调节痛苦

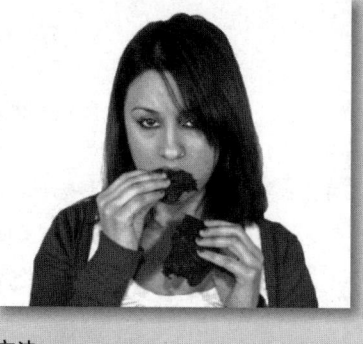

背景

　　暴食与清除的理论主张，具有进食障碍的人正是利用这种行为来应对和调节消极情绪。

方法

　　本研究考察了130名神经性贪食症患者，看看哪些因素能预测暴食行为。研究使用了访谈和问卷来测量一系列广泛的因素，包括冲动性和消极紧迫性（人们为了逃避消极情绪在没有考虑后果的情况下快速而鲁莽行动的趋势）。

结果

　　在控制其他因素（包括焦虑、抑郁、心境、年龄、性别、种族、教育、预先计划和社会功能）的情况下，消极紧迫性是预测暴食行为的唯一变量。

研究的意义

　　本研究证明，即使在考虑消极情绪（如焦虑和抑郁）之后，具有贪食症的人鲁莽行动以调节消极情绪的需要与暴食行为之间仍然存在紧密的关系。

资料来源：Anestis et al.（2009）Dysregulated eating and distress: examining the specific role of negative urgency in a clinical sample, *Cognitive Therapy Research, 33*: 390-397.

2007）。暴食症患者会报告社会适应不良、功能受损、身体健康状况欠佳，且有更多的心理疾病（Wilfley et al., 2003）。

暴食症在很多方面不同于其他进食障碍（Pope et al., 2006）。首先，它的发病期较厌食症和贪食症更长。其次，暴食症的脆弱性不同于厌食症或贪食症。例如，男性和女性患暴食症的可能性几乎一样大，同时在不同的族群中患病率不存在差异。和其他疾病相比，暴食症的发病过程和结果也不同（Striegel-Moore & Franko, 2008）。患暴食症的人不一定肥胖，虽然在肥胖人群中患暴食症的比例比一般人群中略高。

308

暴食症的概念相对较新，在 DSM-IV 诊断标准中被列在未列举的进食障碍中（Striegel-Moore and Franko, 2008）。其病因目前还不清楚，但推测与贪食症的病因类似。前瞻性研究表明，最初体重的增加会导致对身材的不满、节食和消极情绪，而带着情绪进食往往增加了患暴食症的风险（Stice & Shaw, 2007）。一些实验研究支持了情绪化进食在暴食症中的作用。一项研究发现，患有暴食症的女性在做公众演讲的紧张情境下会更快地进食，而没有暴食症的女性的饮食行为则不会出现什么变化（Laessle & Schulz, 2009）。

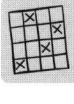

实践活动 13.2

● 什么时候你最可能过度进食，吃掉大量高热量食物?

● 你认为引发过度进食的重要因素是什么?

进食障碍的预防和治疗

要有效地预防进食障碍，就应根据导致障碍的原因采取预防措施。简单的说教没有效果。如果预防项目具有互动性，连续开展多次，促进个体接纳自己的身材，并由专业的医务工作者实施，那么就会收到最佳效果。这样的项目会减少导致进食障碍的风险，比如减少对自己身材的不满，并减少当前或未来的进食障碍行为（Stice et al., 2008）。

进食障碍的治疗因病而异，通常涉及心理治疗和药物治疗。厌食症疗效的报告相对较少。一篇综述回顾了 32 个随机化的控制试验，发现药物和行为治疗的疗效并没有定论。对于出现厌食症的青少年，家庭治疗是一种有效的疗法；一旦成人厌食症患者的体重恢复到正常水平，认知行为治疗似乎能减少他们的复发风险（Bulik et al., 2007）。

相反，关于贪食症和暴食症治疗疗效的报告很多。这两种疾病都可以通过认知行为疗法得到有效治疗。要帮助患者消除关于体重和身材的错误观念，减少暴食清除循环，提升自尊。抗抑郁药也可以短期减缓暴食和清除的症状，虽然这可能只是安慰剂效应。 认知行为治疗具有更持久的效果。例如，一项随机化的控制试验表明，单纯的认知行为治疗（61% 的治愈率）要比认知行为治疗结合抗抑郁药（50% 的治愈率）或单纯的抗抑郁药（22% 治愈率）或安慰剂（26% 的治愈率）更加有效（Grilo et al., 2005）。 对于贪食症和暴食症来说，认知行为治疗可减少暴食行为、节食行为和抑郁，但不会减轻体重（Striegle-Moore & Franko, 2008）。

309

> **小　结**
>
> - 我们的进食会影响许多疾病的患病风险，包括肿瘤、糖尿病，还有中间结果肥胖。健康的饮食包括高纤维食物、水果、蔬菜以及油性鱼类，少盐，少吃红肉、糖和饱和脂肪。
> - 不健康的饮食习惯是在儿童期通过模仿、接触的饮食环境、强化和家庭互动等因素而习得的。
> - 青少年期和成年期都会出现节食以及对身材不满的现象，甚至不胖的人也会这样。
> - 节食与对身材不满、食欲不振、对食物有成见、负罪感、高估体重、低自尊、焦虑和抑郁等有关。
> - 神经性厌食症、神经性贪食症和暴食症等饮食障碍的发病率约为 3%。
> - 贪食症和暴食症等进食障碍受到很多因素的影响，比如获得苗条身材的社会压力、对身材不满的加重、消极情绪和低自尊。但是对厌食症的病因却知之甚少。
> - 认知行为治疗是现阶段治疗贪食症和暴食症最有效的方法。

13.2.2　肥胖症

　　健康机构已经把肥胖症列为流行病。可以用体重指数（BMI）来对肥胖症进行界定（见专栏 13.3），肥胖症与包括 II 型糖尿病、心血管疾病和肿瘤等一些慢性病风险的增加有关。英国近 25 年来肥胖症人数翻了一倍还要多（见图 13.3）。目前 25% 的成年人和 14% 的儿童都过胖。其他发达国家肥胖症的比率与英国类似（CDC, 2008; Thorburn, 2005）。经预测，如果现在不采取措施的话，到 2050 年，英国一半的成年人和四分之一的儿童都会变得过胖，而与肥胖症有关的疾病每年将花费 500 亿英镑（Government Office for Science, 2007）。

　　体重增加的一个简单解释是：能量的摄入量大于消耗量。能量的平衡受到生理、心理和社会因素构成的复杂系统的影响（Government Office for Science，2007）。肥胖的影响因素包括：

- **遗传缺陷**：已经识别出很多基因与肥胖有关。据说这些基因使人更容易增重，且与其他生理反馈系统相互影响，比如脂肪组织分泌的激素瘦蛋白，它在食欲调节中起到一定的作用。据估计基因可以解释 25%~40% 的肥胖（Thomas & Brownell, 2007）。

专栏 13.3　肥胖症的等级

分类	BMI（kg/m^2）	相应治疗措施
过重	≥25	自我节食与锻炼：短期的体重控制干预
肥胖症前期	25~29.9	实施行为减肥计划
一级肥胖症	30~34.9	实施行为减肥计划
二级肥胖症	35~39.9	药物治疗；很低的卡路里饮食
三级肥胖症	≥40	手术减肥

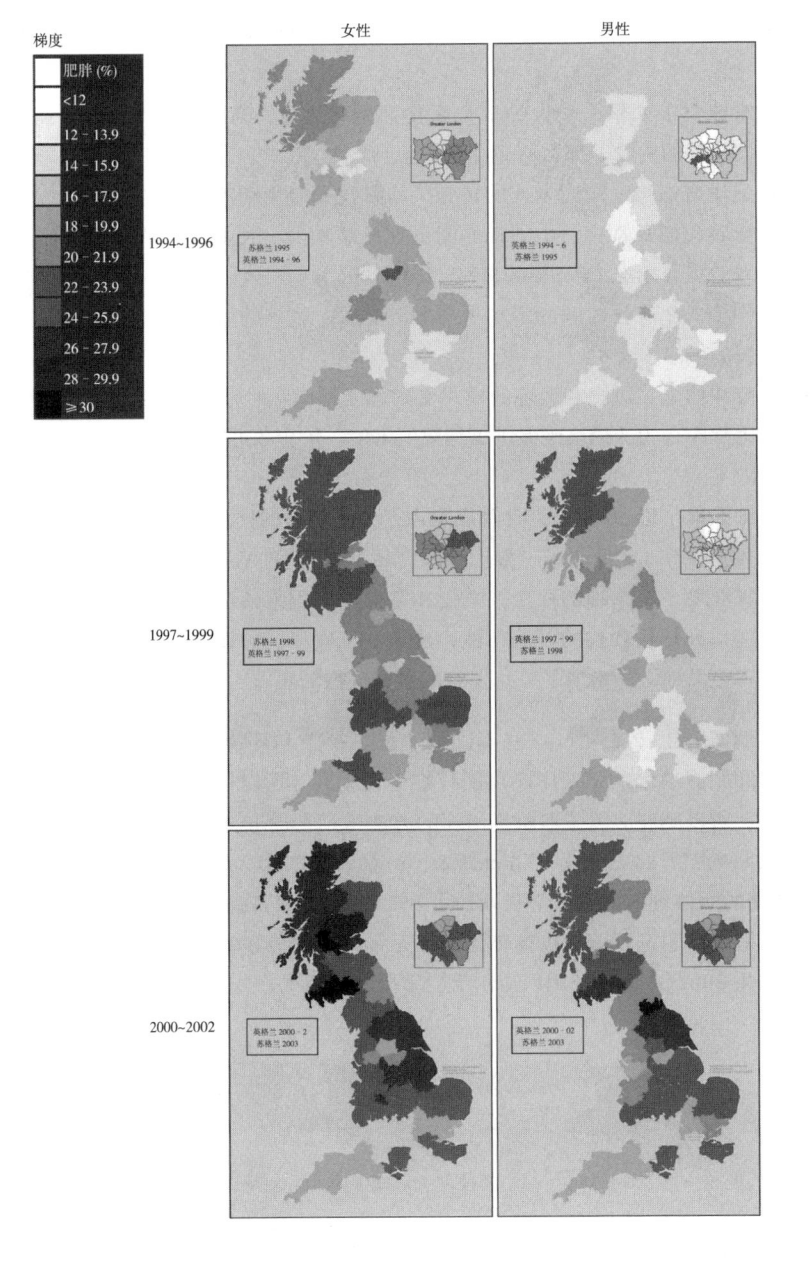

图 13.3

英国男女两性的肥胖趋势

（1994~2002 年）（见彩插）

资料来源：Foresight Report

（2007）. *Tackling Obesities:*

Future Choices. Project Report

（2nd edition）. London:

Government Office for Science.

311

- **生理食欲控制**：体内平衡过程应当根据需要调节食物的摄入。例如，婴幼儿表　　310
现出的进食行为。但是很明显，许多人的进食比需要的多，这可能是因为环境
里的食物线索盖过了其生理线索。

- **早期发育和父母肥胖**：父母的肥胖与儿童的肥胖有着密切的关系。这可能是因
为基因和环境因素的共同作用。出生时的体重和婴儿早期的发育对后来的慢性
疾病（如糖尿病和心脏病）有着很重要的意义。儿童早期体重的快速增长与成年
期的肥胖症有关。

- **进食行为**：进食行为是由动机（见第 2 章）和食物的可获得性决定的。动物研
究表明，如果动物可以获得大量美味的食物，那么其内在驱力（饱腹感）就会

被掩盖。当今社会，食物种类繁多，美味可口而又唾手可得，让我们更可能进食过多。

- **日常饮食**：如果一个人的日常饮食都是高热量、高脂肪的食物，含糖的饮料，或低纤维的食物，那么其肥胖的风险会增大。

- **缺乏体育锻炼**：交通方式的转变、新科技的应用和工作模式的变化，这一切都意味着我们日常生活中消耗的能量在持续减少。大多数人都没有达到政府对运动量的指导标准（Popham & Mitchell, 2006）。

- **工作模式**：工作时间的增加也与肥胖有关；收入的增加与吃更多的外卖或外出就餐的增多也有关。

- **态度和信念**：进食和锻炼的模式受到态度和信念的影响（见第5章）。因此，可利用健康行为的模范来促进更健康的态度、信念和进食行为（Boudreau & Godin, 2007）。

- **经济因素**：近50年来，食物成本占个人总消费的比例在稳定下降。此外，高糖或高脂肪等非健康食品一般比健康食品（如水果或蔬菜）更便宜。

- **致胖环境**：一系列的社会、文化和基础结构因素营造了易使人发胖的环境。其中包括高热量食物的可获得性，建筑和工作场所的设计缩小了健身区域，增加了省力设施，还增加了一些坐着就可以进行的娱乐。

312　　案例研究13.2表明，这些不同的个体、社会和环境因素可能相互作用导致肥胖。不同肥胖原因的相对影响可能存在个体差异，所以以任何治疗都应有针对性地度身定制。所以肥胖应该采取阶梯治疗的方法（见专栏13.3）。团体行为治疗比药物治疗在长期减肥方面更有效（Thomas & Brownell, 2007）。基于认知行为治疗原理的为期20周的团体训练课程使学员减掉了9%的体重。药物治疗可以减掉7%~10%的体重，效果比安慰剂好。持续的体育锻炼是维持减肥最好的预测指标之一（Thomas & Brownell, 2007）。手术减肥只适用于严重肥胖的情况，并可以大幅而持久地减肥。然

案例研究13.2　心理社会因素与肥胖症

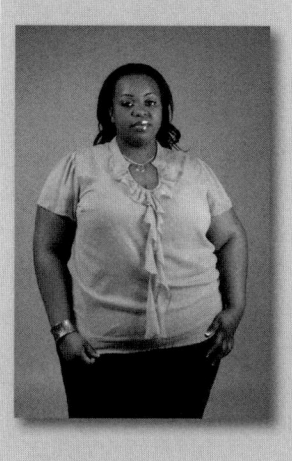

凯伦是一位32岁的女性，体重152公斤，已经是病态的肥胖了。她无法工作，主要呆在家里。她发现自己很难进行体力活动。她患有慢性盆腔疼痛、2型糖尿病和高血压。最近由于抑郁反复发作，凯伦正接受心理治疗。

凯伦在儿童时遭受过性虐待，在那段时间体重持续增长。成年以后，她与家人不再有任何接触，但是她的体重依然持续增长。她认识的人不多，但是最近她结婚了，丈夫是在教堂认识的。

凯伦接受政府残疾救济补贴，她的丈夫全职看护她。他们的饮食很糟糕，有许多高糖和高脂肪的食物。夫妻二人喜欢边看电视边吃外卖，每周最少三次。

凯伦知道自己需要减肥。她的丈夫说他支持妻子减肥，但似乎总在破坏任何减肥或改变饮食的计划。凯伦减肥的动机好像也不强。医生怀疑，凯伦和她丈夫不能下决心减肥有着复杂的原因。

而，只关注个体的肥胖治疗会忽视广泛的社会和环境因素，而后两者会导致流行病。肥胖重在预防，必须针对社会影响、食品生产和消费、心理因素、个体锻炼以及影响健身的环境阻碍等进行综合治理（Government Office for Science, 2007）。

313

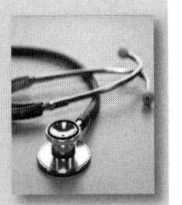

临床笔记 13.1

肥胖症

- 治疗过重和肥胖症的人觉得挑战总是存在，因为体重反弹很普遍。
- 药物治疗能减少体重，但一旦停药体重往往会反弹。
- 饮食和锻炼等生活方式的改变最可能持续地减肥，大约能减少 5% 的体重。
- 生活方式的改变结合药物治疗能更有效地减肥。
- 应该鼓励人们将锻炼融入他们的日常生活，例如步行代替开车，爬楼梯代替乘坐电梯。
- 针对过重和肥胖儿童的减肥干预是有效的，并且这样的干预计划越来越多。
- 如果有可能，应该尽可能让家庭也参与到减肥干预计划中来，这样可对进食行为施加家庭影响。

小　结

- 肥胖症被定义为 BMI ≥ 30，肥胖症与很多慢性疾病风险的增加有关。近几十年肥胖症越来越普遍。
- 肥胖症是很多因素结合造成的，包括基因缺陷、生理食欲的控制、早期发育、家庭背景、进食行为、态度与观念、缺乏体育锻炼和环境因素。
- 目前关于肥胖症的干预措施包括行为减肥计划、药物治疗和手术——它们在疗效与成本方面都存在差异。

13.2.3　饮酒

与饮酒有关的问题在发达国家很普遍，占医疗负担的 9%（WTO, 2005；也见第 2 章）。酗酒与众多的健康问题和病理状况有关，比如肝损伤、高血压、中风、胃肠癌、乳腺癌、意外事故、性病、失忆、焦虑障碍、人格障碍、抑郁症和吸毒。英国酗酒的人正在增多，与酒精有关的死亡案例在近二十年来已近翻倍。

314

酒精以多种方式影响肝脏。酒精是一种毒素，即使很少的剂量对肝脏也是一种负担。狂饮暴饮是致命的，会引起急性酒精中毒。酒精引起的慢性肝病早期通常表现为肝炎，然后是脂肪肝，如果此时停止饮酒，这两种情况都是可逆的。酒精性肝病的最后阶段是肝硬化，这时的肝损伤很大程度上是永久性的。肝病到了晚期才会出现症状。比如腹痛、腹部压痛、口渴、乏力、黄疸、食欲不振、发烧、意识模糊、增重和恶心。酒精引起的肝病也是许多发达国家肝脏移植的主要原因。

315 **专栏 13.4 酗酒问题筛查（AUDIT）**

请给被调查者朗读下面的问题，并仔细记录答案。开始调查时请说："我现在要问你一些问题，看看你近一年来精饮料的使用情况。"可列举当地的啤酒、红酒、伏特加等来说明"酒精饮料"的含义。按标准饮量对答案编码。请将正确的数字写在右下的方框里。

1. 你喝酒的频率如何？ （0）从不【跳转到第 9 和 10 题】 （1）一个月或不到一个月 1 次 （2）一个月 2~4 次 （3）一周 2~3 次 （4）一周 4 次或以上	6. 在过去的一年里，你有几次早上必须要喝一杯酒，才能让自己从宿醉中清醒过来？ （0）从不 （1）每月不到一次 （2）每月一次 （3）每周一次 （4）每天或几乎每天
2. 你通常一次喝多少杯酒？ （0）1~2 杯 （1）3~4 杯 （2）5~6 杯 （3）7~9 杯 （4）10 杯或以上	7. 在过去的一年里，你有几次在喝酒后感到内疚或者后悔？ （0）从不 （1）每月不到一次 （2）每月一次 （3）每周一次 （4）每天或几乎每天
3. 一次喝酒 6 杯或 6 杯以上的情况频繁吗？ （0）从不 （1）每月不到一次 （2）每月一次 （3）每周一次 （4）每天或几乎每天 如果第二和第三题的答分相加等于 0 就跳转到第 9 和 10 题。	8. 在过去的一年里，你有几次因为喝醉而记不起头天晚上发生的事情？ （0）从不 （1）每月不到一次 （2）每月一次 （3）每周一次 （4）每天或几乎每天
316 4. 在去年的一年里，你有几次发现自己一旦开始喝酒就停不下来？ （0）从不 （1）每月不到一次 （2）每月一次 （3）每周一次 （4）每天或几乎每天	9. 你曾经因为喝醉而受伤或伤害过他人吗？ （0）没有 （2）有，但不是在去年 （4）有，而且是在去年
5. 在过去的一年里，你有几次因为喝酒而耽误了本应做的事情？ （0）从不 （1）每月不到一次 （2）每月一次 （3）每周一次 （4）每天或几乎每天	10. 有亲朋好友、医务人员或者健康工作者关注你的饮酒问题或者建议你减少饮酒吗？ （0）没有 （2）有，但不是在去年 （4）有，而且是在去年

具体项目的总分说明如下

总分≥8 分表明有害的或危险的饮酒行为。总分≥20 表明可能存在酒精依赖行为。上述情况都需要查阅用户手册。

资料来源：Babor, T.F., Higgins-Biddle, J.C., Saunders, J.B. & Monteiro, M.G.（2007）*AUDIT: The Alcohol Use Disorders Identification Test: Guidelines for use in primary care*（2nd edition）. Geneva: World Health Organisation（available at: http://whqlibdoc.who.int/hq/2001/WHO_MSD_MSB_01.6a.pdf）

饮酒的筛查在初级医疗中很重要，简单的筛查工具有 AUDIT（见专栏 13.4）。酒精依赖有生理、心理和社会的原因。酒精依赖通常涉及生理耐受性上升、停止饮酒时的戒断症状、饮酒在个体的生活中逐渐占据主导地位、很难控制酒精的摄入（如喝得比原来打算的多，企图减少酒精摄入却未成功），以及明知喝酒是个问题却依然继续饮酒（Sayette, 2007）。酗酒至少具有下列行为中的一种：

1. 持续的饮酒已妨碍了主要的社会角色或义务（如工作）。
2. 尽管持续饮酒会带来有关的法律、社会或人际问题，但依然持续饮酒。
3. 在醉得很严重的情况下仍反复饮酒。

实践活动 13.3

● 你觉得要对酒精产生依赖必须喝多少酒？

● 你认为酒精依赖的量存在个体差异吗？

酗酒取决于遗传、心理和文化因素的相互作用。双胞胎和家庭研究证实，酒鬼的孩子出现饮酒问题的风险更大。这可能部分缘于他们对酒精的积极作用更为敏感而对酒精的消极作用不甚敏感（Sayette, 2007）。可用学习理论来解释酗酒（见第 10 章）：饮酒受到积极情绪增加的强化（正强化）和消极情绪减少的强化（负强化）。饮酒可能变得与特定的社会背景或线索有关，这使得个体一旦暴露在这些线索之下更难戒酒。

对于酒精障碍的治疗因而应当考虑其生理、心理和社会等多个方面。药物治疗可以减少酒精的积极影响，增加酒精的消极影响，或者减轻对酒精的渴望。有效的心理干预包括动机性会谈（见个案研究 2.2）、技能训练、认知行为疗法（CBT）、自助小组和伴侣治疗。应对社会因素也很重要，因为研究发现，不论对于已婚夫妻还是同居伴侣，伴侣治疗都要比个人治疗更有效，能减少长期酗酒和短期酗酒的酒精摄入，增加关系的满意度（Powers et al., 2008）。文献综述表明，如果起初的酒精依赖不太严重，或者个体没有并发的精神机能障碍，具有更强的自我效能感和戒酒动机，治疗目标明确，那么治疗的效果也更好（Adamson et al., 2009）。

317

临床笔记 13.2

如何帮助有酒精障碍的人

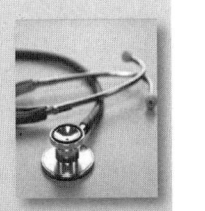

● 可以利用上述 AUDIT 工具来筛查酒精障碍的人（见专栏 13.4）：

　（1）对于得分在 8~15 之间的人：给出饮酒的建议，告诫健康危害，并要求在建议的限度内饮酒。

　（2）对于得分在 16~19 之间的人：转诊医疗咨询并监控饮酒。

　（3）对于得分大于 20 的人：转诊给酗酒问题专家，进行诊断和治疗。

● 请记住人们往往会低估自己的饮酒情况。

● 有酒精依赖史的人应在治疗中允许其少量饮酒。

● 如果患者的主诉与其他临床证据不一致，医生应以自己的临床判断为准。

> **小　结**
>
> - 酗酒和广泛的健康问题有关，比如肝损伤、高血压、中风、癌症、意外事故、性病以及心理障碍。
> - 急性酒精性肝炎是致命的，由狂喝滥饮引起。慢性酒精性肝病包括肝炎、脂肪肝和肝硬化。
> - 酒精依赖涉及生理耐受性增强、戒断症状、酒精在个人的生活中占据主导地位、很难控制酒精摄入量，以及即使明知饮酒是严重的问题仍然持续喝酒。
> - 如果饮酒妨碍了个人主要的社会角色或义务，带来法律、社会或人际问题，或者在醉得很严重的情况下仍持续饮酒，那么就发生了酒精滥用。
> - 酗酒是由遗传、心理和文化因素相互作用所导致的。
> - 伴侣治疗是治疗酗酒有效的手段，但治疗效果部分取决于酒精依赖的严重性、共发的心理病理疾病、与酒精有关的自我效能感以及戒酒动机。

318

13.3　胃肠疾病

13.3.1　肠易激综合征

肠易激综合征（irritable bowel syndrome, IBS）是一种肠道功能性障碍，在未发现器质性病变的情况下就可做出诊断。它的发病率高达 3%~18%，是最普遍的胃肠障碍之一。生理风险因素包括基因脆弱性、肠胃炎和性别，女性患有肠易激综合征的概率是男性的两倍（Rey & Talley, 2009）。其症状如专栏 13.5 所示。

肠易激综合征可能与增大的压力、心理障碍和儿童期受虐或性侵犯有关（Van Oudenhove & Aziz, 2009）。患有肠易激综合征的人通常伴有抑郁、一般焦虑障碍、恐慌、恐怖症和躯体症状障碍。患者通常对胃肠症状（如直肠扩张）很敏感（Naliboff et al., 1997）。这似乎是因为患者对这些症状过于警觉，更可能认为这类症状是消极的或痛苦的（van Oudenhove & Aziz, 2009）。功能性核磁共振成像研究表明，患有肠

专栏 13.5　肠易激综合征的罗马标准

三个月持续或反复发作的腹痛或不适：

　　排便后缓解

　　伴随排便的频次和稠度变化

一周至少三天有以下两项或两项以上的症状：

　　排便频次变化

　　大便形状变化

　　大便伴随黏液

　　腹胀感

易激综合征的人面对疼痛刺激时并没有同样的皮层反应模式。最明显的是，他们在与情绪加工（如焦虑或警觉）有关的脑区有更大的激活（Silverman et al., 1997）。诸如此类的研究使得有些研究者认为，肠易激综合征最好定义为脑肠轴的过度反应，由心理或生物因素引起（Pae et al., 2007）。

肠易激综合征中心理因素的作用可以通过其对安慰剂和暗示响应的事实来说明。有项研究使用了安慰剂"止痛膏"来治疗直肠扩张，结果发现安慰剂减轻了疼痛，大脑里与疼痛有关的皮层激活减弱。大脑神经活动的这种减弱就像直肠扩张真正缓解了一样（Price et.al., 2007）。

抗抑郁药物可被用来治疗肠易激综合征引起的身体症状。文献综述表明，抗抑郁药疗效较小，主要表现在腹部疼痛或不适的缓解上（Ford et al., 2009）。而这种效应似乎与抑郁和焦虑症状的有关变化无关（Hashash et al., 2008）。然而，对心理痛苦的抚慰本身就很重要。患有肠易激综合征的人要比肠炎患者或健康人群更容易想到自杀或企图自杀：自杀风险与肠易激综合征的严重程度或慢性肠易激综合征存在正相关（Spiegel et al., 2007）。

319

心理干预可以辅助肠易激综合征的治疗（Lackner et al., 2004）。研究发现催眠术、冥想、压力管理和 CBT 等方法都能缓解肠易激综合征的症状。例如，一项针对个体的研究表明，一些肠易激综合征的患者最初的药物治疗并没有效果，当在治疗的同时附加六期的 CBT 之后，六个月后肠易激综合征症状明显缓解（Kennedy et al., 2006）。

13.3.2　炎症性肠病

炎症性肠病（inflammatory bowel disease, IBD）包括节段性回肠炎（Crohn's disease，又译克罗恩氏病）和溃疡性结肠炎。它们都是慢性疾病，总是不断缓解和复发。主要症状包括腹痛、呕吐、血便、体重减少和腹泻。炎症性肠病被认为是环境和遗传易感性相互作用的结果，共同导致胃肠道的免疫功能失调。

高达 74% 的炎症性肠病患者认为，生活方式和心理因素（如饮食和压力）是导致炎症性肠病产生的重要原因（Moser et al., 1993）。尽管压力是否是炎症性肠病的致病因素的证据还存在矛盾（Singh et al., 2009），但是有力的证据表明，长期或重大的压力可以预测炎症性肠病的复发（ Garrett et al., 1991）。压力对炎症性肠病的影响可能缘于压力对胃肠系统带来的任何生理影响（见图 13.2），但主要的通道似乎是通过引发炎症性肠病患者加重的粘膜炎症（Santos et al., 2008）。

尽管生活方式对于炎症性肠病所起的作用尚不清楚，但是生活方式的方方面面却很重要。吸烟与节段性回肠炎的风险增加有关，但与溃疡性结肠炎的风险减少有关。使用口服避孕药会增加炎症性肠病的风险。饮食通常被认为是重要的因素，因为肠子里与食物有关的抗原可能引发炎症反应。但是并不清楚，饮食究竟是致病因素，或者只是加重了病情而已。回顾以往炎症性肠病的治疗，我们并没有发现一致的证据支持改变饮食结构中的脂肪、糖分、水果、蔬菜或纤维的摄入量，就可以改善炎症性肠病的症状（Yamamoto et al., 2009）。

炎症性肠病对生活质量的影响很大。大多数患者觉得病症影响了他们的日常工作（66%）和休闲生活（75%）（Ghosh & Mitchell, 2007）。心理和社会问题可以预测他们的生活质量，以及症状将来是否会加重（Hart & Kamm, 2002）。炎症性肠病和心理痛苦之间的关系不如肠易激综合征这类功能疾病中那么紧密。但是，随着炎症性肠病加重，患者的焦虑也会增加（Porcelli et al., 1996）。炎症性肠病进行性的病程意味着许多患者需要手术治疗——高达 40% 的溃疡性结肠炎患者需要进行结肠手术（Hancock et al., 2006）。虽然手术缓解了症状，但是也会带来其他副作用，比如大便失禁、女性不孕症等（Hanauer, 2008）。

320

炎症性肠病的适应是重大的挑战。然而，心理学文献中关于此方面的研究却远远不够。一项研究发现，如果患者因为炎症性肠病而自责，那么他们更可能采用回避应对策略（即避免思考或提及炎症性肠病），这转而与较差的疾病适应有关（Voth & Sirois, 2009）。相反，担起炎症性肠病带来的责任，将会较少逃避，适应也更好。非常严重的炎症性肠病患者更可能采用回避应对，适应也较差。但很难判断是否是病情严重导致回避，或者相反。然而，该研究表明，鼓励患者担起责任，而不是自怨自艾或者采用回避应对策略将大有裨益。

炎症性肠病的心理干预包括认知行为治疗、压力管理和支持小组。并没有一致的证据表明这些干预会减轻炎症性肠病的身体症状，但是确实可以帮助患者更好地应对。心理干预可以缓解与疾病有关的压力、担忧、抑郁、焦虑和疼痛，减少消炎药的使用（Bennett, 2007b）。结合身体治疗和心理治疗的干预也许会更有效，但是目前证据并不充分。一项针对溃疡性结肠炎的初步研究发现，包括压力干预、饮食、锻炼和自我管理策略的干预，能让患者的心理更健康，缓解肠道症状。但这种综合干预并没有改变其生理指标，如外周循环中的淋巴细胞数量（Elsenbruch et al., 2005）。

13.3.3 胃肠癌症

胃肠癌症常见且致命。下消化道癌（结肠和直肠）是发达国家的第二大癌症，仅次于肺癌（见图 11.1）。上消化道癌（食道、胃和胰腺）发病率虽低，却因其早期临床症状不明显而导致高死亡率。因而胃肠癌症的生存率一般较低。上、下消化道癌变的症状与危害是不同的。上消化道癌症往往导致吞咽困难、恶心和呕吐；而下消化道癌症则表现为与肠功能有关的症状，其治疗可能涉及造瘘术。

上消化道癌症

上消化道癌和年龄、性别、幽门螺杆菌的感染、饮食和抽烟等有关。另外，有些胰腺癌和胃癌中遗传易感性可能有一定的影响。上消化道癌症在老年人和男性中比较常见。流行病学研究表明，高盐的饮食或食用加工的肉类制品将会增加胃癌的风险，而多摄入水果可以降低风险（Bae et al., 2008; Larsson & Wolk, 2006）。过量饮酒会增加食道癌的风险。

上消化道癌症的早期诊断很困难，因为发病的早期症状非常少。这类癌症普遍在确诊之前就转移了，故而 6 个月的胃癌和食道癌的生存率在 15%~65%，具体取决于癌症的发病阶段。治疗几乎总是涉及手术，比如切除部分或全部食道或者胃。这些手术都很困难，而且术后伴随着一些不良反应，包括疼痛、吞咽困难、体重减轻、营养不良、胃酸反流和腹部不适等。不幸的是，手术治疗手段还不能用于胃癌患者。胃癌患者一般会给予姑息治疗以控制疼痛，或者实施相对缓和的手术来进行穿刺或阻塞。

321

由于胃肠癌症的预后差，许多患者很焦虑和抑郁是可以理解的。在胰腺癌患者中，癌症和抑郁之间的关系尤其紧密，胰腺癌 5 年的存活率大约为 5%。大约 50%~76% 的胰腺癌患者患有重度抑郁（Manne, 2007）。因此，抑郁在胰腺癌患者中如此普遍，以致被列为胰腺癌的症状，一些前瞻性研究甚至表明抑郁往往先于胰腺癌出现（Manne, 2007）。

对生活质量的研究表明，身体机能、工作和家庭生活强烈地受到上消化道癌症的影响。生活质量一般会在术后立刻下降，但是如果手术有效，从长远来看可以提高生活质量。治疗的侵入性较弱或毒性较低的患者和感到能参与治疗决策的患者，他们的生活质量要高一些（Kim et al., 2008; Manne, 2007）。那些接受姑息治疗的患者，其生活质量会持续下降，直至死亡（Manne, 2007）。但是，生活治疗的一个方面，即情绪功能并不会总受到影响（Conroy et al., 2006）。这反映了压力的情绪反应中存在的个体差异（见第 3 章）。心理健康和应对在疾病的适应中很重要，会影响疾病的结果（Tian et al., 2009；也参见 第 6 章）。

下消化道癌症

下消化道癌症与遗传脆弱性、老龄、饮食、吸烟、久坐、肥胖等因素有关。据估计，改变生活方式（如增加体育锻炼、保持良好的饮食习惯和保持健康的体重）可以减少高达 80% 的下消化道癌症风险（CRUK, 2010; Cummings & Bingham, 1998）。

锻炼和体重对于肠道癌具有剂量 - 反应效应。例如，BMI 增加 5 个单位，结肠癌的风险就会增加 30%（Larsson & Wolk, 2007）。许多研究都表明，增加体育锻炼会降低肠癌的发病风险，改善肠癌患者的预后。其潜在的机制还不清楚，但可能是增加了胰岛素样生长因子结合蛋白，同时减少了前列腺素的分泌。锻炼可以提升肠癌患者的生活质量，降低肠道癌患者以及其他原因的死亡率（Trojian et al., 2007）。

许多关于结肠直肠癌患者生活质量的文献都关注于造瘘术的影响。这表明造瘘术对情绪健康、生活质量、性生活和身体意象等有重大影响（Brown & Randle, 2005）。大部分人在术后都会经历身体意象的急剧下降，但随着时间会逐渐改善。体内有瘘管的患者比没有瘘管的患者更可能抑郁，对于那些年轻的、女性的、受教育程度低和缺少支持的患者尤其如此。对于生活质量的诸多方面而言，造瘘术的影响有两种，要么不太影响生活质量，要么严重影响生活质量（Brown & Randle, 2005）。这突出地表明，在帮助患者适应造瘘术和接受身体意象变化的过程中，应对方式和支持程度方面存在的个体差异至关重要（Manne, 2007）。

322

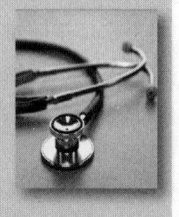

临床笔记 13.2

胃肠疾病的治疗

- 患有胃肠疾病（如肠易激综合征或胃肠癌症）的患者极易出现心理问题。
- 关注有心理或社会问题的患者，因为这些问题与患者的生活质量有关，可能影响疾病进程。
- 尽管肠易激综合征与心理因素关系密切，但是也不能说它"完全是心病"。
- 向患者解释脑肠轴的密切关联，有助于患者理解心理、生活方式和生理因素对其疾病的影响。
- 鼓励患者不要自责或者采用回避应对策略，而要承担疾病引起的责任，对病人很有帮助。
- 鼓励患者改变生活方式，例如加强锻炼，健康饮食，减少酒精摄入量，这有助于促进患者的心理健康，有时还能改善预后。
- 条件适当时要筛查心理疾病，提供支持或者心理干预。

小　结

- 肠易激综合征是最常见的胃肠疾病中的一种，影响总人群的3%~18%。它与压力、心理疾病及过去的心理创伤有关。
- 心理干预和抗抑郁药物能带来肠易激综合征症状一定程度的改善。
- 炎症性肠病包括节段性回肠炎和溃疡性结肠炎，是由环境和遗传易感性相互作用引发的，会导致胃肠道免疫功能失调。
- 压力与炎症性肠病的复发相关。心理和社会问题可以预测生活质量，以及症状是否会加重。
- 炎症性肠病的心理干预可缓解与疾病有关的压力、担忧、抑郁、焦虑和疼痛，减少消炎药的使用。
- 胃肠癌与生活方式紧密相关，包括幽门螺杆菌感染、饮食、吸烟、久坐和肥胖。
- 胃肠癌患者普遍存在焦虑和抑郁。胰腺癌患者尤其如此，抑郁症可能是胰腺癌的一种症状。
- 造瘘术对于情绪健康、生活质量、性生活及身体意象有重大影响，但是人们对此的应对和适应存在很大的个体差异。

323

📖 拓展阅读

Ayers, S. et al.（eds）（2007）*Cambridge Handbook of Psychology, Health and Medicine*（2nd edition）. Cambridge: Cambridge University Press. Includes short chapters on many relevant topics including cancers of the digestive tract, obesity, eating disorders, vomiting and nausea, irritable bowel syndrome, inflammatory bowel disease, gastric and duodenal ulcers, etc.

Toner et al.（2000）*Cognitive-Behavioral Treatment of Irritable Bowel Syndrome: The Brain-Gut Connection*. New York: Guilford. A guide to individual and group CBT for IBS.

? 复习题

1. 请描述脑肠轴。
2. 压力与胃肠功能的关系是什么？
3. 为什么生物心理社会取向对胃肠疾病如此重要？用具体的一种胃肠疾病来阐述你的回答。
4. 饮食如何影响健康？
5. 什么是健康的饮食？
6. 概述三种进食障碍并讨论它们的成因。
7. 我们如何定义肥胖症？概述引起肥胖症的五种诱因。
8. 酗酒如何影响健康？
9. 酒精依赖和酗酒（酒精滥用）之间的区别是什么？
10. 讨论心理社会因素在具体的某种胃肠疾病中的作用。

324

第14章

生殖与内分泌系统

本章提要

14.1　生殖

　　14.1.1　行经与绝经

　　14.1.2　妊娠与分娩

　　14.1.3　产后心理问题

14.2　内分泌紊乱与心理社会健康

　　14.2.1　激素治疗的伦理问题

　　14.2.2　压力与内分泌功能

案例研究

14.1　经前综合征的叙事治疗

14.2　"固醇狂怒"：类固醇对行为的影响

图

14.1　月经周期中的生理事件

研究专栏

14.1　分娩支持

14.2　高个女孩的内分泌治疗

学习目标

本章旨在让你：

- 概述与月经周期和绝经有关的心理变化；
- 讨论妊娠和分娩的心理影响；
- 认识流产和死产的影响；
- 叙述产后可能发生的主要心理问题；
- 列举内分泌紊乱与心理社会健康之间的主要联系；
- 思考激素治疗有关的伦理问题。

　　本章我们将一起思考生殖与内分泌学，主要侧重于生殖事件及相关疾病。同时也会对诸如库欣综合征等非生殖性的内分泌紊乱进行探讨。本章的重点是与生殖及内分泌系统相互影响的心理、行为和社会因素。

14.1　生殖

　　生殖事件包括月经初潮、受精、妊娠、流产、分娩和绝经。尽管这些事件大多体现在女性生理方面的变化，但若涉及诸如性功能失调、不孕不育等问题时，也会对男女双方产生影响。常见的生殖治疗包括避孕、宫颈涂片检查、子宫切除和激素替代疗法等。生殖问题会带来一些特殊的伦理难题，例如：何时中止妊娠合乎道德；供方亲体与捐赠者孩子的权利；高龄妇女能否进行体外受精；以及父母为给生病的孩子提供某一器官或组织是否可以再次怀孕。

　　可以从生物医学、心理、社会以及文化的不同视角看待这些事件。我们所选择的不同视角会影响对疾病及治疗的理解（见第 1 章）。以经前综合征（PMS）的治疗为例：从生物医学的视角看，应该采用药理学的方法来抵消激素的波动；心理学的视角则认为，治疗应该识别适应不良的行为与想法，寻找更有效的应对方法；而社会的视角则认为，治疗既要考察女患者的社会压力及其能得到的支持，还要考虑文化期望和经前综合征的叙事。很显然，任何单一的视角都不能充分解释经前综合征及其治疗。因此，在考虑上述疾病时我们使用生物－心理－社会的视角，兼顾上述各种不同的视角，这一点很重要。如此才能为诊断和治疗提供更加全面和整体论的方法。

　　本章不可能考察生殖和内分泌系统的所有相关问题。因而重点探讨月经初潮、绝经、妊娠与分娩。之后有选择地介绍一些内分泌系统的疾病。其他章节也会有相关主题的信息：如青春期（第 8 章）、库欣综合征（第 3 章）和糖尿病（第 11 章）。

14.1.1　行经与绝经

　　整个 20 世纪女孩**初潮**（menarche）的年龄显著下降。学界认为这种变化的原因

图 14.1
月经周期中的生理事件
（见彩插）

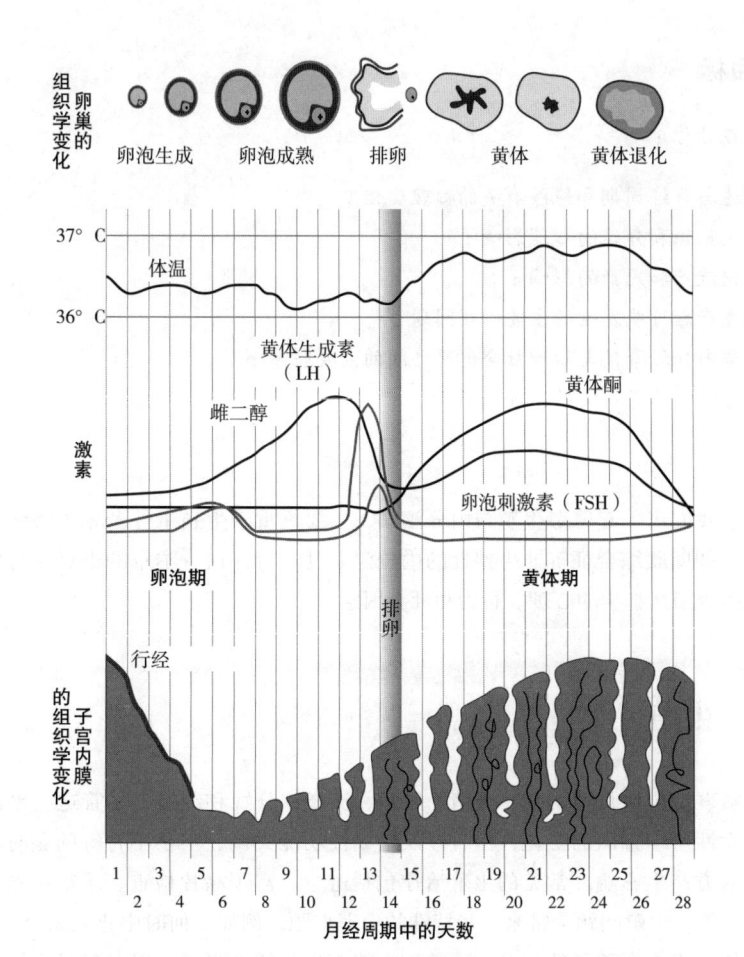

（平均值：不同的女性或月经周期在时长和生理指标上可能存在差异。）

是健康状况和基础营养得到改善，同时也与女孩体重的增加及肥胖有关（见第 8、第 13 章）。图 14.1 展示了女性月经周期中的生理事件与变化。

研究发现，**月经周期**（menstrual cycle）会影响一系列的行为，如性行为、睡眠、饮食等。排卵之前及期间的卵泡期与性欲的增强有关（Gangestad & Cousins, 2001）。从演化的角度看，这个时间段性行为的增多提高了女性受孕的可能性。月经周期也会影响女性对性伙伴的选择：排卵期的女性更偏爱典型的男子气概十足的男性（如高大强壮、棱角分明、更高社会地位、更性感）（Little et al., 2007）。但上述情况只适用于女性评价和选择短期的男女关系，而选择长期伴侣则并非如此。

月经周期对睡眠与饮食的影响并不像普遍认为的那样大。一项研究要求女性详细记录日常睡眠情况，发现尽管女性报告经前与经期睡眠质量糟糕，但夜间的睡眠时间却没有实质性的差别（Baker & Driver, 2004）。研究同样表明，饮食偏好的变化更多地受文化规范而非生理变化的影响。例如，不同文化背景的女性在月经周期不同阶段对巧克力的渴望有极大的差异（Zellner et al., 2004），这表明月经周期对食物偏好的任何影响都是由文化决定的。

经前综合征（PMS）

月经来潮前的黄体期通常会出现一些生理与心理症状，通常被称为**经前紧张**（pre-menstrual tension, PMT）或者**经前综合征**（pre-menstrual syndrome, PMS）。经前综合征的表现有易怒、睡眠障碍、抑郁、情绪多变、腹胀等症状。高达 30% 的女性报告有经前综合征，而在 25~35 岁的女性中最为普遍。约 1~2% 女性的经前综合征相当严重，称之为经前焦虑障碍（premenstrual dysphoric disorders, PMDD）（见 Gehlert et al., 2008）。因睡眠、饮食、精力、注意力、情绪以及焦虑等的显著变化（这些症状多在黄体期最后一周即将行经前出现，经后消失）严重干扰到家庭生活、社会生活和工作，通常可以诊断为经前焦虑障碍（American Psychiatric Association, 2004）。经前综合征并不是月经来潮前已有心境障碍单纯的加重，而是在月经周期内的特定时间"启动"，其余时段却又消失不见。有过抑郁病史的女性更可能出现经前焦虑障碍，经前焦虑障碍还与糟糕的健康状况有关。这也是黄体期女性自杀企图更强烈的证据之一（Saunders & Hawton, 2001）。

328

生理和心理因素对经前综合征和经前焦虑障碍的相对影响尚不明确，病症的诊断也存在争议。病症的时段性表明，激素水平的波动在生理症状的变化中起到一定的因果作用（Rapkin, 2003）。有抑郁病史女性易感性的增加说明月经周期会加重某些易感因素。然而经前综合征的文化差异也说明，症状的解读受到文化规范的影响。因此病症的干预必须兼顾生物、心理和文化因素。

329

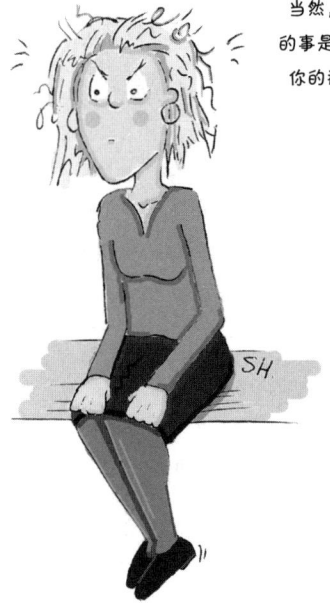

当然，经前综合征最有趣的事是，其他人根本不知道你的痛苦，因为你看起来再正常不过了。

经前综合征的正确诊断必须监测女性至少一个月经周期全程的症状。不同的辅助诊断手段也逐渐发展起来，如经前紧张探测仪（Magos & Studd, 1988），通过一个简单的轮盘连续 6 周地每天记录女性的五种普通体征。

英国和美国推荐的经前综合征治疗方法是抗抑郁治疗。元分析表明，孕酮和孕激素的治疗在临床上是无效的（Wyatt et al., 2001）。尽管如此，不同国家的治疗依旧是有差别的。一项研究调查了不同国家女性的经前综合征与经前焦虑障碍，发现很少有医生真正给出这类病症的诊断（Weisz & Knaapen, 2009）。当女性被诊断为此病症时，通常施以药物治疗。在此研究中，英国、美国、加拿大的医生都支持抗抑郁药治疗，而法国的医生支持激素与镇痛治疗，德国医生则支持辅助治疗（Weisz & Knaapen, 2009）。

对经前综合征进行的心理干预是有效的。干预研究的元分析表明教育与监测的作用有限，但认知行为疗法以及基于认知行为疗法的干预能减少抑郁与焦虑，降低症状对日常功能的干扰，引发积极的行为改变（Busse et al., 2008）。目前已有标准的干预方案。案例研究 14.1 就是一个包含 8 次会谈的干预。干预结果表明，若连续干预 6 个月，疗效与抗抑郁药相当，而连续干预一年则更为有效（Hunter et al., 2002）。

330

案例研究 14.1   经前综合征的叙事治疗

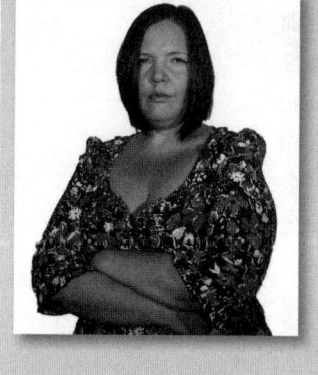

马戈的症状包括偏执、焦躁和易怒。经前综合征发作时，任何事都可能激怒她。愤怒与脆弱感、不安、抑郁及伤害别人的负疚感交替出现。她不能控制经前综合征发作的自己，对这一切自己也非常讨厌。

经前综合征使马戈觉得自己有双重人格。平时她温柔、可爱；而当经前综合征发作时，她变得愤怒、攻击、可怕。她坦率地承认自己患有经前综合征，并以此解释自己的行为。马戈认为经前综合征的原因是激素以及饮食不规律，但她也承认，如果她感觉有压力或者情绪低落，这些症状会加重。

马戈接受了为期 8 次会谈的心理治疗：

第 1 次： 考察马戈的经前综合征病史以及对其生活的影响。治疗师与马戈一起总结了经前综合征的作用模式，包括生理因素（激素、饮食），心理因素（情绪、应激、关系问题），与叙事因素（责怪经前综合征，把经前综合征发作的自己视为他人）。

第 2 次： 考察压力的影响，详细讨论愤怒爆发的原因，让马戈明白压力在激发焦躁与愤怒中的重要作用。指导马戈进行放松练习以帮助她应对压力，并每天记录发怒之前的触发事件和发怒时的想法。

第 3 次： 思考人际关系与经前综合征——它们与特定的行为模式如何彼此影响。马戈学会了果断而自信地处理问题，学会了避免冲突，学会了拒绝。对其他人的期望也得到了检视（它们是否现实或有益）。

第 4 次： 通过做自己喜欢的事情，表达自己的需要来思考自我关爱，消除自我关爱的障碍。马戈认识到了饮食和锻炼的重要性，制定了每天积极行动的活动计划，包括有规律的锻炼。指导马戈学会积极思考。

第 5 次： 考察马戈如何通过积极思考和重述自己的经前综合征经历，帮助自己提高自控力。首先，治疗师向马戈说明消极的想法、情感和行为的恶性循环是如何加重她先前的症状的。然后，马戈思考挑战方法或者转变原来的想法，更积极地思考。在此期间，马戈不断尝试这些方法，每天记录这样改变是否让她感觉更好。

第 6 和 7 次： 继续帮助马戈重新定义她的经前综合征，练习积极思考，使用更有效的应对策略。（改编自 Ussher et al., 2002）

第 8 次： 回顾整个治疗过程，看看马戈都发生了哪些变化，预测她还会发生什么变化，审视她学到的哪些知识对她的将来会有帮助。

治疗结束后，马戈觉得自己更有控制感，她的人际关系和自尊水平都得到极大的改善，而且她更加清醒地认识到自己的行为对他人的影响。她意识到压力在她的症状中起了很大的作用。她还觉得自己更能掌控经前综合征："知道这一切真的都在我的掌握之中，这让我非常安慰，我对经前综合征已经不再担忧了。"经过治疗，马戈的经前综合征症状没以前那么严重了，她通常能在愤怒爆发前及时克制自己。

331

绝　经

绝经（menopause）被定义为最后一次月经。绝经的年龄有很大差异，但通常在 45 岁到 55 岁之间。绝经的生理变化会增加某些疾病（如骨质疏松）的风险。与绝经有关的症状存在文化差异。西方社会 50%~70% 女性的绝经症状是潮热和夜间盗汗。随着日本社会对绝经认识的提高，潮热的发生率也随之增加（Melby et al., 2005）。因此，像经前综合征一样，文化背景会影响对绝经症状的解释。其他绝经症状包括记忆衰退、性欲消退、易怒、皮肤或头发的改变、阴道干涩、焦虑以及头痛。

就心理健康而言，女性绝经期间是否更容易抑郁，证据并不一致。有篇综述总结认为，卵巢激素的波动和减少可能会影响抑郁的发生和进程（Deecher et al., 2008）。卵巢激素对 5- 羟色胺能系统和去甲肾上腺素能系统有特殊的调节作用，而这两大系统都与抑郁有关。此外，元分析揭示应用**激素替代疗法**（hormone replacement therapy, HRT）治疗的女性比其他绝经女性的抑郁症状更轻（Zweifel & O'Brien, 1997）。

然而，绝经期间的抑郁心境可能有着多重的生理、心理及文化原因。比如有研究发现，抑郁病史、月经之前的抱怨经历、对衰老或绝经的消极态度和糟糕的健康状况都会极大地影响绝经期女性的抑郁心境（Dennerstein et al., 2004）。在积极看待绝经和绝经增加女性威望的文化中，绝经女性报告的症状则要少得多（Freeman & Sherif, 2007）。然而在西方文化发现，绝经期间同时发生的应激事件是女性健康的重要预测因子。绝经还往往伴随着重大的角色变化，比如孩子离开家庭开始独立生活。为了更好地理解绝经期间女性的健康，结合生物心理社会的取向是很必要的。

用激素替代疗法治疗绝经期症状尚存在争议，这也恰恰说明了在检验疗效时研究方法的重要性。早期的激素替代疗法研究在方法学上是薄弱的（比如没有控制基线的健康状况或者没有安慰剂组作为对照）。然而，在最近大规模的安慰剂控制的临床试验中，激素替代治疗很早就停用了，因为发现这种疗法与乳腺癌和血栓栓塞风险的增加有关，而且也不像最初想的那样能预防心脏病（WHI, 2009）。

332

小　结

- 月经周期与行为和心境的变化有关，但是存在文化差异。
- 经前综合征和经前焦虑障碍是与月经周期中的黄体期有关的心理症状。经前综合征影响 30% 的女性，经前焦虑障碍影响 2% 的女性。
- 生理、心理以及文化因素对经前综合征和经前焦虑障碍的相对影响尚不明确，但是所有这些因素可能都有关。
- 对经前综合征和经前焦虑障碍的心理干预与抗抑郁药一样有效。
- 绝经通常与潮热以及一系列的生理和心理症状有关。
- 有证据表明，绝经与抑郁心境有关，而抑郁也可能存在生理、心理和文化上的原因。

14.1.2　妊娠与分娩

近几十年来发达国家的生育率持续下降。如今约 20% 的女性没有亲生子女，而在 1940 年代中期出生的女性中这一比例是 10%。初产妇的平均年龄还在持续增大。英国近 40 年里，初产妇的平均年龄已经从 24 岁增长到了 29 岁。这些变化很大程度上是因为更多的女性继续接受高等教育，想要发展个人事业，获得经济保障（Brewster and Rindfuss, 2000），但也可能是受那些会延迟受孕的生育问题的影响。

育龄夫妇同居三年以上，双方均没有生育问题的情况下，未能成功怀孕者称为**不孕症**（infertility）。约八分之一的夫妇会因为不孕而寻求帮助，这一时期是紧张而艰难的。有生育问题的女性总是报告更多的消极情绪，其中 25% 的女性在临床上有抑郁倾向（Oddens et al., 1999）。性生活和夫妻关系也可能会受到影响，但是影响程度是不同的，受夫妻关系质量的调节（Mahajan et al., 2009）。

333 ## 妊　娠

妊娠期会产生巨大的生理和心理变化。毫无疑问，妊娠期对很多女性来说是积极的，但也可能伴随生理功能、健康和幸福的受损（Haas et al., 2004）。在妊娠早期，绝大多数女性会有恶心和呕吐反应。尽管这种反应通常被称为"晨吐"，但是，只有 2% 的女性仅仅在早晨出现这些症状，而 80% 的女性一整天都有恶心和呕吐反应。50% 的女性在妊娠 14 周时这些症状会消失，而大部分孕妇在妊娠 22 周时这些症状都会消失。尽管产后抑郁广为人知，但是妊娠期间的心理健康问题几乎和产后一样频繁。约 10% 的女性会在妊娠期发生严重的抑郁，12%~15% 的女性在产后发生严重的抑郁（O'Hara & Swain, 1996）。15% 的女性在妊娠期发生焦虑障碍，而约 10% 的女性在产后焦虑（Ross & Mclean, 2006）。

妊娠期间的压力和烦恼会影响分娩、胎儿发育以及婴儿特征。大量证据表明，妊娠期压力与早产及新生儿体重不足有关。举个例子，遭受家庭暴力的产妇生出体重不足婴儿的概率是正常产妇的 1.4 倍（Murphy et al., 2001）。工作压力也会给分娩带来不利的结果。体力劳动强度大、轮班工作或者工作疲劳的孕妇，更可能早产、出现高血压和分娩并发症（Mozurkewich et al., 2000）。妊娠期情绪困扰会有类似的影响。抑郁和焦虑与产科并发症、妊娠病症、早产、剖宫产要求以及在分娩时止痛药用量的增多有关（Alder et al., 2007; Wiklund et al., 2007）。

产前压力会影响胎儿和婴儿的发育，超声检查表明，孕妇焦虑会对胎儿行为带来各种影响，例如胎动减少（Van den Bergh et al., 2005）。纵向研究发现，妊娠期的压力和焦虑与儿童的认知、行为及情感发展缺陷有关，即使控制了产前、产中和其他心理社会因素，这些影响仍然存在（O'Connor et al., 2002; Talge et al., 2007）。更进一步的证据来自动物研究。怀孕的母鼠或者母猴暴露于压力源后更可能出现死胎或者幼崽出生时体重不足，幼崽的神经运动功能和学习能力更可能受损、更容易出现严重的行为障碍，在应对压力时 HPA 轴更可能出现功能紊乱（Chapillon et al., 2002; Schneider et al., 2001）。

压力和烦恼对婴儿特征的影响可归因于一系列的因素。第一，母亲和孩子的基因可能使他们更易发生焦虑和情感问题。第二，妊娠期间还经受压力的妇女生存环境可能恶劣。如果婴儿出生后这一劣势持续，也会影响婴儿的情感发展。与此有关的是，生活环境的恶劣可能与生活方式有关，而生活方式显然会影响胎儿的发育（如营养不良）。第三种解释是，在妊娠的关键期胎儿的应激反应被编程了或者被"硬件连接"了。这一胎儿编程假说提出：在妊娠中期（19~26 周）和晚期（30 周以后），334 胎儿对母体的应激尤其敏感。应激对胎儿发育的影响途径有：（a）子宫的供血减少；（b）营养物质减少；（c）传输给胎儿的应激激素增加。然而，值得注意的是，研究表明，如果婴儿早期的养育环境良好或者拥有积极的依恋关系，那么婴儿出生前压力的不良影响可以逆转（Rice et al., 2007）。

产前压力和焦虑对医疗实践有两大启示。第一个启示是，如果我们减轻妊娠期的压力和焦虑，或许能减少剖宫产，改善母婴的产后状况。例如，对非常害怕分娩的产妇进行心理辅导，可以让她们更少选择剖宫产（Halvorsen et al., 2008）。然而，妊娠期焦虑的重要性并未被广泛认知，因而相应的筛查和疏导也就很少。

第二个启示是，压力对怀孕的女医生的影响。如上所述，强压力和重体力工作与不良预后有关。针对女医生进行的研究表明，她们患妊娠并发症的风险更高，尤其是在妊娠晚期。妊娠期间，在医院工作的女医生会报告工作负荷（如值夜班、站立时间太长）让她们感到很有压力，同事支持也相对缺乏。妊娠期女医生所获得的制度支持也不足，亟待有关部门给予适当的关注（Finch, 2003）。

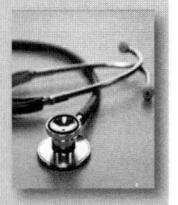

临床笔记 14.1

产前保健

- 识别非常痛苦或焦虑的孕妇很重要，而且要给予适当的干预。
- 减少孕妇的压力和焦虑对母子的健康都有好处。
- 减少孕妇的压力和焦虑也能让她们少选择剖宫产。
- 转诊于围产期心理服务可能是恰当的。这能给妊娠期以及产后的女性及其家人提供心理支持。
- 这类心理服务正在增多，因为健康服务专业人士已经意识到，母体长期的精神健康不仅对母亲本人，而且对孩子的健康和发展都有影响。

分　娩

近年来，分娩方面最大的变化就是分娩方式。在英国，剖宫产率已经从 1950 年代的不足 5% 上升到了今天的近 30%。剖宫产增加的原因尚不十分清楚，一种解释是，更多的女性要求剖宫产而不愿意顺产。然而，一项澳大利亚研究发现，只有 6% 的孕妇想要剖宫产——其中绝大多数孕妇有产科并发症或者有复杂的分娩史（Gamble & Greedy, 2001）。英国大多数剖宫产是在自然分娩开始以后又进行的紧急分娩，表明剖宫产率的增加是由于自然分娩过程中并发症的增加，或者医生更倾向于实施剖宫产而不是继续顺产。

约 10% 的孕妇更喜欢在家分娩，其中绝大多数孕妇认为在家分娩自己有更多的控制权（Davies et al., 1996）。研究显示，分娩过程中的选择和控制与产后心理感受（比如分娩满意度）有关。该研究还表明，分娩过程中缺乏控制可能是产后抑郁和创伤后应激障碍（PTSD）的危险因素（Czarnocka & Slade, 2000）。然而，在荷兰的一项研究中，有近 30% 的女性在家分娩，结果表明，分娩地点对女性发生分娩创伤的比率没有显著影响（Stramrood et al., 2009）。

因为分娩是普遍的"正常"事件，很难理解它怎么会引起创伤。然而，有

20%~30% 的女性会发生分娩创伤，约 2% 的会发展成**产后创伤后应激障碍**（postnatal PTSD）（Ayers & Ford, 2010）。曾经助产或者剖宫产的女性更可能罹患创伤后应激障碍，但是两者不存在直接的线性关系：个体的危险因素与分娩期间发生的事件相互作用，从而决定孕妇是否会发生分娩创伤。危险因素包括先前的心理问题或者性创伤、分娩方式以及分娩期间和产后缺少支持（Ayers et al., 2008）。产后创伤后应激障碍的症状有：分娩过程的闪回、关于往事的侵入性想法、回避与分娩有关的事物，以及处于过度觉醒的状态，包括烦躁和易怒（American Psychiatric Association, 2004）。有过死胎的女性尤其危险：死胎后的前几个月近 20% 的女性会报告 PTSD（Turton et al., 2001）。大多数患有创伤后应激障碍的女性会出现抑郁。案例研究 19.1 就是一个例子，给一位有产后创伤后应激障碍和抑郁症的女性进行认知行为治疗（CBT）。

分娩过程中的支持对分娩结果及产妇心理健康的影响至关重要。如果产妇感觉没有知情权、无人倾听、缺少关心以及医务人员或伴侣的支持匮乏，那么她们更可能经受分娩心理创伤（Ayers & Ford, 2010）。在许多资源贫乏的国家，给分娩中的女性提供的支持达不到标准。这意味着对这类问题有可能进行实验研究，比如通过随机分配，给予产妇提供或不提供支持。研究专栏 14.1 给出了这类研究中的一个例子。这些研究的元分析表明，仅仅由一个外人（临产助手）来提供支持，都能给母子带来好的生理影响，具体效果有产程缩短、减少止痛药用量、助产和手术操作减少、产妇对分娩经历更满意（Hodnett et al., 2007）。

研究专栏 14.1　分娩支持

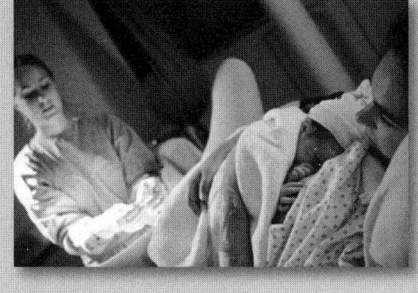

背景

在有些国家，产妇分娩过程中通常没有陪护在身旁，实验研究清楚地表明，给这些产妇提供一个比如助产士这样的外人来支持她们，对母子都会带来更好的结果。然而，有些国家的产妇分娩时通常有丈夫或者其他亲人在身旁提供支持，因而在伦理上无法重复这类研究。

方法和结果

这项研究涉及同一年分娩的 16 610 名孕妇，排除了打算剖宫产的孕妇。在妊娠期、分娩期及产后测量了一系列的健康和心理社会变量。

分娩期间无人陪伴的孕妇更可能发生早产、紧急剖宫产手术、使用止痛药、产程较长，分娩后的 9 个月生活满意度较低。

她们的孩子出生时体重不足，更可能需要特别护理，动作发育延迟。

如果产妇是单身、来自少数族裔、来自贫困家庭、文化程度低，她们在分娩时不太可能有支持性的陪护在身边。

研究的意义

分娩期间的支持对于产妇至关重要，无论是在西方国家，还是在已经做过实验研究的非西方国家。这一研究认为，那些分娩时独自承受且没有支持的产妇群体要面临更大的风险。分娩期间以及产后，医护人员如果能给予这些女性更多的支持，能让她们从中获益。

资料来源：Essex, H. & Pickett, K. (2008) Mothers without companionship during childbirth: Analysis within Millennium cohort study, *Birth, 35*: 266-276.

14.1.3　产后心理问题

向父母身份的转变需要做出巨大的心理调适，以应对许多新要求和压力源，包括睡眠剥夺等。有了孩子之后夫妻关系的质量最初会下降，心理问题出现的风险会增大。除了创伤后应激障碍外，产后可能出现的其他障碍包括产后抑郁、产后精神病、焦虑以及母婴联结障碍 *。

337

70% 的女性在产后第一周会出现产后抑郁，这可能与这一时期体内激素大幅度波动有关。10%~15% 的女性在产后第一年会出现抑郁，通常在产后两个月内（O'Hara & Swain, 1996）。**产后抑郁**（postnatal depression）与产前和产后的因素都有关，尤其是心理疾病史、焦虑或者妊娠期出现抑郁、贫困的社会经济状况以及缺乏支持等因素（O'Hara & Swain,1996）。近来的研究表明，男性在此期间也更可能出现抑郁。

焦虑障碍（anxiety disorders）似乎比抑郁更为常见，但相关研究却不多。近来的研究表明，五分之一的女性在妊娠期或者产后会受到焦虑障碍的困扰（Ross & McLean, 2006）。

产后精神病（puerperal psychosis）的发病率只有 0.1%，但却是一种很严重的疾病，它会使母婴都很容易受到伤害。患有产后精神病的女性通常要在母婴精神病科接受住院治疗。有精神病或者双相障碍病史和家族史的女性更可能罹患产后精神病。得过一次产后精神病的女性，其再次妊娠时得此病的概率是正常人的四倍。这表明产后精神病有很强的家族和生物学病因。

与产后心理问题关系紧密的一个重要问题是，确定这些心理问题在产前是否存

临床笔记 14.2

产后保健

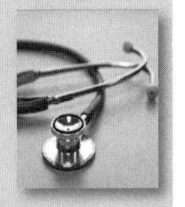

- 分娩可能会带来心理创伤体验，一些女性在难产后会罹患 PTSD。
- 密切注意高度焦虑和重复体验的一些症状，如噩梦、侵入性想法以及闪回等。
- 如果女性在产后的前几个月转诊接受心理治疗，产后 PTSD 通常能治愈。
- 警惕产后抑郁的信号，但要意识到很多女性在妊娠之前和妊娠期间都会有抑郁症状。
- 部分女性可能会患上其他焦虑障碍，如强迫症、恐怖症或者社交恐惧症。
- 产后精神病非常严重，患者应立刻住院接受治疗——最好进入母婴病房，以使婴儿能够健康成长。
- 确保罹患产后 PTSD、产后抑郁或者产后精神病的妇女能够有机会接受心理干预。

---

* bonding disorders，指产妇与婴儿的亲情关系出现问题，具体包括产妇对婴儿缺乏母爱、易激惹、敌意和攻击冲动、对婴儿病态的想法以及完全排斥。这种障碍在进行精神病救助的母亲中很普遍，而确诊为产后抑郁的母亲中29%的人会出现这一障碍。文献来源：Brockington, IF, Oates, J, George, S, Turner, D, Vostanis, P, Sullivan, M, Loh, C, Murdoch, C.（2001）A screening questionnaire for mother–infant bonding disorders. Arch Womens Ment Health. 3: 133-140.——译者注

在。比如，妊娠期出现焦虑或者抑郁的女性更可能发生产后抑郁。另外，研究表明，在妊娠期抑郁的发病率与产后的抑郁发病率并不存在显著差别。因而有人质疑"产后"心理障碍这一说法是否恰当。也可能是妊娠、分娩、适应父母身份等事件加重或引发了一系列心理健康问题，就像其他压力事件（如丧亲或者离婚）之后也会出现类似心理健康问题一样。

338

流产和死产

近 20% 的妊娠女性会发生流产，这可能是由于胎儿或者胎盘异常引起的。尽管人们通常认为流产较少发生，但流产给某些孕妇带来的痛苦和死产一样严重（Friedman & Gath, 1989）。10%~50% 的女性在流产后会出现抑郁，而且抑郁症状会持续超过一年（Lok & Neugebauer, 2007）。流产的经历是创伤性的，包括剧痛、失血，以及可能被紧急送医。高达 25% 的女性在流产之后一个月可能出现创伤后应激障碍症状。这种情况在流产后 4 个月会降至 7% 左右，其中又有一半会变成慢性（Engelhard et al., 2001）。

约 0.5% 的胎儿会死产（怀孕 24 周后）。其中 70% 胎儿的死因不明。整个妊娠期间父母已经形成对孩子的依恋，因此死产对父母通常会带来极大的痛苦：其中 20%~30% 的女性在第一年会出现抑郁，33% 的父母在死产后会发生婚姻问题。之后的妊娠也会很有压力，对胎儿的健康也会有更多的担心和焦虑。现在的医疗实践给父母机会，让他们看一看和摸一摸死去的胎儿，前提是这样做能帮助父母哀悼，减轻失去胎儿的痛苦。然而，这样做到底是增加还是减少罹患创伤后应激障碍的风险，相关的证据是矛盾的（Turton et al., 2001）。

小　结

- 发达国家的人口出生率一般都在下降，而且初产妇的年龄也在增大。
- 产前压力和苦恼与胎儿早产、胎儿和婴儿的特征有关。
- 剖宫产的数量在持续增长。
- 分娩期间给产妇以支持，能带来更好的生理结果以及母亲的心理健康。
- 父母身份的转变与抑郁、焦虑和精神障碍的增加有关。焦虑障碍比抑郁更多发，但人们对此显然认识不足。
- 产后的心理问题会给女性、夫妻关系以及婴儿带来不良影响。
- 流产和死产都与强烈的心理痛苦有关，如抑郁和创伤后应激障碍。

339

14.2　内分泌紊乱与心理社会健康

精神神经内分泌学（psychoneuroendocrinology）是研究激素分泌的变化对心理状态影响的学科。该学科在情感性精神障碍和焦虑障碍的诊断和治疗中起到越来越重

要的作用。导致这一趋势最明显的一个原因是：观察发现原发性内分泌失调的患者
比一般人更可能罹患精神病。基于这一观察，人们愈发理解神经系统与内分泌系统
两者之间的协同作用、激素的不同作用以及下丘脑对垂体（通常被称为"主腺"）功
能的神经调控。脑区（如下丘脑）的功能失调会影响内分泌系统的功能，而内分泌
系统的功能变化与精神病症状有关。

　　"精神药理学桥梁"这一说法在这一领域也具有指导作用。如果某种药物有疗效
（如舒缓症状）而且有特殊的生物化学作用（如调节激素的分泌），那么这就表明在
疗效、生物化学变化和病因之间有一种偶然的关联。例如，如果已知某种药物能够
治疗皮质醇分泌过多，同时也能减轻抑郁的精神病症状，这表明皮质醇分泌过多是
抑郁发生和持续的一个偶然因素。

下丘脑—垂体—肾上腺轴（HPA）

　　有大量的研究证据表明，没有服药的抑郁患者 HPA 轴过度活跃。抑郁患者 HPA
轴的变化包括：脑脊液里促肾上腺皮质激素释放激素（CRH）的增加；脑垂体和 / 或
肾上腺增大；抑郁期间促肾上腺皮质激素（ACTH）和 / 或皮质醇分泌增加。下丘脑—
垂体—肾上腺轴的这些变化究竟是抑郁的病因还是症状，目前还不十分清楚。例如，
在长期或严重的压力条件下 HPA 轴会出现功能失调。这一变化在其他与压力有关的
疾病中也会观察到，比如 PTSD 患者却相反地出现皮质醇反应的减弱（见第 3 章）。

皮质醇增多症（库欣综合证）

340

　　皮质醇增多症的常见精神症状有抑郁和易激惹。库欣最早描述了以自己命名的
综合征，他阐述了皮质醇增多与抑郁、易激惹、注意力不集中及失眠的关系（Cushing,
1932）。库欣综合征患者有一系列持续的精神症状，主要损害情感体验：约四分之三
的患者抑郁，90% 的患者易激惹。疲劳是普遍的症状，可能是与广泛的失眠有关。
很多患者还报告性欲减退。认知症状包括注意力减弱、问题解决能力和记忆力变差。
这些因素结合在一起导致患者社交退缩，社交退缩也受到外貌变化（如躯干肥胖、
满月脸和水牛腰）的影响。

　　皮质醇增多的患者要进行鉴别诊断比较困难：很难确定患者的肾上腺皮质醇增
多症是原发的抑郁还是库欣综合征的早期症状。

皮质醇减少症（艾迪生病）

　　艾迪生病源自肾上腺受损。过去最常见的病因是结核病。现在绝大多数的病例
是由于肾上腺自发性自身免疫引起的受损。皮质醇减少症主要的行为表现为虚弱无
力和情感淡漠。其他行为表现包括易激惹、哭闹以及睡眠障碍。患者还会出现记忆
问题、注意力不集中和心动过速。皮质醇减少的患者要进行鉴别诊断也可能存在问题，
因为病情可能时好时坏以致没有特异的症状。另外，压力会加重症状，因为压力会
使肾上腺增加分泌（见第 3 章），而压力消退时这些症状也会减轻。这些症状意味着

肾上腺皮质功能减退可能会被误诊为原发性精神疾病。例如，心动过速、头晕和虚弱无力可能被视为焦虑障碍的信号，或者被误诊为慢性疲劳综合征。

对于上述两种与皮质醇有关的综合征，有证据表明皮质醇水平的变化会引起最初的精神病症状。皮质醇增多症的有效治疗与情感及认知功能的改善有关。皮质醇减少症的有效治疗能缓解精神和行为症状。

实践活动 14.1

- 鉴别诊断意味着什么？
- 为什么对皮质醇增多或减少的患者进行鉴别诊断可能较为困难？

341

下丘脑—垂体—甲状腺轴（HPT）

近 200 年前就有人首次提出甲状腺功能与行为之间的联系。帕里发现，甲状腺功能亢进与各种神经质的表现和症状有关，比如骚动不安、活跃过度以及注意力不集中（Parry, 1825）。亚瑟用一系列个案证明了甲状腺机能减退在精神病理学中的病因作用（Asher, 1949）：甲状腺缺乏可能会导致抑郁和精神病，而服用甲状腺激素干粉能缓解这些心理症状。精神病患者比正常人更普遍出现甲状腺功能异常。然而，这一差别部分是医源性的：各种精神病药物（比如：锂盐、神经松弛剂和抗抑郁药）会不同程度的干扰 HPT 轴的功能。

近几十年，对甲状腺功能和心理健康之间的联系已有更加深入的了解。绝大多数有甲状腺障碍的患者抱怨，在治疗甲状腺疾病时转而出现精神障碍。这表明 HPT 系统与心理状态有关。

甲状腺功能亢进症

甲状腺功能亢进症的行为表现包括：强烈的烦躁不安，通常伴有明显的焦虑。其他常见症状有紧张、情绪多变、骚动不安、注意力不集中。失眠和疲劳也普遍，患者可能觉得自己太虚弱和疲劳，以致不能完成预计的活动。注意力减弱和记忆力衰退都与甲状腺功能亢进有关。

甲状腺功能减退症

甲状腺功能减退症是临床上最常见的甲状腺疾病。最常见的精神症状可归为两大类：认知功能障碍（记忆力受损、注意缺乏、问题解决变慢变差）和心境变化（主要是抑郁心境，也有焦虑、失眠、易激惹和困惑）。近 5% 的甲状腺功能减退患者伴有精神疾病，但精神疾病与更严重的甲状腺功能减退有关联。

对于上述两种与甲状腺有关的综合征，有证据表明：甲状腺激素异常之后会出现精神症状。对于甲状腺功能亢进，经过治疗甲状腺功能恢复正常后，心境、焦虑、认知功能等都会恢复正常。同样地，对于甲状腺功能减退，经过有效治疗后，大部分精神症状可逆转。

生长激素

生长激素的过量分泌在儿童身上会引发巨人症，在成人身上则会引发肢端肥大症。生长激素分泌过多的最常见原因是垂体腺瘤。生理症状通常很明显，比如四肢的异常生长、骨骼和软组织的变化以及面相改变等。尽管偶尔会伴发抑郁，但精神症状极少出现。虽然临床的精神症状罕见，但肢端肥大症患者的生活质量评估得分较低，这似乎与身体形象变化引起的低自尊有关（如 Pantanetti et al., 2002; Rowles et al., 2005）。这些变化会导致社交退缩、人际关系破裂、情绪波动、主动性和自发性丧失。

生长激素缺乏会引起骨骼生长迟滞。某些情况下这种疾病在产前就发生了；另一些情况下，此疾病会在出生后数月或数年后发生。生长激素缺乏引起的临床精神症状罕见。然而它对自尊和身体形象的影响非常明显。生长激素缺乏的儿童发生焦虑、抑郁、社交恐惧和注意障碍的比例高于同龄人。而生长激素缺乏的成年人生活质量较低（Hull & Harvey, 2003）。这可能表现为社交恐惧、害怕负面评价、对各种活动兴趣和快感减少、抑郁、疲劳、易激惹。另外，就业率和结婚率都较低。

生长激素缺乏还会影响身高，尤其是男性（Jackson & Ervin, 1992）。然而，观察到的差异不能仅仅根据身材矮小来解释。对身材非常矮小的成年人的对照研究表明：生长激素不缺乏的矮人比生长激素缺乏的矮人心理社会问题更少（Hull & Harvey, 2003）。而且，生长激素缺乏的成年人接受有效的治疗后，虽然身高不会再增长，但一般能改善他们的生活质量（Hull & Harvey, 2003）。

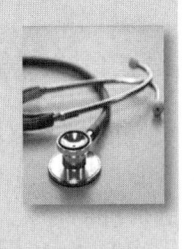

临床笔记 14.3

内分泌紊乱

- 鉴于内分泌紊乱普遍地出现精神症状，做出准确的诊断很重要。
- 不要认为精神症状都"只是心理的"，也可能由内分泌紊乱引起。
- 准确的诊断对于确保适当的治疗非常重要。

性激素与心理健康

睾丸激素对身体有两方面的影响：雄激素效应（男性第二性征的发育及维持）和合成代谢作用（促进肌肉生长）。**蛋白同化雄性类固醇**（anabolic androgenic steroids, AAS）是结构与睾丸激素相似的合成化合物。健身者和许多运动员都会使用这种类固醇来塑造肌肉发达的体格。在竞技运动中，考虑到竞赛的公平性和竞赛要基于人自身的能力，这种激素一般是禁止使用的。

长期使用 AAS 会对人的身心健康带来严重的后果（Kanayama et al., 2008），对心血管系统和各个器官造成不可逆转的毒副作用。AAS 的误用似乎也与心理社会问题（如依赖症、心境障碍、精神症状）有关，并且会促使其他物质滥用（Kanayama

案例研究 14.2　"固醇狂怒"：类固醇对行为的影响

比伯的故事可以视为"固醇狂怒"的一个例子，即合成类固醇的使用与攻击和暴力行为有关。2004 年，《泰晤士报》报道：比伯误用类固醇，导致"他的美国梦破灭，走入了生活的歧途。"

比伯来自富裕的中产阶级家庭，他的同学认为他积极乐观、性格温和。十几岁时，比伯开始使用类固醇，自称

要让自己成为健壮的足球运动员。这种药物不仅改变了比伯的体形，也改变了他的性情。比伯使用类固醇后的 10 年多，他合谋杀害商业竞争对手，试图谋杀以前的爱人，暴力攻击多个女友。一些人（包括他的父亲）将他的暴力行为归咎于类固醇的误用。

et al., 2008）。对 AAS 使用的大多数研究都侧重于年轻男性，但是也涉及成年女性（Gruber & Pope, 2000）和青少年（Bahrke et al., 1998）。

男性使用 AAS 产生的生理副作用包括睾丸萎缩、精子减少、痤疮和乳腺异常增大（Thiblin & Petersson, 2004）。其心理副作用也受到了研究者的关注，尤其是俗称的"固醇狂怒"现象（见案例研究 14.2）。最近对已发表研究的综述表明，并没有一致的研究证据支持类固醇使用者轻度躁狂、攻击和暴力行为会增加（Thiblin & Petersson, 2004）。这一领域研究的困难在于：因为非处方的类固醇使用是非法的，所以很难去评估处于风险中的人口规模，也难以在有控制的试验中招募大量的类固醇使用者。另外，决定使用类固醇的人与不使用的人可能存在重要的差异，其中包括攻击倾向。而且，正如前面章节对攻击性的论述，对所有的攻击和暴力行为并不存在简单的解释（见第 9 章）。

14.2.1　激素治疗的伦理问题

344

上面部分强调了对激素异常的治疗能够促进心理健康。然而，激素也可用于治疗非激素原因引起的一些疾病。研究专栏 14.2 着重探讨运用医疗手段治疗那些本质上是社会性的问题时所涉及的伦理争议。该研究专栏中详述的研究是一系列研究的一部分，该系列研究表明：给青少年女孩以雌激素治疗来减缓她们过快的身高增长，这对很多女孩都是一种负面体验（Pyett et al., 2005）；也会影响成年后生育（Venn et al., 2004）；并未改善心理社会健康状况（Bruinsma et al., 2006）。

345

激素治疗的应用还会引起很多其他伦理问题。比如，社会通常希望人们身材高大，对于生长激素缺乏的患者可应用激素治疗来增加最终的成人身高。然而，对于生长激素并不缺乏的人使用激素治疗就会引发重大的问题：我们如何在医学治疗和心理社会提升之间划清界限。

14.2.2　压力与内分泌功能

在考虑内分泌功能的变化会影响心理健康的同时，也要注意心理状态也会影响内分泌功能。这一领域研究的关键点是对压力的反应。所有的应激源（不管是

研究专栏 14.2　高个女孩的内分泌治疗

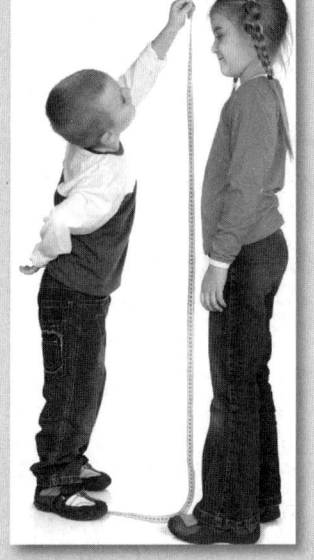

背景

直到最近，一些医生和家长由于担心女孩长得过高，才开始使用激素治疗来减缓身高增长。雌激素治疗能降低她们最终的成人身高，因为雌激素能使长骨的骺板提前融合，从而使长骨的生长停止。

进行这种治疗的原因是，担心身材过高会引起一些心理社会问题：比如，感觉与正常人不同，被人嘲笑；不好的姿势（比如驼背）；社交退缩；很难找到配偶（男性不愿意找比自己高的妻子）；很难买到合适的衣服；被一些"女性化的"职业（如古典芭蕾舞、空姐）排斥。

雌激素通常可使人们的身高减少 5 厘米或更多。

方法和结果

从 1950 年代末到 1990 年代初这段时间内，对 844 名澳大利亚女孩的生长状态进行了评估。所有参加评估的女孩都担心她们的身高可能会超过 178 厘米。一半的女孩进行了雌激素治疗，不治疗的另一半女孩为对照组。

两组女孩在抑郁、饮食障碍、心理健康和社会支持方面没有差异。如果治疗和／或评估过程（评估包括检查青春期成长的标志，如乳房发育和长出阴毛等）带来负面体验，那么更可能发生抑郁。

研究的意义

大多数经过治疗的女孩还是比一般人要高。治疗并未带来心理社会益处。相反，评估和治疗过程似乎损害了女孩们的心理健康。这些研究结果令人震惊，尤其考虑到社会对女性身高期望的改变，以及许多先前女性化刻板观念的转变。

资料来源：Bruinsma, F. et al. (2006) Concern about tall stature during adolescence and depression in later life, *Journal of Affective Disorders,* 91:145-152.

生理威胁还是心理压力）都会引发内分泌反应的两个阶段（Pinel, 2007）。在第一个阶段，压力促使内分泌系统做出适应性改变，以帮助人（或动物）应对生理威胁，比如能量资源的调用、炎症反应的抑制、抗感染能力的增强。然而，压力如果长期或反复出现，内分泌系统就会产生适应不良的变化，比如肾上腺肥大。

长期的压力会导致内分泌功能失调，受内分泌系统调节的那些系统会增多损耗，也即所谓的适应负荷增加（McEwen, 1998）。长期的压力还会导致免疫功能受损，因为内分泌系统和免疫系统会相互影响：皮质醇通过巨噬细胞和其他的免疫细胞抑制促炎分子的产生，而肾上腺素和去甲肾上腺素通过免疫细胞调节细胞因子的产生（Griffin & Ojeda, 2004）。压力对免疫的影响详见第 3 章的有关介绍。

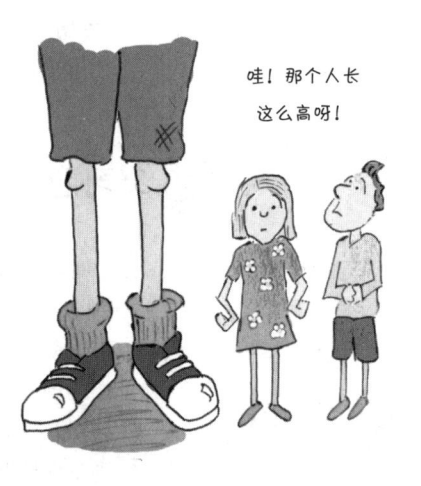

346

> ### 小　结
>
> - 精神神经内分泌学是研究激素分泌的变化对心理状态影响的学科。
> - HPA 轴、甲状腺功能以及性激素的紊乱都与精神症状有关，表明这些症状具有一定的生物学基础。
> - 生长激素紊乱与精神症状的关系不大。
> - 激素治疗的运用能够缓解精神症状，表明症状具有生物学基础。
> - 对于社会问题（如身高）使用激素治疗会引发一系列的伦理问题，尤其在治疗并不能促进心理健康的条件下。
> - 压力能强烈地影响内分泌功能，导致失调反应，如抑郁以及在 PTSD 中观察到的症状。

📖 拓展阅读

Ayers, S. et al. (eds) (2007) *Cambridge Handbook of Psychology, Health and Medicine* (2nd edition). Cambridge: Cambridge University Press. 此书包含了很多主题的短章，如激素替代疗法，不孕，产前保健，母乳喂养，染色体异常，避孕，胎儿健康，产后抑郁，内分泌失调，生长迟缓，甲状腺机能亢进等。

Martin, C. (ed.) (2010) *Perinatal Mental Health*. Keswick, Cumbria: M&K. 这是一部全面而前沿的书，它涵盖了从妊娠到产后广泛的精神障碍。

Wolkowitz, O.M. & Rothschild, J. (eds) (2003) *Psychoneuroendocrinology: The Scientific Basis of Clinical Practice*. New York: American Psychiatric Press. 这是一部全面的教科书，包含了广泛的主题，包括类固醇对情绪和认知的影响，库欣综合征，艾迪生病，避孕，激素替代疗法，经前期综合征，经前焦虑障碍，合成类固醇使用，甲状腺功能和精神疾病等。

❓ 复习题

1. 描述月经周期期间激素变化的心理社会特点。
2. 列举经前综合征（PMS）和经前焦虑障碍（PMDD）的异同。

347

3. 可以采取哪些策略帮助女性应对经前综合征？
4. 描述绝经带来的心理社会影响。
5. 讨论妊娠和分娩期间能用来缓解心理苦恼的策略。
6. 列举女性对流产和死产的心理反应。为什么会产生这些反应？
7. 简述产后可能出现的主要精神问题。
8. 选择一种内分泌紊乱，列举它常见的心理社会症状。
9. 思考"使用合成类固醇使人更为暴力"的证据。
10. 长期的压力如何导致内分泌紊乱？

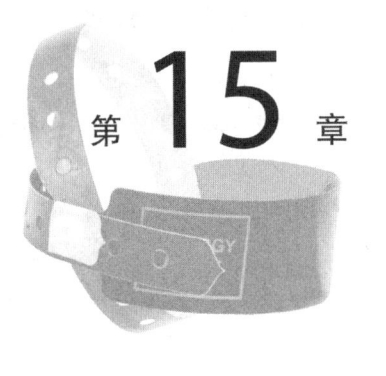

第 **15** 章

泌尿生殖医学

本章提要

15.1　性健康

　　15.1.1　性自由

　　15.1.2　性快感和性问题

　　15.1.3　性安全

15.2　性传播疾病

　　15.2.1　艾滋病

　　15.2.2　性传播感染

　　15.2.3　推广使用避孕套

15.3　前列腺癌和睾丸癌

　　15.3.1　前列腺癌

　　15.3.2　睾丸癌

15.4　尿失禁和肾衰竭

　　15.4.1　尿失禁

　　15.4.2　肾衰竭和透析

专栏

15.1　"性"是什么

15.2　安全性行为 ABC

案例研究

15.1　性传播感染一例

15.2　前列腺癌的诊断与治疗

图

15.1　安全性行为的 ABC：博茨瓦纳的广告牌

研究专栏

15.1　提倡性禁欲是否有效?

15.2　促进透析患者的依从性

349

学习目标

本章旨在让你：

- 从生物心理社会的视角理解性健康。
- 概述限制性传播感染的心理学方法。
- 理解对个人声誉的担忧、尴尬和性别认同等对泌尿生殖医疗中的疾病体验及求助行为所产生的影响。
- 概述肾病患者的体验及担忧。

泌尿生殖医学是一个概括性的术语，它涵盖了男科学（男性生殖健康）、妇科学（女性生殖健康）和泌尿学。泌尿生殖医学主要与**性传播感染**（Sexually Transmitted Infections, STIs）的诊断和治疗有关。因此，这一章的大部分内容都将侧重于性传播感染。首先，我们讨论与性健康有关的各种宽泛的主题。而在本章结尾部分，我们将探讨泌尿系统和肾脏疾病。

15.1　性健康

人们常常将**性健康**（sexual health）等同于**生殖健康**（reproductive health）（见第14章）。但是，性健康的内容更为广泛。如果我们将"性健康"等同于"生殖健康"，我们就没有考虑以下人员的性健康：（1）不孕者，（2）选择不生育后代的人，（3）过了生育年龄的人，或（4）同性恋者。故而，这里参照世界卫生组织的健康定义（见第1章）把"性健康"定义为：

350

> 与性有关的身体、情绪、精神及社会功能完好的状态；它不仅指没有疾病和病症。性健康要求个体以积极而尊重的方式对待性行为以及性关系，以及拥有快乐和安全的性体验，没有胁迫、歧视和暴力的可能性（World Association for Sexual Health, 2007）。

这是生物—心理—社会视角下宽泛的性健康概念，其中涉及对性自由、性快感和性安全的思考。下面将对这三个领域进行概述。

15.1.1　性自由

很不幸，**性胁迫**（sexual coercion）和性虐待一直普遍存在。20%的女性和5%的男性报告，他们曾因为实际的或威胁的暴力而被迫发生性行为（de Visser et al., 2007; Laumann et al., 1994）。遭遇性胁迫的经历与后续出现的许多问题相关。遭受过性胁迫的人身心健康都较差，对健康更焦虑，并使用了更多的健康服务。他们更可能发生危害健康的行为，如吸烟、酗酒以及非法使用药物。他们还更可能被诊断出性传播疾病。他们也更可能出现某些性问题，如对亲昵行为恐惧、性快感缺失，以及担心自己的性表现。研究显示，任何性胁迫行为——并不仅限于早期发生的、反

专栏 15.1　"性"是什么

尽管人们通常认为"性"意味着"阴道性交"，但在收集病史谈及"性"时，我们一定要十分清楚"患者所说的性"是什么。

克林顿担任总统期间，曾多次被质询是否与白宫实习生莱温斯基发生过性关系。克林顿曾公开宣称"我与那个女人没有发生过性关系"，但后来据披露，克林顿所说的"性关系"一词并不包括口交。有趣的是，许多人都赞同克林顿的"口交不属于性行为"的观点（Rissel et al., 2003; Sanders & Reinisch, 1999）。

复经历的或严重的性胁迫，都会导致健康受损和不健康的行为模式（de Visser et al., 2007）。显然，受过性胁迫的人需要支持服务，以尽可能减少性胁迫造成的影响。

　　治疗性胁迫或性虐待带来的恶果，需要高度的敏感性和卓越的沟通技能（见第18 章）。概而言之，医务工作者需要意识到患者"对于性及相关问题的理解存在差异"（见专栏 15.1）。患者可能会报告各种不同的性取向和性行为。只要这些行为双方接受并且合法，那么医务工作者任何的评判态度或者歧视都是不恰当的，有可能成为促进性健康的障碍。

351

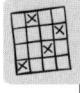

实践活动 15.1　我们该怎样谈论性?

- 花几分钟写几个描述不同性行为的口语或俚语。
- 现在请写下你与医务工作者谈论你自己的性行为时可能使用的词语。
- 注意患者可能用来表示性行为的词语，这非常重要。有些人可能会使用俚语，另一些人可能会委婉或间接地提及他们的性行为。

15.1.2　性快感和性问题

　　绝大部分成年人认为，活跃的性生活对于他们的身心健康和人际关系都非常重要（如 Rissel et al., 2003）。然而，**性问题**（sexual problems）或**性功能障碍**（sexual dysfunctions）却相当普遍，并且随着年龄增长变得更加普遍。在澳大利亚开展的一项很有代表性的大样本研究发现，超过 70% 的女性和将近 50% 的男性报告在过去的一年内至少发生过一次性问题。某些性问题具有器质性病因，而另一些实质上主要是由心理因素引起的。然而，无论病因是什么，性问题都会损害生活质量。例如，许多人报告他们对自己的性表现感到非常焦虑，或者没有性快感。

　　许多男性报告说他们的性高潮来得太快，或者勃起困难，难以维持。早泄主要受心理因素的影响，因此心理干预是有效的治疗手段。勃起障碍可能存在心理因素，但通常也有器质性的原因。老年人明显更可能出现勃起障碍，患有心血管疾病、糖尿病或者病因不明的高血糖病人尤其如此（Grover et al., 2006; Richters et al., 2003a）。值得注意的是，自从 1990 年代晚期勃起障碍有了治疗方法，报告勃起障碍的男性反而增加了（Kaye & Jick, 2003）。有人提出，这是由于制药公司在市场推广中，将治疗器质性勃起障碍（如糖尿病、前列腺手术）的药物宣传为一种"时髦生活方式"

的药物，使得男性都渴望尝试（Lexchin, 2006）。这些研究结果表明，就像其他医学领域一样，"生物心理社会"取向的医学模式（见第 1 章）在泌尿生殖医学中同样重要。

┌───┐
│ **实践活动 15.2　多年轻是"太年轻"？多老是"太老"？**

● 如果一位 15 岁的患者要求你开口服避孕药，你会怎样想，又会说什么？
● 如果一位 80 岁的患者请求你开处方，治疗勃起功能障碍，你会怎样想，又会说什么？
└───┘

352　　女性常见的性问题包括性交时阴道干涩和疼痛或者无法达到性高潮（Laumann et al., 1999; Mercer et al., 2005; Richters et al., 2003a）。这些问题在老年女性中更为常见，尤其是阴道干涩，这受到绝经期（见第 14 章）激素变化的影响。不过，性交疼痛在年轻女性中更为常见。

在治疗性问题时，区分性欲望、性开始后的唤起和性高潮往往很有益处。性功能障碍通常与其中的某个环节有关，而精确的诊断则有助于制定恰当的治疗目标。性交困难是治疗的一个重点，因为它与两性关系中的生理和情感满足匮乏以及个体总的幸福感水平较低有关（Laumann et al., 1999; Richters et al., 2003b）。

慢性盆腔痛

慢性盆腔痛（Chronic Pelvic Pain, CPP）并不是对单独一种疾病的诊断，而是一种可能因单个或多个器官系统的基础运行出现问题而导致的病症。慢性盆腔痛的定义是：盆腔或下腹部持续或间歇的疼痛，与月经、怀孕或性交无关。研究表明，约24% 的女性受到慢性盆腔痛的影响（Zondervan et al., 2001）。然而慢性盆腔痛的实际发病率也许更高：许多女性认为这些症状是女性正常的生理特征而选择了忍受，而当她们求医时慢性盆腔痛又因其没有明确的病因而可能被诊断为其他病症。对于慢性盆腔痛，学者从不同的身体器官系统出发提出了很多病因假设（Howard, 2003）：

● 妇科病因（如子宫内膜异位、慢性盆腔炎）；
● 消化病因（如肠易激综合征、炎症性肠病）；
● 泌尿病因（如间质性膀胱炎）；
● 肌肉与骨骼病因（如肌纤维痛、盆底异常）；
● 精神神经病因（如神经卡压）

有慢性盆腔痛的女性过去更可能遭受性虐待。她们也更可能出现抑郁、焦虑或灾难化思维。这些心理现象可能是慢性盆腔痛的原因或者结果。不管它们在慢性盆腔痛中的作用是什么，值得注意的是，这些消极的状况都会对疼痛的认知产生影响（见第 4 章），因此应到有相应资质的专业人士那里寻求适当的处理。

研究显示，仅仅是花时间倾听女性关于慢性盆腔痛的体验就可产生疗效（Price et al., 2006）。应当指出的是，患者对于自身的症状往往想得到确诊或者解释，而对于慢性盆腔痛来说满足这些期望的确很难。由于慢性盆腔痛的复杂特征以及其他类似病症诸多的病因差异，因此收集详尽的病史信息非常重要，这有助于医学工作者做出鉴别诊断并选择恰当的治疗方法（Howard, 2003）。然而这可能耗时费力，特别是需要重点考虑性虐史作为潜在病因时尤其如此。

对慢性盆腔痛疗效的系统性回顾显示，结合多种学科治疗慢性盆腔痛的生理和心理症状最有效（Stones et al., 2005）。心理咨询和写作治疗对许多患者都是有益的。值得注意的是，慢性盆腔痛的治疗更倾向于控制症状，而非治愈疾病。

尽管许多慢性盆腔痛的研究重点都是女性，但男性也可能经历类似的症状，而这常常是前列腺癌的征兆（见 15.3.1）。

15.1.3　性安全

性安全非常重要，可以保护免受意外怀孕或性传播感染的影响。许多发达国家中的未成年人生育率很高，最高的是美国与英国，其他说英语的国家也高于欧洲非英语国家（UNICEF, 2001）。尽管有一些未成年人乐于生育子女，但大部分未成年人怀孕都是由于意外。"少女妈妈"现象常常与教育水平低下及就业前景较差有关（UNICEF, 2001）。如果未成年生育率的增高还伴随其流产率的上升，这清楚表明，许多年轻人没有采取适当的预防措施来避免意外怀孕。没有采取**安全性行为**（safer sex）也一致地揭示了性传播感染普遍的原因。接下来我们将探讨这一问题。

小　结

- "性健康"比"生殖健康"的概念更为宽泛，性健康包括性自由、性快感和性安全。
- 性问题十分普遍，大多数成年男女都报告在过去的一年中至少发生过一次性问题。
- 少数男性和女性曾遭受过性胁迫或性虐待，而这种经历与较差的身心健康有关，加重了对自身健康的担忧，也给卫生服务系统造成了更多的负担，甚至会导致个体做出更多有损健康的行为。
- 慢性盆腔痛可能由多个不同器官系统的功能失调引起。由于其背后的原因很难确定，因而可能难以给出患者所期望的精确诊断或者施以有效的治疗。
- 性风险包括意外怀孕和性传播感染，而采取安全的性行为则可以避免这些性风险。

15.2　性传播疾病

15.2.1　艾滋病

人类免疫缺陷病毒（Human Immunodeficiency Virus, HIV）是一种可引起**获得性免疫缺陷综合征**（Acquired Immune Deficiency Syndrome, AIDS，即艾滋病）的逆转录病毒，其最主要的传播途径就是不安全的性行为。据估计，全世界约有 3 300 万人感染 HIV，并且每年有超过 250 万的新增病例，其中绝大多数都来自于撒哈拉以南的非洲地区（UNAIDS/WHO, 2009）。艾滋病的感染率在不同地区间存在极大的差异：撒哈拉以南非洲地区为5.2%；加勒比地区为1.0%；北美地区为0.6%；西欧地区为0.3%。

在许多地区，男女性行为是艾滋病的主要传染途径。即使在那些以男性同性性行为以及毒品注射为主要传播途径的地区，异性性行为的艾滋病传染率也呈上升趋势（UNAIDS/WHO, 2009）。例如，2008年欧洲约38%原因明确的新增感染来自异性性行为（European CDPC, 2009）。

尽管早在1980年代初就已发现艾滋病毒，但艾滋病仍没有疫苗及治愈方法。1990年代中期出现了可抑制病毒复制的抗逆转录药物。现在艾滋病对许多人来说是一种慢性疾病，而非死刑判决。但是这种治疗非常昂贵，并且在那些艾滋病肆虐的贫穷国家常常难以获得这种治疗。尽管抗逆转录药物能有效地延长生命，但这种治疗方案十分复杂和麻烦，需要按时服药，还要改为食物与液体的摄入等等。这就意味着治疗的依从性即遵医嘱往往是个问题。一项元分析发现，各种行为干预都能增强治疗的依从性，降低病毒载量，但还需要更多的研究精确地判定这些干预中哪些因素能引起预期的功效（Simoni et al., 2006）。数据显示，向患者讲解遵医嘱的重要性，与其一起讨论患者对于治疗的信念、动机和期望，这对于增强依从性十分重要，而那些基于提醒或奖励的干预方法却无效（见第19章，研究专栏19.1）。

抗逆转录药物治疗疗程复杂，再加上健康受损以及对未来的不确定性，共同导致艾滋病感染者的生活质量降低（例如Dray-Spira et al., 2003; Ezzy et al., 1999; Ezzy, 2000）。艾滋病感染造成的心理冲击详见本书免疫学的章节（见第11章；11.2节；案例研究11.1），与普通人群相比，艾滋病感染者的抑郁发病率更高（Ciesla & Roberts, 2001）。旨在治疗艾滋病患者抑郁的干预能有效地缓解抑郁，提高其免疫力（Antoni et al., 2006）。

由于艾滋病感染没有疫苗和治愈方法，改变行为就是控制艾滋病扩散的唯一途径。预防艾滋病性传播的行为方法与预防其他性传播感染的方法一样。性传播感染的流行病学、心理社会方面的冲击及其预防将在下一节探讨。

355

15.2.2 性传播感染

在20世纪80年代末和90年代初，性传播感染的发病率和患病率曾明显下降，但此后在很多发达国家多种性传播感染死灰复燃，并且持续攀升（Fenton et al., 2004; Miller & Zenilman, 2005）。然而，并不是所有的国家都出现这种增长。各国之间性传播感染增加的巨大差异，并不能用性行为发生率本身的差异来解释，却反映了各国不同的预防行为模式、对性的不同文化态度以及不同的性健康服务的可获得性。

约有10%~20%的成年人报告曾被诊断具有某种性传播感染（Fenton et al., 2001; Grulich et al., 2003）。然而，更多的人虽然具有性传播感染，但由于缺乏相关知识或未去就诊而未被诊断。年轻人尤其可能携带各种未曾诊断的性传播感染。例如，英国国家衣原体筛查项目针对25岁以下的年轻人进行了筛查，结果发现13%的男性和10%的女性检测结果呈阳性。此外，人乳头瘤病毒DNA（表示当前已感染）在全体受调查女性中有10%的感染率，而25岁以下的女性中则高达20%（de Sanjosé et al., 2007）。坚持并正确使用避孕套可以预防许多性传播感染。然而，下一节我们将看到，避孕套的使用率并没有医务工作者们期望得那么高。

虽然年轻人是性传播感染预防宣传工作的重点对象，然而近年来性传播感染在 45 岁以上人群中的增长率几乎与年轻人一样高（Bodley-Tickell et al., 2008）。现在的老年人与前几代人相比，更可能处于单身或者经历亲密关系的变故。勃起障碍药物的推广应用有可能促进人们的性活动，而这相应增加了性传播感染扩散的可能性（Paniagua, 1999）。另一个严重影响老年人性卫生保健质量的原因是，老年患者和医生通常都认为讨论性话题令人尴尬。

"性传播感染"（Sexually Transmitted Infections, STIs）和"性传播疾病"（Sex Transmitted Disease, STD）两个词常常交替使用，但值得注意的是，这两个词所指的是相当不同的事物。性传播疾病这个词指的是疾病及感染的生理表现。侧重性传播疾病的性健康项目可能只针对那些出现疾病身体症状的人。与此相反，所有已感染或具有感染风险的人都是性传播感染项目关注的目标人群。这一区别非常重要，因为即使是没有明显症状的性传播感染也会损害生殖器官。

抗生素治疗适用于许多细菌性的性传播感染（如衣原体感染、淋病）。但是，病毒性的性传播感染无法彻底治愈，只是控制其症状（如生殖器疱疹导致的水疱和溃疡等）。性传播感染如果不加治疗，则会导致严重的并发症，包括女性的不孕。许多性传播感染有时是无症状的，这也解释了为什么因性传播感染就医的人数比例往往低于基于人口基数而筛查出的患病率。而且，由于向他人讲述自己的性行为会让人尴尬，这也会延误人们的求医（Stone & Ingham, 2003）。

15.2.3　推广使用避孕套

356

由于艾滋病和其他诸多的性传播感染并没有疫苗及治愈方法，所以倡导那些限制性传播感染的行为就至关重要。这些预防行为可分为三个部分，即预防性传播感染的"ABC"。

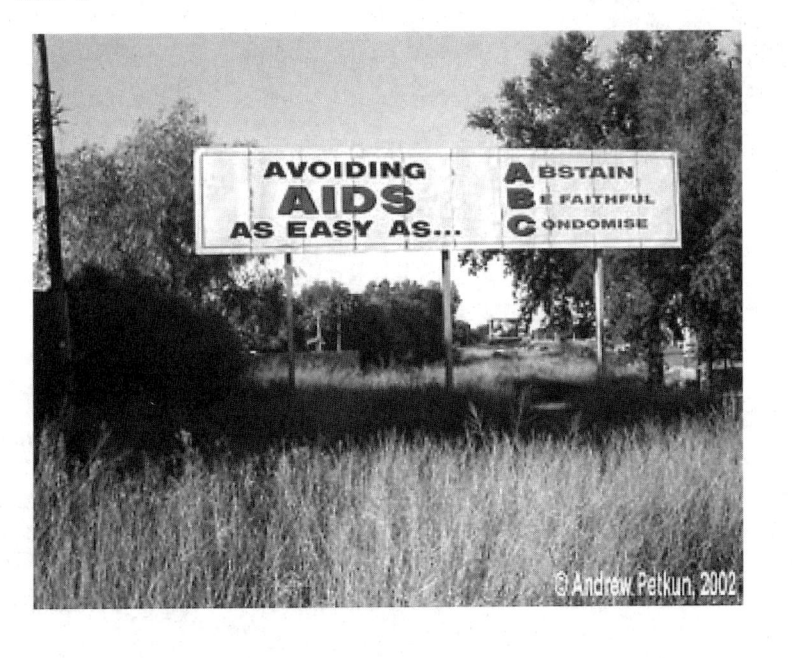

图 15.1
安全性行为的 ABC：博茨瓦纳的广告牌。
［广告牌上写着："预防艾滋病轻而易举"，
A. 禁欲（Abstain）
B. 忠诚（Be faithful）
C.（使用）避孕套（Condoms）］

专栏 15.2   安全性行为 ABC

A	禁欲	如果没有性行为，你就不会发生性传播感染。
B	忠诚	如果你与伴侣保持一夫一妻的关系，而伴侣没有被性病感染，你也就不会感染。
C	使用避孕套	如果你使用避孕套，你发生性传播感染的风险就会降低。

357

　　公共卫生和健康促进项目大多关注 C 部分（根据专栏 15.2 中的标签），因为 A 和 B 要求人们在性行为上做出更根本的改变。的确，有人针对鼓励禁欲的性健康项目进行了研究，结果显示，整体上看，禁欲对推迟第一次性行为年龄、限制性伴侣数量或者增加避孕套和其他避孕措施的使用率并没有什么影响。事实上，有人担忧鼓励禁欲的项目从长远来看甚至会有相反的效果，因为这类项目并未对"不再禁欲之后人们应如何进行安全的性行为"提供任何指导（研究专栏 15.1）。

　　尽管绝大多数人有时的确会使用避孕套，但是坚持一直使用避孕套的人却很少。举例来说，当询问人们最近的性经验时，还不到四分之一的人报告说他们使用了避孕套（de Visser et al., 2003）。此外，在使用避孕套的人当中，约有七分之一的人在发生性接触之前并没有带上避孕套，因而暴露在性传播感染的风险中。因此，提倡正确而持续地使用避孕套是十分必要的。

研究专栏 15.1   提倡性禁欲是否有效

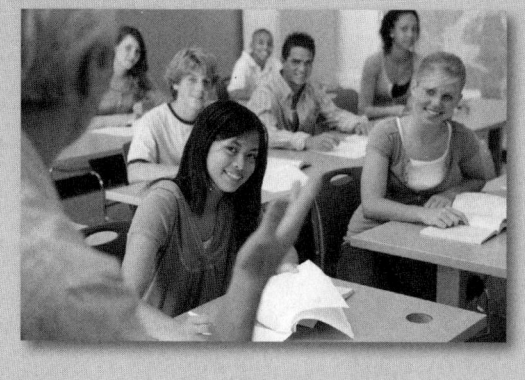

背景

　　美国在布什执政期间，性教育项目如满足下列条件就有资格申请特别基金：同意宣传禁欲是避免怀孕和性传播感染唯一确切的方法，同时同意不提倡使用避孕方法或不指导避孕措施。

方法和结果

　　本研究旨在确定由特别基金支持的禁欲项目能否对青少年的性健康产生预期的积极作用。研究对美国 4 个州推行的 4 种不同的禁欲项目进行了评估：随机分配 1 209 名青少年到禁欲组中，848 名被分配到控制组中。项目开始后追踪了 4~6 年的数据。

　　结果显示，禁欲项目并没有减少青少年的性活动。事实上，无论青少年接受哪种性教育项目，第一次性交的平均年龄和性伴侣的平均人数都一样。没有证据表明禁欲项目对于降低青少年怀孕或性传播感染的风险有积极作用。项目中的所有青少年（禁欲组或对照组）对健康性行为知识的了解都很贫乏。

研究的意义

　　禁欲项目的结果与传统性教育并没有什么差异。不过，鉴于青少年人群中性传播感染和意外怀孕的高发，旨在增加知识和提高技能的综合性性教育项目可能带来最佳的长期效果。

资料来源：Trenholm, C. et al. (2008) Impacts of abstinence education on teen sexual activity, risk of pregnancy, and risk of sexually transmitted diseases, *Journal of Policy Analysis and Management, 27*: 255-276.

行为干预的效果

358

基于行为的社会认知模型（见第 5 章）研究显示，使用避孕套这一行为可由人们的态度、主观规范、自我效能感以及使用避孕套的意图等因素来预测（Albarracín et al., 2001; Sheeran et al., 1999）。然而，避孕套的使用倾向并不受对艾滋病或性传播感染的了解程度、对感染的易感性以及感染的严重性的认识的影响。因此，恐吓式的宣传教育对于提倡避孕套的使用可能毫无效果（Witte & Allen, 2000）。应当关注的重点是态度、观念、技能和信心。实际上，由于避孕套的使用不是个人单方面的问题，所以培养劝说伴侣使用避孕套的沟通技能就显得尤为重要。提倡使用避孕套的干预如果包括沟通技能的内容，比只关注改变个体的知识和态度更为有效（Albarracín et al., 2003; Carey et al., 2000）。

科克伦评论（Cochrane review）的综合分析显示，通过各种形式的行为干预，比如个体的干预（如提高个人的技能）、小团体的干预（如团体咨询）和社区层面的干预（如通过参与社区建设提升归属感和社区认同感），都可显著减少男同性恋活跃者可能感染艾滋病的高危行为（Johnson et al., 2009）。

异性恋人群避孕套的使用率较低，这是因为人们还可选择激素类药物避孕。与性传播感染相比，人们往往更担心意外怀孕，并且常常要在避孕套和其他避孕方式之间做权衡（如 Ott et al., 2002）。这就意味着如果人们使用药物避孕，往往就不会使用避孕套了。在年轻的情侣之间，从避孕套到药物避孕的转变常常代表双方的关系更严肃且相互信赖。避孕套在固定伴侣之间的使用率远低于在新伴侣间或在"一夜情"之中。这种不同背景下使用避孕套的理由也不尽相同：固定的伴侣一般并不太担心性传播感染（de Visser & Smith, 2001）。但是，固定的伴侣关系中不使用避孕套的决定并不总是基于对伴侣性病状态有一个准确的认识。

359

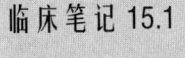

临床笔记 15.1

性行为和避孕

- 许多人在谈论性行为和性问题时会感到尴尬。要让患者明白，你会不加评判地轻松谈论有关性的话题。
- 在为患者开出口服避孕药时，要确保患者知道这种无屏障的避孕方法并不能预防性传播感染。鼓励患者及其性伴侣接受性传播感染的检测（或治疗）。
- 如果你改变人们的性态度和观念，他们就更可能使用避孕套。然而，帮助人们提高与性伴侣协商使用避孕套的沟通技能也很重要。

受口服避孕药、长效激素避孕植入物和性交后避孕法（即事后避孕药）使用增多的影响，避孕套的使用率可能会持续下降。因为激素避孕法并不能阻断性传播感染，所以医生仅仅开出避孕药却不提供避孕套以防止性病传播，可以说是一种不负责任的行为。然而，也有一些人在服用避孕药的同时还会使用避孕套，所以有必要研究怎样鼓励那些使用激素避孕的人同时也使用避孕套。

案例研究 15.1 性传播感染一例

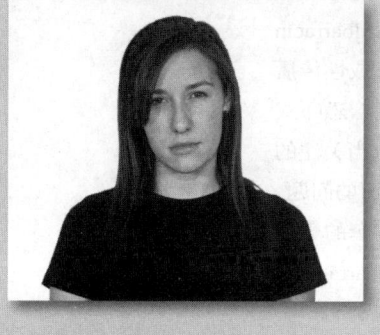

露西 19 岁，是一名零售业销售助理。最近她第一次被确诊感染性病。几个月前她参加了一个聚会，遇到了汤姆。两人擦出了激情的火花，聚会结束后她跟着去了汤姆的住所，并与他发生了性关系。他们并没有使用避孕套。露西吞服了口服避孕药，她不想因要求汤姆使用避孕套而破坏当时的浪漫气氛。露西担心，汤姆会因此认为她是在暗指他有性病。

几周之后，露西注意到她的阴道有分泌物流出，而且排尿时会有刺痛感。她为此感到十分窘迫，甚至尴尬得不想见她的私人医生，于是她等待了几天，希望这些症状会自行消失。但症状并没有消失，她决定去性病专家门诊就医。

去那里接受检测的时候我有点尴尬……我担心那里会有护士长之类的人对我说我是多么的愚蠢……或者在候诊室里遇到肮脏的老男人。我害怕在诊室中见到任何我认识的人，因为那会让我名声扫地。所以我不愿与候诊室中的任何人有目光接触。我想那里的大部分人也都有同样的想法。

她说，令人欣慰的是，接待她的工作人员并不带有任何批判态度，只是单纯地询问了情况并安慰了几句。经诊断她得了淋病，并接受了单次剂量的抗生素治疗。

令露西安心的是，治疗很快见效，不过诊所的工作人员还是对露西做了性健康教育，这让露西更担心是否还有其他性病，担心是否会对她今后的生育能力造成影响。

我确实想到了避孕套，但是当你置身其中时真的很难做到。我知道我在要求男伴使用避孕套方面要更有技巧。一个朋友给我的建议是，即使你服用避孕药不过敏也要说你过敏。这样你就既能要求男伴使用避孕套，又不必涉及性病这类话题。

鉴于意外怀孕和性传播感染都源于性行为防范措施不当，而传统做法只处理其中一种结果，如计划生育服务或性病门诊，因此，某些情况下同时处理这两种结果可能就更有意义。不过，有篇综述总结了计划生育服务中结合性传播感染和艾滋病的研究，得出的结论是，这类研究太少，无法判断这样做是否有利于病人的预后（Church & Mayhew, 2009）。不管怎样，整合医疗的一个重要潜在路径是在计划生育服务中加入艾滋病和性病的检测。这篇综述的作者提出了这种整合服务若干重要的领域：

360

- 提供者等级，即提供计划生育和性病防治两种服务的医务专业人士的等级。
- 附加服务等级，即计划生育专家和性病专家之间的内部转诊。
- 转诊一种等级，即计划生育服务与性病防治服务之间的外部转诊。

在初级医疗中，对于那些还没有接受性健康专家服务的患者来说，简单的干预不失为一种解决性健康问题的有效办法。

> **小　结**
>
> - 艾滋病除了影响身体外，还会危害人的心理健康和生活质量。抑制艾滋病病毒繁殖的综合治疗方案也会影响生活质量，而且这种病无法彻底治愈。
> - 近年来，许多国家的性病感染率都在上升。这一趋势并不仅局限于青年人群，同样也发生在老龄人群。
> - 虽然避孕套能有效地预防艾滋病、一些性病和意外怀孕，但是经常使用避孕套的人只有四分之一。
> - 在异性恋人群之中，避孕套和口服避孕药的使用常常存在二选一的权衡。
> - 传播性知识和改变性态度可提高避孕套的使用率。然而，教导人们必要的沟通技能也很重要，如此才能更好地协商使用避孕套。

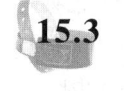 15.3　前列腺癌和睾丸癌

前列腺癌和睾丸癌是常见的癌症，这两种癌症可能会影响男性对男子气或性能力的看法，也可能会被男性对男子气或性能力的看法所影响。许多男人都赞同和遵循传统的男子气概形象，即男人理应"强壮而沉默"。这类观念或许有助于解释为何男人不太可能利用医疗服务（Broom & Tovey, 2009）。对于那些影响性能力的健康问题的筛查与治疗，男人尤其可能排斥，因为性能力是男子气概强悍之核心。

15.3.1　前列腺癌

流行病学与筛查

前列腺包裹着男性的一部分尿道，并且分泌精液中的液体成分。**前列腺癌**（prostate cancer）是男性最为常见的癌症之一，在发达国家约占已诊断的男性癌症病例的四分之一（见图 11.1）。虽然前列腺癌的病因机制尚不清楚，但高危因素包括：年龄、前列腺和乳腺癌（尤其是基于 BRCA2 突变的乳腺癌）的家族史以及体育锻炼的缺乏等。前列腺癌之所以引起人们的特别担心和关注，主要是因为其对男子气概和性能力有潜在的影响（Kunkel et al., 2000; Lintz et al., 2003）。

诊断前列腺癌时，许多人并没有明显的症状。随着病情的进展，症状才会变得逐渐明显。常见的症状是尿失禁。如果前列腺癌发生转移，下背部、臀部以及大腿都可能出现疼痛。与任何癌症一样，前列腺癌的确诊可能导致患者出现焦虑或抑郁，并渴望了解预后和治疗方案等方面的信息。然而医务工作者往往察觉不到患者的焦虑和抑郁，因而导致许多患者对医疗服务不满，认为他们的需求没有得到满足（Lintz et al., 2003）。

医务工作者必须了解前列腺癌的筛查、诊断和治疗所涉及的心理方面的问题。**前列腺特异抗原**（Prostate Specific Antigen, PSA）水平是广泛使用的前列腺癌标记。

但对于前列腺特异抗原的筛查仍然存在一定争议，因为它并不是总能确定查出癌症或降低死亡率，反而会增加焦虑（Kunkel et al., 2000）。直肠指检（Digital Rectal Examination, DRE）是另一种筛查前列腺癌的方法，如果医生察觉到异常就可能表明存在前列腺癌。然而，许多人并不愿接受直肠指检，因为他们觉得手指插入肛门与同性恋有着某种联系。的确，直肠指检比肠镜检查更难让人接受，许多人认为插入手指比插入仪器更让人难堪（Winterich et al., 2009）。

治 疗

治疗方案会根据癌症局限于前列腺还是已经转移而有所不同。患有局部良性肿瘤的人也许会建议主动监控或者"严密观察"而不是治疗。而患有高风险局部肿瘤的人则可能会接受**根治性前列腺切除术**（radical prostatectomy）——包括摘除前列腺的手术、体外放疗或体内放疗。

手术、放疗和激素治疗普遍都有副作用，会降低患者的生活质量。根治性前列腺切除术和放疗常常会导致短暂或永久性的尿失禁和性无能。大多数男性在术后都会出现尿失禁，会引起尴尬、控制感丧失、抑郁和社会交往减少（Ko & Sawatzky, 2008，也可参见本书 15.4.1 部分的相关内容）。手术会损伤神经，进而导致性无能，性无能的影响取决于患者术前的性活动水平及其伴侣对性无能的关注程度（Kirschner-Hermanns & Jakse, 2002）。可保护神经的高科技手术能减少术后尿失禁和性无能的发生及其严重性。

363

在决定手术、放疗或者严密观察时，要考虑可能对患者带来的尿失禁和性无能，这一点非常重要。治疗方法的选择并不简单，因为并没有确定的证据表明，某种单一的疗法能带来最好的长期预后。这就意味着，考虑不同治疗方法对生活质量的影响尤为重要（Kunkel et al., 2000）。举例来说，患者是否选择根治性前列腺切除术，可能受到他们对神经损伤引起性功能受损的担心的影响。有效的心理干预可以减少前列腺癌的确诊以及治疗所带来的消极心理和社会影响（见研究专栏 15.2）。心理咨询、提供勃起辅助设备或药物治疗都可能有益。

若肿瘤的扩散已经超出前列腺被膜，手术或放射治疗的同时可能会加入一个疗程的激素治疗——前列腺的生长和功能都受到睾丸酮的影响，因而有些疗法会通过降低睾丸酮的水平来达到治疗效果。最近研究系统性的综述表明，雄激素剥夺疗法与认知能力的显著（而又微妙）的衰退有关（Nelson et al., 2008）。动物研究和老年人研究也表明，低水平的睾丸酮与认知受损有关。

364

15.3.2　睾丸癌

流行病学与筛查

睾丸的主要功能是制造精子，所以攸关男性的生殖能力。它们也生产睾丸酮，睾丸酮是最主要的雄性激素。**睾丸癌**（testicular cancer）较为罕见，大约占男性癌症的 1~2%。然而，睾丸癌主要发生在二三十岁的男性当中，也是青年男性中最常见的

案例研究 15.2　前列腺癌的诊断与治疗

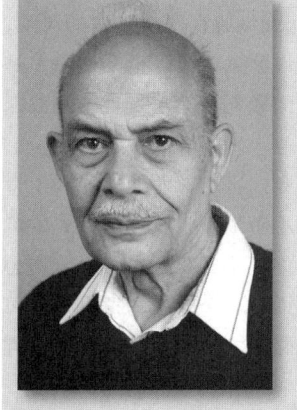

吉姆是一位 69 岁的退休教师。他在 67 岁时被诊断患有前列腺癌。他的经历突出反映了与前列腺癌患者的护理或治疗有关的一些社会心理问题。

吉姆发现前列腺癌的筛查过程和检查某些环节很难接受。部分原因是某些检查的结果具有不确定性。另外有些检查具有很大的挑战性，尤其是直肠指检，医生会带着手套将手指插入吉姆的直肠去探查前列腺的肿块、硬度或其他异常。

整个诊断过程的某些环节十分怪异。我是说，另一个男人将手指放进你的肛门，这种事我从来没有经历过……我再也不想做这样的检查了！

吉姆说，当时医生本人十分让人放心，但是其他医务人员的麻木让诊断经历变得很糟糕。在他暴露隐私部位的时候，有些不认识的工作人员进进出出，既不介绍自己，也没有明显的理由。

一经确诊，吉姆面临着困难的治疗选择：手术、放疗还是"严密观察"。他发现很难做决定，每种选择的预后和副作用差别很大。此外，他感到自己不得不面对的是各种可能性，而不是确定性：

我发现很难决定采取哪种疗法。我有个朋友特别有逻辑，他建议我画一个表格，列出赞同和反对的不同理由，然后给每个治疗选项打分，并且用这种方法来做最后决定……但是我觉得，你怎么可能做到真正地权衡各种不同的选项呢？哪个更重要——生存、性生活或者不会尿到自己身上？我更想选"等等看"这种严密观察选项，仅仅为了不用做决定。

吉姆发现，参加前列腺癌患者的自助团体让他受益颇多。虽然与别人谈论那些令他担忧的事情会让他感到些许焦虑，但参加过数次团体会谈之后带来的益处让他感激：

我参加了一个团体，里面都是与我境况相似的人。团体里所有的人都有癌症，有人甚至比我更糟糕，但是他们都非常的真实，参加这个团体让我感觉很好。这里的人都不再关注自己赚多少钱、开什么车，或诸如此类的东西。每个人都非常坦诚。我很轻松地就融入了这个群体，这也让我得到了许多支持。

在与妻子和家人商讨之后，吉姆选择了根治性前列腺切除术，并为他能得到机器人辅助手术而感到高兴，这种新技术能减少手术对神经的损伤，降低阳痿和尿失禁发生的可能性。

癌症之一。相比于亚洲和非洲人种，睾丸癌在高加索人种中更为普遍。

睾丸自查（testicular self-examination, TSE）是诊断与治疗睾丸癌的重要环节，（像其他癌症一样）早发现和早治疗与更好的预后有关。因为两个睾丸很少会同时发生癌变，男性可以将两个睾丸相互比较，来发现是否有需要进一步做医学检查的肿块。虽然睾丸自查是监测睾丸癌的重要方法，但是人们很少这样做，很多人未能认识到睾丸自查的重要性（Rudberg et al., 2005; Wardle et al., 1994）。所以我们要增进人们对这一问题的认识，找到可提高睾丸自查率的方法。

研究者发现健康信念模型和计划行为理论（见第 5 章）能用于预测睾丸自查（McClenahan et al., 2007）。对青年人的一项研究发现，通过简单的干预，鼓励人们制定详细说明"何时""何地"以及"如何"实施睾丸自查的**执行意图**（implementation intention），便可以显著增加睾丸自查行为（Steadman & Quine, 2004）。

365

治 疗

有时可通过手术切除睾丸上的小肿瘤。然而，最常见的手术处理方法是摘除感染的整个睾丸（睾丸切除术）。这一方法可减少癌前期病变细胞在睾丸存留的风险，因为男性即使只有一个睾丸也能保持生育能力和分泌雄性激素，所以睾丸切除术是可行的。现代治疗方法可以治愈大部分的睾丸癌患者，而睾丸切除术是否结合放疗或化疗则要视具体的病情而定（Huddart et al., 2005）。

虽然大部分睾丸癌患者可以治愈，但治疗的副作用会损害患者的性功能和生育能力。鉴于睾丸癌的流行病学特点，医务人员很有必要思考以下问题：睾丸癌的诊断和治疗常发生在男性为人父之前，患病时性生活对他们还很重要。患者可能担心切除一个睾丸会导致性无能（即无法勃起）或不育。然而，一个健康的睾丸依然可以让男性正常勃起，制造出健康的精子。然而，睾丸切除术之后的男性的确常存在性无能和生育问题。

一项对睾丸癌治疗预后的元分析发现，性行为困难的情况差别很大（Jonker-Pool et al., 2001）。最普遍的问题是射精功能障碍（45% 的人），这显然与会阴区域的手术有关。至少有 10% 的人报告有勃起问题，或者性欲、性生活、性高潮强度或性满足衰退。虽然勃起障碍在这些问题中相对最少发生（占 12%），却与性满足、性生活、性欲和性高潮强度的减弱显著相关。这一元分析的作者总结道：生理方面的预后（射精和勃起受损）显然与影响神经系统的治疗方法有关。与此相反，心理方面的预后（性欲、性生活、性高潮和性满足）却不因治疗方法的不同而有所差异。因此，即使在接受睾丸癌治疗的人群中性方面的问题似乎更普遍，但并非所有观察到的损害都可归因于疾病或治疗因素。心理社会因素反而更为重要。男性及整个社会都赋予男性生殖器官极其重要的象征意义，这意味着切除睾丸是对他们认识到的男子气概的重大挑战（Gurevich et al., 2004）。

临床笔记 15.2

前列腺和睾丸健康

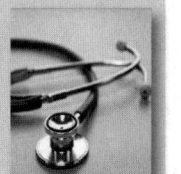

- 鼓励男性准确地说出何时、何地以及如何做睾丸自我检查，这是增加睾丸癌自我筛查行为的简便方法。
- 在诊断及治疗前列腺癌和睾丸癌时，要认识到人们的男子气概信念可能会受到癌症本身、症状以及诸如尿失禁和性功能受损等副作用的影响。

小 结

- 前列腺癌是男性最常见的癌症之一。
- 前列腺癌治疗方法的选择取决于癌症的进程以及患者对于治疗副作用的评估。
- 许多患者在手术或放疗后出现暂时或永久性的尿失禁与勃起障碍。保持这些方面的功能正常非常重要，这可能会影响患者选择治疗抑或严密观察。

- 睾丸癌并不像前列腺癌那样普遍。然而，睾丸癌在年轻人群中比老年人群中更为常见。
- 睾丸癌的治疗方法常常是摘除患侧睾丸。虽然这并不会影响患者的性功能或生育能力，但治疗后患者往往体验到这些方面的受损。心理因素很重要，"完整的生殖器官""性能力"和"男子气概"这类观念都会对此造成影响。
- 心理干预能有效地消除因前列腺癌和睾丸癌的诊断与治疗而产生的心理困扰，这包括针对常见性健康受损的心理治疗。

15.4　尿失禁和肾衰竭

367

本节我们要探讨肾脏和泌尿系统两种常见的疾病。第一种疾病（尿失禁）并不会致命，但是第二种疾病（肾衰竭）却常常会危及生命。这两种疾病的治疗和管理方案都必须考虑心理社会因素。

15.4.1　尿失禁

尿失禁（urinary incontinence, UI）指不同原因引起的无法控制的尿液渗漏。各种尿失禁的人群发病率在青年人中为 20%~30%，中年人中为 30%~40%，老年人中为 30%~50%（Nitti, 2001）。女性比男性更多发。尿失禁的严重程度往往随着年龄增长而加重。尿失禁是膀胱功能失调（急迫性尿失禁）或括约肌功能失调（压力性尿失禁）的结果。如果只研究症状并不能准确判断患者究竟属于急迫性、压力性还是混合性尿失禁。

急迫性尿失禁（urge incontinence）指无明显原因而出现的非自主性排尿，同时伴有突然的尿意。当膀胱肌肉无法适当地收缩排尿时，就会发生急迫性尿失禁，通常与膀胱中的尿液量无关。如果急迫性尿失禁起因于控制膀胱神经的过度活跃，它又被称为"反射性尿失禁"。医务人员可能认为急迫性尿失禁患者的膀胱"不稳定"或"过度活跃"。除了手术和药物治疗，心理治疗和行为治疗同样有其用武之地，如盆底肌的强化训练和"膀胱训练"可使患者学会越来越持久地"憋"尿，并有规律地按照固定的时间间隔排尿，从而增强他们抵抗排尿欲望的能力（NICE, 2006）。

盆底肌力量不足时会造成**压力性尿失禁**（stress incontinence），主要指人们做一些增加膀胱压力的动作时——如咳嗽、大笑、喷嚏、锻炼或其他动作，会出现少量的尿渗漏。压力性尿失禁更经常地出现在女性的孕期（由于膀胱承受了更大的压力）、经前和更年期（因为雌激素水平较低导致尿道周围的肌肉力量减弱）。男性的压力性尿失禁更经常地表现为前列腺切除术的副作用。因为压力性尿失禁源自肌肉无力，所以可通过心理和行为的方法来治疗，例如盆底肌训练和膀胱训练（Hay-smith & Dumoulin, 2006）。

尿失禁可能导致尴尬、痛苦和不适。它对生活质量有非常不利的影响（Gil et al.,

2009; Monz et al., 2005）。许多尿失禁患者报告说，尿失禁限制了他们参加某些活动的能力，这些活动会增加膀胱的张力（如体育运动），或者让如厕不确定、反复多次或者受限（如长途旅行、休假、去剧院 / 电影院等）。针对这种处境的人有一项有趣的支持项目，即"澳大利亚排便管理策略全国厕所地图"（http://www.toiletmap.gov.au），其目的是帮助尿失禁患者参加社交活动时，不用过于担心"突然尿急"和找不到洗手间。

368　　　　对于许多患者来说，谈论泌尿功能以及与性相关的问题会十分困难和尴尬。许多医生也感到这些话题很难说出口（Tomlinson, 2004）。临床笔记 15.3 给出了一些进行私密部位检查需牢记的要点。医生的哪些行为被认为适当，这受到法律、文化和宗教等因素的影响。

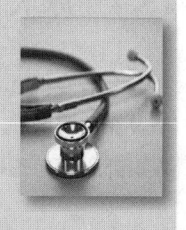

临床笔记 15.3

私密部位检查

- 尴尬和焦虑一般会相互"传染"。你表现得越冷静、越专业，对于你和患者来说检查就越容易。

- 私密部位检查的指导方针包括：

  - 解释检查的必要性。

  - 正确地解释检查内容和你即将要做的事情。

  - 征得患者的同意。

  - 如果可以，允许一位陪护者在场。

  - 确保房间的私密性和检查期间不会有人随意出入。

  - 尊重患者并维护其尊严（如检查结束后为患者遮盖暴露的身体）。

  - 讨论要与疾病有关，避免不必要的个人评价。

  - 时刻准备在患者要求停止时结束检查。

15.4.2　肾衰竭和透析

慢性肾病（chronic kidney disease, CKD）指随着时间推移肾脏功能逐渐丧失。慢性肾病在早期阶段可能并没有明显症状，但随着肾脏排除体内毒素、废物和多余水分的能力进一步受损，症状开始出现。慢性肾病常发展为**晚期肾病**（end-stage renal disease, ESRD），此时肾脏已完全丧失功能。晚期肾病的患者需要通过肾移植或**透析**（dialysis）来排除体内的废物和多余水分。

　　肾脏疾病变得越来越普遍，已成为全世界重大的公共健康问题。最近一篇综述总结了对 26 个人群的研究，发现慢性肾病在全体成年人中发病率的中位数约为 7%，但是在 64 岁以上的人群中升至约 25%（Zhang & Rothenbacher, 2008）。发病率的升高很大程度上可以用糖尿病和高血压发病率的升高来解释，它们都是慢性肾病的主要致病因素（Coresh et al., 2007）。肥胖也与重度慢性肾病的多发有关。但似乎是伴随肥胖出现的心血管问题——而不是肥胖本身——使得超重人群更容易患上慢性肾病（Foster et al., 2008）。

肾脏疾病及其治疗的社会心理方面

369

慢性肾病和晚期肾病患者的生活质量往往会变差，尤其是情绪健康（Mapes et al., 2004; Perlman et al., 2005）。肾病患者面临的特殊困难是抑郁，抑郁源于当下糟糕的健康状况以及未来健康将不断恶化的预后。抑郁在慢性肾病和晚期肾病患者中比在一般人群中更为常见。当疾病开始妨碍患者某些重要的生活领域时，比如工作或家庭生活，抑郁则会变得更普遍或者更严重。要重视患者生活质量的受损，因为它能独立地预测慢性肾病和晚期肾病患者的不良预后和死亡（Mapes et al., 2004; Tsai et al., in press）。

晚期肾病患者的抑郁可通过使用抗抑郁药得到改善，然而许多抗抑郁药物都有副作用，晚期肾病患者难以耐受。这种情况下，心理干预则较为吸引人，有证据表明，支持性的心理治疗和认知行为治疗都能有效地缓解透析病人的抑郁症状（Christensen & Ehlers, 2002）。一项小样本干预的结果显示，利用教练技术和康复咨询可有效改善透析病人的生活质量，而康复项目如果能在患者接受透析前就启动，效果最好（Fitts et al., 1999）。

肾病的治疗还必须限制饮食和液体摄入。接受透析的晚期肾病患者必须限制液体摄入量以避免液体过量，液体过量可能导致充血性心衰竭、高血压、肺水肿甚至死亡。实施强化治疗方案会降低患者的生活质量。对于在医院做透析的患者来说，患者需要进行每周三次、每次 3~4 小时的透析，这种时间上的要求特别明显。因此，家庭透析和腹膜透析（需使用导尿管和透析液手提袋）对于患者更有吸引力。所有透析患者还必须适应他们为了生存对人工手段的依赖，并且缺乏对自身健康的掌控（Christensen & Ehlers, 2002）。由此，肾移植似乎比持续的透析更有吸引力。**肾移植**（kidney transplantation）不应视为晚期肾病的治愈方法，而应视为新的治疗阶段，因为肾移植的患者虽然不再因为透析而限制饮食，但是必须严格遵从使用免疫抑制剂的治疗方案，要留意任何预示感染或器官排异反应的身体变化（Christensen & Ehlers, 2002）。

对于晚期肾病患者的比较表明，接受器官移植的患者比接受透析治疗的患者生活质量更高（Ogutmen et al., 2006）。然而，当我们考察生活质量的不同方面时，却发现器官移植的患者具有更多的痛苦与不适，身体意象也更差。其他研究并没有发现不同的治疗方法存在生活质量的差异，但却强调了心理健康以及对治疗和疾病知识了解的重要性，这两个方面都能让整体的生活质量更好（Sayin et al., 2007）。

370

在关注患者个人权益的同时，情绪及生活质量的受损也值得关注，因为它们可能影响患者对透析和器官移植等治疗要求的依从性。依从性低可能受到某些健康信念（如低的自我效能感，外部控制点）和较少的社会支持的影响（Christensen & Ehlers, 2002）。干预研究表明，可以通过一些行为策略促进依从性，例如自我监管、制定行为契约以及正强化奖励制度（Christensen & Ehlers, 2002; Welche & Thomas-Hawkins, 2005）（见研究专栏 15.2）。

研究专栏 15.2　促进透析患者的依从性

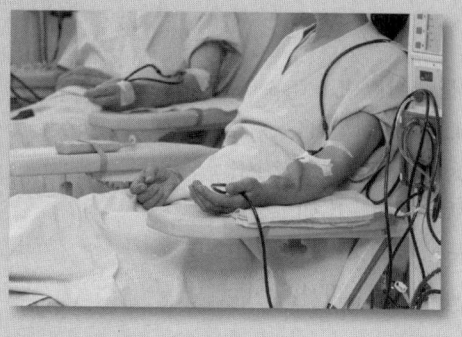

背景

透析患者必须控制饮食和液体摄入，以避免电解质紊乱和液体蓄积所带来的问题。本研究旨在用实验证据证明，有效的干预可促进患者对液体摄限制的依从性。

方法和结果

20 名透析患者参加了一项基于行为的自我管理干预研究。另外有 20 名在年龄、性别、糖尿病状况、透析期间体重增长（对液体摄入规定表现出依从的一个指标）等方面匹配的参与者作为控制组，与实验组进行对比。以 4~6 人为一组进行干预。干预持续 7 周，每周有一次持续一小时的会谈课，会谈课之间留有家庭作业。干预会谈的内容如下：

- 复习遵从液体摄入量规定的重要性（第 1 次会谈）。
- 描述自我管理的方法及其在透析中的应用（第 1 次会谈）。
- 概览自我管理的行为过程，例如自我监控、自我评价和自我强化（第 2 次会谈）。

- 讲授自我管理技能，开始布置家庭作业：用日记监控液体摄入、情绪和行为（第 3 次会谈）。
- 在治疗期间设定液体摄入和体重增加的个人目标（第 4 次会谈）。
- 确定自我强化方法，包括奖励（第 5 次会谈）。
- 传授刺激控制、自我指导及有关的行为应对技能，以促进液体摄入的管理（第 6 次会谈）。
- 每日监控液体摄入，并在每周的团体会谈课上讨论（第 3-7 次会谈）。
- 每周对照目标进行液体摄入及体重增长的自我评估。每周回顾对自我管理的应对技能以及实现目标过程中的困难（第 3-7 次会谈）。

在干预结束后立即进行评估，发现干预组和控制组的依从性并没有显著差异。然而，控制组的依从性在后续 8 周的随访期间减弱，而参加行为管理技能会谈课的实验组的依从性则增强。

研究的意义

本研究表明，随着时间的推移，患者对液体摄入限制的依从性会自然地变差；但是基于行为的自我管理干预可以扭转这一自然趋势。越来越多的证据表明，基于多层面理论的、以团体施行的行为干预可促进血液透析患者的依从性，本研究又增加了新的证据。

资料来源：Christensen, A.J. et al. (2002) Effect of a behavioral self-regulation intervention on patient adherence in hemodialysis, *Health Psychology*, 21: 393-397.

371

小　结

- 尿失禁是由于肌肉无力或者对不适宜的尿意缺乏控制导致的。
- 尿失禁的发病率和严重程度会随着年龄增长而增加。尿失禁常常会引起尴尬并且会限制患者的社交活动。
- 心理和行为因素对于尿失禁的治疗很重要。为改善患者对尿意的控制能力，治疗可以加入肌肉强化训练和膀胱训练。
- 慢性肾病和晚期肾病越来越普遍。肾病增多，部分原因是糖尿病和高血压这类危害肾脏的疾病增多所致。

- 晚期肾病患者要依赖肾移植或者透析来维持生命。器官移植与更好的生活质量有关。
- 透析对患者的生活有很多限制，因而与抑郁和生活质量的下降有关。
- 心理干预能有效地缓解晚期肾病患者的心理困扰。心理干预还能有效地促进患者对治疗的饮食要求的依从。

拓展阅读

Ayers, S. et al. (eds)(2007) *Cambridge Handbook of Psychology, Health and Medicine* (2nd edition). Cambridge: Cambridge University Press. 包括前列腺癌、避孕、疱疹、艾滋病、尿失禁、盆腔痛、性侵犯、睾丸自查、性功能障碍、性传播感染以及泌尿道症状的简短章节。

Tomlinson, J. (ed.) (2004) *ABC of Sexual Health* (2nd edition). London: Wiley. 专门面向临床医生的著作，这本书涵盖了广泛的话题。它探讨了一系列与性健康与性关系有关的生理及心理问题，包含了"如何了解患者的性经历"的实用章节。

复习题

1. 什么是性健康？描述性健康的三个方面。
2. 性胁迫和性虐待对人有什么影响？请提出证据。
3. 慢性盆腔痛的可能原因有哪些？慢性盆腔痛对女性有什么影响？
4. 哪种心理干预能有效地促进安全的性行为？
5. 性传播感染的发病率随着时间的推移有什么变化？哪些因素造成了这种变化？
6. 讨论前列腺癌或睾丸癌可能给男性带来的特殊心理挑战。
7. 简述可能有效地治疗尿失禁的心理干预方法。
8. 慢性肾病和晚期肾病的心理影响是什么？
9. 哪种心理干预方法是慢性肾病和晚期肾病有效的辅助治疗？它对患者的健康和行为有哪些影响？

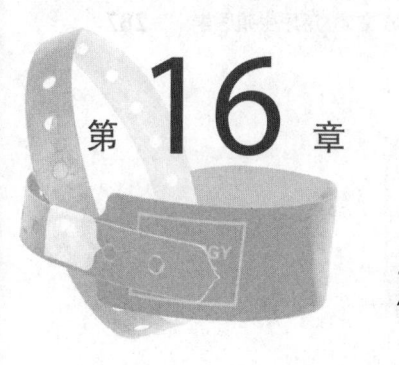

精神病学与神经病学

373

本章提要

16.1　精神病学

　　16.1.1　精神障碍的模型

　　16.1.2　精神障碍的分类

　　16.1.3　精神障碍

16.2　精神障碍的诊断与治疗

　　16.2.1　精神病学评估

　　16.2.2　精神障碍的管理和治疗

16.3　神经障碍

16.4　神经心理评估和康复

　　16.4.1　神经心理评估

　　16.4.2　神经心理康复

专栏

16.1　什么是精神疾病

16.2　抗精神病药物的主要分类

案例研究

16.1　抑郁症

16.2　广泛性焦虑障碍

16.3　帕金森病患者的社交恐怖症

图

16.1　精神障碍的易感因素、诱发因素和持续因素

研究专栏

16.1　医疗实践中的"知情同意"意味着什么

学习目标

本章旨在让你：

● 了解易感因素、诱发因素和持续因素是怎样影响精神障碍发展的。

● 概述常见精神障碍和神经障碍的主要特点、病因和治疗方法。

● 识别评估精神健康和认知功能的方法。

● 描述针对精神疾病和神经障碍的不同治疗方法。

16.1　精神病学

目前初级医疗的许多病人主诉的问题其实主要是心理的而非生理的。而且，正如前面几章所述，许多生理疾病都伴有心理症状。一项包括了 14 个不同的国家及文化的大规模研究发现，精神疾病的高发病率与大量的生理症状有很强的联系，尤其是那些缺乏明确医学解释的生理症状：症状难以解释的人群中精神疾病的发病率为4%，这其中有 69% 的人有 5 种或以上难以解释的症状（Kisely et al., 1997）。

许多精神障碍表现为相似症状的组合，而非明确的疾病。例如，焦虑可以是焦虑症本身的症状，也可以是某些类型的抑郁症、精神分裂症、痴呆症和人格障碍中的一部分症状。因此，把精神障碍视为综合征，而非具有明确诊断的分类，是非常有帮助的。

实践活动 16.1　什么是精神疾病？

● 花几分钟写出你对精神障碍的定义。

● 什么情况下异常行为会构成疾病？

● 精神障碍是否总有潜在的生理原因？

16.1.1　精神障碍的模型

直到 19 世纪，欧洲和北美仍然普遍地用巫术和恶魔附体来解释精神错乱。这种观念在许多传统文化中依旧存在。基于研究成果，现代医学对精神疾病有了更深入的了解。然而，不同的解释对生物医学因素和社会心理因素重要性的认识也不同。

生物医学解释

根据生物医学模型，精神障碍是因为大脑及躯体的生化和生理机制的功能紊乱或者大脑损伤造成的。生物医学模型的含义在于，一旦我们识别出精神障碍的生物学原因，我们就可以找到有效的治疗方法。虽然这一模型对于某些精神障碍十分有效，但是并不能解释所有的障碍。这一模型的主要局限性在于，它假定所有的精神障碍都有异常的躯体或生理基础。但有些障碍（如恐怖症）可能只是正常行为的极端表现。

心理学解释

与生物医学模型相反，心理学模型认为人们的经历（以及对这些经历的反应）会引起精神疾病，却没有任何生理异常的表现。这类心理学模型有三个：（1）精神分析理论、（2）学习理论和（3）认知行为理论。

精神分析将精神障碍解释为意识和潜意识对经验反应的结果，而不是脑功能的异常。基于这一理论的治疗企图识别出造成这些症状的潜意识过程，并且帮助病人应对这些过程。

学习理论认为许多精神障碍是适应不良的学习造成的结果。基于这一理论的治疗会使用诸如操作条件作用和经典条件作用（见第 10 章）的方法来"忘却"（unlearn）适应不良的反应，例如恐怖症。

认知行为理论是最常用的心理学理论。其基本理念是：如果人们习得了荒谬的信念，或者习得对自身、自己的行为或他人对自己的反应等方面功能失调的思维方式，就会出现精神机能障碍。认知行为疗法（CBT）旨在质疑和改变这些适应不良的思维模式。

心理社会模型

精神障碍常涉及生物医学因素和心理因素。因此，生物—心理—社会模型（见第 1 章）同样适用于精神病学。首先，这一理论承认在精神障碍的出现和发展中可能会涉及生理和心理因素。例如，最近的研究开始使用 fMRI 来研究精神分析中像"压抑"这样的概念和现象，从而将正常与异常心理过程的医学和心理学的模型联系起来（Manica，2006）。生物—心理—社会模型还强调社会反应对精神障碍的重要性：我们该把"疯子"关进精神病院，还是该在社区照料"患者"？

精神障碍的原因存在条件差异，且特定精神疾病的原因也存在个体差异。不要假定某种精神障碍的所有病例都可以由单一的原因来解释，而要考虑诸多因素是怎样结合在一起，随着时间的推移共同影响某种疾病的发生和发展的，这一点很重要。我们可以通过"3P 因素"来考虑这个问题，即易感因素、诱发因素和持续因素（见图 16.1）。

易感因素（predisposing factors）是使个体容易患上精神疾病的因素。遗传因素、产前经历、难产以及童年经历（如受忽视和虐待）都会增加患某些精神疾病的风险。

诱发因素（precipitating factors）是能够影响精神疾病易感因素活跃与否的事件或经历。不是所有携带相同易感因素的人都会出现精神障碍——诱发因素会与易感因素相互作用而导致精神障碍。一个类似的例子就是肺癌中基因与行为的相互作用：个体吸烟与否会影响基因上的易感性是否会导致肺癌。影响精神疾病发生的诱发因素包括：诸如脑肿瘤这类疾病（Mainio et al., 2005）、吸毒以及诸如创伤事件、丧亲、社会孤立或关系紧张等心理社会因素（Arseneault et al., 2004; Brewin et al., 2000）。易

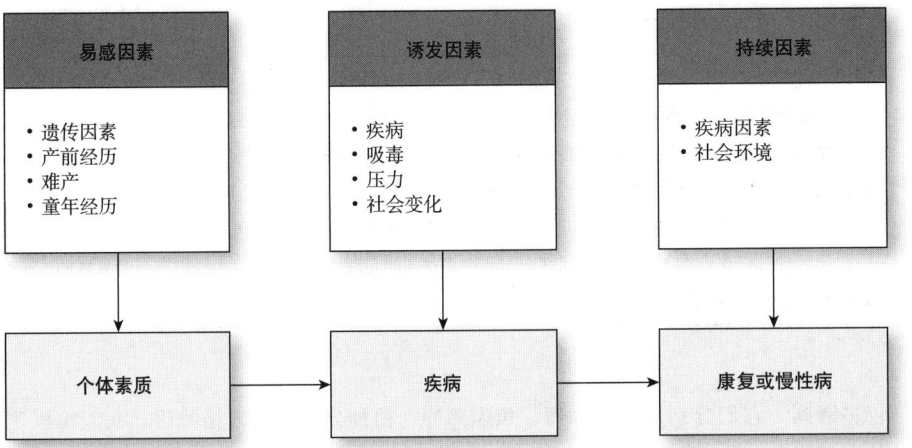

图 16.1

精神障碍的易感因素、诱发因素和持续因素

（资料来源：Gelder et al., 2005.）

感因素与诱发因素之间的相互作用常常称为**素质—应激模型**（diathesis-stress model），其中素质代表着易感因素（见第 3 章）。

持续因素（perpetuating factors）在精神疾病发作之后起作用，会延续病程。有时候疾病能自己延续。例如，焦虑障碍患者适应不良的应对行为会延续这一疾病（McManus et al., 2008）。正如本书其他章节提到的（见第 17 章），不遵从治疗方案也会使疾病延续，如果患者不明白或不相信自己生病了尤其如此（Osterberg & Blaschke, 2005）。社会因素也可能延续疾病。例如，家人或亲朋可能没有帮助患者康复。另外，个体还可能得到一些间接的好处，如受关注、被护理以及因病歇工（见第 9 章）。不愿放弃这些好处则可能使病程变长。

16.1.2　精神障碍的分类

精神疾病的定义一直与时俱变，以反映我们对不同精神障碍及其病因理解的变化。社会态度的改变也会改变人们对精神疾病的看法（见专栏 16.1）。

现在有两个主要的精神疾病分类系统。每一个都会定期更新。美国精神医学学会（American Psychiatric Association）的《精神障碍诊断与统计手册》（DSM）是美国临床医生使用的精神障碍的标准分类。它在许多国家的临床实践及学术研究中都得到广泛的应用。现在最新的版本是第 5 版（DSM-5 由美国精神医学学会于 2013 年颁布——译者注）。

《国际疾病分类标准》（ICD）是世界卫生组织（WHO）开发的。它对所有疾病都进行了分类，包括精神疾病。最新的版本是第 11 版（ICD-II 由世界卫生组织于 2018 年颁布——译者注）。为了应用方便，世界卫生组织补充出版了在初级医疗服务中常见的精神疾病的简化分类（WHO, 1996）。世界卫生组织初级医疗服务指南包括了一些检查项目和简短的评估活动，用以鉴别症状和制订治疗方案。

16.1.3　精神障碍

这里我们会介绍四种常见精神疾病，因发病率高和慢性化，在初级医疗服务中

专栏 16.1 什么是精神疾病

精神疾病的定义并不是固定的。这一点反映在了《国际疾病分类标准》和《精神障碍诊断与统计手册》这类诊断分类系统需定期修订上。精神疾病的定义往往反映了当前社会的热点问题。

例如，直到 1973 年同性恋还列为一种精神障碍，包含在美国心理学协会制定的精神障碍分类中。这带来很大的争议，因为将同性恋定义为一种疾病就意味着应该进行治疗，而不是一种正常的性取向。关于同性恋的病理学辩论在 1973 年之后仍持续着，因为纳入了一种名为"性取向困扰"的新疾病。

辩论的部分焦点在于，这些在同性恋人群中观察到的心理"困扰"究竟是性取向自身导致的，还是反映了施加于同性恋与双性恋人群的歧视与偏见。

较多遇到。它们分别是心境障碍、焦虑障碍、精神分裂症和人格障碍。我们将概述其主要特点、发病率、治疗和预后。

心境障碍

我们都曾有过因为损失和失败而走入人生低谷或"抑郁"的时期。也曾经历过短暂的极度"兴奋"或"狂热"的时期。当这些情绪维持的时间或强度干扰到正常活动和人际关系时，就可以被认为是心境障碍。《精神障碍诊断与统计手册》和《国际疾病分类标准》都区分了抑郁症、躁狂症及**双相障碍**（bipolar disorder，又称躁郁症）的不同临床表现，双向障碍结合了**躁狂**（mania）与**抑郁**（depression）。与其他精神疾病没有关系的抑郁症有时被称作单相抑郁。

抑郁障碍的主要特点是情绪低落、悲观、缺乏精力、注意力低下、低自尊、睡眠质量差、食欲不振及性欲衰退。躁狂的主要特点是情绪亢奋、活动过度、冲动行为、精神不集中、食欲增加及性欲亢进。双相障碍包括抑郁阶段和躁狂阶段的相互转化。躁狂和抑郁之间的转化可以是相对快速的（几个小时内），但是常常出现在一个较长的时期里。

抑郁症（重性抑郁）的人群发病率男性为 2%~3%、女性为 4%~9%，但是约有 10% 的男性和 25% 的女性一生中某个时刻曾经出现过抑郁发作。双相障碍的人群发病率不到 0.5%。据估计，一名看过 2000 位患者的初级医生每年可能会遇到 20~30 位抑郁症患者，以及一两位躁狂发作的患者（Gelder et al., 2005）。

心境障碍似乎是遗传、生理和个人经历共同作用的结果。双生子研究表明，抑郁症和双相障碍具有遗传易感性（Sullivan et al., 2000）。双向障碍的研究表明，神经递质水平的变化与躁狂阶段和抑郁阶段相互之间的转变是对应的。抑郁症的研究发现，多巴胺、五羟色胺和去甲肾上腺素等神经递质的活性衰减有影响作用（Stahl, 2000）。内分泌紊乱可能会导致某些抑郁的发生（Plotsky et al., 1998）。

心理因素也同样重要。应激的经历（尤其在神经生理发展的重要阶段）可能有助于解释环境引起的心理反应是怎样影响抑郁和双相障碍的发展的（Gutman & Nemeroff, 2003）。精神分析对于抑郁的解释是，抑郁是由于所爱的人或物实际或象征性地丧失而引起的反应：个体感到自己毫无价值和希望，并认为自己应当为不幸负责。贝克的抑郁认知理论（Beck, 1967）和塞利格曼的习得性无助理论（Seligman, 1975）

也都强调消极思维在抑郁的发作及发展过程中的重要性（见第 19 章）。

　　有过一次抑郁发作的人群中，约有一半的人会经历再次抑郁发作。抑郁症患者的自杀倾向和自杀死亡也十分常见。治疗抑郁症的方法很多，使用抗抑郁药是最常见的治疗手段。专家建议，抗抑郁药仅适用于中度和重性抑郁。对于抗抑郁药没有反应的急性重度抑郁症，可能会使用电休克疗法。

　　抑郁症对于多种形式的心理治疗都反应良好，尤其是认知行为疗法以及旨在提高问题解决能力和增加社会支持的干预措施。治疗中度及重度抑郁症的一种方法是，先使用抗抑郁药缓解紧急症状，然后进行心理治疗。

　　双相障碍的患者每次发病期间，可能会有持续数月的感觉良好的时期。其治疗包括抗抑郁药物、抗精神病药物或稳定情绪的药物。心理治疗对于双相障碍似乎不像治疗单相抑郁那么成功。

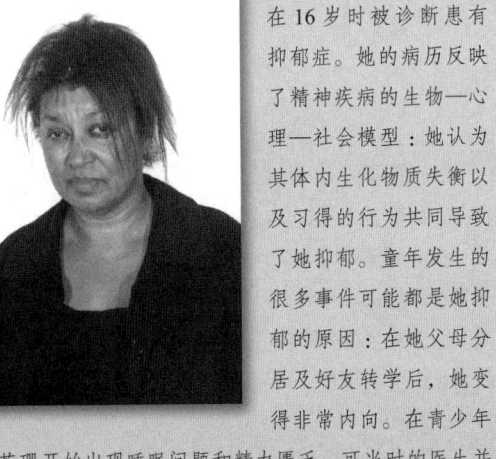

虽然从基因图谱上来看，
你只能是一个抑郁的人，
但是实际上你是一个天性快乐、
无忧无虑的人！

焦虑障碍

　　焦虑障碍（anxiety disorder）一词是一个概括性的术语，包含各种不同形式的异

案例研究 16.1　抑郁症

　　苏珊 43 岁，她曾在 16 岁时被诊断患有抑郁症。她的病历反映了精神疾病的生物—心理—社会模型：她认为其体内生化物质失衡以及习得的行为共同导致了她抑郁。童年发生的很多事件可能都是她抑郁的原因：在她父母分居及好友转学后，她变得非常内向。在青少年期，苏珊开始出现睡眠问题和精力匮乏，可当时的医生并没有注意到她的心理症状，这一点让她觉得非常不幸。

　　苏珊的抑郁症在 16 岁时得到确诊。她开始服用抗抑郁药时，最初副作用十分令人不快，如出现睡眠中断和体重增加。然而，副作用随着时间的推移减弱了，她感觉自己"重生了"。苏珊觉得自己现在能"成为一个正常人"，并且抗抑郁药"彻底改变"了她的生活。诊断和治疗对于苏珊还有另外的心理好处：认识到自己的抑郁情绪只是五羟色胺在脑内活动的结果，而不是像人们简单地说说"振作点！你干吗那么悲苦？"人们的这种说法暗示着，一定程度上抑郁是她自己的错。

　　不论如何，苏珊意识到，虽然抗抑郁药"搞定了我脑内的化学物质"，她同样明白，她的抑郁症也受到心理因素的影响："你不时地从父母那里学会了用消极眼光看待所有事物，消极地做事……"这一认识使苏珊看到了长期治疗的必要性，也有助于她学会以更好的方式来处理生活中的事件，努力改变自身"彻底的自卑情结"。她进行过催眠疗法和心理咨询，这有助于她更积极地对待自己和进行社交活动。

资料来源：www.healthtalkonline.org.uk

常及病态的恐惧和焦虑。一种焦虑障碍可以有特限的焦点，也可以非常泛化。

广泛性焦虑障碍（generalised anxiety disorder, GAD）的特点是有过度的恐惧预感和担忧想法。GAD 患者可能会出现睡眠中断，精神难以集中，也可能会感到抑郁。身体症状包括消化、呼吸、心血管、泌尿及肌肉系统的激越或兴奋。由于 GAD 是持续性的，与单一事件或情境无关，所以它与恐怖症或惊恐障碍之类阵发性焦虑是分离的。

恐怖症（phobias）是对特定情境和事物的焦虑反应。GAD 不愉快的身体及心理体验同样伴随着恐怖症，因而人们可能尝试避开他们害怕的情境或事物。这对于"单纯"恐怖症（如对血液和蜘蛛的恐惧）来说是可行的，但是当人们患有社交恐怖症的时候，回避反应毫无用处。若是在毫无预料或缺乏引起焦虑反应明确诱因的情况下，突然出现焦虑发作，就可做出**惊恐障碍**（panic disorder）的诊断。惊恐发作时焦虑的症状迅速升级。灾难性的想法很普遍——人们可能认为"我要疯了"或"我要死了"。

381

任何时候，总人口中约有 3% 的人患有广泛性焦虑障碍，女性发病率比男性高。许多人虽然患有恐怖症却并不寻求治疗，但是具有临床意义的单纯恐怖症的发病率约为 5%。社交恐怖症的发病率约为 3%。惊恐障碍则很不常见，约为 0.2%，且多见于女性。

双生子研究显示，焦虑障碍有遗传成分（Hettema et al., 2001）。有证据表明，脑内神经递质伽马氨基丁酸（GABA）及五羟色胺的活性异常（Coplan & Lydiard, 1998）。经历也同样重要。单纯恐怖症常发生在童年期。社交恐怖症常起源于在公共场所走失的焦虑体验。惊恐障碍的病因学尚不甚清楚，但可能源自五羟色胺活性异常、自主神经系统对压力的过度反应以及对自主唤醒的过度恐惧反应三者相结合的结果（Gorman et al., 2000）。

如果不进行治疗，75% 以上的 GAD 患者会持续数年。恐怖症与惊恐障碍可能会

案例研究 16.2　广泛性焦虑障碍

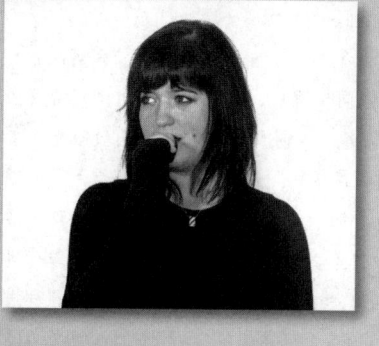

安娜 28 岁，是银行出纳员，她在二十出头的时候首次出现了广泛性焦虑障碍症状。她的工作、个人生活以及经济状况并未受到特别的影响。她说：

我一直在担心所有的事情……或者说任何事情。即使不存在任何问题时也是如此，我总是担心。

持续的担忧开始使她夜间难以入眠。睡眠缺乏导致了疲惫，加上工作时分心，导致她犯下一些"低级小错误"。

疲劳和差劲的工作表现使安娜变得急躁，并且对朋友和家人发脾气。她最先从家庭医生那里寻求帮助，服用苯二氮卓类药物来减轻身体症状、帮助睡眠。然而，她的家庭医生也向她推荐了一位在治疗焦虑症方面有着丰富经验的治疗师。

经过每周一小时的认知行为疗法课程，安娜学到了很多关于她焦虑的生理反应方面的知识。她也了解了这些生理变化引起的心理反应的危害。她正在制订方案，以便在感到焦虑时更好地予以应对。她还坚持写"日记"，记录伴随焦虑的生理症状同时出现的想法和情绪。

持续数年：从童年期开始发作的恐怖症可能特别持久。焦虑障碍的药物治疗包括抗
焦虑药（短期使用）和抗抑郁药（主要用于伴有抑郁症状的 GAD 和恐怖症）。心理
治疗包括放松训练、自我帮助方法以及认知行为治疗（CBT），CBT 旨在改变对恐惧
情境的错误想法。心理治疗和药物治疗相结合往往比单一治疗更有效。

精神分裂症

　　精神分裂症的特点是焦虑以及思维和情绪方面的紊乱或障碍。**精神分裂症**
（schizophrenia）的主要特征是精神症状，例如妄想和幻觉。精神分裂症的不同亚型
可以根据"阳性"和"阴性"症状的不同结合方式来进行鉴别。**阳性症状**（positive
symptoms）附加于已经存在的正常功能之上，包括思维紊乱、幻觉和妄想。思维紊
乱可能有不同的表现形式，但是都代表着正常思绪的变异。比如，不同想法之间可
能缺乏逻辑关系。最常见的幻觉是幻听，例如，有人可能想象自己听到别人评论其
行为的声音，或者可能体验到一种"思想的回声"，即他们能够听到自己的思想自言
自语。妄想是虚假的（通常是怪诞的）信念，本质上可能是迫害性的。例如，有的
患者可能认为电视节目窃取了他们的思维，或者邻居替政府在暗中监视他们。这类
妄想症状的出现如果没有伴随出现其他精神分裂症症状，则代表着妄想障碍。

　　精神分裂症的**阴性症状**（negative symptoms）则涉及正常功能的损伤。阴性症状
的表现多种多样，但是一般都反映了人际关系及社会功能的损伤。情绪改变可能包
括感觉迟钝、情感表达能力减弱以及不协调的情绪（如听到悲伤的消息却哈哈大笑）。
注意力和记忆力的减退可能伴随着上述思维障碍。言语贫乏、抑郁心境和动机低下
可能与上述情绪改变结合在一起，致使患者回避正常的社会交往。

　　精神分裂症的发病率约为 0.5%，终身患病率约为 1%。男性发病率约为女性的两
倍。据估计，一名看过 2000 位患者的初级医生可能会接触 8 位精神分裂症患者，但
是这一数字对于在城市工作的医生来说可能会更高，因城市有大量无家可归的人口
（Geler et al., 2005）。

　　精神分裂症是遗传、生理和经历等因素共同作用的结果。双生子研究表明，这
一疾病的某些患者具有遗传易感性（Sullivan et al., 2003）。有证据显示，精神分裂症
患者的外侧脑室出现了扩大，海马体积减小，并且多巴胺和五羟色胺的水平可能存
在异常（Kapur & Remington, 1996; Nelson et al., 1998）。孕期及分娩的并发症增加了
精神分裂症的风险（Cannon et al., 2002），这与消极的童年期经历（如被忽视和虐待）
的作用一样（Read et al., 2005）。精神分裂症往往在令人苦恼的事件发生之后发作。
早期或长期使用大麻也可能会增加精神分裂症的发病风险（Arsenault et al., 2004）。

　　如果精神分裂症患者的阳性症状是间断的而非持续的，而且阴性症状没有出现
或恶化，那么预后一般较好。高达 10% 的精神分裂症患者会自杀。抗精神病药物能
有效地治疗阳性症状，但是却不能影响阴性症状。缺乏治疗的依从性通常是精神分
裂症的一大问题，并且还会受到药物治疗副作用的影响。心理治疗是药物治疗的有
益补充。

人格障碍

人格可以定义为个体在不同情境下通过行为所表现出来的持久一致性特征。**人格障碍**（personality disorder）很难定义，因为人格本身就是一个难懂的概念。人格障碍不同于其他精神障碍，其发作可能并没有明确的时间点。人格障碍由顽固的行为模式组成，这种行为模式偏离了社会期望，会给自己和他人带来苦恼、折磨或伤害。《精神障碍诊断与统计手册》将人格障碍分为三组：

- 奇异—古怪性人格障碍——包括偏执型与分裂样人格障碍
- 戏剧化—情绪性人格障碍——包括反社会型和边缘型人格障碍
- 焦虑—恐惧性人格障碍——包括强迫型人格障碍

约有 5%~10% 的人会发生人格障碍。人格障碍在年轻人和男性中更为常见。人格障碍似乎是遗传易感性和经历因素（如难产造成的脑损伤及亲子间的互动）共同作用的结果。

因为人格是相对稳定的，所以人格障碍对于治疗并不是非常敏感。治疗常常包含在不同的社会背景寻找管理患者行为的方法。例如，避免让有人格障碍的人接触引起问题行为的场景，以及为直系亲属提供支持。伴发的其他心理疾病或不健康的饮酒与药物使用行为同样应当接受治疗。

小　结

- 精神障碍是以下 3 种因素的结合及相互作用的结果：易感因素、诱发因素和持续因素。
- 医学及心理—社会因素可能与易感因素、诱发因素和持续因素同样重要。
- 精神疾病两大主要的分类系统是《精神障碍诊断与统计手册》（DSM）和《国际疾病分类标准》（ICD）。
- 世界卫生组织开发了在初级医疗服务中最常见的精神疾病的简化分类。
- 精神障碍彼此之间也存在着差异，表现在症状、特征以及思维、情绪和焦虑障碍的强度等方面。

16.2　精神障碍的诊断与治疗

16.2.1　精神病学评估

某些病例的精神障碍诊断可以直接做出。然而，大部分的精神障碍其实是诸多症状的综合征，并且其中许多症状可能也是其他障碍的组成部分。因此，进行全面的检查和评估，以便对区分性诊断做出评价就显得十分重要。精神科访谈包括收集精神病病史和进行精神状态检查（Gelder et al., 2005; Stevens & Rodin, 2001）。值得注意的是，许多精神障碍的性质使得精神科访谈比标准的临床面诊更加困难：患者可能是冷漠的、焦虑的、愤怒的、迷茫的，甚至有攻击性（见第 18 章）。

　　精神科病历首先要注意患者的主诉及病史，包括患者报告的自认病因和主观经历。了解患者病前的人格信息也十分重要。还可能要对患者报告的妄想和精神病进行检查和证实。病历同样应该收集患者的精神病史及治疗病史，包括药物治疗和其他治疗的细节。患者家族史应确认以下相关信息：家族成员是否存在精神障碍、药物 / 酒精依赖以及死因。

　　患者个人史的评估应该关注：（1）其早期发展经历（包括孕期及分娩），（2）其教育及职业经历，（3）其现在的工作及经济状况，以及（4）其关系史。另外，收集患者对酒精、烟草、其他娱乐性药物的使用史也十分重要。要考虑的风险包括：（1）蓄意自残和自杀，（2）针对他人的攻击行为，（3）自我忽视（如不关心自己），以及（4）被其他人忽视或利用。

　　精神状态检查（Mental State Examination）可以用来辅助精神科诊断（Trzepacz & Baker, 1993）。该检查结构性地观察和描述几方面的心理功能，使用了如下的架构：

- 行为和外貌——这里的关注点包括：可见的生理健康或损伤及心理健康的体征。还包括衣着打扮和自我形象。需要注意的行为包括过多或过少的身体活动（如姿态、运动速度、坐立不安、步态等）。

- 心境（主观的和客观的）——患者的心境是其潜在的情绪状态。除了患者给出心境的自我评估，临床医生还要对患者的情绪给出自己的判断——平稳（"正常"）、恶劣（"低落"）或高昂（"兴奋"）。

- 情感——情感与心境有关，且由情绪的外在表现所组成。如果没有明显的异常，情感会被形容为反应性的（与情绪线索相符）。而在精神障碍中，情感可能是迟钝的、易怒的、变化无常的、多疑的、困惑的和不协调的（如与情境不符）。

- 语言与思维模式——语气、语速和音量在不同的精神障碍存在差异，如抑郁症患者说话低沉、缓慢、寡言。注意谈话时思维是否正常、连贯、有逻辑性或者重复。

- 思维内容——言语表达出的思维内容同样重要，因为有人可能会用正常的语调，连贯、流畅地呈现荒诞的思维。还应留意患者是否描述了内疚、抑郁、焦虑、绝望等感觉。患者还可能表达人格解体感（如不真实感、疏离感或空虚感）或现实感丧失（如觉得整个世界都是纸做的），或者给出妄想的证据（明显是毫无根据的想法但却拒绝接受相反的证据）。

- 知觉——留意任何错觉，即误以为某个真实物体是其他东西（如将灌木误当成人）；还有幻觉，即感知到某些不存在的事物（如听到不存在的声音或看到不存在的东西）。

- 自知力——这里的关注点是，患者是否认为自己患有精神障碍或者有其他缺陷，他们是否能看到任何治疗的必要性。

- 认知——留意正常的记忆过程（短时记忆或长时记忆）以及解决问题与推理的能力是否出现了任何变化。"迷你精神状态检查"量表可能对此有帮助（Folstein et al., 1975）。

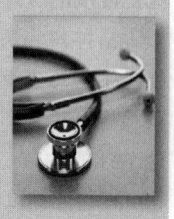

临床笔记 16.1

精神病学评估

- 将精神障碍视为综合征，而非分离的单纯疾病是有益的：这是因为许多精神障碍都表现为类似症状的组合。
- 确保你了解精神状态检查的各个检查项目。这会帮助你发现患者可能存在但却并未主诉的精神疾病。
- "迷你精神状态检查"量表和"记忆测试"这类简单的评估，在鉴别认知缺陷方面十分有用。确保你熟悉这些评估的内容。
- 在精神障碍的诊断和治疗中，十分重要的一点是要了解如何用易感因素、诱发因素和持续因素来解释患者的现状。
- 患者若能对精神疾病多一些觉察和了解，可能对患者参与医疗决策的能力产生影响。

386

16.2.2 精神障碍的管理和治疗

在任何疾病的治疗中，让患者认同某种明确的治疗方案，监控他们的依从性和进展是十分重要的。每一个病例都应当考虑医学的、心理的和社会的干预。不同的治疗方法概述如下。治疗方案应该考虑即时需要、短期目标和长期目标。

药物治疗

精神科使用的药物可以分为不同的类别（见专栏 16.2）。有些药物不只有一种作用，例如，苯二氮卓类既有抗焦虑作用，又有安眠作用。许多药物都有明显的副作用。药物的副作用再加上患者对于药物的态度和信念，可能有助于解释为何精神障碍患者遵医嘱的依从率那么低。对某些特殊的患者群体，在考虑开出抗精神病药物的时候必须非常小心，这些特殊人群包括孕妇（尤其怀孕前三个月）、哺乳期妇女、儿童、老年患者，以及有肝脏、肾脏或心脏疾病的患者。停药和换药也要小心。更多关于药物副作用和禁忌症的信息可在别处查到（见 Gelder et al., 2005）。

如同治疗精神障碍一样重要的是治疗药物的滥用问题。烟草、酒精以及其他娱乐性药物在精神障碍患者中比在正常人群中的使用更普遍（JaneLlopis & Matytsina, 2006）。有证据表明这些行为存在交互的因果联系。有些研究发现，抽烟、饮酒和吸毒会增大患精神疾病的风险。而其他研究则发现，香烟、酒精和其他药物的使用率的上升是精神疾病造成的结果，自我医疗假设的倡导者们则认为，这类行为的出现恰恰是因为患者设法要控制精神症状。

387

心 理 治 疗

在精神障碍的多种治疗方法中，已证明心理治疗是有效的（Roth & Fonagy, 2004）。如第 19 章所述，"谈话治疗"种类繁多。不同的治疗方法对于精神疾病的原

专栏 16.2　抗精神病药物的主要分类

类型	功能	适应症	药物种类
抗焦虑药 （亦称为弱镇静剂）	● 减少焦虑。	急性重症焦虑	苯二氮卓类 氮哌酮
抗精神病药 （亦称为强镇静剂， 精神抑制剂）	● 控制妄想、幻觉以及精 　神运动性兴奋。	精神分裂症 躁狂症 器质性精神病	吩噻嗪类 丁酰苯类 苯甲酰胺替代物
安眠药	● 促进睡眠。	失眠	苯二氮卓类 吡咯环酮类 佐匹克隆
抗抑郁药	● 缓解抑郁症状（但不能 　提升正常人的心境）。 ● 治疗慢性焦虑、强迫障 　碍。	抑郁症	三环类 SSRI—选择性五羟色胺重摄取 　抑制剂 SNRI—五羟色胺及去甲肾上 　腺素重摄取抑制剂 MAOI—单胺氧化酶抑制剂
精神兴奋药	● 治疗儿童多动。 ● 提升心境，但因为依赖 　要避免使用。	嗜睡症 儿童多动障碍	安非他明
情感稳定剂	● 预防情感型精神障碍的 　复发。	双向障碍 急性情感发作	锂制剂 卡马西平 丙戊酸钠 拉莫三嗪

因也各有不同的解释。然而，所有治疗方法都认为，帮助患者了解他们过去和现状、控制他们的精神症状，帮助他们更积极地思考自己、疾病以及社会交往，这些都是很有治疗价值的。大量证据显示，认知行为疗法对于抑郁症、焦虑障碍、恐怖症和强迫障碍都有较好的效果。确实，在一些抑郁症的病例中，认知行为治疗似乎比抗抑郁药更有效（Butler et al., 2006）。同样有证据表明，精神动力学和精神分析治疗对于某些精神障碍有治疗效果（Anderson & Lambert, 1995; Leichsenring, 2005）。在许多病例中，药物治疗和咨询治疗相结合都能取得较好的结果。比如，抗焦虑药物可以减轻焦虑障碍即刻的生理症状，以利于实施心理治疗或咨询。

388

电休克治疗

使用电休克疗法可以安全而有效地治疗重度抑郁症（UK ECT Review Group, 2003）。电休克疗法的程序涉及让电流通过患者的大脑来改善脑内单胺类物质的功能。在左右双侧大脑的设置中，电极被放置在双侧大脑的颞叶，让电流穿过大脑。在单侧大脑的设置中，电极被放置在非优势的大脑上。虽然双侧应用更有效，但副作用也更大，尤其会出现治疗前后的事件记忆丧失。电休克疗法一般用于治疗重度抑郁症，即病症对于药物治疗没有反应，或者疾病对患者本人以及他人的健康产生了威胁（如患有严重产后抑郁症的母亲、高自杀风险的人群）。

精神疾病的医疗决策

某些损害认知功能的精神疾病，可能会妨碍患者参与医疗决策的能力，或者使患者无法给出治疗的知情同意。那些有思维障碍或记忆和问题解决能力受损的患者，可能会觉得很难理解治疗信息，或者很难评估不同的治疗方案。缺乏自知力的患者也许认识不到自己生病了且需要治疗。决策"能力"的概念很重要，但是对于该怎样定义它仍有争议（Wong et al., 1999）。

在某些病例中，医务机构可能会在未征得患者本人同意的情况下进行治疗。例如，英国精神健康法案允许，在患者对他们自己或他人的健康及安全带来严重危害的时候，可以在未经本人同意的情况下对其进行留置和治疗。决策能力和知情同意的问题会在很多情况下遇到。研究专栏 16.1 举例说明了"知情同意"这一概念在精神卫生背景下的复杂性。其中许多问题也出现在下一节介绍的神经障碍之中。

389

研究专栏 16.1　医疗实践中"知情同意"意味着什么

背景

原则上，对于有能力做出治疗知情选择的患者，就应当适当地告知治疗信息，以便让患者自由地选择接受或拒绝治疗。然而，对于被留置在精神病院的患者，知情同意问题就没那么简单了。

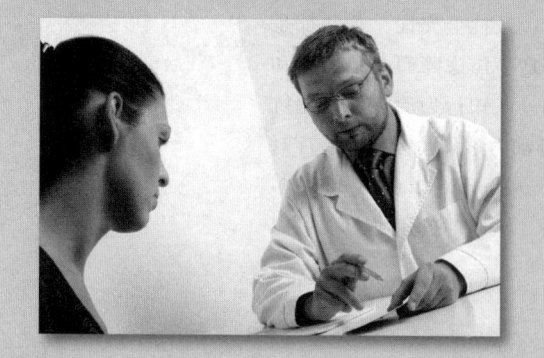

方法和结果

对一所精神病院中的 5 名医务人员和 7 名知情同意的成年患者进行了深入的半结构化访谈。

一名医务人员干净利索地归纳了被留置患者知情同意的悖论：

根本就没有自由选择的知情同意这种东西……即使对于那些同意接受治疗的患者，他们也不是真正知情同意的患者。因为……他们知道，如果能按规定接受治疗和遵从医嘱，就可能早日让他们出院。

一位患者确认了这一点：

多年以来我都学会照医生所说的去做。

有关知情同意的讨论只是集中在药物治疗上；而患者参加心理治疗就被推定为知情同意。当医务人员谈到要"谨慎"地做出医疗决策的时候，他们实际上是假设患者同意接受治疗，而非不同意。

研究的意义

在精神卫生背景下的"知情同意"概念往往并不容易界定。医生和患者都强调以下观点的确面临着一些挑战：有决策能力的患者应仅在其知情同意下方可进行治疗。

资料来源：Larkin, M. et al. (2009) Making sense of consent in a constrained environment, *International Journal of Law & Psychiatry*, *32*, 176-183.

> **小　结**
>
> - 一个完整的精神科访谈包括获取一份精神疾病病史以及进行一次精神状态检查。
> - 精神状态检查评估：行为及外貌；心境和情感；言语和思维；知觉；自知力及认知。
> - 许多精神障碍表现为综合征，有些症状是这些综合征所共有的。这使得区分性诊断十分重要。
> - 在制订治疗方案时，药物、心理和社会干预因素都应考虑。
> - 证据有力地表明，对于许多精神障碍来说，心理治疗可以像药物治疗一样有效，对于心境障碍尤其如此。

 16.3　神经障碍

　　大脑和神经系统的退化或损伤会导致很多障碍。障碍的确切性质是由正常功能受损的位置和程度所决定的。大脑功能的改变也可能与许多精神障碍有关。因为不同的脑区有不同的功能（见第 7 章），特定脑区的损伤或功能紊乱一般有特殊的表现。这一节概述了若干常见的神经障碍及其心理表现和治疗。最后我们要介绍神经心理学评估和康复。

　　多发性硬化（multiple sclerosis, MS）的主要特点是中枢神经系统的炎性反应和髓鞘脱失。多发性硬化可能导致四肢感觉或功能的丧失、失禁、疲乏、疼痛、认知损害和心境障碍。多发性硬化是许多国家年轻人最常见的神经障碍，可能是一种自身免疫性疾病，但是具体的发病过程仍不明了，且无法治愈。多发性硬化的不可预测性和多样化的性质会影响心理健康。抑郁症和焦虑症在多发性硬化患者中比在一般人群中的发病率高，也比其他原因导致同等残疾的人群发病率高（Mohr & Cox, 2001）。此外，学习、注意和专注力也可能受损。虽然多发性硬化缺乏有效的治疗方法，最近的研究综述表明，心理干预（如认知行为治疗）可以有效地控制抑郁，帮助患者应对多发性硬化带来的身体受限（Thomas et al., 2006）。

　　运动神经元病（Motor Neurone Disease）（肌肉萎缩性侧索硬化症）是一种罕见的绝症，因为运动神经元渐进性退变而导致骨骼肌渐进性的无力。这种疾病的原因尚不清楚，并且也不清楚为何有着相同结构的感觉神经元却不受影响。患者的心境障碍比认知损害更为普遍（Goldstein & Leigh, 1999）。焦虑和抑郁似乎也与因运动神经元疾病造成的功能损害严重程度存在相关。然而，功能受损和总体生活质量的关系似乎受到社会支持程度的调节。

　　基底神经节功能障碍会引起严重的运动缺陷（见第 7 章）。然而，重要的认知和情感方面同样也会受损。实际上，基底神经节功能障碍的症状可总结为三个 D：运动障碍（dyskinesia）、痴呆（dementia）和抑郁（depression）（Rosenblatt & Leroi, 2000）。**帕金森病**（Parkinson's disease）是严重的运动障碍，特征是肌肉僵硬、运动迟缓、姿势不稳和肌肉震颤（见案例研究 7.1）。这是一种由基底神经节多巴胺活性严重减弱所导致的渐进性退行性疾病。帕金森病无法治愈。虽然干细胞治疗取得了

案例研究 16.3　帕金森病患者的社交恐怖症

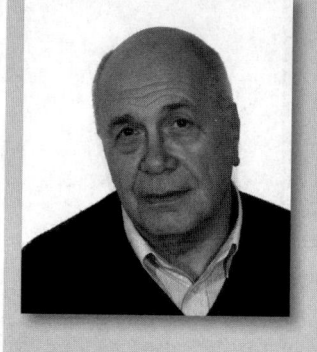

约翰 60 岁，已婚，有 3 名成年的子女。他最初体验到社交恐怖症是在大约 5 年前——那时他的帕金森病的身体症状首次变得明显。除了忧惧帕金森病引起的震颤让他看起来很愚蠢，他还担心一些似乎与疾病无关的事情（如担心他的声音在电话中听起来怪怪的，以及对别人"说错话"）。

在评估过程中，发现约翰从开始上学时就有社交焦虑。从他出现帕金森病的身体症状开始，他的社交焦虑明显加重，开始害怕别人会注意到他的震颤，并且迅速泛化到其他的身体症状中，如他的步态。

约翰社交恐怖症的治疗采用被称作"自我焦点暴露"的小组认知行为疗法，共治疗 12 次，每周一次。在约翰的病例中，第一个任务是帮助他识别公开讲话时出现的想法、情感以及生理唤醒。然后努力换掉那些灾难性的想法（如所有人都会对我的震颤做出消极反应），并且克服逃避社交情境的欲望，因为这类想法和行为只会让问题更加糟糕。

干预包括"在现实中"暴露（如在小组中发言），以及使用录像和镜子进行视觉反馈。这些体验将帮助约翰认识到，人们对他的震颤或其他行为并没有做出严厉的负面评价。标准化的测量和评估显示，这些干预措施显著地降低了约翰的焦虑水平，减少了社交回避，并且这些效果在治疗结束后仍能保持。

资料来源：Heinrichs et al., 2001.

可喜的进展，但标准的治疗仍是使用多巴胺前体左旋多巴（Xi & Zhang, 2008）。帕金森病的认知缺陷十分常见，包括记忆和信息加工的受损。帕金森病患者会比一般人更多地出现抑郁、焦虑、嗜睡、睡眠障碍和疼痛（Chaudhuri et al., 2006）。

392　　　基底节功能受损会导致**亨廷顿氏病**（Huntington's disease），其主要特点是不自主、不间断地快速做动作或抽搐。其他症状包括协调性和平衡感的丧失、口齿不清及吞咽困难。这是一种遗传决定的疾病，由神经递质伽马氨基丁酸（GABA）及乙酰胆碱受体的神经元逐渐退变而引起。亨廷顿氏病无法治愈，一般在症状出现后的 15~25 年间死亡。治疗集中在处理症状、预防并发症以及提供心理支持上。此病也普遍会出现认知缺陷，包括记忆提取、注意力和专注力的受损。亨廷顿氏病患者比正常人更容易出现抑郁和自杀行为（Paulsen et al., 2005）。

痴呆症（dementia）意味着"思想的丧失"，指因为大脑损伤和病变引起认知功能渐进性的丧失。痴呆并非单一的疾病，而是一种综合征，由于病变位置和病因的不同，其症状也因人而异。血管性痴呆起因于多发性小中风，这些小中风会慢慢累积，导致大量神经元丧失以及相应的认知和行为的改变。如同第 8 章所述，身体锻炼可能改善老年人的认知功能，不管是否有痴呆症（Angevaren et al., 2008; Heyn et al., 2004）。

阿尔茨海默型痴呆症或**阿尔茨海默病**（Alzheimer's disease）占据所有老年痴呆症发病率的一半以上。它涉及大脑皮层和特定的皮质下脑区的神经元及突触的进行性丧失。在阿尔茨海默病中，神经元丧失的原因尚不完全清楚，但是，研究者认为，这是由遗传因素和环境影响共同导致的。阿尔茨海默病的特征是记忆、认知能力以及社会功能的进行性衰退，通常伴有意识模糊、易怒以及情绪波动。阿尔茨海默病患者比普通人群更可能出现焦虑（Teri et al., 1999）。他们还会出现精神错乱（包括妄想和幻觉），如果出现快速的认知衰退尤其如此（Ropacki & Jeste, 2005）。对老年人的抑郁症和痴呆症的早期症状进行区别性诊断可能很困难，因为患有抑郁症的人群通常会出现专注力和记忆力受损。虽然抑郁症和痴呆症常常一起发生，但尚不明确的是，抑郁症究竟是负责情绪的脑结构神经退化的结果，还是意识到痴呆症的发作进而所引起的反应（Rusted, 2007）。

神经功能受损常起因于脑血管意外受伤或**中风**（stroke）：因脑血流中断而发生神经死亡（见第 12 章）。血流减少可能是因为血管阻塞（缺血性中风）或破裂（出血性中风）。其结果则取决于病变血管的大小及位置。受血流异常影响的脑区无法正常运作，这可能导致随意运动、理解力、言语能力或视觉能力受损。发生过中风的人比一般人更可能出现抑郁和焦虑。这些精神障碍本身值得我们重视，而且它还会妨碍中风后的身体康复（Chemerinski & Robinson, 2000）。中风其他常见的心理后果还包括易怒、激越、进食障碍以及情感淡漠等症状的多发（Angelelli et al., 2004）。因此，需要躯体、认知以及心理各方面的综合康复训练。

创伤性脑损伤（traumatic brain injury, TBI）也可引起神经功能缺陷。创伤性脑损伤通常由"闭合性头部损伤"（如交通事故、坠落、遇袭或运动损伤）对头部的钝性伤害引起（Ponsford, 2004）。相反，"开放性头部损伤"发生在尖利的物体穿透颅骨的时候，往往导致较局部的损伤。闭合性头部损伤一般会引起广泛的认知、行为以及情感症状。伤情发生在颅骨遭受撞击（如车祸）时引起的大脑损伤。这类损伤特别常见于基底前脑以及额叶、颞叶。脑剪切伤发生在不同密度的组织（如白质和灰质）之间，是由旋转力造成的，如打拳击时一侧的头部遭遇勾拳。由于创伤性脑损伤可能涉及多重机制，其导致的神经损伤一般也多种多样。前额叶皮层的损伤常导致人格改变，例如易怒和抑制解除。创伤性脑损伤发生之后，抑郁和焦虑的发生率也有所提高，但是这些心理后果的发生率及严重性更多地受到应对方式而非伤残程度的影响（Bowen et al., 1998; Ponsford, 2004）。因此，情感支持和心理干预可能在创伤性脑损伤的康复中起着重要作用。

小 结

- 神经障碍可能起因于渐进性退化疾病或急性事件（如中风或创伤性脑损伤）。
- 神经障碍的严重性和影响取决于神经损伤涉及的脑部位置和程度。
- 神经障碍除了导致生理功能损害外，还可能改变患者的情绪和人格。

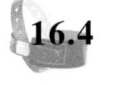 **16.4　神经心理评估和康复**

神经心理康复侧重于治疗由神经损伤或退化所引起的认知和情感缺陷，这可能是更广泛的治疗方案（旨在改善人的生理、行为及社会功能）的组成部分。康复项

目中很重要的一部分是进行全面而彻底的神经心理评估，以确定任何神经损伤的确切性质，从而使个性化的康复项目成为可能（Luria，(1963[1948])）。

16.4.1 神经心理评估

神经心理评估可能有不同的评估目的，包括（1）描述和测量认知缺陷；（2）区分性诊断（如认知缺陷是否是其他精神障碍的一部分）；（3）监控神经心理康复。完整的神经心理评估过程包含对所有感觉通道的检测，还要检测记忆和问题解决能力。

此过程的一个重要部分是评价个体的智力。**迷你精神状态测验**（Mini Mental State Examination, MMSE）是一个十分有用的工具。该测验并不会测查完整版的精神状态测验的所有方面，而是提供了一种简短的（10分钟）标准化评估方法，以此来评估个体的认知能力（Folstein et al., 1975），具体项目如下。

- 定向力：如要求患者说出现在的年份、季节、星期几、日期及月份。
- 感觉登记：如要求患者重复医生提到的 3 个不相关的物体名称。
- 注意力和计算能力：如要求患者在 7 秒内从 100 倒数。
- 回忆：如要求患者说出之前提到的 3 个物体的名称。
- 语言：如向患者展示普通物体，要求患者说出名称；要求患者重复某个句子；按照书面指导语行动；写一个句子；临摹一幅简单的画。

艾登布鲁克认知测验（Addenbrook's Cognitive Examination, ACE-R: Mioshi et al., 2006）涵盖了类似的测查领域。它同样可以运用纸笔测验来测试智力。最近，研究者开发出一项简明的自陈式记忆测验（Test Your Memory, TYM），其对痴呆症的检查与上述两项较长的测验一样有效（Brown et al., 2009）。也可用计算机测验来检查认知功能。对于所有这类测验来说，标准化的计分都可以用来区分正常人或患者，并对不同程度的认知缺陷进行分级。

临床笔记 16.2

神经心理康复及目标设定

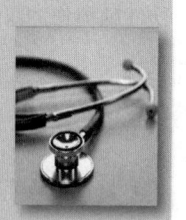

- 在为神经精神障碍患者设计康复计划时，为每位患者制定适当的目标或指标是十分重要的。这可以增加患者治疗的动机和坚持性。这一基本原则同样适用于其他医疗情境。
- 目标应该遵从 SMART 原则：
  - 具体的（Specific）——坚持特定的行为。
  - 可衡量的（Measurable）——行为应该必须可以衡量，以便记录进展。
  - 可达到的（Achievable）——在其能力范围内。这往往意味着你要从非常小的目标开始。
  - 现实的（Realistic）——目标应该容易执行，且在患者的生活中是可达到的。
  - 时限性（Time specific）——为目标设定完成期限。
- 例如，对于抑郁和逃避的患者，SMART 目标可设定为：一周每天都去当地的商店走一走。

还应对患者进行生理及神经影像学评估。脑神经功能的检验包括以下评估：

- 嗅知觉、视敏度、视野及眼动。
- 色觉。
- 咬合力以及面部肌肉力量。
- 听力。
- 头部运动。

　　运动神经功能的检验包括反射评估以及对任何非随意动作、身体乏力或运动不协调的观察。四肢的感觉可以通过适当的触摸和温度来进行评估。对于神经系统的进一步检查包括计算机断层扫描（CT）、核磁共振成像（MRI）以及功能性核磁共振成像（fMRI）。通过血管造影术和静脉造影术可以了解脑血流方面的信息。脑脊液分析可以显示感染（如脑膜炎及脑炎）和某些肿瘤的信息。

16.4.2　神经心理康复

　　大脑具有一定的可塑性，神经元之间的连接可因经验而变化（见 7.1.2 小节）。影响神经损伤康复前景的因素包括：受损程度及位置、受损前大脑的状态（受个体年龄的影响）、受损前的人格和应对方式（Luria, 1963[1948]; Ponsford, 2004; Prigatano, 1999）。

　　康复的关键任务包括语言、注意力、记忆力、自我意识等方面的障碍以及行为问题的康复。在所有神经疾病康复中，对抑郁的治疗都很重要。如果脑损伤，则意味着患者意识不到康复治疗的必要；或者注意力和人格改变，则会使患者很难坚持康复任务，那么创伤性脑损伤的康复前景可能会因此受挫。

　　最近出现了以社区为基础的神经心理康复趋势。这类项目旨在增强患者的独立能力（Ponsford, 2004; Prigatano; 1999）。它们通常会为患者在家庭和工作场所提供适当的支持服务。也有更多的患者使用科技手段来帮助记忆、决策以及安排日常活动。康复治疗并非只涉及医患之间的关系，它还牵涉患者整个家庭的合作关系。这一关系中的各方都必须努力，以帮助患者实现最佳的认知、生理及社会功能康复。

　　康复计划的设定应着眼于实现目标，而目标要切合患者的生活方式。这样做会使患者及其家属更容易坚持目标并参与康复活动。目标设定的基本原则必须在此得到体现。目标应该征得患者的同意，符合 SMART 原则。也就是说目标应该是：

　　　　　具体的、可衡量的、可达到的、现实的、有实现的时间限制。

　　康复方法的选择受到既定目标和患者能力的影响（Prigetano, 1999）。康复方法可能意味着患者必须学习完成任务的新方式、与他人交往以及接受现实条件的限制。可以通过使用一系列的技术手段来帮助患者完成这些任务，包括使用外部辅助工具。技术手段的选用应尽可能将患者注意力吸引到目前任务（以及长期目标）上。这对于创伤性脑损伤尤为重要，因为这种损伤会引起注意力、唤醒、自我意识以及执行功能的缺陷。

医学界现在越来越认识到有必要在康复中处理患者的认知、情绪、行为和社会功能问题，而且要承认这些不同方面在患者生活中的联系。这是整体论康复方法的基础。康复计划必须以改善认知功能为目标，但也要处理与基础的神经心理缺陷有关的任何心境及人格变化。现在医学界已达成共识，康复治疗需要广泛的理论基础，没有任何单一的理论取向最适合所有的患者。

小 结

- 神经心理康复侧重于处理由神经损伤或退化所引起的认知及情绪缺陷。
- 神经心理评估可有助于诊断、制订康复计划以及监控康复进程。它侧重于认知能力，可能还包含生理和神经影像学评估。
- 神经障碍的康复前景受到神经损伤的特点（性质、程度、位置等）的影响，也受到患者自身特点的影响，如应对方式。
- 神经心理康复目标的设定应征得患者的同意。除了改善身体能力外，注意心境和人格的任何变化也很重要。

---

397 📖 **拓展阅读**

Gelder, M., Mayou, R. & Geddes, J. (2005) *Psychiatry* (3rd edition). Oxford: Oxford University Press. 本书全面、清晰以及权威地介绍了精神病学。主要的局限是没有参考文献。更详细的内容请见 *Shorter Oxford Textbook of Psychiatry* (5th edition).

Prigatano, G.P. (1999) *Principles of Neuropsychological Rehabilitation*. Oxford: Oxford University Press. 本书全面介绍了神经心理学，并且强调了考虑患者主观经验的重要性，包括其发病前的状态。

Stevens, L. & Rodin, I. (2001) *Psychiatry: An Illustrated Colour Text*. Edinburgh: Churchill Livingstone. 简短的章节介绍了很多主题。每章 2 页，简要地介绍了各个主题。

❓ **复习题**

1. 描述与精神障碍发生与发展有关的 "3P"。
2. 选择一种精神障碍，概述其主要特征、病因以及治疗方法。
3. 精神状态测验评估了哪些内容？是怎样评估的？
4. 简要描述药物治疗、心理治疗和电休克治疗在精神障碍中的适用性。讨论每种治疗方法的成功率。
5. 为什么药物治疗和心理治疗的结合往往比任何单一的治疗更有效？

6. 选择一种神经障碍，概述其病因、躯体和心理症状以及治疗前景。

7. 为何全面而彻底的神经心理评估对于康复必不可少？这一评估都涉及什么程序。

8. 概述神经心理康复的目标和实践。

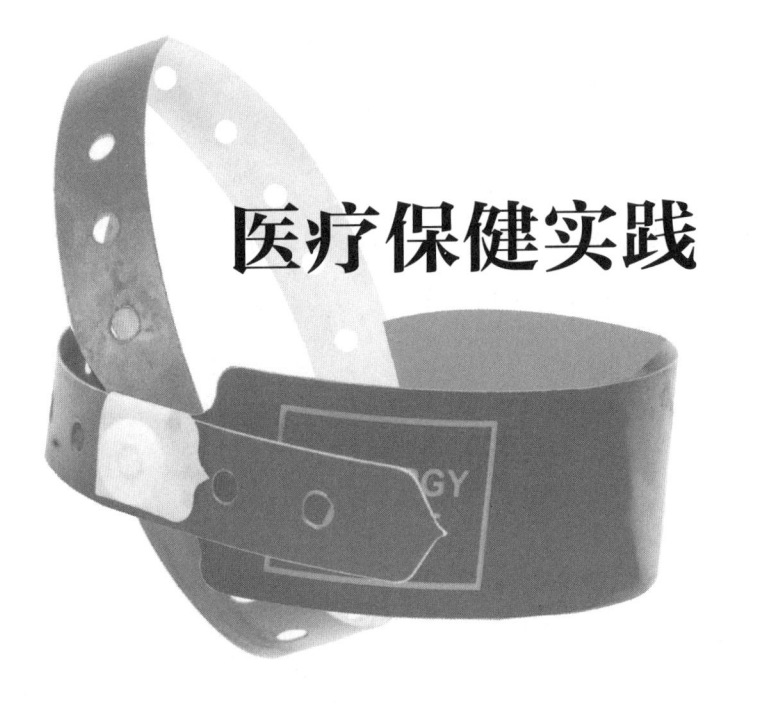

第四编

医疗保健实践

第 **17** 章

循 证 医 学

本章提要

401

17.1 循证医学

    17.1.1 什么是循证医学

    17.1.2 证据的等级

    17.1.3 如何阅读论文

17.2 治疗依从性

    17.2.1 不依从的原因：有意还是无意

    17.2.2 不依从的原因：多面模型

    17.2.3 提高依从性的策略

17.3 医患沟通

    17.3.1 医疗沟通的目的

    17.3.2 医疗情境中的沟通行为

    17.3.3 沟通技能对患者结果的影响

    17.3.4 风险沟通

专栏

17.1 什么是元分析

17.2 如何阅读研究论文

17.3 风险信息沟通的建议

案例研究

17.1 HIV 抗逆转录病毒药物治疗依从性的阻碍

图

17.1 循证医学活动的循环

17.2 依从性障碍的多维模型

17.3 良好的医患沟通如何提高依从性

研究专栏

17.1 共同决策有多普遍

402　**学习目标**

本章旨在让你：

- 定义循证医学。
- 实践循证医学时确定可用的信息源。
- 描述影响治疗方案依从性的因素。
- 讨论有效的医患沟通的重要性。

　　理想情况下，所有的治疗决策都应基于坚实的证据之上。正是这一理想推动着循证实践的进展。但循证医学指什么？什么可以算作证据？本章将首先介绍什么是循证医学；第二部分侧重于有关治疗依从性的研究证据；第三部分介绍关于医患沟通的研究。本书第 18 章以第三部分为基础，概述了能带来良好治疗结果的沟通技能。

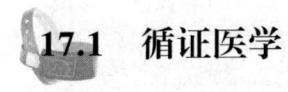

17.1　循证医学

17.1.1　什么是循证医学

　　循证医学（evidence-based medicine, EBM）基本的和最重要的主张是"将个人的临床专业技能与系统性研究中可援引的最佳外部临床证据结合起来"（Sackett et al., 1996）。临床专业技能的一个重要方面就是要考虑特定患者的困境、权利和偏好的细节。施特劳斯等人在其指导手册（Straus et al., 2005）里指出循证医学的实践必须：

1. 提出恰当的问题。问题的陈述方式必须让我们能够判断它们是否得到了回答。例如，如果我们想知道两种治疗方案哪一个更好，那么要在治疗前对我们所认
403　　为的显著差异进行定义——如此我们才有评判答案的标准。
2. 发现回答问题的最好证据。不同的证据来源将在下文详细讨论。
3. 评估证据。医务人员必须知道如何分辨证据可信性（区分证据好坏）。虽然证据可以辅助医疗决策，但证据本身并不能做决定。
4. 根据我们的专业知识和患者的具体情况对证据排序。我们必须了解如何将证据应用于特定的患者。如前所述，这意味着充分考虑患者的权利、偏好及对特定治疗的禁忌。
5. 在评估以上 4 个步骤的过程中不断收集反馈，并灵活地加以改进。循证医学不仅要评估结果（即选择的治疗方案是否成功），还要评估将证据与临床判断相结合的过程，这两方面都很重要。通过这样的自我评估，循证医学的过程和实践才会更加有效。

　　理想情况下，步骤 1 到 5 可以形成反馈回路。这样我们对医疗决策的过程和后果的评估所获得的信息，将有助于我们提出更恰当的问题，更好地搜集证据，更好

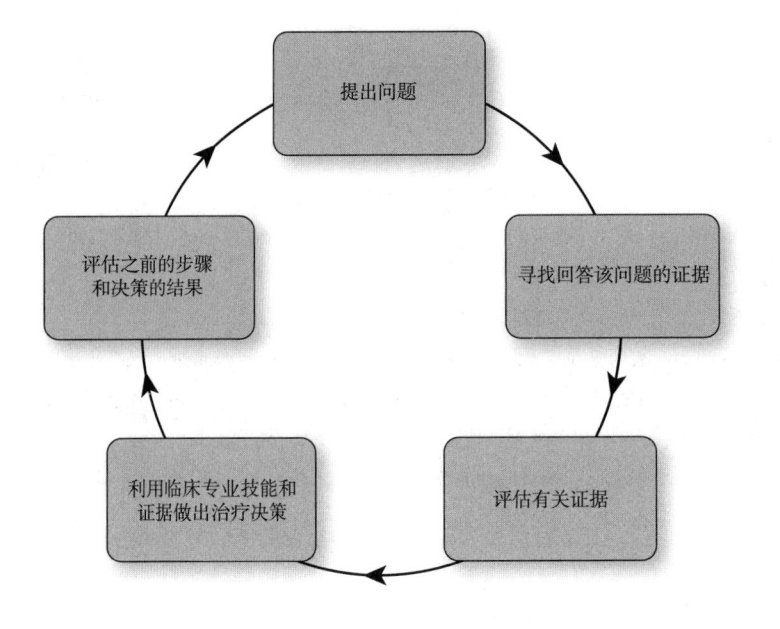

图 17.1

循证医学实践活动的循环

（资料来源：Straus et al.,
2005.）

地做出评估，更好地把证据和临床专业知识整合在一起（见图 17.1）。

上述 5 个步骤代表了理想的模式，临床医生未必在所有的情况下都遵循这一模式（Straus et al., 2005）。医生可依据其工作性质和具体情况在不同的循证医学模式间来回切换。医生常喜欢采用其他人的评估结果，从而省略第三个步骤。尽管如此，所有的循证医学模式都包括提出正确的问题和把证据与临床专业技能、患者特点和情况整合在一起。

17.1.2　证据的等级

404

为了找到回答适当治疗问题的最佳证据，施特劳斯等人（Straus et al., 2005）确定了循证医学证据的等级。这一等级结构的内容包括系统、概要、综合性证据和研究。本节将按照循证医学效用从大到小的顺序逐一对其介绍。

系　统

这是计算机化的决策支持系统，其中包含不同治疗的最新信息，并可随时录入特定患者的具体信息，帮助寻找最适合的治疗方案。

概　要

包括对当前最佳治疗实践的简短的、前沿的总结。医务人员可从循证医学杂志和在线资源中获益（见临床笔记）。

临床笔记 17.1

寻找最新的研究证据

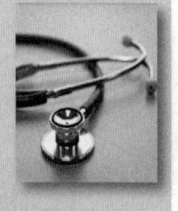

- 利用研究概要，如疗效综述摘要数据库（DARE），《循证医学》杂志，美国医师协会（ACP）旗下的 ACP 杂志和《英国医学杂志》的单页研究论文摘要（BMJ Pico）。
- 查找近期的元分析或者系统综述文章。
- 利用 Cochrane 数据库寻找不同治疗方法的最新综述（www.cochrane.org）。
- 确保你知道如何使用 Pubmed 等数据库（www.pubmed.gov）来寻找相关的初级研究（第一手研究）证据，并培养批判性地阅读研究报告所需的技能。
- 访问在线健康讨论网（www.healthtalkonline.org），在诸多疾病和治疗资料中搜集感兴趣的患者案例研究。

综合性证据

通过系统地搜索已发表的文献来确认所有相关的研究，元分析和系统综述提供关于研究结果的详细介绍。**元分析**（meta analysis）是将类似研究的结果结合起来进行数据统计分析（见专栏 17.1）。**系统综述**（systematic reviews）总结已发表的研究，但不像元分析那样基于统计分析。这两种方法一般都会评估研究的质量，因此弱研究设计的论文不如方法学严谨的研究那么有影响力。

405

研　究

这类证据包括同行评审的期刊上发表的单独研究和临床试验。依赖单独的研究论文的缺点是，没有任何单个研究的设计和实施是完美的。因为即便是很好的研究，其样本的特征也可能与你希望应用该研究的患者不一样。因此，我们需要阅读和评估更多的研究论文，以便寻找更适合的证据来回答我们的问题。这个任务很艰巨：

专栏 17.1　什么是元分析

元分析是一种统计程序，用于将若干相似研究的样本合并成更大的样本进行分析。元分析特别适用于评估干预研究，因为样本容量小会影响研究结果统计学上的显著性。

元分析的第一步是确认相关的研究——通常是通过系统地搜索电子数据库。一旦确认了相关的论文，判断哪些研究具有适合的纳入质量就很重要。一旦确认了适合的研究，就可以分析合并的数据以找到总的"效应量"，也就是说不仅要确定治疗的临床结果是否具有统计学上的显著效应，还要确定效应量的大小。

元分析的质量受制于它所纳入的研究。另外，元分析可能会受到"文件抽屉效应"（file drawer effect）的影响，因为那些没有统计学显著效应的研究可能永远得不到发表，永远锁在了文件柜里。因此真正的"效应量"可能永远不为人知。

每年加入 PubMed 数据库的英文记录超过 60 万条。因而找到最好的和最相关的证据需要高超的搜索技术，要付出很多精力和时间。证据的等级结构（Straus et al., 2005）也表明，通过检索 PubMed 等数据库找到的单篇研究论文优先级较低。

　　然而，综合性证据、概要和系统均（以某种方式）基于原创性研究。原创性研究可能运用了若干研究设计中的一种。在**随机化控制试验**（randomised controlled trial, RCT）中，治疗或干预的疗效可以通过比较接受目标治疗的实验组与接受常规护理或安慰剂的控制组的临床结果来进行评估。参与者被随机分配到治疗组或控制组，可以用统计检验来保证研究结束时要比较的各组在研究开始时并没有差异。这种设计要保证"盲测"，即患者和测量临床结果的研究者均"看不到"（不知道）患者接受的究竟是治疗还是安慰剂，因此这种设计在方法学上很严谨。

406

　　其他实验设计包括**案例对照研究**（case-control studies）：用于比较有某种疾病的人（案例）和健康人群（对照组）之间差异；**横断调查**（cross-sectional surveys）：使用标准化问卷来调查患者组或一般人群样本组。而**质性访谈法**（qualitative interview methods）则越来越多地用于探察患者的个人经历。一些重要的信息也可以通过系列的个案或**案例报告**（case reports）获得，但由于这些信息是基于特定情况下的少数患者，因此其在临床上的适用性很有限。

17.1.3　如何阅读论文

　　了解如何阅读和批判性地评价具体的研究论文很重要。医学研究论文一般有固定的结构。前言部分应该准确地概括论文研究主题当前的知识点，给出当前研究的理论基础，阐明研究目的和假设。方法部分应该详细描述研究方法，以便于其他研究者进行重复实验。结果部分应呈现为回答所述研究问题或假设而进行的任何统计分析的结果。讨论部分应准确地介绍当前的研究结果与现有知识之间的关联，以及对临床实践的启示。

　　专栏 17.2 概述了批判性地阅读研究论文时要问的几个问题。这些问题涵盖了研究论文的上述 4 个部分。列表改编自格林哈尔希的《如何阅读论文》（Greenhalgh, 2006）一书，这本书还给出了阅读医学期刊上不同类型论文的实用小贴士。

专栏 17.2　如何阅读研究论文

以下问题有助于指导我们批判性地阅读原创研究的论文。以你现有的知识，你可能回答不了所有的问题，但应朝着这个目标努力。

- 论文是在哪里发表的？
  - ——杂志的声誉是判断研究质量的第一指标。
- 研究是原创性的吗？
  - ——前言是否全面概括了该主题现有的知识点？
  - ——研究提供了什么新信息？
- 参与者 / 被试 / 患者是谁？
  - ——纳入和排除标准是什么？
  - ——是"现实生活"研究还是实验研究？

407 **专栏 17.2（续）**

- 研究设计合适吗？
  - ——做了什么，如何测量的？
- 减少偏差的方法是什么？
  - ——是否有必要加入控制组？
  - ——参与者分组是否随机？
- 治疗或干预完成了吗？
  - ——是否所有的参与者均按要求完成任务？
  - ——样本流失有差异吗（即退出研究的人与完成研究的人有差异吗）？
- 评估或者分析是单盲或双盲的吗？
  - ——研究者是否知道谁接受了哪种治疗？
- 是否处理了初步的统计问题？
  - ——样本容量是否足够大？
  - ——跟踪时间是否长到足以发现疗效？
- 分析是否合理？
  - ——是否运用了正确的统计分析？
  - ——如果需要，是否对有差异的样本流失进行了校正？
- 分析是否支持研究结论？
  - ——作者是否"精心挑选了"支持其论点的结果？
  - ——是否考虑了研究结果其他可能的解释？
  - ——是否考虑了没有测量的因素对结果解释的影响？
- 是否声明了研究所有的利益冲突？
  - ——是否清楚地陈述了资金来源和研究所有的利益相关方？

资料来源：Greenhalgh, 2006.

小　结

- 循证医学意味着把最权威的研究证据与临床判断及对每位患者的了解结合在一起。
- 不同的信息源对循证医学实践的应用价值存在差异。对研究结果进行综合可促进循证医学的发展。
- 要践行循证医学，医务人员需要学会评估每篇研究论文的质量。

---

408 ## 17.2 治疗依从性

　　循证医学特别关注对治疗依从性的理解。依从性高会带来更好的临床结果（DiMatteo et al., 2002）。但令人担忧的是，约有 30% 的患者（涉及多种疾病）不按医嘱服药（DiMatteo et al., 2004a）。

　　依从性研究大多侧重于药物治疗，但不遵医嘱的提法也适用于其他医学治疗（如锻炼或物理治疗）或行为塑造（如节食）。"依从"（adherence）或"顺从"（compliance）这两个词通常可互换使用。但有人主张"依从"更好，因为"依从"意味着患者主动参与治疗的过程，而"顺从"则隐含着患者只是服从医嘱。

依从和不依从的关系不应被视为非此即彼的二元对立，而应被视为一个依从性或多或少的连续体。这种看法不认为存在一类"不顺从的病人"，而是承认即使是那些具有强烈依从动机的患者，依从性可能也不是完美的。这还意味着我们要从广义上思考依从性，考虑患者可能偏离规定治疗的各种形式。患者偏离医嘱的表现有：

- 执行不足（如很少做建议的运动）。
- 过度执行（如服用超过规定剂量的药物）。
- 未按规定的间隔治疗（如过于频繁地锻炼或者锻炼频次低于要求）。
- 没有按规定的疗程接受治疗（如感觉好一点就停止使用抗生素）。
- 在主治医务人员不知情的情况下服用其他药物。

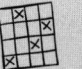

实践活动 17.1

- 回忆上一次医生给你开药的情况。
- 你是否按剂量服药？你是否按照处方要求的时间服药？
- 如果没有，为什么？

17.2.1　不依从的原因：有意还是无意

将不依从的原因区分为有意的还是无意的很有必要（Myers & Midence, 1998）。**无意不依从**（unintentional non-adherence）的原因可能有多种。患者可能不理解治疗指令或者忘记指令。患者可能因治疗方案复杂而很难照办，或者只是忘记服用剂量而导致不依从。为了减少不依从，我们需要考虑：

- 患者对信息的理解和回忆。
- 患者的动机。
- 提供促进依从性的资源。

很多无意不依从背后的原因是医患沟通不畅（见第 18 章）。

有意不依从（intentional non-adherence）是指患者决定不遵循治疗方案。依从性领域中一个有用的行为模型是疾病表征的**自我调节模型**（self-regulatory model）（见第 4 章）。该模型强调关注患者对自己疾病的理解（包括病因和治疗）的必要性。根据这个模型，自我调节过程包括 3 个重要方面。第一是患者对自身反应的理性的规划；第二是患者对疾病和治疗的情绪反应；第三是患者对自己的行为和对治疗进程的监控和评估。可见，该模型强调患者对自己的行为及后果的反省能力。该模型还注重三个成分——信念、情绪和评估之间持续的相互作用。这一模型可以解释不依从的各种原因，包括防御式应对或对疾病所致威胁的否定；不按治疗剂量服药以避免不适的副作用；或者症状稍有缓解就过早停止治疗。

17.2.2　不依从的原因：多面模型

虽然上面区分有意不依从和无意不依从有利于我们理解依从的概念和内涵，但依从性的多面模型可能更有利于临床医生查明并处理诸多依从性的障碍。最近有研究综述确认了若干重要的个体特征、病症和治疗方案对依从性的影响（DiMatteo, 2004a, 2004b; Dimatteo et al., 2000, 2007; Ingersoll & Cohen, 2008; Jin et al., 2008; More et al., 2004），详见图 17.2 和案例研究 17.1。

疾病因素

当患者感受到疾病症状时依从性一般较高。这对于症状波动（如哮喘）或没有症状（如高血压）的疾病颇有启示意义。对于不太严重的疾病，健康状况较差的患者有较高的依从性，而他们对于严重的疾病依从性却不高。这种差别可能是因为得重病的人在依从性上具有更多的躯体、现实生活和心理方面的阻碍。

治疗因素

依从性随剂量方案复杂度或负担的增加而下降。患者一般对一天服用一次的药物的依从性要高于一天服用多次且需要按时服用的药物的依从性。患者对不涉及多种药物、特定时间或进食要求的治疗方案更易依从。当患者经历不适的药物副作用时，依从率较低。

患者因素

年龄、性别或社会经济地位等人口统计学因素不会强烈地影响依从性。然而，

图 17.2

依从性障碍的多维模型

410

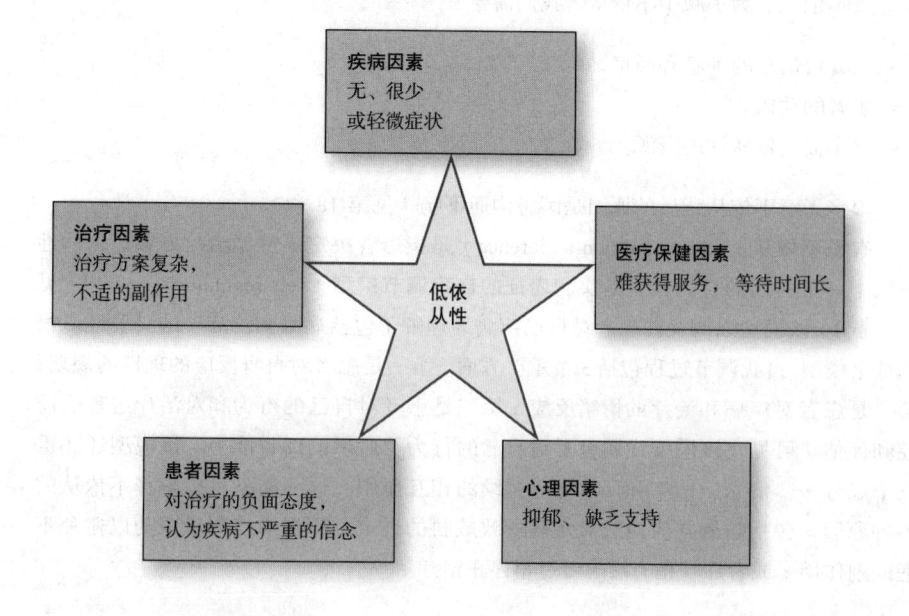

案例研究 17.1　HIV 抗逆转录病毒药物治疗依从性的阻碍

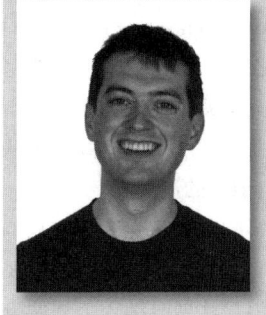

大卫 36 岁，10 年前被诊断感染 HIV（艾滋病病毒）。经诊断他尚未表现出艾滋病，且健康状况基本良好。自确诊以来，他一直采用联合抗逆转录病毒疗法（ART）。为便于应付服药时间及药物剂量，他已经多次更换了治疗药物。他目前服用两种抗逆转录病毒药物：其中一种是两种药物的复合片剂，一天三次。大卫认为这种组合比之前的处方更容易依从：

　　服用复合片剂容易多了，以前我需服用三种不同的药，一种一天两次，一种一天三次，另外一种一天一次。有些我不得不在空腹的时候吃。

　　与很多使用 ART 疗法的人一样，大卫也出现了恶心和头痛等副作用。改用他现在的治疗方案时，他最初出现了皮疹和失眠。也出现过脂肪代谢障碍（因脂肪代谢紊乱导致体脂重新分布），手指和趾甲脱色。

　　显然，我还没有真正发病，我想保持这种状态。而服用这些药物可能是保持健康的最好方法，但副作用有时让我产生怀疑……我还担心这些药物会损害肝脏。

　　虽然大卫努力坚持按时服药，也从更简单的给药方案中获益，但他有时仍会出现漏服的现象：

　　有时你要外出见某个人，事情环环相扣，最后你去了他们的住处，发现你没带药。不过通常只是漏服一次或两次。因此，我希望长远看这不是问题，目前看来还没什么问题。

　　以上案例研究表明，依从性受到很多因素的影响，包括对潜在好处的理性思考，对即时和长期副作用的担忧，以及协调治疗方案与生活方式的困难。

　　正如在关于有意不依从的讨论中所指出的，患者的信念对依从性有重要的影响。在下列情况下依从性较高：

411

- 患者认为其疾病是严重的。
- 患者认为依从会带来更多的好处。
- 依从的阻碍因素较少。
- 患者有更强的治疗动机。

　　阻碍治疗的因素包括患者不赞同诊断结果或治疗计划。也可能包括对副作用或长期用药的担心。

心理社会因素

　　心理社会因素也对依从性有重要影响。抑郁且缺乏社会支持的患者往往依从性较低。社会支持除了对依从性提供直接的实际或情感上的支持鼓励外，可能还有更广泛的影响。例如，在凝聚力较强、冲突较少的家庭中，人们的依从性更高。

医疗保健因素

医疗服务获得的便捷性和等候时间等现实问题可能会影响依从性。但医疗保健体系的另一个方面获得了很多关注，那就是**医患沟通**（doctor-patient communication）和医患关系。医患沟通的重要性将在本章下一节更全面地探讨，但沟通不良可能是不依从的一个原因。如果患者获得充足的诊疗时间，并与真正关心他们健康的医生建立了信任关系，则依从性往往会变得更高。良好的医患关系可以带来更高的依从性。图 17.3 展示了良好的医患沟通可提高依从性和改善治疗效果的途径。

依从性也受到临床医生的信息提供和信息利用效率的影响。信息交流不应只侧重于病症和治疗的客观事实，还应关注患者情感方面的忧虑（见第 18 章）。医生要引导患者说出自己的想法，敏锐地回应患者，尤其在制订治疗计划时纳入上述两方面以便让患者最大可能地依从，都需要良好的沟通技能。

患者如果对医生提供的信息量感到满意，能理解并记住这些信息，依从性就会更高（见临床笔记 10.3）。患者需要信息来：

- 让他们做到依从。
- 克服对治疗的恐惧或误解。

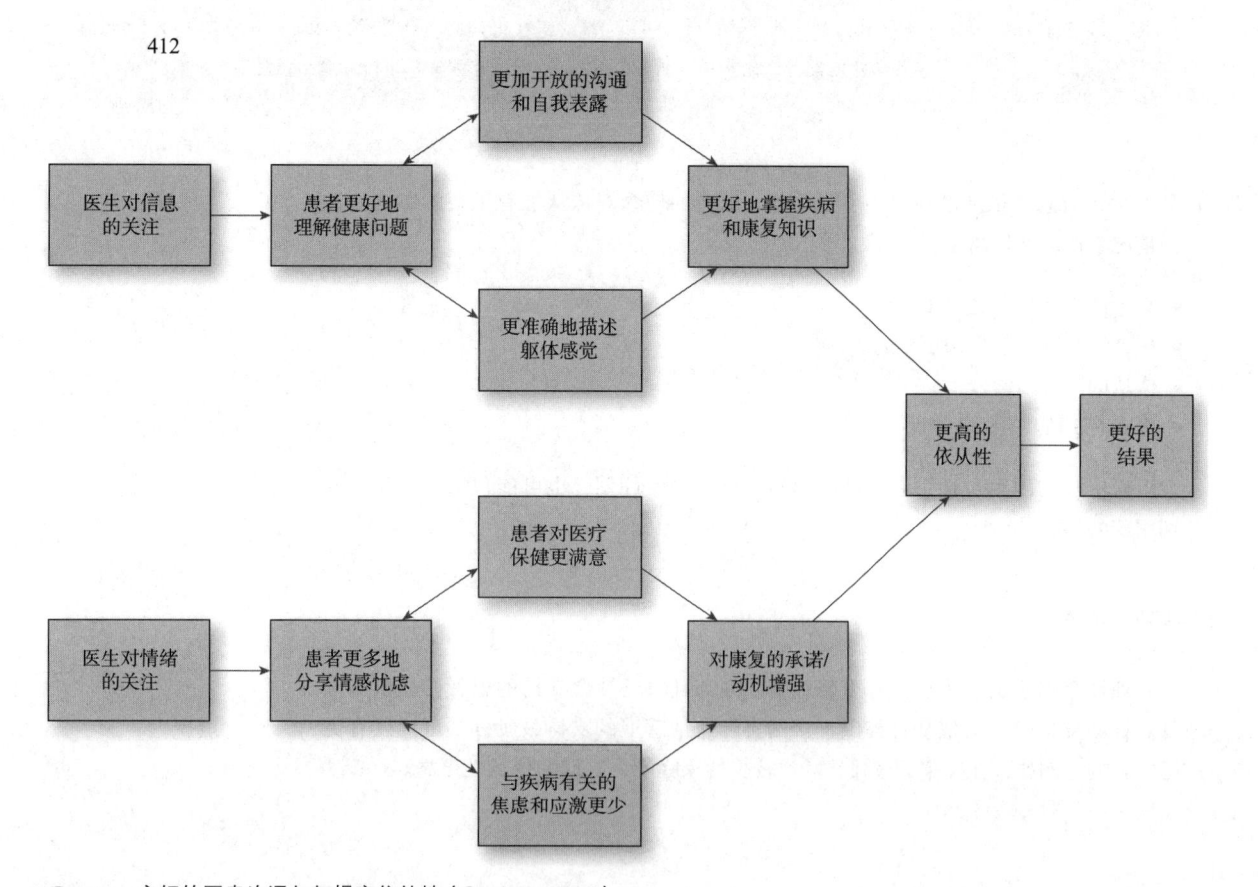

图 17.3　良好的医患沟通如何提高依从性（Squier，1990）

- 消除自己没有获得足够关注的感觉。

不过，提供更多的信息并非总是好事。海量的信息可能妨碍决策效率。关于疗效不足和副作用的信息可能降低依从率。

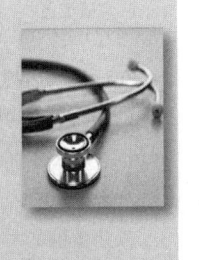

临床笔记 17.2

与患者达成一致的治疗计划

- 讨论患者对治疗的看法、担忧及意图。在可能的情况下，按照患者的意愿定制治疗方案。
- 尽量简化治疗方案。
- 提供简明的服药指导。
- 引导患者说出对自己遵医嘱能力的感受，并讨论提高依从性的策略。
- 考虑使用服药系统，包括电子提示设备。
- 强调处方的价值及依从性对治疗效果的重要性。
- 从家人或朋友那里获取必要的帮助。

资料来源：Osterberg & Blaschke, 2005.

书面信息的价值越来越得到广泛的认可，对于复杂的治疗方案尤其如此。虽然书面的信息（如说明书或小册子）有助于提高依从性，但需要与患者讨论这些信息，以确保他们能理解其中的内容。口头和书面信息的结合比单一呈现方式更有效。组合的呈现方式可重复和强化信息，并且强调医生关心患者是否理解了信息，以及依从的重要性。若书面信息是为患者量身定制的，效果会更好。

414

17.2.3　提高依从性的策略

帮助患者贯彻自己的服药意愿的方法很多，包括具体的行动计划或执行意图，清晰的手写或打印信息，以及电子提示器或服药监测系统的应用（Rosen et al., 2002）。

一篇关于各种干预措施的系统综述发现，许多方法并不成功，即使成功的干预，许多也只对依从产生了较小的促进作用（McDonald et al., 2002）。但由于干预较为复杂，所以很难确定不同部分的相对重要性。尽管如此，作者认为要提高依从性，做好以下工作可能很重要：提供信息、提醒、咨询、支持和强化；讨论患者疾病的严重性；在治疗开始之前强调依从的重要性。

如果医生和患者不以评判的心态讨论依从性，依从性一般更高（Noble, 1998）。这类讨论最好在决定治疗方案时就进行，不要到患者出现不依从行为之后才开始。监控依从行为并给予患者恰当的反馈对提高依从性也很重要（见临床笔记 17.3）。

临床笔记 17.3

提高依从性

- 监控依从性。注意不依从的信号，如失约、错过再次给药或服药后没有反应。
- 对依从表达赞许并鼓励继续依从。适当的时候，可以提到治疗有起色的一些客观测量指标。
- 以理解、非责难的方式询问患者不依从的情况及其阻碍。
- 如果依从看似不可能，可以考虑开一些更"宽容"的药物，也就是说这些药即使漏服对其疗效也不太有影响。可选择的药物包括长效药、缓释剂或经皮肤吸收的药物。

资料来源：Osterberg & Blaschke, 2005.

415

小　结

- 很多患者难以依从治疗方案。
- 依从性低与更差的健康结果相关。
- 许多因素影响治疗方案的依从性，包括疾病的特点、治疗过程、患者因素和医疗保健因素。
- 在决定治疗方案时就应与患者讨论依从性。医生也应给患者提供其依从性的反馈。

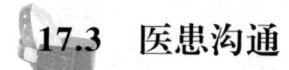

17.3　医患沟通

　　医生如果能更好地与患者沟通，除了能提高依从性外，他们还更有可能：发现患者的情绪痛苦并做出适当的回应；做出准确、全面的诊断；让患者对治疗更满意并减少对健康状况的焦虑（Lioyd & Bor, 2004）。但现实情况是，患者从医生那里获得的信息往往少于他们的期望，而医生则往往高估他们提供信息和回答患者问题所花的时间。

　　给患者提供的信息应切合其需要和接受能力。医生必须注意其用语的复杂性和说话的速度，应该检查患者是否理解了他们提供的信息。医生还应注意患者的情绪对其信息的接受能力和门诊后的回忆可能产生的影响。（临床面谈技能的全面介绍见 18 章）

　　为了理解医患沟通的重要性，有必要考虑医疗沟通的目的、医生采用的沟通行为，以及沟通技能对治疗结果的影响（Ong et al., 1995）。下文详细介绍医患沟通的上述各个方面。

17.3.1　医患沟通的目的

医患关系

医患沟通的一个目的是发展良好的医患关系。医生如果在治疗和医疗决策的过程中采取与患者合作的态度，病人就会对医生更满意（Flock et al., 2002）。在心理治疗中，良好的治疗关系是干预成功的关键。虽然罗杰斯的（Rogers, 1951）"来访者中心"的方法针对的是心理治疗，但其中的若干原则也适用于医患关系。医生在医患沟通中应做到不评判、尊重和设身处地，可以引导患者说出心中的忧虑，并细心地给出回应。医生也应意识到适当运用沉默和非语言行动的好处（见第 18 章），还应注意患者说了些什么，可以转述或者如实地重复患者说过的话。另外，医生还要意识到患者未能说出的话。运用这类技能的医生更可能发现患者潜在的或不宜表达的忧虑（Girón et al., 1998）。关注患者情感健康的医生能更好地缓解患者的焦虑或其他情绪波动，让患者更好地注意医疗信息，事后能更好地回忆这类信息（见第 10 章）。

416

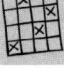

实践活动 17.2

- 回忆你上次就诊的经历。
- 医生表现出了多少上述行为？
- 医生能设身处地吗？如果能，他是如何表现出同理心的？
- 医生的哪些行为你不满意？
- 反思你自己的求医经历有利于提高你作为医生的沟通技能。

信息交换

"患者中心"的方法主张让患者自由地表达自己看医生的所有原因，不管是由于症状还是情绪问题。然而，临床访谈不能完全是"患者中心"的，因为医生的确需要收集必要的患者信息。因此，理想的临床访谈应该结合"患者中心"和"医生中心"的方法（见图 18.1）。

仅仅给患者提供信息并不能保证知识或技能的传递，或者行为的改变。任何信息都必须经患者理解后，才能得到积极而有效的利用。患者会根据他们已有的观念和理解主动地加工信息。正如第 10 章所述，记忆是一个主动的过程，工作记忆的容量有限。所以，提供给患者的信息如果出现以下情况就可能记不住：

- 一开始信息就没有被理解。
- 给予的信息太多。
- 如果没有被存储在记忆中（也就是说没有经过重复或复述）。

医生给患者的很多信息的确会被患者忘记或者不能准确地回忆（Kessels, 2003）。要让信息在一开始呈现时就得到患者的理解，一种方法是请患者用自己的语言复述

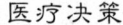

417

嗯，你服药情况怎样？

哦，你说在热水澡之后喝一茶匙……但喝完洗澡水之后我吃不下药了。

医生告知的内容，然后纠正任何不正确的地方。然而这种检查患者信息理解的方法却很少在临床上使用（Braddock et al., 1997）。

正如本书第 10 章所指出的，同样重要的是要考虑强烈的情绪，如个体对自身健康状况的恐惧和焦虑，会如何通过限制他们在咨询过程中的注意力集中，减少他们能够回忆的信息量，从而影响记忆过程（Kessels, 2003）。设计并使用利于患者记忆的信息记录方法或书面材料，可促进信息的回忆（Watson & McKinstry, 2009）。例如，一篇研究综述表明，与书面或口头信息相关的图片能显著增加患者对健康信息的关注和回忆（Houts et al., 2006）。

医疗决策

近几十年来，**共同决策**（shared decision making）的医患关系理念逐渐取代了只由医生主导治疗和做决定的家长式的医患关系理念。共同决策并不是说医生和患者各做一半的决策，因为患者可能既没有能力做决策，又担心自己要为选择了无效的治疗方法而担责。然而，在做出最终的医疗决策之前，应尽量给患者呈现他们想知道的不同治疗方案的详尽信息。

查尔斯等人指出了共同决策的 4 个特点（Charles et al., 1997）：

- 共同决策至少要有两名参与者：即至少有医生和患者参与。其他参与方可能是患者的亲属（如父母）、支持者、翻译或者法定监护人。有时可能有多位医生参与治疗决策。
- 双方应共享信息：医生至少要提供与治疗有关的信息，以便得到患者的知情同意。患者可能提供关于自己状况的重要信息，而且可能已经收集了与治疗方案有关的信息（有些信息有效，有些则未必）。有时患者想了解治疗信息只是为了安心，而不是参与决策。
- 双方必须努力参与：虽然医生和患者都应参与决策过程，但不同患者可能喜欢不同程度的参与。
- 必须做出医疗决策且必须双方都同意：应同时考虑共同决策的过程和结果。共同决策可能的结果包括：没做决策，患者和医生存在分歧，达成一致的治疗方案。

不同的患者对就诊所持心态可能不同，所以医生做医疗决策时必须随机应变。有学者在将共同决策模式改编应用于初级医疗场所时，发现其未必是"最佳"决策模式，很多患者更愿意接受"告知"模式（Murray et al., 2006）。在"告知"模式中，患者可以尽可能多地获得自己所需的信息，而把医疗决策交给医生。因为不同患者参与医疗决策的意愿存在差异，所以医生必须掌握必要的技能、了解患者的基本情况并且有时间来确定患者希望参与决策的时机和原因（McKinstry, 2000）。然而，研究证据表明，很多医生的行为排除了共同决策（见研究专栏 17.1）。这在一定程度上反映了医生本人的信念与行为，但结构性因素（如临床会诊的时间有限）也可能妨碍他们的工作。

418

研究专栏 17.1　共同决策有多普遍

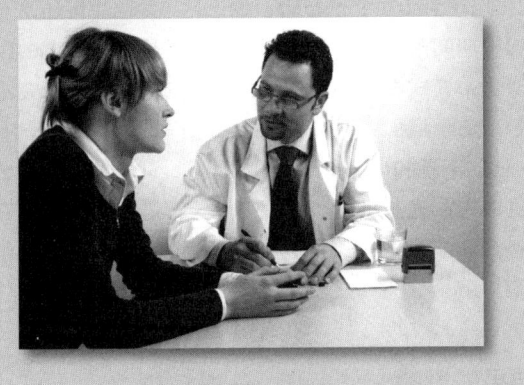

背景

　　共同决策是"患者中心"医疗模式的重要组成部分。本研究的目的是确定共同决策有多普遍，以及如何鼓励共同决策。

方法和结果

　　原始数据来自 62 例初级医疗的临床问诊录音。研究者考察了这些过程是否符合查尔斯等人提出的共同决策标准（Charles et al., 1997）：

1. 患者和医生均参与。
2. 双方分享信息。
3. 双方逐步就首选治疗方案达成共识。
4. 达成治疗方案的一致。

　　通过访谈参与这些问诊的医生和患者获得了进一步的数据。

　　前两条标准——患者和医生共同参与并分享信息——并未总能达到。前两条标准如果没达到，后两条标准就很可能达不到。例如，医生开新药时并不会总与患者讨论剂量和副作用。另外，很多医生并不了解患者对药物的看法，这使医生更难做出患者最可能依从的治疗方案。

　　在访谈中，医生指出了妨碍共同决策的若干因素：

- 时间压力——一位医生提出，满足所有 4 条标准将需要 1 小时。
- 医生假定患者只想解决健康问题，所以医生只是开处方而不与患者共同做出医疗决策。
- 怀疑患者理解医学术语和医疗信息的能力。

　　一个积极的结果是，许多医生都很珍惜这次将自己的问诊风格与共同决策模式相比较的机会。很多医生也有兴趣学习如何克服共同决策的障碍。

研究的意义

　　本研究表明，要保证信息分享，从而增加共同治疗决策产生的可能性，还需要更多的努力。

资料来源：Stevenson, F.A. et al. (2000) 'Doctor-patient communication about drugs: the evidence for shared decision making', *Social Science & Medicine, 50*: 829-840.

419

17.3.2　医疗情境中的沟通行为

　　对医患沟通的分析表明，除了给患者提供信息和指导外，提问是医患沟通中第二普遍的医生行为（Bensing et al., 2003; Roter et al., 1988）。然而，医生在询问病史阶段的提问大多数都是可以用"是"或"否"回答的封闭式问题，探讨的多是**工具性的行为**（instrumental behaviour）而非**情感性的行为**（affective behaviour），即医患之间只是交换事实而非分享情感。时间压力是常常提到的缺少情感分享的原因，也是共同决策的主要阻碍（见研究专栏 17.1）。然而，更长的问诊时间未必意味着对患者情绪和忧虑的更多关注。一项针对美国和荷兰医生的比较研究发现了 4 种不同的沟通模式，这些模式在对情绪行为和工具行为的相对关注上存在着差异（Bensing et al., 2003）。国家之间也存在着差异，表明医学训练和职业文化影响了医生对患者情感问题的关注。

研究综述表明，医患沟通中存在明显的性别差异（Hall & Roter, 2002; Roter & Hall, 2004）。女医生更可能表现出以患者为中心的行为，无论是与共同决策还是与情感行为有关。反过来，患者在问诊期间与女医生聊得更多，结果是双方分享的医疗和情感信息也更多。但证据表明这一模式在一些妇科和产科背景里进行的研究刚好相反，男性医生参与了更多关注情感的谈话，引导病人说出了更多的情感信息。

420

医生的沟通技能可通过针对性的干预和训练得到提升（Rao et al., 2007）。有证据表明，针对患者的干预也能促进医患沟通。虽然研究一般关注言语行为，但非言语行为同样很重要，尤其是对于情感沟通（Ong et al., 1995）。本书第 18 章将更详细地介绍诊疗过程中的沟通行为及其作用。

17.3.3 沟通技能对患者结果的影响

研究综述证实，良好的医患沟通能给患者带来诸多更好的结果，包括更健康的情绪、症状的消退、功能的恢复、更好的生理指标和疼痛控制（Teutsch, 2003）。与更好的疗效有关的言语行为包括：以患者为中心的提问、对患者富有同理心的反应，以及对患者接受和表达的信息进行总结和澄清（Beck et al., 2002）。重要的非言语行为包括：采取开放和直接的身体姿态、朝向患者、适时点头赞许。更长的问诊时间和医生友好和礼貌的态度一般也会产生更好的结果。

良好的医患沟通似乎可以通过多种途径带来更好的结果（Street et al., 2009）。近期结果包括医患的相互理解、患者满意度、信任、决策、达成治疗的一致意见、患者的治疗动机（Ong et al., 1995; Williams et al., 1998）。中期结果包括患者更高的依从性和更好的自我护理，两者都能改善健康状况（DiMatteo et al., 2002; Moore et al., 2004）。这些过程见图 17.3，该图在讨论依从性时已介绍过。有人认为良好的医患关系可被视作一种社会支持（Ong et al., 1995）。因此有人主张，为了实现最好的结果，医生和患者应注重尊重、信任和依从承诺的近期和中期效果（Street et al., 2009）。

17.3.4 风险沟通

医患沟通的一项重要内容是讨论风险。然而，患者在理解医疗风险时存在种种障碍。如前所述，人们并不是被动地接受风险信息；相反，他们会根据已有的知识、观念和偏好主动地加工风险信息（Leventhal et al., 2003; Marteau & Weinman, 2004）。尽管很多健康行为的模型是以理性决策为基础的（见第 5 章），但考虑医疗信息中的情绪成分也很重要。我们还必须考虑人们能否理解以常用沟通方式传递的风险信息。

421

风 险 信 息 的 理 解

风险信息沟通的困难之一在于计算和呈现风险的方法有很多。信息常以**相对风险**（relative risk）的形式呈现，如"吸烟者患肺癌的可能性是不吸烟的人的 5 倍"。

这种信息来自以人群为基础的研究，研究者比较了暴露与不暴露于某个风险因素（如吸烟）后出现某种结果（如肺癌）的相对可能性。虽然这类数据在群体中非常有用，但并不总能轻易地转换为适用于个体的数字。

个体更可能被**绝对危险**（absolute risk）说服，例如，"假设你继续吸烟，未来 10 年你患肺癌的可能性是 20%。"但绝对风险可能很难计算，因为你要考虑很多风险因素。不管风险信息是以相对值还是绝对值表示，风险数值的估计总是存在一定范围的误差——通常以**置信区间**（confidence intervals）表示。然而，告诉患者风险估计值和置信区间实际上可能妨碍患者对治疗风险的理解，患者可能更喜欢易于理解的简单数据信息。

许多人很难理解健康统计数据和概率。甚至许多医疗专业人员在理解概率上也存在困难，遑论把风险信息准确地转达给患者（Gigerenzer et al., 2008）。医学统计信息理解上的困难只是更广泛现象的一个特定方面。可以说彩票和赌博业正是利用了人们不理解概率和统计知识这一点！然而，患者必须理解风险信息，以便参与医疗决策。为了尽可能让患者理解数字风险信息，建议医生使用"真实的"数字，而不是概率（Gigerenzer et al., 2008: 也参见专栏 17.3）。决策辅助手段（如用图片呈现信息）也有助于患者理解不同事件发生的可能性，从而帮助患者决策（Edwards et al., 2002）。

风险信息的情绪反应

即使人们理解了统计学意义上的风险，他们也未必将这些概率应用在自己身上。风险信息引起的情感反应是影响后续行为的重要因素。人们常能找到统计风险信息的例外情况，并以此来开脱自己偏爱的不良行为模式。比如，一个烟瘾很重的人不想听从医生的建议戒烟，会说"我奶奶吸了一辈子的烟，她活到了 94 岁"。**盲目乐观**（unrealistic optimism）是普遍的现象（Weinstein, 1987）：即人们通常认为与其他人相比，自己不太可能罹患恶疾，却更可能碰到好事。盲目乐观使人们不太可能做出有益健康的行为改变，当他们认为自己在一定程度上可以控制健康时尤其如此（Klein & Helweg-Larsen, 2002）。

要克服盲目乐观，我们必须让患者相信，危险是真实存在的而且很严重（Floyd et al., 2000）。一些健康宣传活动会用一些震撼的图片来强调健康风险的严重性，并

422

专栏 17.3　风险信息沟通的建议

	建议使用	避免使用
用频次代替单一事件的概率	使用此种药物的 10 名患者中有 4 名会出现失眠。	服用此药有 40% 的可能性会失眠。
用绝对风险代替相对风险	乳腺 X 线检查可将乳腺癌的死亡风险从 1000 人中的 5 人降为 4 人。	乳腺 X 线检查可降低 20% 的乳腺癌死亡风险。
用死亡率代替存活率	在美国每 1000 名男性中有 3 人死于前列腺癌，而在英国 1000 名男性中有 2 人。	美国男性前列腺癌的 5 年存活率为 98%，而英国为 71%。

资料来源：Gigerenzer et al., 2008.

促使行为改变（如死亡的吸烟者动脉中脂肪沉积的图片，或者机动车事故图片）。在一对一的医疗问诊中，也可使用基于恐惧心理的技术（如"假如你不戒烟的话，你可能活不过 60 岁"）。风险沟通的矛盾之处在于，一定程度的焦虑是激发某种行为所必需的，但过度的焦虑会引起不恰当的反应，如对真实风险的否认。如果信息或图像太过震撼或者吓人，可导致患者对问题的防御性回避，也就是说患者将停止思考其行为和相关的风险，因为他们不想去考虑可怕的结果。唤起恐惧感的震撼图片如果伴随着明确的信息，——告诉人们能做什么来避免可怕的后果，或者是旨在帮助人们开展健康行为的计划，就最可能成功地打动患者（Witte & Allen, 2000）。

423

> **小 结**
>
> - 医患沟通有多种作用，是以患者为中心的医疗服务的重要环节。
> - 如果患者能获得自己所需的信息，并能将其用于治疗决策，他们就更可能对诊疗过程满意、依从治疗方案并体验到良好的治疗结果。
> - 良好的医患沟通可改善医患关系，便于交流重要的信息，做出更好的医疗决策，带来更好的结果。
> - 风险沟通是医疗沟通的重要环节。然而，很多患者（包括医生）难以理解风险数据的含义。此外，风险信息引起的患者情绪反应对健康行为有利也有弊。

📖 拓展阅读

Greenhalgh, T. (2006) *How to Read a Paper: The Basics of Evidence-Based Medicine* (3rd edition). Oxford: Blackwell. 本书对于如何查找和理解研究论文提供了实用指南，包括如何查找不同的论文、文献检索和统计方法。

Straus, S.E., Richardson, W.S., Glasziou, P. & Haynes, R.B. (2005) *Evidence-Based Medicine: How to Practice and Teach EBM*. London: Elsevier. 本书适用于有经验的医生，但有些知识对学生也适用。

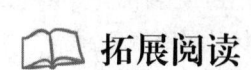 复习题

1. 循证医学的定义是什么？
2. 医务人员践行循证医学为何很重要？
3. 询证医学的证据等级是什么意思？等级高的证据源与等级低的证据源之间有何区别？
4. 描述有意和无意的不依从之间的差异。
5. 概述影响治疗依从性的诸多因素。
424
6. 描述医患沟通的各种目的。
7. 描述查尔斯等人（1997）指出的共同决策的特点。
8. 良好的医患沟通可带来更好的治疗结果，请解释这种关联的机制。

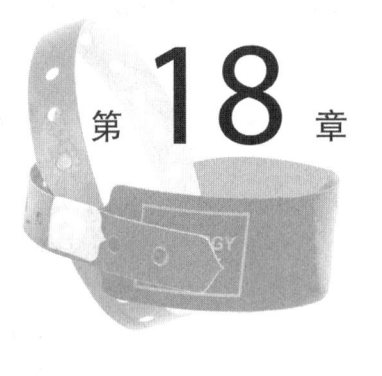

第 **18** 章

临床访谈

本章提要

18.1　我们如何沟通

　　18.1.1　言语沟通

　　18.1.2　非言语沟通

18.2　临床访谈

　　18.2.1　医患模型

　　18.2.2　卡尔加里—剑桥模型

18.3　高难度访谈

　　18.3.1　与愤怒的患者沟通

　　18.3.2　与焦虑的患者沟通

　　18.3.3　应对痛苦情绪

18.4　传达坏消息

专栏

18.1　信息的沟通

18.2　开启临床访谈

18.3　收集信息

18.4　解释与规划

18.5　结束访谈

案例研究

18.1　传达坏消息

图

18.1　医患事项模型

18.2　卡尔加里—剑桥临床访谈模型

研究专栏

18.1　以患者为中心的访谈及医疗事故索赔

426

学习目标

本章旨在让你：

- 描述各种沟通方法；
- 认识到患者的日程在临床访谈中的重要性；
- 概述临床访谈不同阶段的沟通技能；
- 描述应对临床访谈中出现的强烈情绪（如愤怒、焦虑或痛苦）的有效方法；
- 在向患者传达坏消息时考虑一些重要因素。

正如第 17 章所述，医患沟通方式是医疗实践高效开展的重要组成部分。良好的沟通与更准确的诊断及患者更高的理解能力、更高的治疗依从性、更高的满意度及躯体和情绪状态的好转都有关系。良好的沟通也可以减少医源病（iatrogenesis，因诊断和治疗等诱发的不适、病症或并发症）、患者投诉和医疗诉讼。

临床情境下的人际沟通需要一些特别的技能。而沟通技能训练可能包括模拟临床访谈、角色扮演、录像和反馈等方式。某些学生认为这些训练是模拟的，但证据表明这是学习临床沟通技能的有效方法。例如，一项研究评估了大三医学生在引入沟通技能训练之前和之后临床技能考试的成绩。结果表明，那些进行了沟通技能训练的学生考试成绩更好。考官认为他们更有能力、与患者的关系更好，并且他们在评估患者病情、与患者协商以及进行治疗决策方面也更优秀。甚至在诊疗互动中，他们也表现出更好的组织能力和时间管理能力（Yedidia et al., 2003）。

本章我们先考察临床沟通中的言语和非言语行为。第 2 部分我们要学习临床访谈，包括不同的临床访谈模型，以及临床访谈会用到的一些特别技术和技能。最后一部分，我们要思考高难度临床情境所需的沟通技能，如遇到愤怒和痛苦的患者，或者给病人传达坏消息等。

427

18.1 我们如何沟通

18.1.1 言语沟通

言语沟通（verbal communication）包括我们谈话的内容，以及谈话的方式。人们的言语往往是非常散乱的。下面的例子是一位男性讲述自己的性活动：

问题：对你来说，性活跃是否重要？

"活跃的性生活当然重要。现在就是。嗯……我曾经——我对女人不太好，我觉得。我妈总是拿这个说事，但我并没有——我的意思是我欺骗她们，背着她们乱搞，这样是不对的，我知道这样不好，但是我觉得，在这方面我有点没有安全感。这个……我也不知道为什么，但我就是那样。没错……我很喜欢性生活。"

话语意思的解读涉及许多因素——包括非言语行为和社会背景。因此，即使我

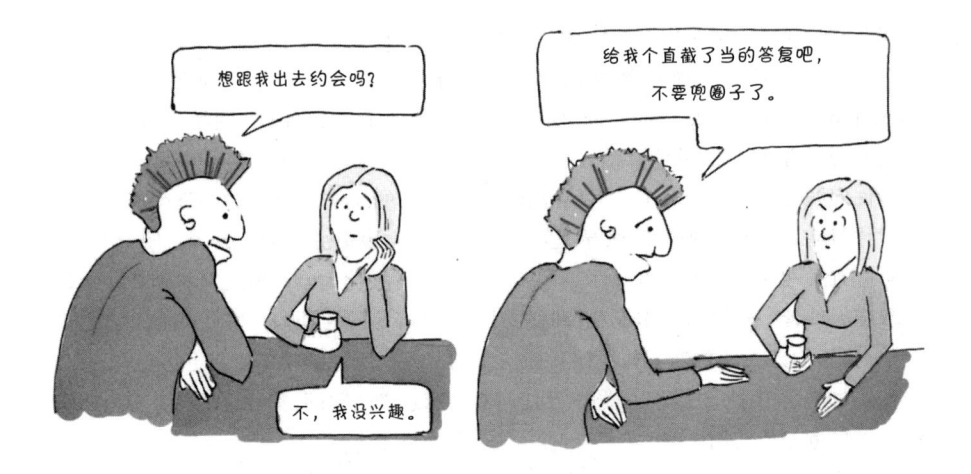

们所说的内容非常清楚，对方仍可能会误解，因为他们的期望、信念、所处的社会情境、言语特性（如语气、声调）以及非言语行为都会影响对言语的理解。

　　简单来看，沟通可以理解为信息传递的过程，如专栏 18.1 所示。在每个阶段，沟通都有可能中断。信息可能是模糊的（即沟通障碍可能起因于我们对信息编码的方式）；噪音可能使人听不清话语（即信息传递出现了问题）；对方误解了信息（即解码可能出现问题）。

　　在医疗实践中，医生的用词以及说话的方式都很重要。提问题的方式也会影响患者的回应。**封闭式问题**（closed questions）一般以"是不是、有没有"打头，一般要求人们用"是"或"否"固定作答。这类问题对于获取特定的信息或澄清某些要点很有用，例如"你是否曾为此用过药？"或"你觉得是刺痛还是钝痛？"封闭式问题的不足之处在于获取的信息非常有限。相反，**开放式问题**（open questions）一般以"什么、如何、什么时候、为什么"打头，鼓励应答者畅所欲言。这类问题非常有用，因为可以促使患者用自己的话表达重要内容，例如，"今天到我这里来想解决什么问题？"或"你觉得是什么样的痛？"这种问题的不足之处在于不太适合达到特定的目标或澄清观点。

　　开放和封闭的问题在临床访谈中都很有用。一种常用的方法是"**从开放至封闭的圆锥式**"（open-to-closed cone），或者"**漏斗式**"（funnel approach），即开始会谈时以开放式问题为主，之后才使用封闭式问题。开放式问题可以让医生从患者的视角先全面地了解病症各方面的信息；使医生有机会倾听患者的讲述，思考还有哪些信息可能很重要。在临床访谈初期使用开放式问题对于问题的探察非常有帮助：作为收集信息的工具，开放式问题具有不可低估的重要性。临床访谈中常见的一类错误是过快地转到封闭式问题。不过，随着访谈的推进，使用更明确的开放式问题、试

428

专栏 18.1　信息的沟通

探问题和封闭式问题可以澄清信息，找出更多不这样做患者就可能不提及的细节。

我们应该避免提某些类型的问题，比如多重问题和诱导性问题。**多重问题**（multiple questions）是指同时向患者提出两个或两个以上问题，例如"为了这个你之前看过医生吗，做过什么治疗？"人们对于这种问题通常只会回答其中一部分。**诱导性问题**（leading questions）是指暗示正确回答的问题，例如"你不觉得疼对吧？"或"你没有心脏病史吧？"诱导性问题将我们的主观想法强加给患者，使他们很难反对。有关司法质询的研究显示，即使微小的措辞变化也会影响人们的判断。例如，要求证人估计一辆轿车与卡车相撞时的时速，选择不同的动词（如"猛撞"或"碰上"）会影响证人的判断：如果用猛撞这个词，人们所说的轿车速度更快（Wright & Loftus, 2008）。因此，诱导性问题以及任何有暗示意义的用词，都可能影响患者的回答，都应当尽量避免使用。

言语的特征（characteristics of speech）同样会影响意义的解读。语调、音高、停顿、叹气和语速等特征都会影响言语的理解。这些特征可能会完全改变句子的意思。例如，讽刺的语调可能表示说反话。言语的特征还可作为了解一个人情绪的向导。快而尖的言语通常表示唤醒状态，如兴奋或焦虑；而非常慢的言语则是抑郁的表现。在临床实践中可以运用这一点来估计和影响患者的情绪。例如，面对愤怒或焦虑的患者，有意放慢你的语速、压低声音与他们交谈，有助于让他们平静下来。

在医疗实践中，医生的言语特征可以反映医患之间的关系。一项研究对外科医生的接诊现场进行录音，然后评价每位医生言语的温暖、敌意、支配、关切和焦虑程度。例如，语速较快、声音响亮、音调深沉、吐字清晰的言语会被标示为支配性。研究结果显示，高支配性和低关切或低焦虑的外科医生被患者控告的可能性几乎是其他医生的 3 倍（Ambady et al., 2002）。

18.1.2   非言语沟通

非言语沟通（non-verbal communication）在人际沟通中同样必不可少。非言语沟通包括面部表情、目光移动、空间行为、姿势、手势、触碰和身体接触等。**面部表情**（facial expression）在表现情绪或情感方面很重要，请回顾第 2 章相关的内容（见图 2.1）。**目光移动**（eye movements）和目光接触有助于与他人建立一种融洽的关系。人们对自己喜欢的人会多看两眼，而频繁或持续的目光接触一般表示关注。相反地，减少目光接触可能表示回避或情绪问题（如抑郁）。目光接触保持适量和平衡是非常重要的。一方面，我们想表现出关注，所以我们要与患者保持很多的目光接触，在问诊的起始阶段尤其如此。另一方面，过久的目光接触可能会被患者理解为过于亲密或具有攻击意味：毕竟，持久而直接的目光接触常出现在恋爱的情侣或拳击手之间；后者在拳击比赛前会互相怒视，以期在气势上先压倒对方。

空间行为（spatial behaviour）是非言语行为的一种，可能有支持意义，也可能有威胁性。有研究者将个人空间分为 4 个区域（Hall, 1966）：

1. 亲密区（0~45 厘米）—— 一般只有爱侣、亲人和非常亲密的朋友才能进入此区域；

2. 个人区（45~120 厘米）——允许一般朋友和熟人进入此区域；

3. 社交区（120~360 厘米）——与认识的人、一般同事的对话常发生在此区域；

4. 公共区（360~760 厘米）——给听众演讲时常使用此区域。

上述距离适用于北美和北欧文化。而不同区域可能存在巨大的文化差异。例如，很多阿拉伯、拉丁美洲和地中海文化在日常对话时就喜欢更近一些的距离。当不同文化的人碰面时，文化规范的差异可能会带来麻烦，那些习惯了较大空间的人可能会感觉不舒服，或另一方想当然地认为双方关系很近，而实际上并非如此。不同的患者群体之间也存在差异。例如，精神分裂症患者就需要较大的个人空间（Horowitz et al., 1969）。

从听演讲我们坐在哪个座位上，到沙滩上我们把浴巾摆放在什么位置，文化对空间的使用有其内隐的规则，影响着我们社会生活的方方面面。如果个人空间受到侵犯，人们一般会后退以保持距离。如果无法后退，人们会利用其他非言语的行为来化解尴尬。例如，若迫不得已必须和陌生人站得很近，如果我们减少目光接触，我们就更能忍受一些（Yoshida & Hori, 1989）。这可能解释了挤地铁上下班的人为何不相互多看一眼！

> **实践活动 18.1**
> 你下一次乘坐公共交通工具或去电影院看电影时，请注意一下人们坐在哪里。一般来说，只要没有坐满人，人们总是会试图与不认识的人保持一定距离。

空间行为对临床实践有许多启示。首先，与患者沟通时我们必须注意自己相对于患者的位置。不宜太近而侵犯他们的个人空间；亦不能太远，以至于表示这是一次正式的"公共区"接触。在传统的诊室布置里，医生常坐在桌子后面接待患者，这对医患之间融洽关系的建立是不利的。如果工作中必须使用桌子，医生最好坐在桌子的一角，这样医患之间就没有屏障了。

第二，检查身体时我们要非常小心，因为我们已进入患者的亲密区。在此期间冷漠的话语甚至是对患者的漠视，都会产生特别消极的影响，因为患者已经容许我们进入他们的亲密区。最后，个人空间存在个体差异，所以我们不应想当然地认为自己知道适合每个人的个人空间。相反，我们应当在接近患者时，留意观察他们的非言语线索是否反映了患者的不适。

姿势（posture）可反映关注、兴趣、社会关系以及他人对我们的态度。封闭的姿势——双臂交叉架在胸前、跷起二郎腿或弯腰弓背等，都表示防御和不想参与。对临床访谈有帮助的姿势包括：

- 开放的姿势（双臂或双腿没有交叉）；
- 身体正面朝向患者；
- 表现出关注的（身体略微前倾）；
- 放松的（表示"我现在有空，可以仔细听你说话"）。

430

431

患者认为运用以上姿势的医生更有同理心，更容易建立融洽的医患关系（Harrigan et al., 1985）。

在社交情境下姿势也可反映人际亲近。当人们彼此有好感时，往往会模仿对方的姿势。研究表明，模仿可巩固临床访谈中医患之间的和谐关系（Sharpley et al., 2001），但运用这种方法一定要审慎。显然，模仿非常焦虑的患者的姿势（双臂交叉、跷起二郎腿或缩作一团）是不恰当的。模仿最好在初次会谈之后使用，因为有研究表明，如果初次见面就模仿会带来不利的影响（LaFrance & Ickes, 1981）。

最后，**触碰**（touch）也是一种非常有效的人性化的沟通方式，在安慰痛苦的人时尤其如此。但触碰必须谨慎使用，要适度顾及患者的敏感程度，遵循医生行为的职业准则。对于人们可接受的触碰尺度相差很大，并且存在巨大的文化差异。

临床检查（clinical examinations）需要触碰患者——有时是一些私密部位。大部分人都会接受并配合检查，因为这是医生和患者的社会角色所决定的。专业的医疗按摩与患者健康的改善相关（Field et al., 2007; Kiernan, 2002）。要正确地运用触碰，有 4 个因素很重要：

1. 治疗性触碰必须有明确的界限；
2. 触碰必须适合具体的情境；
3. 应让患者感到他们能控制触碰；
4. 触碰必须以患者而非治疗师为重。

身体检查的指导守则请见临床笔记 18.1。

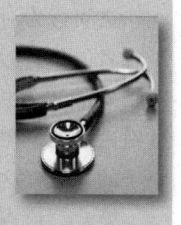

临床笔记 18.1

身体检查

当我们进行临床检查时，基本的好做法是：

- 解释你将要做什么；
- 征得患者的同意；
- 询问患者是否有任何担忧；
- 对患者的羞怯表示尊重；
- 做检查时绝不评论患者的身体构造或状态；
- 观察患者的身体语言是否有任何不适的信号。

432

小 结

- 我们通过言语和非言语行为来沟通；
- 言语沟通包括人们说话的内容和方式；
- 人际沟通可能在（1）编码，（2）信息传递，（3）解码阶段中断。

- 说话的方式可以推翻我们所说的话语的意思（如讽刺），这也是很好的情绪信号；
- 非言语行为包括面部表情、目光移动、空间行为、姿势以及触碰；
- 好的临床访谈技能包括：放松、开放的姿势，恰当的目光接触，以及空间和触碰的适当运用。

18.2　临床访谈

　　为了帮助医生理解临床访谈涉及的流程，改善他们的沟通和访谈技能，学者们提出了各种临床访谈模型。本节我们将重点介绍两种理论模型。第一个模型是医患模型（the doctor-patient model），该模型概括了医生和患者的不同视角，并且鼓励以患者为中心的访谈方式。第二个是卡尔加里—剑桥模型（the Calgary-Cambridge model），这个模型概述了临床访谈的不同阶段，并且提出了适用于各个阶段的沟通技术和技能（Kurtz & Silverman, 1996）。

18.2.1　医患模型

　　医患模型有时也被称为病患模型（disease-illness model），如图 18.1 所示。这个模型强调了在临床访谈过程中考虑医患双方不同事项的重要性。首先是**医生的事项**（doctor's agenda）:医生要检查并鉴别任何潜在的疾病。为此医生必须询问患者的症状，进行临床检查，并且思考不同的诊断。其次是**患者的事项**（patient's agenda）：这源自患者对疾病的担忧（如生病的经历）。正如第 4 章所述，对于病症患者有自己的看法和信念，并且会担心疾病可能给他们带来的影响。

　　医患模型的一个优势是对医生和患者的事项都同样重视。大量的证据都证实了考虑患者的事项以及采用以患者为中心的临床访谈的重要性。例如，在诊疗中考虑患者的信念和担忧，可以有效地减少随诊、临床检查、转诊（Stewart et al., 1997）、投诉和医疗事故索赔（见研究专栏 18.1）。患者也更可能与医生讨论一些难以解决的问题（如癌症的预后），并且患者的满意度也更高（Shields et al., 2009）。

　　该模型的另一个优势是强调医患双方的相互合作。该模型明确提到，在考虑了医患双方不同的事项之后，还应将双方的事项整合起来，共同制订治疗方案，共同做出治疗决策。证据表明，医患合作的治疗方法更加有效。例如，对 48 项研究的综述发现，考虑患者的观点、具有医患协作关系的诊疗可以使儿童和成人患者样本的依从性更高，不管是在初级医疗还是次级医疗机构（Arbuthnott & Sharpe, 2009）。

18.2.2　卡尔加里 – 剑桥模型

　　临床访谈的卡尔加里 - 剑桥模型如图 18.2 所示。本模型与前面的医患模型不同，

433

434

图 18.1

医患事项模型

（资料来源：McWhinney, 1989.）

```
                        患者呈现问题
                            │
                            ▼
                         收集信息
                            │
                            ▼
                       考察双方的事项
                         ╱        ╲
                        ╱          ╲
        患者的事项                    医生的事项
       （患病框架）                  （疾病框架）

          观点                        症状
          担忧                        体征
          期望                        检查
          感受                      潜在的病理
          想法
          疗效
           │                           │
           ▼                           ▼
      了解患者的经历                  鉴别诊断
            ╲                        ╱
             ╲                      ╱
                      事项整合
                         │
                         ▼
                    解释和规划
                 交流看法和共同决策
```

研究专栏 18.1　以患者为中心的访谈及医疗事故索赔

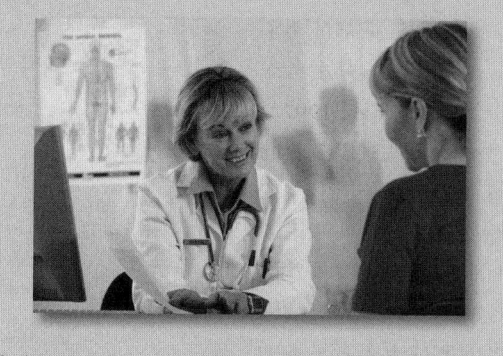

方法

对 115 名初级医疗机构医师的各 10 次诊疗全程录像，以详细考察他们的沟通技能。医生被分为曾因医疗事故被起诉或索赔（两次及两次以上）的纠纷组和无纠纷组。

结果

没有因医疗事故而被索赔的医生：

- 更多地介绍情况，例如告知患者可以预期什么，指明诊疗的过程中会做些什么；
- 保持微笑，谈吐幽默；
- 征询患者的意见；
- 检查患者是否理解；
- 鼓励患者说话。

讽刺的是，有医疗事故索赔史的医生诊疗用时（18分钟）反而比无纠纷的医生更长。

研究的意义

本研究及其他一系列研究都非常明确地表明，采用良好的沟通技能，多考虑患者的事项，能够使医疗实践更为积极和有效。

资料来源：Levinson, W. et al. (1997) Physician-patient communication, *JAMA, 277*: 553-559.

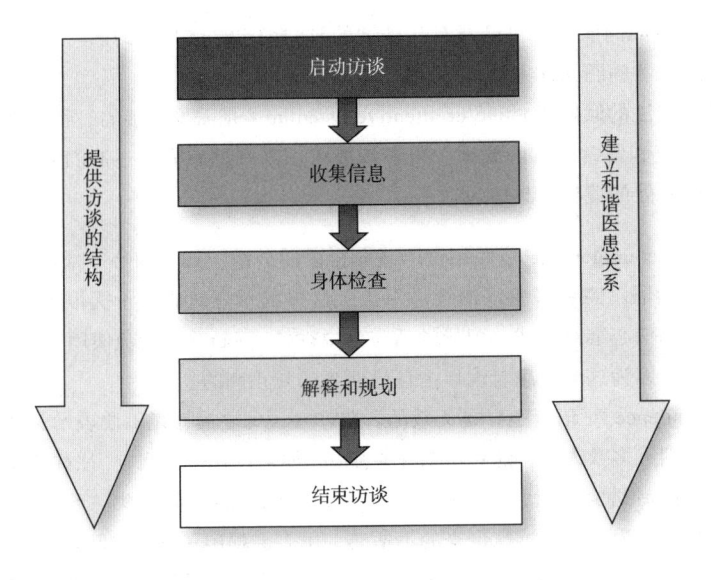

图 18.2
卡尔加里 – 剑桥临床访
谈模型

因为它侧重于临床访谈的结构和每个阶段适用的技能。本模型为医学教育提供了清晰而实用的结构，能帮助我们专心学习适合每个阶段的技能。随着学生在每个阶段能力的提高，他们的技能就会增强。

　　启动访谈（initiating the session）包括开始与患者建立融洽的关系，并确定就诊的原因。本模型手册所列出的此阶段重要技能见专栏 18.2。开门见山地介绍自己非常重要，特别是在医院里，切忌想当然地认为患者知道你是谁，或者了解接下来的访谈内容。

　　在问诊的开始使用开放的问题是尽可能收集患者信息的好方法，我们只要仔细倾听患者说些什么！ 1980 年代的一项经典研究发现，医生平均 18 秒后就会打断患者的讲话（Beckman & Frankel, 1984）。然而与普遍的看法相反，医生打断的次数越多，临床访谈花费的时间往往越长（Menz & Al-Roubaie, 2008）。打断会扰乱患者

专栏 18.2　　**开启临床访谈**

确立最初的融洽关系

- 问候患者，询问或核对患者的姓名；

- 介绍自己，告诉患者你的职位；

- 对患者表现出尊重和兴趣；

- 保持适宜的目光接触和姿势。

确定就诊的原因

- 利用开放的问题找出患者想要讨论的问题；

- 认真倾听患者的陈述，不要打断患者；

- 核查患者是否还想探讨其他任何问题（如：你这次看病是为了头疼，那么，还有其他什么你想讨论的吗？）。

资料来源：Silverman et al. (1997)

436   的专注力，使他们误以为自己只有几秒钟的时间说出自己想说的话。所以，仔细倾听与提出正确的问题同样重要。

积极或专注的倾听（active or attentive listening）是需要技能的过程，涉及倾听、协助患者回应和留意患者的线索。很多技能可用来帮助患者讲述他们的"故事"或者详述他们所处的境况，具体包括：

- 鼓励（encouragement）：使用言语或非言语的鼓励，如"啊哈""请继续""我知道"等话语示意患者应该继续讲下去。这样的示意对患者干扰很小，并给予他们必要的信心继续讲述。引导的话应为中性的（neutral），避免使用"对"或"好"等词语，因为这会使患者误以为自己所说的是正确的。

- 沉默（silence）：语言引导是无效的，除非在说完之后跟随一段表示关注的沉默，然而我们大多数人觉得这种沉默非常别扭，如果没有得到回应，往往会迅速介入。因而在患者讲完之后，你开始说话之前，可以有意稍微沉默一下，这是一项有用的技能。为了缓解沉默带来的不适感，患者会提出一连串的问题。

- 模仿或重复（reflection or echoing）：重复患者所说的最后几个词语可以鼓励患者展开话题或继续讲下去。医学生有时担心重复患者的话显得不自然，但患者对这种行为明显非常认可和接受。重复可以鼓励患者接着最后的话继续讲，所以它比鼓励和沉默更有导向性。

- 改述（paraphrasing）：即用你自己的话重新叙述患者话语信息背后的内容或感受。改述与总结或核实并不完全相同，因为它的目的是加深而不仅仅是确认你对患者话语的理解。改述检验你对患者话语的诠释是否正确。

收集信息（gathering information）是临床访谈的第二个阶段，包括进一步探察患者的问题、理解患者的视角、为问诊提供架构。卡尔加里 - 剑桥模型指南中指出了适用于此阶段的重要沟通技能，详见专栏 18.3。

解释与规划（explanation and planning）涉及第 17 章的内容，具体包括向患者提供恰当而充分的信息；帮助患者准确地回忆和理解；结合患者的看法，达成共识；共同决策。本阶段需要用到的重要沟通技能请见专栏 18.4。

没错呀！我是在认真听你讲你精神上的痛苦。难道你没看到，我和你有目光接触，我也摆好了开放的姿势，身体向你倾斜，满怀同理心地频频点头？

437

结束访谈（closing the interview）是临床访谈的最后阶段。本阶段可能对访谈完的患者有特别的影响（见第 10 章的首因效应和近因效应）。本阶段要总结讨论内容和达成的共识；提供机会核查双方的理解是否一致，患者对约定的治疗方法是否满意。此外，应设置安全措施（safety netting），告知患者若治疗计划无效或者出现其他病症时应如何应对，以此来避免未来可能出现的困难。最后再次询问患者是否还想讨论其他任何问题，并礼貌地向患者道别，此类小细节都会造成患者就诊体验的极大差别。卡尔加里—剑桥指南中提到的有关本阶段重要的沟通技能请见专栏 18.5。

专栏 18.3　收集信息

进一步探察患者的问题

- 鼓励患者讲清楚他的病史；
- 使用开放式和封闭式问题；
- 积极倾听；
- 不时总结患者所讲的要点以检查你的理解是否正确；
- 使用简明的问题或评论，避免使用拗口的术语。

理解患者的视角

- 探察并认可患者的想法及其对病症的各种担忧；
- 判断患者的病症对其生活的影响；
- 探察患者的目标和期望；
- 鼓励患者表达感受和想法；
- 发现患者的言语和非言语线索，并酌情核实和认可。

提供问诊的架构

- 每问完一条就总结患者的观点，以在继续下一步之前确认医生的理解情况；
- 运用提示语过渡（如"我们稍后再来谈这个问题；但现在我要先问一些关于你的家族病史的问题"）；
- 有逻辑地安排访谈顺序；
- 注意时间点使访谈按计划进行。

资料来源：Silverman et al., 1997.

专栏 18.4　解释与规划

438

提供正确的信息量和类型

- 确定患者已经知道些什么；
- 将信息分成易于掌握的块；
- 核查患者是否理解；
- 询问患者还需要哪些信息；
- 保证在适当的时候传达信息。

帮助患者准确地回忆和理解

- 将信息组织成有逻辑的、独立的小节；
- 使用明确的分类和组块，如"有 3 件事很重要"；
- 重复和总结信息；
- 运用容易理解的简单句子，避免行话或术语；
- 核查患者最后是否理解并在必要时再次澄清。

达成共识

- 将解释与患者的日常事项联系起来；
- 鼓励患者参与；
- 注意患者的言语和非言语线索；
- 引导患者讲出他们对所获信息的看法、反应和感受。

共同规划和决策

- 在适当的时候分享医生的看法、观点和两难的困境；
- 为患者提供建议而不是命令，并且给患者选择的机会，以使他们参与进来；
- 协商医患双方都可接受的治疗方案；
- 检查患者是否接受治疗计划，是否有任何顾虑。

资料来源：Silverman et al., 1997.

专栏 18.5 结束访谈

- 简单总结本次诊疗内容和双方都同意的治疗方案；
- 安排医患双方下一步的行动并达成共识；
- 提供"安全网"：解释任何可能出现的意外情况，如果治疗计划没有效果应该怎么办，何时以及如何寻求帮助；
- 最后再次核实患者是否同意并对计划感到满意；
- 询问是否还需要讨论其他任何问题。

资料来源：Silverman et al., 1997.

439 　　大约五分之一的患者会在访谈的最后阶段提出新问题（White et al., 1994）。这些问题常常是患者最担心的。避免访谈最后才出现此类问题的一个方法是，在访谈前期收集信息时充分地运用技巧。研究证实，医生如果询问患者的观念、积极回应患者、提供充足的信息并且与患者讨论治疗，那么结束访谈的时候不太可能遇到这类新问题（White et al., 1994）。

小　结

- 医患模型表明了考虑患者的事项的重要性。
- 卡尔加里—剑桥模型是临床访谈各个阶段重要沟通技巧的有用指南。
- 良好的临床技能包括全面的介绍，向患者介绍你是谁，访谈的内容是什么，并获得患者的同意。
- 收集患者信息的最好方法是使用从开放到封闭的漏斗式提问。
- 身体检查应包含解释、尊重和对患者各种线索的敏感。
- 解释和规划涉及向患者提供适当数量和类型的信息，以达成共识并确定治疗方案；
- 访谈结束阶段应包括总结，核查患者的理解和同意的治疗方案，并向患者提供"安全网"。

18.3　高难度访谈

　　医疗伴随着患者从摇篮到坟墓。因此医疗常常涉及出生、挑战的事件或疾病、威胁生命的事件和死亡等带来的各种极端情绪反应。对专业医疗工作者来说，某些最困难的访谈是面对那些带着愤怒、痛苦、悲伤、焦虑或恐惧等强烈消极情绪而来的患者。这类情绪给接诊的医生带来了挑战。对于情绪非常激动的患者，医生很难与他们讨论治疗方案并做出决策。承认和应对患者的情绪很重要，因为情绪会影响患者的思维、行动甚至最终影响他们的健康（见第 2 章）。

　　本节将着重讨论医生在帮助这些愤怒、焦虑或痛苦的患者时所需要的沟通技能。然后，在本章的最后一节，我们来看看如何传达坏消息。

18.3.1　与愤怒的患者沟通

　　尽管愤怒与攻击有关，但并不等同。愤怒是一种情绪，而攻击是一种行为反应，涉及对特定物体或人物某种形式的进攻。愤怒和攻击之间的关联意味着，当我们面对一个愤怒的人，特别是当愤怒指向我们时，感觉受到攻击是很正常的。然而愤怒真正的原因可能是其他事情——例如疾病、残疾或受挫。

　　研究表明，当面对愤怒的患者时，医生们一般会有 3 种方式之中的一种进行回应：试图忽略患者的愤怒情绪，继续"正常地"进行临床访谈；也变得愤怒；尝试抚慰患者。然而这些策略都可能让患者变得更愤怒。无视别人的愤怒并不能消解愤怒，因而诊疗可能失败。尽管以愤怒回应愤怒是可以理解的，但这么做只能让情况变得更糟。另外，试图安抚患者（如告诉他们要镇定），则有可能进一步激怒患者。

　　正如第 2 章所述，愤怒对我们有很多影响。愤怒伴随强烈的生理唤醒，注意力会局限在引起愤怒的对象身上。直到愤怒化解之前，患者很难思考或处理其他任何事情。引起愤怒的常见原因包括：

- 感到受伤或失落：如果人们受到感情伤害，常常会利用愤怒保护自己。在这种情况下，愤怒常指向特定的个人或群体。这种愤怒可能表现为哭泣。
- 规则的打破：认知理论认为，我们都有心中的"规则"：我们和他人应如何行事（见第 19 章）。如果有人打破了我们的"规则"，我们就会发怒。比如，我心中有一条规则：别人需要时我必须提供帮助。如果某位医生在我需要他时没有提供帮助（如取消了门诊的预约或让我等待了很长的时间），那么我就可能愤怒。
- 目标受挫：如果我们做事或者实现重要目标时受阻，我们一般会感到受挫和愤怒（见第 9 章）。外伤和疾病往往会阻碍人们实现目标，于是愤怒和挫折感就会出现。

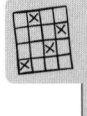

> **实践活动 18.2**
>
> - 回想上一次你因某个人真正愤怒的情形。
> - 你为什么愤怒？
> - 你受到了伤害，还是因为有人打破了你的规则？
> - 他们当时怎么做才能让你停止愤怒？

　　与其他强烈的情绪一样，愤怒也要表达和消解之后访谈才能继续进行。下面几点对于实现这个目标非常实用：

- **检视你自己的情绪反应**：如果你也感到愤怒、焦虑或不安，那么你很难让患者平静下来。提醒你自己，患者的愤怒是一种情绪，未必是想攻击你，而且有可能是因为疾病和受伤害引起的，所以愤怒不一定是针对你。
- **认可愤怒**：承认患者愤怒，承认应对愤怒情绪都非常重要。例如，你可以说："我看出来了，你现在非常愤怒，我认为现在重要的是先谈谈这个。"
- **找出愤怒的原因**：让患者说话！给他们言语表达和发泄愤怒的空间，这是消解愤怒的第一步。人们不能永远保持愤怒状态——特别是当他们面对一位有同情心的人时。

- **保持同理心**：处理愤怒最有效的方法是理解对方，保持同理心。即使你不完全同意患者的看法，也能理解他为何会愤怒。诸如"我理解你为什么生气"这种简单的句子就非常有效。

- **消除怒气**：许多愤怒的人都说，他们想得到的不过是他人的理解和道歉。一些医务工作者担心道歉就表示他们承认自己工作失职或犯错，但实际上可以在不用表明患者正确的情况下表达遗憾，比如"如果这让你感到不快，我很抱歉"。此外，某些情境下明确地致歉可能是明智的。

18.3.2　与焦虑的患者沟通

焦虑和恐惧是人们对感知到的疾病或伤害的正常反应，因而在临床情境很普遍。人们的焦虑程度和反应存在差异。那些具有神经质人格特质的患者通常更为焦虑（见第 2 章）。

焦虑使人们对威胁信号特别警觉。因此，焦虑的人更可能对意外事件、症状或负面消息反应强烈。焦虑还使人们的应对策略缺乏灵活性，所以愈加严格地执行特定的应对策略。焦虑的人或许需要确切地知道接下来会发生什么，以便减少意外事件带来的威胁。单纯的安慰对焦虑的人往往不起作用——实际上还可能适得其反，因为他们可能觉得你并不理解他们。在与焦虑的患者打交道时，以下几点可能有帮助：

- **使用身体语言和言语**：正如本章前文所述，言语和非言语沟通特征有助于让患者平静下来。采用放松和开放的身体姿势（不具威胁性），略微压低音调，并且放慢语速。

- **承认焦虑**：与愤怒一样，承认患者的焦虑（如"你似乎很担心"）。

- **找出焦虑的主因**：焦虑可能会泛化，所以当你问患者为什么焦虑，得到的可能只是宽泛的甚至带有防御性的反应。所以请使用更有针对性的问题，例如"你特别担心什么吗？""你特别担心的是什么？"或者"是什么让你如此焦虑？"

- **保持同理心**：与对待愤怒一样，应对患者强烈情绪的一个有效的方法是理解和保持同理心。对于晚期患者，死亡的威胁已经无法避免，同理心此时非常重要。在这种情况下，我们无法"消除"焦虑或其他强烈的情绪——我们只能保持同理心和提供支持。

- **将威胁降至最低**：焦虑源于感知到的威胁。因此，降低焦虑的一个方法是减少或消除威胁。最好的做法是提供信息，而不仅仅是安慰。例如，孕妇可能担心胎儿流产。在这种情况下，应首先找出为什么她会有这样的担忧，然后提供有关事实的实际风险，这么做要比仅仅告诉她不要担心有效得多。如果治疗风险高，那么邀请患者参与治疗计划的筛选和制订，可将不利后果的风险降至最低。

- **增加安全感**：增加患者安全感的一个方法是向他们提供相关信息。例如，你可以向患者讲解监测或其他预防并发症的方法。

恐惧和惊恐是焦虑的极端表现形式，需要运用不同的应对方法。它们会激起非常强烈的生理和行为反应，如战斗、逃跑、吓呆或者寻求群体支持（见第 4 章）。在这些情况下，平复患者的方法与安抚惊恐动物的方法类似。我们可以利用身体语言和声音来使他们平静下来。提供支持和同理心关怀，如果某个事物激起了他们的恐惧或惊恐，可以让他们从那个情境中脱离出来，或者停止进行中的程序。强烈的恐惧或惊恐很少会持续较长的时间，至多几分钟后就会消退。准备好陪伴患者一段时间，在他们的恐惧或惊恐缓解的过程中保持冷静。分散患者的注意力也是有用的，但要把握好时机，因为分心有助于患者把注意的焦点从威胁移开。

18.3.3　应对痛苦情绪

痛苦是一个非常宽泛的词语。这里用来描述患者崩溃，不停地哭泣的情况。痛苦可能源自愤怒、焦虑或恐惧，所以其应对原则与前述几种情绪类似。有两点应特别牢记：

- 虽然想让他人停止哭泣是人之常情，但是直接告诉患者不要哭于事无补。即使你感同身受地去说，但潜台词却是你认为他们不应该心烦或哭泣。
- 尽管理解和同理心非常重要，但是同理心的泛滥却可能加重患者的痛苦。如果患者真的非常悲伤，那么他们会难以自拔：这种情况下，同理心只会让他们沉浸在自己的情绪中。更实用的方法是尝试把他们的注意焦点转移到可减少痛苦的特定事件或事实上。这并不是说你要完全抛开同理心，而是说你要帮助患者将注意焦点转移。例如，你可以说："我明白这种情况非常令人不安——你家里有什么人我能打电话叫过来陪你吗？"

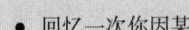

实践活动 18.3

- 回忆一次你因某件重要的事而感到非常不安的经历。
- 此时某个极富同理心的人来安抚你，你的不安情绪变得更糟还是缓解了？

临床笔记 18.2

应对强烈的情绪

- 若无视患者强烈的情绪，问诊将难以进行。
- 愤怒与攻击相关，但是并不是一回事。
- 若得到帮助，患者可以安全地表达愤怒。
- 有用的技巧包括承认情绪、找出情绪的原因、理解和拥有同理心以及消除情绪。
- 焦虑是感知到威胁的结果，它常伴有过度警觉和僵化的应对。
- 可通过减少感知到的威胁和增加安全感缓解焦虑。
- 如果让患者将注意力聚焦到特定的事件或事实上，极度的痛苦将会缓解。

18.4　传达坏消息

医疗最难的工作之一就是向患者或家属传达坏消息。坏消息范围很广，从慢性病的确诊到死亡或残疾。不过，任何带来限制或潜在损失的消息都是坏消息。踝关节扭伤对于运动员来说是坏消息；传染病的诊断对于第二天即将出游的人也是坏消息。

本领域研究的综述确认了 3 个重要因素。第一，如果医生善良、自信、敏感又有爱心，人们的感受会好一些。患者或家属还希望医生表现出悲伤和担忧，而不是冷漠或超然。第二，如果传达坏消息时条理分明，用词简单，并且能给患者或家庭留出与医生讨论和提问的时间，患者也能更为理解。第三，人们希望在安静和私密的环境下听医生传达坏消息（Joekes, 2007）。

关于如何传达坏消息，有许多不同的指南，虽然这些指南更多的是约定俗成的，而非建立在研究证据之上。这些指南里的原则有许多重叠。下面是传达坏消息的"六步法"（又称为 SPIKES）（Baile et al., 2000; Buckman, 1992）。

1. **准备**（setting up）：为临床访谈做充分的准备。确保你已掌握所有相关的信息。将访谈地点安排在私密、无人打扰的场所。为传达坏消息、应对患者反应和回答对方提出的问题留出充足的时间。

2. **患者的认知**（patient's perception）：首先检查患者已经知晓或理解多少信息，这样你才能恰当地裁剪坏消息以适合患者。使用开放的问题，如"你目前知道哪些信息？"

444

3. **所需信息**（information needed）：询问对方想知道多少诊断、预后和治疗方面的信息。这有助于根据患者或家属想知道什么及应对能力来确定所要传达信息的类型和数量。

4. **告知消息**（knowledge given）：告知坏消息的内容。说一些话预先提醒患者，如"这不是我们所期望的好消息"，然后略作停顿。这样可以为患者留出短暂的时间为接受坏消息做准备。请用清晰而简单的话语传达坏消息。避免模棱两可的陈述，如说检查结果是"阳性的"（positive），但英文"positive"的日常含义（"正面的"）刚好与其病理学含义相反。以简短、容易理解的小段传达信息。

5. **情绪反应**（emotional response）：传达坏消息可能引发一系列的情绪反应，包括震惊、怀疑、恐惧、焦虑、痛苦、悲伤和愤怒。如前所述，应对情绪反应最有效的方法是，承认患者的情绪并保持同理心。对于非常糟糕的坏消息，你几乎做不了什么，只能提供支持和表达同理心。证据表明人们会对此心存感激。

6. **总结和制订策略**（summarising and strategy）：访谈最后医生应总结要点或访谈的结果，考虑或确定未来的治疗策略，如药物治疗或姑息治疗。这有助于把患者的注意力聚焦在下一步的治疗上，提供了一些确定性和一个支持框架，并且在可能的情况下给患者带来希望。

案例研究 18.1　传达坏消息

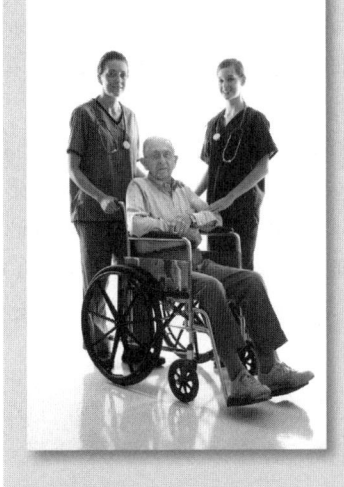

杰克是一名70岁的老人，被诊断为继发性进行性的多发硬化症。

"当我在这家医院第一次被确诊时，一名（会诊）医生，谢天谢地他现在已经退休了，这样跟我说：'哦，我们已经确诊了。我很抱歉，你得的是绝症，我们治不了它。'

好吧，现在这是事实，但是我觉得另一位医生——一位病房医生，让我感到轻松多了。他回到我身边，向我详细解释了这种病，还画了示意图给我看。"

访谈者：您能告诉我，您喜欢医生怎么向您传达诊断信息吗？

"就像第二位医生那样，他坐到我的病床边，手里拿着纸和笔，画了一幅脊柱的示意图，嗯，对，然后他在示意图上画出瘢痕，并且尽可能地描绘和展示我的瘢痕的情况。"

"他向我讲解神经信号是如何传导的，他说：'问题出在，当这些传来的信号撞上瘢痕时就会被延迟，然后又碰到下一个瘢痕，又延迟了一点，就这样神经信号不断地被延迟。'如果你的瘢痕轻微或者非常少，那就是多发性硬化症。但是不幸的是，我身上的瘢痕很重，所以神经信号被延迟了很多。"

访谈者：您认为这一信息应该怎样传达？

"嗯，我觉得应该就像我现在的医生告诉我其他的消息那样。他会带着微笑让你坐下来，你马上就能感到他在为你着想，和你站在一起，他理解你，尊重你；而当告诉你消息的时候——比如他告诉我最后的诊断结果时——他握着我的手，你知道的，他让我做好准备，而不是直接说出结果。"

访谈者：您是在说您认为这类信息该如何传递，对吗？

"说实话，许多人喜欢开诚布公地被告知实情，我也是这样的人。但是如果消息非常严重，那么我觉得唯一正确的方法应该是以一种非常有同情心的方式传达给你，没错，这就是我想到的词，以非常有同情心的方式。你意识到，作为患者，向你传达这个消息的人是理解你的，他明白你将要面对、承担和接受沉痛的现实。这对于我来说非常困难，因为其他的缘由。我认为透露这个信息的方式很重要。

这真的与你是否勇敢无关，如果一个人将接受坏消息，不管它是什么，我敢肯定总有一种缓和它的方法，这样你才能尽量温和地传达给不得不接受它的人。"

资料来源：www.healthtalkonline.org.uk

445

临床笔记 18.3

传达坏消息

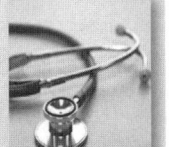

- 坏消息的传达应在较为私密、没有他人打扰的情境下进行。
- 应清楚明确地传达消息，并且确保有足够的时间讨论它。
- 请善待和关心患者——亦可表达你也感到痛苦（在合理的范围里）。
- 遵循六步法（SPIKES）来传达坏消息，包括准备、患者的认知（他们知道了些什么）、所需信息、告知消息、情绪反应及总结和制订策略。

总 结

在本章中，我们探讨了不同的沟通方法，以及如何在临床实践中运用这些方法，使沟通更为有效。临床访谈的医患模型提醒我们，患者的事项与医生的事项同样重要，医患关系应该是协作式的。卡尔加里—剑桥模型为我们提供了思考临床访谈不同阶段的有益框架，分析了适用于各个访谈阶段的沟通技能。

本章还介绍了适用于普通临床访谈和高难度临床访谈的各种沟通技术和技能。不过，要学会技能，就必须进行实践。在刚刚开始应用这些技能时，医生可能会感到有些笨拙和吃力，但是只要不断实践和练习，就会变得轻松和自然。通常技能的学习要经历一个过程，从（1）无意识的不胜任，到（2）有意识的不胜任，到（3）有意识的胜任，再到（4）无意识的胜任。临床技能是一个很好的例子，所以越多地练习和实践，你就能越快地达到无意识的胜任阶段！

📖 拓展阅读

Ayers, S. et al. (2007) *The Cambridge Handbook of Psychology, Health and Medicine* (2nd edition). Cambridge: Cambridge University Press. 此书包含了有关风险沟通、医患沟通、传达坏消息、医疗访谈、书面沟通和如何教授沟通技能的简短章节。

Coulehan, J.L. et al. (2001) "Let me see if I have this right⋯": Words that help build empathy, *Annals of Internal Medicine, 135:* 221–227. 对于学习如何培养医疗情境中的同理心，这篇文章很有帮助。

Platt, F.W. and Gordon, G.A. (1999) *The Field Guide to the Difficult Patient Interview*. 一本非常优秀的口袋书，主要讲授高难度访谈中的沟通技能，通俗易懂，包含很多有用的小贴士。

Silverman, J., Kurtz, S. and Draper, J. (1998) *Skills for Communicating with Patients*. Oxford: Radcliff Medical Press. 本书详细介绍了卡尔加里—剑桥模型中的沟通技能，写作方式简明易懂。

❓ 复习题

1. 列举三种非言语行为，讨论它们与临床实践的关系。
2. 言语特征是怎样影响沟通的？
3. 请描述临床访谈的医患模型。
4. 讨论医患沟通影响病人结果的证据。
5. 概述临床访谈的卡尔加里—剑桥模型，列举临床访谈各个阶段常用的沟通技能。
6. 描述临床访谈中有效收集信息的关键沟通技能。
7. 列举进行体检时规范的医疗实践的六个要点。

8. 在临床情境中有利于消除患者愤怒情绪的沟通技能有哪些？

9. 讨论结束临床访谈的关键沟通技巧。

10. 概述传达坏消息的六步模式（SPIKES）。

第**19**章

心理干预

448

本章提要

19.1 什么是心理治疗

　　19.1.1 认知行为治疗

　　19.1.2 心理动力学治疗

　　19.1.3 心理咨询

19.2 哪种治疗最好

19.3 医疗背景中的心理干预

　　19.3.1 改变行为的干预

　　19.3.2 困难情境下的干预

　　19.3.3 特定病症的干预

专栏

19.1 心理学的专业方向

19.2 认知行为治疗的核心特征

19.3 心理动力学治疗的核心特征

19.4 心理咨询的核心特征

19.5 医疗背景中的心理干预

案例研究

19.1 产后创伤后应激障碍的认知行为治疗

19.2 性功能障碍的心理动力学治疗

图

19.1 心理治疗的主要流派

19.2 难产后妇女创伤后应激障碍案例构想

19.3 主题健康宣传：反吸烟运动

研究专栏

19.1 南非艾滋病毒携带者的安全性行为宣传活动

学习目标

本章旨在让你：

- 概述心理学各专业分支及其在医疗背景中的应用；
- 理解各种心理治疗的理论基础；
- 阐述认知行为治疗、心理动力学治疗及心理咨询；
- 了解心理治疗技术在临床实践中的应用。

　　心理疾病惊人地普遍，影响了六分之一的成年人。最近的一份报告显示，心理疾病导致 40% 的残疾，因而被称为"英国最大的社会问题"（Layard, 2006）。而一些不太严重的问题（如抑郁心境）更是大多数人都会在一生中经历的。因此，无论对于个人还是社会，心理干预都可能带来很大的益处，有可能在医疗实践中起到越来越重要的作用。

　　然而，心理学职业和干预的界限可能会令人困惑。很多专职人士都涉足心理治疗——如精神病学家、心理学家、咨询师、精神科护士和心理治疗师。具体由谁做哪些工作似乎一直并不明确。与医学一样，心理学也包含很多专业方向——如健康心理学、临床心理学、心理咨询、职业心理学、司法心理学、神经心理学、教育心理学、教学心理学及科研等。专栏 19.1 总结了许多心理学的专业方向。在实践中，某个人的工作可能同时涉及两三个领域：如临床心理学家可能也在大学任教。

　　在大多数西方国家，心理学的学科建设和管理通常由专门的机构负责，例如英国心理学会（British Psychological Society）、（英国）卫生专业委员会（Health Professions Council）和美国心理学协会（American Psychological Association）。这些机构负责监督和管理心理学的学位授予和专业训练，正如英国医学总会（General Medical Council）或美国医学教育联络委员会（Liaison Committee on Medical Education）管理医疗行业一样。心理学专业人士需在相应的机构注册，并获得相关的职业资格，方面执业。

临床笔记 19.1

如何寻找心理学家或心理服务机构

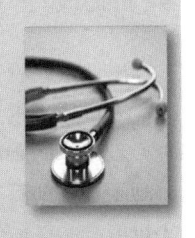

可在下列网站搜索所需的心理学家：

- 英国心理学会：www.bps.org.uk
- 英国卫生专业委员会：www.hpc-uk.org
- 美国心理学协会：www.apa.org
- 寻找专业认证的认知行为治疗师：www.babcp.com

可通过下面链接搜索英国国家医疗服务体系（NHS）内的心理服务：

- 点击进入 NHS 官方网站 www.nhs.uk/ServiceDictionaries，搜索就近的心理治疗机构。

450

专栏 19.1 心理学的专业方向

专业方向	工作内容	工作地点	专业培训（英国）
临床心理学	评估和治疗心理健康问题，例如抑郁症、精神分裂症和人格障碍。	卫生和社会服务机构，如医院、社区心理健康团队和社区卫生中心等。	临床博士学位，需要在心理健康机构中的临床实习经验。
心理咨询	评估和治疗不太严重的心理健康问题，例如抑郁和焦虑。	医院、监狱、教育机构和工业组织等各种场所。	本科学历外加专业资格证书或博士学位。
健康心理学	健康促进，卫生服务研究，处理健康问题如肥胖、戒烟和疼痛管理等。	卫生和社会服务机构，如医院、社区卫生中心以及其他与健康相关的组织。	健康心理学硕士学位或博士学位。
司法心理学	辅助司法程序，分析犯罪行为，罪案调查和违法人员改造等。	监狱、特殊安保医院、各种惩戒机构、警察局等。	司法心理学硕士学位或学历证书，需 2 年的司法机构实习经历。
教育心理学	为存在行为或学习困难的儿童提供评估和矫正。	学校、教育部门和地方政府。	教育学博士或硕士学位，外加 1 年的教育机构实习经历。
职业心理学	与个人或组织合作以提升员工或组织的绩效。	工业、商业或其他大型组织。	职业心理学硕士学位外加 2 年的组织或企业实习经历。
神经心理学	为脑损伤或功能障碍患者提供评估和康复服务。	医疗保健机构，如医院、神经科康复中心，社区康复中心等。	博士学位（常为临床、教育或健康心理学方向），外加神经心理学学历证书。
体育运动心理学	与运动员、体育从业者和体育团队合作以提高运动成绩。	医疗卫生服务机构、人员选拔与招收的场合、专业体育团队和国家体育管理机构等。	体育和运动博士学位外加 3 年培训，或体育运动心理学领域 5 年工作经验。
教学/科研心理学	在学校或高等教育机构教授心理学课程，大学教师亦开展科研活动。	学校、继续教育学院、大学。	在许多情况下，博士学位外加教师资格证。

摘自英国心理学会：http://www.bps.org.uk/careers/areas/areas_home.cfm。

451

　　本章将着重介绍心理治疗在医疗保健机构中的应用。首先，我们将介绍治疗各种心理健康问题的主要心理治疗流派，而后将更为深入地考察针对躯体健康问题的心理干预，如旨在帮助患者改变行为模式的动机性访谈，以及针对癌症患者的支持小组等。

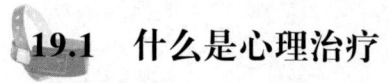 19.1　什么是心理治疗

　　心理治疗（psychotherapy）一词在本书中的含义非常宽泛，指任何涉及交谈和探

讨心理问题的治疗形式。它的目的是解决各种心理健康问题。心理治疗通常采取一对一的形式，患者在治疗过程中讲出他们的问题。然而，心理治疗种类很多，每一种都有自己的理论基础。因此，心理治疗的形式可能千差万别。治疗方式可能包括写作、绘画、意象运用、角色扮演和家庭作业等。

452

由于心理治疗师短缺，治疗成本高昂，所以其他的治疗形式，如团体治疗或计算机化治疗，正变得越来越普遍。计算机化治疗（computerised therapy）可以由患者单独使用，也可以在治疗师或专科护士的监督指导下进行。证据表明，计算机化治疗项目对于不太严重的情感障碍（如抑郁或焦虑）较为有效。例如，"战胜抑郁"（Beating the Blues）是一个针对中度抑郁或焦虑而开发的项目。该项目已经被应用到许多初级医疗机构中，患者先要观看相关的视频介绍，然后开展可多达 15 次、每次 1 小时的治疗周期，每次治疗后都会布置家庭作业。每次治疗结束时，医生和患者都会收到一份纸质治疗总结报告。患者无须再和医生单独约诊，但如有必要，可以求见医生以检查进展和药物疗效。证明表明，该治疗项目在减轻中度抑郁和焦虑、提高社会适应和重返工作岗位等方面，效果要优于单纯的全科医生治疗（Proudfoot et al., 2003, 2004）。

心理治疗的理论基础包括——弗洛伊德的心理动力学理论、人本主义和存在主义理论、行为主义及认知理论。图 19.1 列出了以上述理论为基础的不同治疗方法，它们都有各自的哲学假设和实践技术。例如，**人本主义**（humanism）假定：（1）人性本善，（2）我们努力追求个人成长和发展，（3）我们有自由意志，因而可以做出选择。人本主义心理治疗在 1960 年代和 70 年代非常流行，它以**无条件积极关注**（unconditional positive regard）为原则开展治疗：鉴于个体的经历，他的任何行为都是可以理解的。人本主义治疗聚焦于个体独特的经历、需要以及个人成长。今天，

临床笔记 19.2

计算机化的心理治疗和在线心理治疗

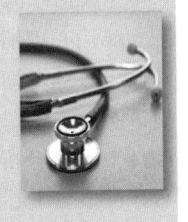

免费的线上心理治疗项目包括：

- 情绪体操（针对抑郁）www.moodgym.anu.edu.au
- 网上躺椅（针对抑郁和焦虑）www.ecouch.anu.edu.au
- 惊恐治疗中心（针对惊恐障碍）www.paniccenter.net

要获取广泛的免费自助资源，请访问澳大利亚临床干预中心的网页：www.cci.health.wa.gov.au

付费商业治疗软件包有：

453

- 战胜抑郁：www.ultrasis.com
- 战胜恐惧（针对焦虑和惊恐）：www.fearfighter.com
- 战胜暴食症：www.overcomingbulimiaonline.com
- 战胜厌食症（为照料者提供）：www.overcominganorexiaonline.com
- 生活技能：www.livinglifetothefull.com
- 压力、轻度焦虑、轻度抑郁：www.thinkwell.co.uk

精神分析 弗洛伊德、荣格、埃里克森	人本主义 罗杰斯、马斯洛	行为主义 斯金纳等	认知主义 贝克、埃利斯
流派特点 分析意识和无意识过程的影响。假设存在动力性的心理，其中无意识的过程会影响我们的生活。强调童年期以及亲子关系。	聚焦于个体自身的体验、需要和个人成长。治疗师提供无条件的积极关注、真诚和同理心。	聚焦于行为及塑造行为的各种因素，如经典条件作用、强化和行为塑造。	侧重于人们对事件及事件意义的解读。
治疗技术 通过梦、自由联想、内心冲突和治疗关系中出现的移情来分析无意识过程。	创设一个积极的治疗情境，为患者提供支持以应对其所面临的困境，帮助患者认清其需要。	通过暴露、行为塑造和行为实验等方法改变行为，提升适应性。	发现并挑战那些适应不良的思维过程或内在信念。发展更有适应意义的信念和思维过程。
特定的疗法 • 人际精神分析 • 关系精神分析 • 基于依恋理论的心理治疗	• 格式塔疗法 • 交流分析 • 心理咨询 • 聚焦问题的治疗	• 认知行为治疗 • 理性情绪行为疗法 • 接纳与承诺疗法 • 辨证行为疗法 • 聚焦图式疗法	

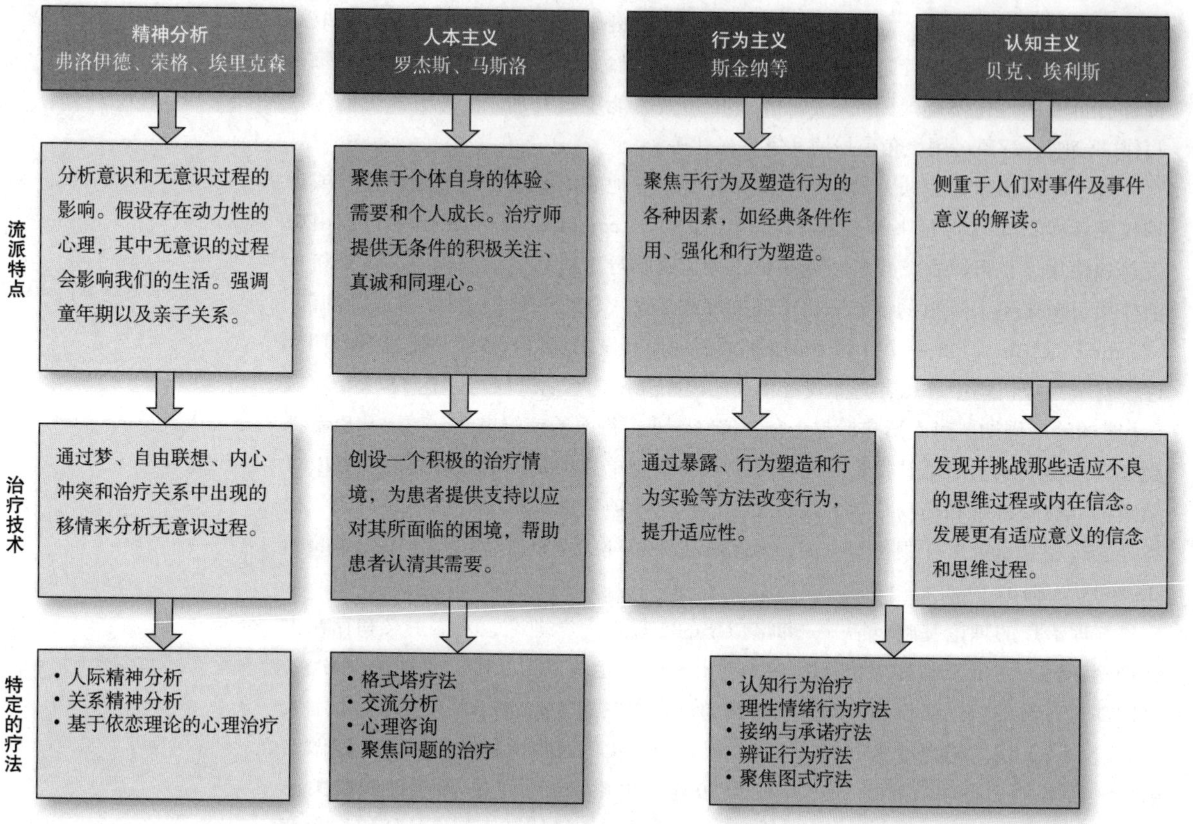

图 19.1　心理治疗的主要流派

人本主义治疗仍然在使用，并且在以患者为中心的医疗服务中有很好的体现。

现代心理治疗汲取了多种理论取向，包括认知行为疗法（CBT）、心理动力学疗法、心理咨询和系统疗法。各种心理治疗方法之间也常有重叠之处，有时甚至难以区分。例如，认知分析疗法（cognitive analytic therapy, CAT）就在治疗中结合了CBT 和心理分析原理。人际治疗（interpersonal therapy）侧重于抑郁中的人际关系过程，并借鉴了心理动力学原理、CBT 技术和短期危机干预。眼动脱敏和再加工（eye movement desensitization and reprocessing, EMDR）是专门针对创伤后应激障碍的治疗方法，它被称为综合疗法，但其中包含了很多 CBT 的原理。在本章下一部分我们将深入考察在医疗保健机构中应用最为广泛的几种心理治疗方法——CBT、心理动力学治疗和心理咨询。

19.1.1　认知行为治疗

认知行为治疗（CBT）以认知理论和行为主义为基础。之前曾出现过两次 CBT浪潮（Hayes, 2004）。第一次源于**行为主义**（behaviourism）的兴起。行为主义关注人们的行为，以及人们如何通过各种事件学习和塑造行为。行为主义描述了人们的行为被塑造的过程，包括经典条件作用、操作性条件作用和行为塑造，这些内容在内容在第 10 章已介绍过。行为治疗涉及改变适应不良的行为反应，并代之以新的反应。例如，恐怖症通常是对某种与恐惧有关联的物体的条件反应，而这种关联是因为过去的一次负面或创伤性经历而形成的。典型的行为技术包括：依据行为图表检视行为，演练积极的行为反应，设定分级的任务指标，利用目标的设定来鼓励或强化新行为。

行为主义强调科学的或实证的检验。因此，行为疗法包括开展**行为实验**（behavioural experiments）来检验其观点——在特定条件下将发生什么行为。以社交恐怖症患者为例，他们竭力避开社交情境，因为他们会变得非常焦虑，认为所有人都会注意他们并且觉得他们很古怪。这会导致竭力逃避社交情境的恶性循环。他们越是逃避社交情境，就越是对出席社交场合感到焦虑。患者的假设之所以没有被质疑或否定，是因为他们没有机会体验美好的社交情境。消极假设和回避社交事件（回避行为）结合在一起，形成了一个使恐怖症持续存在的恶性循环。这种情况下的行为实验，可能是让患者出席一个社交场合，监测他的焦虑程度（随着时间推移应当逐渐减弱），观察他的行为，并且注意其他人对他的反应——不论是积极反应还是消极反应。另一种可能的方法是，让患者询问其他人在社交情境中的感受，以及他们是否会感到焦虑。这样做可以在一定程度上缓解社交焦虑。行为实验可从多个方面缓解焦虑：它使患者更多地暴露于社交情境之中，此举可减少焦虑，挑战患者的消极信念，打破消极循环。我们曾经听闻一位治疗师跑出大门，故意做出各种怪异举动，试图以此向患者证明，即使这般怪异，别人也没怎么注意他！

由此可见，行为实验既影响人们的行为又影响他们的观念。从认知的角度来看，行为实验鼓励人们认识到自己潜在的假设，并逐个厘清和检验，然后矫正原有的观念和行为。关于行为实验究竟主要通过行为或者认知手段起作用，目前还存在争议（Salkovskis et al., 2006）。无论行为实验的作用机制如何，它都是改变行为的有力工具，对于焦虑障碍的治疗尤为有效。同时，对于缺乏认知能力的人（如幼儿或存在学习障碍的人），行为主义治疗同样有效。案例研究 19.1 用例子说明了如何用各种认知和行为的方法治疗难产后的创伤后应激障碍。

CBT 的第二次浪潮来自认知主义的兴起。认知主义认为想法是我们感受和行动的核心。这一观点现在已经成为心理学界的主流，认知的重要性也显见于本书所述的诸多理论和研究。精神疾病的主要认知理论是由贝克（Beck, 1967）提出的，他认为对事件的评价及其个人意义是心理疾病发生和发展的核心。早期的生活经历使人形成了一系列关于自己、世界和他人的**核心信念或图式**（core beliefs or schema）。这些信念未必合理，因为它们通常都形成于儿童期，不符合成人世界的现实逻辑。核心信念可能导致**适应不良的假设**（maladaptive assumption），有时被称为"生活的规则"（Fennell, 1998）。

贝克对抑郁症研究非常感兴趣。他认为，当人们内心出现"抑郁三元素"时，他们就会变得抑郁。三元素包括：

1. 我某个方面有缺陷；
2. 未来毫无希望；
3. 自身经历证明我就是个失败的人。

455
456
457

案例研究 19.1　产后创伤性应激障碍的认知行为治疗

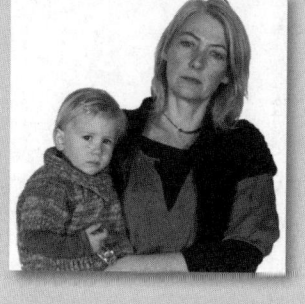

萨拉 35 岁，已婚，有一个 14 个月大的女儿。萨拉 19 岁时曾经堕胎，而这件事她 16 年来都一直保密，因为她认为别人会因此对她有负面评价。

萨拉的分娩是引产的，而且分娩时间无法确定。萨拉惊慌失措，因为她没有做任何准备，她的丈夫也没在现场。而更糟的是，助产士对萨拉的极度焦虑并不在意。在做产道内窥检查的时候，萨拉疼得大叫，并且请求助产士停手。但是助产士却说："如果你连这点痛都受不了，到真正生孩子的时候你得是什么样子？"自此，萨拉的生产过程就充满了身体上的疼痛、精神上的痛苦和对助产士的恐惧。

萨拉在这次分娩时曾做了自然分娩的尝试，过程漫长而痛苦，当时她认为自己快要死了，最终做了剖宫产。萨拉在手术进行到一半时开始感觉到疼痛，医生给她注射了吗啡。萨拉报告了分离症状（感觉和自己分开并且分娩是不真实的），对分娩后 12 个小时内发生的事完全失忆。她形容分娩后的几个月完全一团糟，花了整整一年才和女儿建立起感情联结。对于分娩，萨拉想到的只有"惊恐万分""非常受伤""身不由己"和"极度混乱和分离"。通过之前与助产士的接触，萨拉也印证了自己的想法——别人会指责和伤害她。

分娩后萨拉患上了产后抑郁症，医生给她开了抗抑郁药物，并且要求她参加一个支持小组。在分娩 14 个月后，萨拉首次参加了认知行为治疗。当时她非常痛苦，似乎在重温分娩的经历，一直在哭泣和颤抖。萨拉表现出了创伤后应激障碍（PTSD）的所有症状，包括闪回、噩梦、对与分娩有关的刺激表现出强烈的躯体和情感反应、情感淡漠却一直哭泣。在闪回中她看到助产士进入产房，而她正无助地躺在那里，惊恐万分。

萨拉的治疗运用了多种认知和行为技术，包括：

1. **行为实验**　使用匿名问卷随机请人回答自己对萨拉堕胎的看法，从而质疑萨拉的信念——别人会因为堕胎而对她有看法。问卷描述了萨拉年轻时怀孕和堕胎的背景信息，询问被调查者对萨拉的看法。那些不认识萨拉的人完成了问卷，他们的回答既包括反对堕胎也包括支持堕胎的观点。这一结果极大地改变了萨拉对自己、堕胎、别人会如何看待她以及他人观点重要性等所持的信念。

2. **轻度暴露**　即进行再体验练习。治疗师请萨拉想象当前正在分娩，并详细地谈论整个事件。

3. **强烈暴露**　治疗师带萨拉参观产房，以帮助萨拉战胜她的恐惧和回避。

4. **认知练习**　改变萨拉对分娩各个环节中困难事件的评估，例如进行角色扮演让萨拉直面助产士，减轻她的恐惧感。

5. **视觉化练习**　重构萨拉的闪回。例如，请她想象产房内那位让萨拉感到舒适和安全的麻醉师，而不是那位让人害怕的助产士。

6. **正面重塑**　帮助萨拉巩固改变后的信念。

在进行了十期 CBT 之后，萨沙的 PTSD 症状消失了，并且她对自己和其他人的那些适应不良的信念也得到了改变。

（资料来源：Ayers et al., 2007.）

研究证据在很大程度上支持了这种抑郁思维方式的存在，它们会在个体抑郁期出现，但在康复后消失。

CBT 可用来治疗多种心理问题，并不只是抑郁症。事实上，CBT 暗含的理论适用于大部分人，即使是心理健康的人。例如，某个人的核心信念包含以下内容：

1. 我是一个不可爱的人。

2. 其他人会评判我。

这些信念可能源于父母过于武断或缺乏爱心。为了补偿这些核心信念，个体可能会制定一些生活规则，如"如果我把每件事都做得十全十美，别人就会爱我""如果我把事情做好，别人就不会批评我""我不能表现出任何消极情绪，否则别人就会评判我"，等等。只要能坚持这样的高标准，则这些规则可以帮助个体维持正常的心理，自我感觉良好。然而，保持这么高的标准，势必给个体带来很大的压力，使他们变得脆弱，一旦事情有变，个体就会认为自己失败（如考试成绩不理想或遭到解雇）。在这些情况下，个体有可能患上抑郁症，因为他感到自己违背了生活规则，其潜在的信念被激活：我是个不可爱的人。

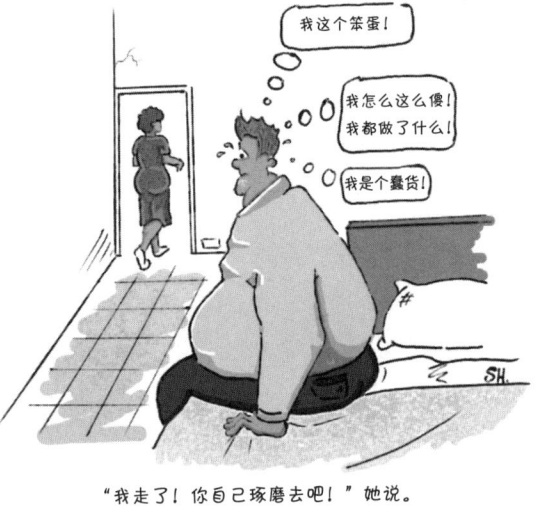

"我走了！你自己琢磨去吧！"她说。
多么残忍。

治疗的一个困难之处在于人们常常意识不到自己的核心信念和生活规则。但是，这些信念常常反映在即时的各种**自动思维**（automatic thoughts）上，身处困境时尤其如此。因此，CBT 需要监测患者的自动思维，以帮助揭示患者的生活规则和信念。这些结合在一起构成患者的构想，以图表或文字表示。治疗师和患者可以借助这份构想来理解症状，找出质疑和检验现有信念、构建更有适应意义的新信念的各种方法。检验信念可以利用认知和行为的方法。认知主义的方法有引导式探索或苏格拉底式提问：治疗师引导患者考虑相关的证据，从而帮助患者检查和质疑其现有的信念是否正确。案例研究 19.1 描述了如何运用认知和行为的方法来检验信念，该案例中对女性患者的构想请见图 19.2。

实践活动 19.1

请想一想上次你感到心烦或愤怒时的情况，并回答下面的问题：

- 当时是什么情况或者诱因激起了你的情绪？
- 当时你想到了什么（自动思维）？
- 这些想法对你的感受有什么影响？
- 你能说出你的哪些规则（或假设）可能被打破了吗？

458

专栏 19.2 列出了 CBT 的典型特征。CBT 现在已经越来越广泛地应用于各种心理和躯体障碍的治疗，并且不断地扩充以吸纳新的技术。对某些特定的心理障碍——如抑郁症（Beck, 1967）、惊恐症（Clark, 1986）、焦虑症（Wells, 1997）、PTSD（Ehlers & Clark, 2000）和人格障碍（Young et al., 2004），认知理论也提出了相应的解释，并由此发展出针对各种障碍的认知行为治疗方案。

CBT 近期的发展被概括为"CBT 的第三次浪潮"（Hayes, 2004）。这次浪潮不太侧重于质疑来访者的具体想法，而更加强调我们与想法及情绪的关系。使用的技术包括接纳（Hayes et al., 1999）、正念（Segal et al., 2002）和慈悲心训练（Gilbert, 2000）等。这些技术鼓励个体接纳自己的想法和情绪反应，而不是认为它们一成不

459

图 19.2

难产后妇女 PTSD 案例构想

（Ayers et al., 2007）

重要经历
19岁时堕胎

核心信念
自己：我很愚蠢，我是失败者
他人：排斥；挑剔；会评判我

潜在假设
如果我告诉别人堕胎的事，他们就会评判我
如果我心烦，别人会认为我软弱
如果我表露自己的情绪，别人会认为我愚蠢

触发事件
创伤性的分娩
使人想起分娩或堕胎的提示物

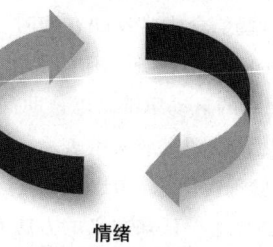

行为
不告诉别人
一切保密

思维
"我是失败者"
"我无法应对"
"如果我告诉别人，
他们会评判我"

情绪
焦虑、惊恐、抑郁

变或永远存在。这样可以防止负面评估使心理症状进一步恶化。

CBT 的日渐流行是毋庸置疑的。它已成为许多心理和躯体障碍推荐的治疗方法，包括抑郁症、PTSD、焦虑障碍、进食障碍、慢性疲劳和慢性疼痛等（Department of Health, 2001）。CBT 越来越广泛的应用是建立在证据基础之上的：它是治疗这些障碍的有效方法。一篇关于 CBT 治疗广泛性焦虑障碍的综述发现，其效果与药物治疗一样，都能缓解焦虑、抑郁和提升生活质量。此外，CBT 的退出率比药物治疗更低（Mitte, 2005）。

专栏 19.2　**认知行为治疗的核心特征**

1. 治疗师与来访者之间是相互合作的关系。

2. 治疗师为来访者指导 CBT 技术，使他们成为自己的"治疗师"。

3. 聚焦于当下的问题——"此时此地"。

4. 治疗周期具有结构性，治疗师和来访者在每次治疗开始前就治疗内容（事项）达成一致。

5. 目标指向——在治疗的开始就说明具体目标，治疗工作也是为了实现这些目标。

6. 短程治疗，常为 6 至 24 次。

7. 检查适应不良的信念。

8. 运用苏格拉底式提问在认知上挑战适应不良的信念。

9. 应用行为实验来检验适应不良的信念（实证的方法）

10. 使用总体和具体的构想来指导理解和改变。

CBT 也越来越用作各种慢性病治疗的辅助手段。对大量随机控制组试验研究的回顾发现，CBT 在总体上对于慢性疲劳（Price & Couper, 2000）、耳鸣（Martinez Devesa et al., 2007）、创伤性脑损伤（Soo & Tate, 2007）、睡眠问题（Montgomery & Dennis, 2002）和哮喘（Yorke et al., 2004）等不同种类的疾病都有积极的疗效。但是，CBT 的效果常常局限于心理方面的改善，例如生活质量、痛苦程度等，而非生理机能的改善。

CBT 的兴起和流行并不意味着它对于所有的心理障碍都有较好的疗效。在某些领域它的应用效果缺乏研究证据或者证据并不一致。对于某些问题，如儿童性虐待（MacDonald et al., 2006）或男性家庭暴力（Smedslund et al., 2007），CBT 仅仅有助于问题的改善，但达不到临床意义上的变化。也有证据显示，对于一些心理问题，其他治疗方法与 CBT 一样有效，甚至更好，如人际治疗对抑郁症的疗效（Department of Health, 2001）。更为谨慎的看法是，承认 CBT 对于某些障碍非常有效，能带来某些积极的改善，但它绝不是包治百病的万能药。

460

19.1.2 心理动力学治疗

心理动力学治疗建立在弗洛伊德的心灵理论和心理病理学的基础之上。其核心思想是，我们每个人都有动力性的无意识，故此有了"心理动力学"治疗这一术语。动态的无意识涉及持续不断的冲突：一方是各种驱力和冲动，另一方是我们的自我（ego）和社会约束。冲突、压抑和各种心理防御机制的建立则可能影响我们的行为、思想和情感，导致心理疾病。

心理动力学理论经过不断的发展和完善，现在已有许多不同的心理动力学治疗方法，包括：人际精神分析、关系精神分析和基于依恋理论的心理治疗。卡莱尔总结了心理动力学治疗的三条基本原则（Carlyle, 2007）。第一条原则——心理动力学治疗强调童年早期经历的重要性。当代心理动力学理论纳入了**早期依恋**（early attachment）的研究工作（Bowlby, 1958），这些研究认为，孩子从出生后 6 个月到 3 岁与其主要照料者之间的关系，在塑造个体的早期经验和对社会关系的期望方面十分重要（详见第 8 章）。依恋并不是早期经验中唯一重要的内容。研究表明，玩耍有助于儿童学习恰当的行为规范和社会角色。玩耍还有助于儿童检验自己的能力，调控自己的情绪。例如，儿童和父母玩打仗的游戏可以学习识别可接受的和不可接受的攻击行为。

心理动力学理论提出早期经验通过两个过程影响发展。第一个是**内投射**（introjection），即儿童将父母或其他重要之人的某些方面内化到自己身上。第二个过程是**投射**（projection），是指人们将自己的内心世界的某些内容投射到他人。投射最有名的例子是，当你负面地看待某个人时，是因为他做的某些事情或者代表的某些事物恰好是你讨厌自己的方面。例如，父亲看到儿子考试成绩不理想，可能会非常生气，因为他对自己缺乏成就和不够成功感到沮丧。这位父亲将讨厌自己的部分内容投射到了儿子身上，并表现出过激反应。

故而该理论认为，成人的心理疾病源于早期经验中的某些负面内容，如被父母忽视或者过度侵扰，抑或童年经历过创伤、丧失和分离。负面经历导致个体在成年

461

后难于应对人际关系和社会生活。因此，心理动力学治疗的第二条原则是，强调**治疗关系**（therapeutic relationship）的重要性。治疗关系被认为是一个有规律、有控制的空间，患者可以通过它来理解并克服困境。这就意味着，心理动力学治疗强调治疗的规律性和密集性——通常需要一周一次或两次，疗程在一年以上——从而为患者提供高频次、可预知的治疗时间来应对他们的困境。

通过有规律地接触，治疗师似乎逐渐"变成"了患者的父母。治疗关系因而成为"舞台"，各种人际交往的困难都会在这里上演，这就是**移情**（transference）。移情中患者对治疗师的看法以及与治疗师的关系都反映了其与父母或重要照料者之间潜在的问题或人际困难。因而治疗师应尽可能保持中立，不将自己的任何特质或情感带入治疗当中。心理动力学治疗的这一方面可以用对治疗师的刻板印象来概括——患者躺在沙发上滔滔不绝地诉说，而他则坐在旁边一言不发。这当然是一种夸张的描述，真正的治疗实践绝不会这样。

心理动力学治疗的第三条基本原则是个人**防御**（defences）的重要性，人们通过这一机制来避免困境或痛苦的想法。防御机制多种多样，包括否认、压抑、幽默、合理化、逃避现实和退行。与应对策略一样，防御机制未必都是适应不良的。例如，必须接受大手术的患者可能会否认或压抑诸如"可能出现并发症"或"康复很痛苦"之类的想法，这能减少手术对患者的威胁，缓解术前焦虑情绪。心理动力学治疗的典型特征见专栏 19.3，而案例研究 19.2 展示了性障碍的心理动力学治疗。

对无意识过程的重视，意味着心理动力学理论很难进行科学检验，因此广受批评。许多人会认为心理动力学治疗仍然是一个信仰问题（Tallis, 1996），然而神经影像学（如 fMRI）研究的进展表明，在我们做出自主行为之前，大脑里的无意识神经活动往往已经开始了（Wegner, 2003）。由于这些批评以及一致性证据不足，心理动力学治疗很少被列入心理障碍治疗的指导手册里，而且对某些特定的心理障碍（如 PTSD）则明确地反对使用这种治疗方法（NICE, 2005）。

心理动力学治疗的倡导者们认为，指导手册将精神分析排除在心理治疗之外是非常幼稚和不公平的（Smith, 2007）。考察心理分析对于心理障碍（如人格障碍、焦虑和抑郁）疗效的研究回顾发现，研究

463

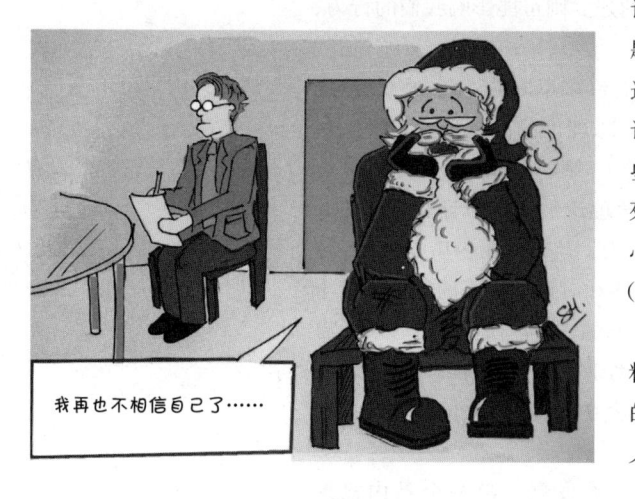

我再也不相信自己了……

专栏 19.3　心理动力学治疗的核心特征

1. 治疗师保持中立，这样就可以发生移情，并探索潜在的问题。
2. 假设存在动力性的无意识。
3. 聚焦于过去，特别是童年早期的经历和冲突，以及由此导致的压抑或心理防御。
4. 聚焦于人际关系以及童年经历、后来的防御和投射等对人际关系的影响。
5. 探索适应不良的个人防御。
6. 密集治疗，一周一次或多次治疗，持续至少一年。

462

案例研究 19.2　　性功能障碍的心理动力学治疗

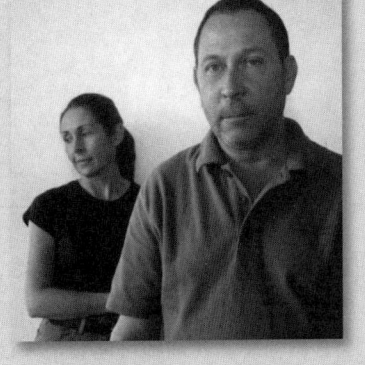

劳拉现年 38 岁，性交疼痛，无法进行性交。她的丈夫杰克消化不良，后背疼痛。杰克的母亲在他 5 岁时就去世了。

劳拉和杰克曾经有过一个儿子，但孩子在 15 个月时死于先天性的脑病。孩子去世时劳拉正怀着第二个孩子。但这个孩子也在 10 个月时死于同样的疾病。之后的一年劳拉有过一次宫外孕，于是她选择绝育。

在第一个孩子的葬礼上，劳拉说她感到"麻木"，而家人则送她去购物，以此转移她的注意力。劳拉和杰克后来领养了两个孩子。夫妻二人的性功能障碍始于第一个孩子去世之后。

心理动力学治疗

劳拉和杰克的症状可以被诠释为丧子和绝育所带来的痛苦的躯体化表现。故而可以认为他们的问题源自未能解决的剥夺感和丧亲之痛。杰克和劳拉在同一个治疗师那里接受了一整年的个体治疗和夫妻治疗。

治疗师在讨论劳拉的经历时形容她"表情呆滞、了无生气"。这被诠释为一种防御机制，劳拉不再触及自己的情感，而是投射到别人身上，让被投射的人苦恼。收养和照料残疾儿童是她逃离剥夺痛苦的途径之一。

治疗师分析了杰克与母亲的关系。母亲在他 5 岁时就去世了。治疗师认为杰克试图以婚姻替代他与母亲的关系。因此，孩子出生后，杰克就觉得孩子在与自己竞争，因为孩子夺走了劳拉的关注。而孩子夭折后，他认为自己应对孩子的死负责，有一种罪恶感。他对劳拉的痛苦的反应非常消极，因为这会使他想起自己对孩子的敌意和罪恶感。而劳拉的性交疼痛和性冷淡则可能是对丈夫的报复，因为丈夫不容许她表达丧子之痛。

在领悟了这些之后，杰克和劳拉又可以进行性生活了。在劳拉体验了一次性高潮之后，她情绪崩溃并且说"好像把心底最深处的伤痛哭出来了"。她报告自己在头脑中又能看到孩子夭折时的形象，但之前她只能想起孩子活着的样子。治疗结束时杰克的症状已经消失，劳拉的性交疼痛虽然偶尔还会出现，但尚可承受。这对夫妻再次开始了性生活，并且报告他们的婚姻改善了很多。

（资料来源：Lewis and Casement, 1986.）

结果并不一致。有些研究发现心理动力学治疗并无效果（Roth & Fonagy, 2004），而另一些研究的结果则显示它是有效的（Leichsenring, 2005）。一份来自科克伦协作网（Cochrane）的关于高质量研究的综述显示，心理动力学治疗对常见的心理障碍——如抑郁、焦虑和人际问题等——具有较小到中等水平的疗效（Abbass et al., 2006）。

19.1.3　心理咨询

心理咨询是一种整合的方法，汲取了心理动力学、存在主义、人本主义、系统论和 CBT 的原理。上述方法的整合方式取决于咨询师的训练背景和咨询经验。因此，心理咨询很难总结，其中存在太多变数。然而，心理咨询具有三大核心的原则。第一条原则是**以来访者为中心**（client-focused）。来访者的需求被放到首要的位置上，心理咨询以保护或增强来访者的心理健康水平为目标（Farsides, 2009）。

心理咨询的第二条原则是，咨询要为来访者提供一个安全和接纳的环境，以便来访者可以探究和反思他们的困境。这在一定程度上是基于为来访者提供**无条件积**

专栏 19.4   心理咨询的核心特征

1. 治疗师为来访者提供无条件的积极关注，并接纳来访者真实的自我。

2. 治疗师不加任何评判，提供安全的空间，以便来访者解决他的问题。

3. 来访者的需求是首要的。

4. 来访者在治疗师的帮助下探究和解决他们的问题。

5. 各期治疗的最终目标为促进来访者的心理健康。

6. 整合或折中使用各流派的治疗技术，如心理动力学治疗和 CBT。

7. 属短程心理治疗，通常为 6~16 次。

极关注（unconditional positive regard）的原则，以促进自我接纳和自我价值感。例如，父母和社会对我们每个人的表现、成就和作为都怀有某种期望，这就意味着我们只有在这些领域达到他们的期望或者表现出色，才会有价值感。咨询师可能会与来访者一起探讨这些话题，同时无论来访者的表现如何，卓有成就还是一败涂地，咨询师都会接纳他们。这让来访者有机会洞察其行为和情感，同时又能让他们体验积极的关系：有人喜欢他们，也能接纳真实的他们。

心理咨询的第三条核心原则是咨询的**非指令性**（non-directive），强调来访者自己探索、澄清和解决问题。咨询师的作用在于促进这一过程（Bor & Allen, 2007）。

心理咨询一般用于轻度或中度的焦虑、抑郁或个人危机的治疗和干预。医疗机构也越来越多地引入心理咨询，来帮助患者应对困境，如艾滋病、癌症的确诊，晚期流产、死产，或者在不育治疗或基因检测期间帮助患者做出困难的选择。英国大多初级医疗机构中都有心理咨询师供职，所以全科医生可以立刻将患者转诊进行心理治疗，而无需先转诊至医院的二级医疗团队或社区精神卫生团队。有关心理咨询的核心特征请见专栏 19.4。

目前，心理咨询有效性的证据还很有限。这部分地是因为很难确定一个"标准的"心理咨询方法，所以研究还是集中在评估 CBT 这类工作框架更为清晰的疗法。对心理咨询的研究常常受到咨询的定义不明确以及未与其他疗法进行比较等因素的限制。然而为数不多的研究结果令人振奋。例如，一篇有关初级医疗机构解决心理问题和心理社会问题的综述显示，心理咨询在短期里比医师治疗更有效，但长期来看两者疗效相当（Bower & Rowland, 2006）。类似地，对慢性疲劳综合征的心理咨询和 CBT 的研究发现，两种疗法能同样有效地缓解疲劳、焦虑和抑郁，增强社会适应，有 47% 的患者在康复中（Ridsdale et al., 2001）。

19.2   哪种治疗最好

一种疗法是否优于另一种疗法，这个问题存在争议。大量证据表明，CBT 和某些人际治疗对于抑郁和焦虑障碍都很有效。虽然心理动力学治疗应用广泛，但是缺乏证据支持。有人认为（Richardson, 2006），"如果一种治疗方法在实证研究方面似乎比其他方法更有优势，这通常是因为后者未能积累相关证据。"对于某些障碍，不同的疗法可能同样有效，初步证据表明情况可能确实如此。例如，在一项研究中，

1 300 多位患者分别接受了 CBT、人际治疗和心理动力学治疗，结果显示这三种治疗方法都能改善病情，且效果相同（Stiles et al., 2006）。

这一结果表明，某些非特异的因素（如治疗关系或安慰剂效应）可能在心理治疗的疗效上起着重要的作用。而无论何种心理治疗，良好的医患关系都非常重要，证据表明它能带来更好的结果（Department of Health, 2001）。心理治疗是否也通过安慰剂效应起作用，还没有引起广泛的思考，但是有人认为的确如此，因为心理治疗并不涉及任何活性的生理物质，而是依靠患者的期望、治疗体验和对治疗的信念来进行治疗（Kirsch, 2007）。

那么我们据此能得到什么结论呢？毫无疑问，心理疗法能有效地治疗心理疾病。而哪种心理治疗方法最好，则可能因人而异、因心理疾病而异。虽然当前心理治疗的指导原则倾向于 CBT，但是随着心理咨询和心理动力学治疗疗效证据的积累，这一情况可能会改变。我们希望，在未来，心理治疗将摆脱"赢者通吃"的心态，即某种治疗方法必须证明自己优于其他疗法，并开始整合各种在不同的情况下行之有效的治疗方法和技术。我们可以看到，心理咨询已经开始博采众长，汲取不同理论流派的治疗技术。

小　结

- 心理治疗的方法有许多种。
- 心理治疗的理论来源有精神分析（心理动力学）、人本主义、行为主义和认知主义。
- 当今主要的心理治疗方法包括 CBT，心理动力学治疗和心理咨询。
- CBT 是结构化的、短程的心理治疗，侧重于当前的问题和改变适应不良的信念和行为。
- 心理动力学治疗是较为密集的长期治疗，侧重于个体童年早期的经历、人际关系和无意识冲突。
- 心理咨询是一种短程的治疗方法，可以由一种心理治疗方法组成（如心理动力学治疗），但往往更为综合或兼容并蓄。
- 证据表明，CBT 对于焦虑和抑郁等障碍有明显的疗效。
- 有迹象表明，对于某些心理障碍，不同的心理治疗方法可能同样有效。这可能是由于诸如治疗关系或安慰剂效应等非特异性因素的作用。

19.3　医疗背景中的心理干预

医疗背景中的心理干预并不仅仅局限于心理治疗，因为其目标不单纯是解决心理健康问题，所以它还包括改善生理和心理健康的其他干扰方法，例如健康促进、疼痛管理、慢性疾病的自我管理、危机干预、压力管理和支持小组等。这些干预措施的介绍请见专栏 19.5。具体的例子和案例研究可按照专栏 19.5 所示在本书中找到。

心理干预能促进人们的健康和福祉，这一论断已得到较为普遍的支持，虽然效果会因干预的类型和目标人群而异。心理干预可大致归类为：

- 旨在改变不健康行为的心理干预。
- 旨在帮助人们应对困难或压力情境的心理干预。
- 旨在应对特定症状或疾病的心理干预，如疼痛管理。

466　**专栏** 19.5　医疗背景中的心理干预

心理干预	目标	组成内容	适用范围	示例
心理评估	评估个体的心理需求。	采用访谈和问卷评估患者的需求和精神状态。	需要多学科团队管理的严重或慢性疾病。	
疼痛管理	帮助患者控制疼痛，以改善他们的生活质量和活动水平。	传授疼痛知识和 CBT 技术，如监控活动和疼痛，设置目标，增强患者的应对能力。	任何慢性疼痛，如背痛、盆腔疼痛、关节炎等。	第 4 章
动机性会谈	帮助人们改变危害健康的行为。	探讨并理解个体当前的信念和行为，通过讨论两者之间的矛盾来促进改变；建立可以改变的信心。	戒烟、戒酒、戒毒、进食障碍和抑郁。	第 2 章
自我管理	帮助患者控制他们的疾病或康复进程；包括治疗依从性、康复训练和提升心理幸福感。	检视疾病信念、疾病行为和情绪；帮助患者改变以增强疾病的自我管理能力。	慢性病，如多发性硬化症、糖尿病、心脏病、哮喘、肠易激综合征、关节炎等。	第 4 章
健康促进	促进健康，增加积极的健康行为，减少危害健康的行为。	提供信息和干预，以开展健康教育、促进健康，减少危害健康的行为。	普通人群，如到初级医疗机构、产前检查门诊、性健康门诊、戒烟门诊就诊的人群。	第 5 章
467　危机干预	在危机时期提供支持，帮助人们调节和应对。	帮助患者渡过危机，并鼓励他们积极地调整。	重大疾病如癌症、心脏病、多发性硬化症等确诊之后；姑息治疗。	第 6，11 和 12 章
压力管理	帮助人们有效地调控压力。	开展压力教育；了解并分解压力，评估过程及反应；探寻更具适应性的应对方法。	当压力可能加重疾病的症状时，如心脏病、经前紧张症等。也针对高压力下的医务工作者。	第 3 章
支持小组	鼓励与境况相似的患者接触，相互支持。	6~12 名病情相似的患者组成的团体。通常由一名医务工作者引领。	各种疾病患者小组，如癌症、心脏病患者或死产的妇女。	第 11 章
丧亲咨询	帮助丧亲者应对和接受丧亲的现实。	个体或夫妻咨询，帮助丧亲者哀悼他们的丧失，寻找应对方法。	丧失重要亲人的人群，如出现死产的夫妇，垂危病人的亲属等。	第 6 章
神经心理学康复训练	对脑损伤患者开展评估、治疗和康复训练，降低致残率，提升生活质量。	检查患者的认知、行为、情绪和社会功能。以多种技术开展康复训练，如设定目标、技能训练、增强认识。	脑损伤或神经退行性疾病的患者，如痴呆症。	第 16 章

19.3.1　改变行为的干预

　　旨在改变行为的心理干预包括健康教育、健康促进和动机性会谈。健康促进（health promotion）非常宽泛，从整个国家的健康宣传运动到针对特定疾病的团体干预。其效果取决于所选用的方法和目标人群。向人们提供有针对性的信息的效果要好于面面俱到的信息。研究证据清楚地表明，教育干预要更为有效就得：与目标人群切身相关、个体化、能对受众的学习情况提供反馈、通过提供实际的行动方案来促进个体改变、强化期望的目标行为（Kok, 2007）。这些研究结果已经用于健康促进，目前许多健康宣传运动针对特定的群体开展工作，如图 19.3 所示。

　　动机性会谈（motivational interviewing）用于矫正危险行为和促进健康行为。物质滥用者通常对他们的问题行为同时有着积极和消极的态度，动机性会谈正是为物质滥用开发的干预方法。它是一种指导性咨询，帮助患者探察其问题行为的原因、对问题行为的矛盾心理，并试图解决问题行为。动机性会谈比一般的心理咨询更聚焦、更以目标为导向，虽然它的重点并非说服患者去改变，而是帮助患者萌发主动改变的动机。它通过以下方式来实现这一目标：（1）设身处地地体会患者当前的处境；（2）避免争辩或说服；（3）检视患者实际行动与其期望状态之间的差距；（4）检视阻抗；（5）增强患者的自我效能感（Miller, 1995）。有关动机性会谈的例子请参看第 2 章（见案例研究 2.2）。

　　证据表明动机性会谈有时非常有效（见研究专栏 19.1）。一篇包含 72 个临床试验的综述表明，动机性会谈对于多种问题行为的短期改善都非常有效。从长期来看，将动机性会谈作为标准治疗的辅助手段，改变最有可能发生（Hettama et al., 2005）。因此，动机性会谈是一种可供医疗保健从业者使用的有效方法，以帮助人们改变问

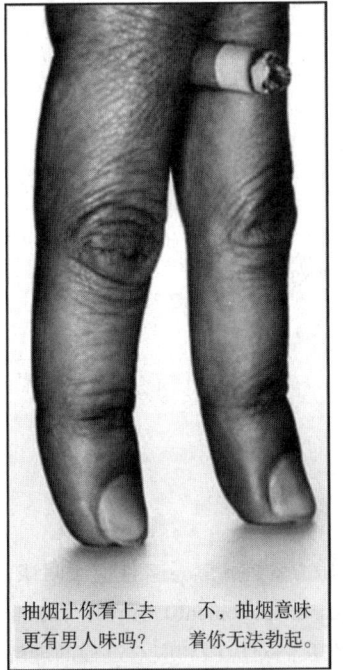
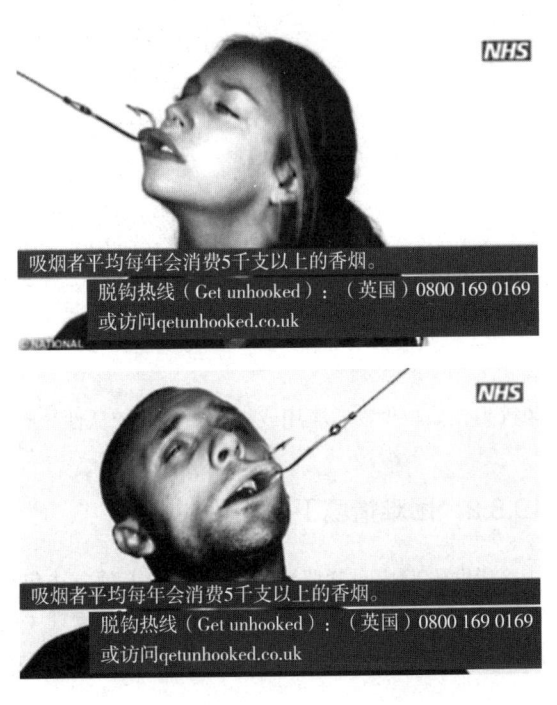

图 19.3
主题健康宣传：反吸烟运动

470

研究专栏 19.1　南非艾滋病毒携带者的安全性行为宣传活动

背景

　　南非的艾滋病毒感染率非常高，近 19% 的人被传染。当地的文化习俗意味着不安全的性行为是普遍的做法。

方法

　　本研究评估了一项 15 分钟的简短的干预措施，以减少艾滋病毒感染者的不安全性行为。干预以动机性会谈的原则为基础，包含如下 8 个步骤：

1. 导入安全性行为的讨论。
2. 评估病人的危险行为。
3. 判定病人改变危险行为的迫切性。
4. 判定病人改变自己行为的信心。
5. 确定阻碍病人实施安全性行为的信息、动机和行为技能等。
6. 与病人讨论克服这些障碍的具体办法。
7. 与病人协商行动计划或降低风险的目标。
8. 以处方的形式写下共同协商的行为目标，并交给病人。

　　152 名病人被随机地按 2：1 的比例分为干预组（103 人）和普通治疗组（49 人），实施干预的咨询师为至少接受过 10 小时培训并每周接受专家指导的非专业的艾滋病咨询师。

结果

　　55% 的病人性生活较活跃，其中 27% 的人报告有不安全的性行为。

　　干预开展 6 个月后，所有病人的性生活都更为活跃，但干预组病人的不安全性行为次数要显著少于干预之前。

图：纵轴为"性行为估计数"（0—12），横轴为"基线水平"和"6 个月后随访"。

图例：
◆ 控制组：性行为　　▲ 干预组：无保护的性行为
■ 干预组：性行为　　● 控制组：无保护的性行为

相形之下，控制组病人的不安全性行为次数要多于 6 个月前。

研究的意义

　　本研究表明，由非专业的咨询师主持的简短干预也能非常有效地减少艾滋病毒携带者不安全的性行为，从而减少艾滋病毒的传播。另一项重要的发现是，没有进行干预的病人不安全性行为的次数反而增加，若不采取措施，社会将会付出巨大的代价。

资料来源：Cornman, D.H. et al. (2008) Clinic-based intervention reduces unprotected sexual behaviour among HIV-infected patients in KwaZulu Natal, South Africa: Results of a pilot study, *Journal of Aquired Immune Deficiency Syndromes, 48* (5): 553-560.

题行为，如减少物质滥用或提升治疗的依从性。

471

19.3.2　困难情境下的干预

　　帮助人们应对紧张或困难情境的干预方法包括压力管理、紧急事件应激晤谈、危机干预、丧亲咨询和支持小组等。**压力管理**（stress management）已经用于职业团体、患者小组和医务工作者之中。压力管理建立在我们对应激和应对过程的理解之上（见第 3 章），能帮助患者识别各种压力源，寻找更有适应意义的应对方法。在医疗保健领域，压力管理常常用于癌症患者或心脏病患者。它可以缓解这些患者的焦虑、抑郁、疼痛感知，提升患者的生活质量。然而，几乎没有证据表明压力管理对病程或患病率有任何影响（Kenny, 2007）。

紧急事件应激晤谈（critical incident debriefing）最初是为了帮助应急救援工作者应对他们处理过的创伤性事件（如灾难、凶杀或交通事故等）。晤谈以小组的形式进行，这种工作方法很快就应用到各种创伤情境之中。然而，证据表明这种晤谈并没有效果，在某些情况下甚至会使人感觉更糟。因此，许多心理干预指南反对使用这种方法。尽管如此，某些场合下应激晤谈法仍以各种形式在使用。例如，英国 78% 的医院为孕妇提供某些由助产士主导的晤谈，专门为那些有创伤性分娩经历的妇女服务（Ayers et al., 2006）。

实践活动 19.2

回想一段你感到压力很大或很困难的时光。

- 你是如何应对的？
- 你觉得什么对你最有帮助？

紧急事件应激晤谈与**危机干预**（crisis intervention）和丧亲干预有一些相似之处，因为它们都试图缓解危机情境，而非从一开始就防止其发生。危机干预用于存在伤害或暴力威胁的情境，例如恐怖袭击、暴力犯罪、家庭暴力或试图自杀等等。危机干预汲取了各种心理学理论和技术，以帮助受害者度过一个关键时期（Roberts, 2005）。研究证据表明，对患者进行危机干预可缓解焦虑和 PTSD，但对抑郁的效果有限（Stapleton et al., 2006）。此外，由有经验的治疗师实施的、多于一次的危机干预更为有效（Stapleton et al., 2006）。

丧亲干预（bereavement intervention）用于重要亲人（如配偶、父母或孩子）去世之后的个体。根据所采用理论的不同，丧亲干预也有很大的差异。心理动力学的观点关注个体与亡故者之间未解决的内心冲突或问题。丧亲的阶段理论强调丧亲后个体必然经历的不同阶段，如麻木、怀念、绝望和平复（Payne et al., 1999）。丧亲应激理论强调丧亲所带来的应激，以及应对资源的丧失。支持理论强调社会支持的丧失和支持网络的断裂。

在一篇关于丧亲干预的综述中，作者思考了不同的理论观点，以及它们能否解释下面的证据（Kato & Mann, 1999）：

1. 男性比女性更容易受到配偶亡故的影响——在妻子去世后的一年里，他们更可能变得抑郁或死亡。

2. 亲人亡故的方式会影响悲伤的性质——意外死亡可能比正常死亡导致更强烈的悲伤。

这篇综述认为，上述事实用丧亲的应激理论或支持理论最好解释。然而，他们对证据的审查发现，丧亲干预总的来说对抑郁或悲伤没什么影响，在缓解躯体症状方面也只是略有功效。后来的证据表明，丧亲干预只对那些高危人群（如亲友突然亡故的人、与亡故亲人有强烈依赖关系的人、或有心理障碍病史的人）才真正有效（Jordan & Neimeyer, 2003）。

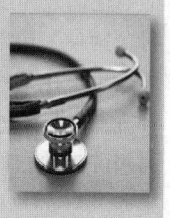

临床笔记 19.3

心理治疗技术和临床实践

- 认识到前来与你见面的患者都有自己的情绪负担、核心信念、过往经验和关系历史。
- 不要低估良好的医患关系和安慰剂的作用。
- 给予患者无条件的积极关注，从而改善医患关系和患者的心理健康。
- 站在患者的角度，理解他们的经历，与他们共同努力，以促进改变。
- 记住，帮助人们"直面恐惧"本质上是一种暴露，因此可以是一种有效的治疗焦虑的方法。
- 帮助人们远离自己的消极想法，例如，对消极情绪保持接纳的态度，并将其视为袭来的浪花——终究会消退。

473

19.3.3　特定病症的干预

针对特定病症的干预措施范围广泛，包括自我管理干预、针对特定病症患者的支持小组、疼痛管理和神经心理康复训练等。

自我管理干预（self-management interventions）汲取了本书第 4 章和第 5 章提到的各种理论，帮助人们有效地管理他们的疾病和康复，目的是提升个体的心理和生理健康。许多病症都有各自独特的自我管理干预，如关节炎、哮喘、糖尿病、高血压、慢性阻塞性肺病、头痛、背痛等（Mulligan & Newman, 2007）。也有适用于各种慢性病的通用自我管理项目（Lorig et al., 2001）。

证据表明自我管理干预在短期内是有效的，能够改善患者的健康行为和疾病管理，如遵从医嘱服药。自我管理干预还能促进生理和情绪的健康。然而这些影响并不总能长久地维持下去（Mulligan & Newman, 2007）。针对心肌梗死的自我管理干预实例请见第 4 章（研究专栏 4.3）。

支持小组干预（support group interventions）以大量的研究证据为基础，这些证据表明社会支持与健康及幸福感相关，而社会孤立则是许多疾病的风险因素。支持干预通常由多达 12 名有类似疾病或处境的患者组成，彼此会面 8 至 10 次。小组可以只由患者组成，也可由一位医务工作者带领。支持小组旨在增加对患者的社会支持，加强有关情况的教育和知识分享，并且可能的话，增加积极应对策略的分享、示范和模仿。

一项研究促进了支持小组的普及和推广。该研究发现，参加支持小组的乳腺癌患者比未参加小组的患者平均多活 18 个月（Spiegel et al., 1989）。然而后来的研究证据并不一致，并且，虽然支持小组通常会提升患者的主观幸福感和生活质量，但对发病率或死亡率并没有一致的影响（Gottlieb, 2007）。可能的原因在于，支持小组对某些人的效果要好于另一些人。例如，如果某个人的社交网络非常薄弱，不善于表达自己的情感或不善于应对，那么支持小组对这类患者将非常有帮助——小组可以拓展其社交网络，帮助他们说出自己的感受和体验，让他们看到其他小组成员示范更好的应对方法，等等。反之，如果某个人已经有许多亲密的朋友和家人在支持他，那么他可能并不能从支持小组获益。

特定疾病的干预方法还有很多。第 4 章详细探讨了疼痛，研究证据表明，基于健康教育和 CBT 的**疼痛管理**（pain management）计划可以减少疼痛、消极情绪、消极应对和异常的疼痛行为，促进社交功能（Morley et al., 1999）。**神经心理康复训练**（neuropsychological rehabilitation）运用诸多心理学理论，为存在神经心理学问题的人提供治疗和康复训练，例如脑损伤患者（见第 16 章）。患者的家庭成员也往往积极参与康复过程。电子计时提醒器、记忆辅助工具等高科技产品的出现，也能帮助患者更好地适应社区生活（Wilson, 2007）。有关神经心理康复训练效果的研究主要集中在特定的康复技术。例如，研究证据表明，记忆康复训练和特定的注意技能训练是非常有效的康复方法，而一般的注意训练则无效（Park & Ingles, 2000）。

474

小　结

- 医疗背景中的心理干预包括健康促进、困难情境下的心理干预和特定病症的心理干预。
- 这些心理干预范围很广，汲取了多种心理学理论和技术。
- 研究证据显示，医疗背景中的心理干预是有效的。特别是健康促进、动机性会谈、自我管理、疼痛管理和神经心理康复训练。
- 然而，许多干预的效果却局限于社会心理方面的结果。
- 证据表明紧急事件应激晤谈是唯一的不应使用的干预技术。
- 丧亲干预大体上是无效的，除了高危的个体。

 拓展阅读

Bramber, M.R. (2006) *CBT for Occupational Stress in Health Professionals*. Hove: Routledge. 本书概述了如何运用 CBT 技术应对表现焦虑、健康焦虑、完美主义和职业倦怠。

Rollnick, S., Miller, W.R. & Butler, C.C. (2008) *Motivational Interviewing in Health Care: Helping Patients Change Behavior*. New York: The Guilford Press. 本书介绍了动机性会谈所需的基本原则和核心技能。

White, C.A. (2001) *Cognitive Behaviour Therapy for Chronic Medical Problems*. Chichester: Wiley. 本书介绍了如何运用 CBT 辅助治疗各种临床疾病，如外科疾病、心脏病、皮肤病、癌症、疼痛和糖尿病。

475 **?** **复习题**

1. 简述两种基于不同类型心理治疗的理论。

2. 简述认知行为治疗的核心特征。

3. 概述抑郁的认知理论，并讨论消极信念的"抑郁三元素"的作用。

4. 简要比较治疗心理问题的认知技术和行为技术的异同。

5. 什么是构想（formulation），它在心理治疗中有什么作用？

6. 简述心理动力学治疗的 3 条核心原则。

7. 简述心理咨询的 5 个核心特征。

8. 简述医疗背景中用到的 3 种心理干预，并探讨它们是否有效。

9. 什么是无条件积极关注，它源于哪种或哪些理论？

10. 简述 3 种心理学专业，并探讨它们在医疗保健中的潜在应用价值。

参考文献

Abbass, A.A., Hancock, J.T., Henderson, J. & Kisely, S. (2006) Short-term psychodynamic psychotherapies for common mental disorders, *Cochrane Database of Systematic Reviews, 4* (Art. CD004687).

Abraham, C. & Sheeran, P. (2007) The health belief model, in S. Ayers et al. (eds), *Cambridge Handbook of Psychology, Health and Medicine* (2nd edition). Cambridge: Cambridge University Press. pp. 97–102.

Adams, J.A. (1971) A closed loop theory of motor control, *Journal of Motor Behaviour, 3*: 111–150.

Adamson, S.J., Sellman, J.D. & Frampton, C.M.A. (2009) Patient predictors of alcohol treatment outcome: A systematic review, *Journal of Substance Abuse Treatment, 36*: 75–86.

Ader, R. (2003) Conditioned immunomodulation: Research needs and directions, *Brain, Behavior and Immunity, 17* (suppl. 1): s51–s57.

Ainsworth, M.D.S., Blehar, M.C., Waters, E. & Wall, S. (1978) *Patterns of Attachment: A Psychological Study of the Strange Situation.* Hillsdale, NJ: Erlbaum.

Ajzen, I. (1988) *Attitudes, Personality, and Behavior.* Buckingham: Open University Press.

Akobeng, A.K., Ramanan, A.V., Buchan, I. & Heller, R.F. (2006) Effect of breast feeding on risk of coeliac disease: A systematic review and meta-analysis of observational studies, *Archives of Disease in Childhood, 91*: 39–43.

Albarracín, D. et al. (2001) Theories of reasoned action and planned behavior as models of condom use, *Psychological Bulletin, 127*: 142–161.

Albarracín, D. et al. (2003) Persuasive communications to change actions: An analysis of behavioral and cognitive impact in HIV prevention, *Health Psychology, 22*: 166–177.

Alder, J., Fink, N., Bitzer, J., Hösli, I. & Holzgreve, W. (2007) Depression and anxiety during pregnancy: A risk factor for obstetric, fetal and neonatal outcome? A critical review of the literature, *Journal of Maternal-Fetal and Neonatal Medicine, 20*: 189–209.

Allan, R., Scheidt, S. & Smith, C. (2007) Coronary heart disease: Cardiac psychology, in S. Ayers et al. (eds), *Cambridge Handbook of Psychology, Health and Medicine* (2nd edition). Cambridge: Cambridge University Press. pp. 648–653.

Allen, K., Blascovich, J. & Mendes, W.B. (2002) Cardiovascular reactivity and the presence of pets, friends, and spouses: The truth about cats and dogs, *Psychosomatic Medicine, 64*: 727–739.

Alsaker, F.D. (1992) Pubertal timing, overweight, and psychological adjustment, *Journal of Early Adolescence, 12*: 396–419.

Alvarez, G.G. & Ayas, N.T. (2004) The impact of daily sleep duration on health: A review of the literature, *Progress in Cardiovascular Nursing, 19*: 56–59.

Ambady, N., LaPlante, D., Nguyen, T., Rosenthal, R., Chaumeton, N. & Levinson, W. (2002) Surgeons' tone of voice: A clue to malpractice history, *Surgery, 132*: 5–9.

American Psychiatric Association (2000) *Diagnostic and Statistical Manual of Mental Disorders, 4th Edition.* Washington, DC: APA.

American Psychiatric Association (2004) *Diagnostic and Statistical Manual of Mental Disorders, 4th Edition*. Washington, DC: APA.

Amsel, E. & Renninger, K.A. (eds) (1997) *Change and Development: Issues of Theory, Method and Application*. Mahwah, NJ: Lawrence Erlbaum.

Anderson, C.A. (2004) An update on the effects of playing violent video games, *Journal of Adolescence*, 27: 113–122.

Anderson, E.M. & Lambert, M.J. (1995) Short-term dynamically oriented psychotherapy: A review and meta-analysis, *Clinical Psychology Review*, 15: 503–514.

Andrade, J., Deeprose, C. & Barker, I. (2008) Awareness and memory function during paediatric anaesthesia, *British Journal of Anaesthesia*, 100: 389–396.

Angelelli, P. et al. (2004) Development of neuropsychiatric symptoms in poststroke patients: A cross-sectional study, *Acta Psychiatrica Scandinavica*, 110: 55–63.

Angevaren, M., Aufdemkampe, G., Verhaar, H.J., Aleman, A. & Vanhees, L. (2008) Physical activity and enhanced fitness to improve cognitive function in older people without known cognitive impairment, *Cochrane Database of Systematic Reviews*, 3 (Art. CD005381).

Anstey, K.J. & Luszcz, M.A. (2002) Mortality risk varies according to gender and change in depressive status in very old adults, *Psychosomatic Medicine*, 64: 880–888.

Antoni, M.H. et al. (2006) Randomized clinical trial of cognitive behavioral stress management on Human Immunodeficiency Virus viral load in gay men treated with highly active antiretroviral therapy, *Psychosomatic Medicine*, 68: 143–151.

Antonovsky, A. (1987) *Unraveling the Mystery of Health: How People Manage Stress and Stay Well*. San Francisco, CA: Jossey-Bass.

Arbuthnott, A. & Sharpe, D. (2009) The effect of physician-patient collaboration on patient adherence in non-psychiatric medicine, *Patient Education and Counseling*, 77: 60–67.

Arden-Close, E., Gidron, Y. & Moss-Morris, R. (2008) Psychological distress and its correlates in ovarian cancer: A systematic review, *Psycho-Oncology*, 17: 1061–1072.

Arnett, J.J. (2004) *Emerging Adulthood: The Winding Road from Late Teens through the Twenties*. Oxford: Oxford University Press.

Arnold, R., Ranchor, A., Sanderman, R., Kempen, G., Ormel, J. & Suurmeijer, T. (2004) The relative contribution of domains of quality of life to overall quality of life for different chronic diseases, *Quality of Life Research*, 13: 883–896.

Arseneault, L., Cannon, M., Witton, J. & Murray, R.M. (2004) Causal association between cannabis and psychosis: Examination of the evidence, *British Journal of Psychiatry*, 184: 110–117.

Asch, S.E. (1956) Studies of independence and conformity: A minority of one against a unanimous majority, *Psychological Monographs: General and Applied*, 70: 1–70.

Asher, R. (1949) Myxoedematous madness, *British Medical Journal*, 2: 555–562.

Ashley, W.R., Harper, R.S. & Runyon, D.L. (1951) The perceived size of coins in normal and hypnotically induced economic states, *American Journal of Psychology*, 64: 564–572.

Ashworth, M., Godfrey, E., Harvey, K. & Darbishire, L. (2003) Perceptions of psychological content in the GP consultation: The role of practice, personal and prescribing attributes, *Family Practice*, 20: 373–375.

Ayers, S. & Ford, E. (2009) Birth trauma: Widening our Knowledge of postnatal mental health. *European Health Psychologist*, 11 (2), 16–19.

Ayers, S., Claypool, J. & Eagle, A. (2006) What happens after a difficult birth? Postnatal debriefing services, *British Journal of Midwifery*, 14: 157–161.

Ayers, S., Copland, C. & Dunmore, E. (2009) A preliminary study of negative appraisals and dysfunctional coping associated with post-traumatic stress disorder symptoms following myocardial infarction, *British Journal of Health Psychology*, 14: 459–471.

Ayers, S., Joseph, S., McKenzie-McHarg, K., Slade, P. & Wijma, K. (2008) Post-traumatic stress disorder following childbirth: Current issues and recommendations for research, *Journal of Psychosomatic Obstetrics & Gynaecology*, 29: 240–250.

Ayers, S., McKenzie-McHarg, K. & Eagle, A. (2007) Cognitive behaviour therapy for postnatal post-traumatic stress disorder: Case studies, *Journal of Psychosomatic Obstetrics & Gynaecology, 28*: 177–184.

Bachen, E., Cohen, S. & Marsland, A.L. (2007) Psychoneuroimmunology, in S. Ayers et al. (eds), *Cambridge Handbook of Psychology, Health and Medicine* (2nd edition). Cambridge: Cambridge University Press. pp. 167–172.

Bae, J.-M., Lee, E.J. & Guyatt, G. (2008) Citrus fruit intake and stomach cancer risk: A quantitative systematic review, *Gastric Cancer, 11*: 23–32.

Bagnardi, V., Zatonski, W., Scotti, L., La Vecchia, C. & Corrao, G. (2008) Does drinking pattern modify the effect of alcohol on the risk of coronary heart disease? Evidence from a meta-analysis, *Journal of Epidemiology and Community Health, 62*: 615–619.

Bahrke, M.S., Yesalis, C.E. & Brower, K.J. (1998) Anabolic-androgenic steroid abuse and performance-enhancing drugs among adolescents, *Child & Adolescent Psychiatric Clinics of North America, 7*: 821–838.

Baile, W.F. et al. (2000) SPIKES – a six-step protocol for delivering bad news: Application to the patient with cancer, *The Oncologist, 5*: 302–311.

Baker, F.C. & Driver, H.S. (2004) Self-reported sleep across the menstrual cycle in young, healthy women, *Journal of Psychosomatic Research, 56*: 239–243.

Balsa, A.I. & McGuire, T.G. (2003) Prejudice, clinical uncertainty and stereotyping as sources of health disparities, *Journal of Health Economics, 22*: 89–116.

Bandura, A., Ross, D. & Ross, S.A. (1961) Transmission of aggression through imitation of aggressive models, *Journal of Abnormal and Social Psychology, 63*: 575–582.

Barak, Y. (2006) The immune system and happiness, *Autoimmunity Reviews, 5*: 523–527.

Bar-Haim, Y., Lamy, D., Pergamin, L., Bakerman-Kranenburg, M.J. & van Ijzendoorn, M.H. (2007) Threat-related attentional bias in anxious and non-anxious individuals: A meta-analytic study, *Psychological Bulletin, 133*: 1–24.

Batson, C.D., Duncan, B., Ackerman, P., Buckley, T. & Birch, K. (1981) Is empathic emotion a source of altruistic motivation?, *Journal of Personality & Social Psychology, 40*: 290–302.

Baumeister, R.F., Campbell, J.D., Krueger, J.I. & Vohs, K.D. (2003) Does high self-esteem cause better performance, interpersonal success, happiness, or healthier lifestyles?, *Psychological Science in the Public Interest, 4*: 1–44.

Beck, A.T. (1967) *Depression: Clinical, Experimental and Theoretical Aspects*. New York: Harper & Row.

Beck, R.S., Daughtridge, R. & Sloane, P.D. (2002) Physician-patient communication in the primary care office: A systematic review, *Journal of the American Board of Family Practice, 15*: 25–38.

Beckman, H.B. & Frankel, R.M. (1984) The effect of physician behaviour on the collection of data, *Annals of Internal Medicine, 101*: 692–696.

Beer, J.S. & Lombardo, M.V. (2007) Insights into emotion regulation from neuropsychology, in J.J. Gross (ed.), *Handbook of Emotion Regulation*. New York: Guilford. pp. 69–86.

Beer-Borst, S. et al. (2000) Dietary patterns in six European populations: Results from EURALIM, a collaborative European data harmonization and information campaign, *European Journal of Clinical Nutrition, 54*: 253–262.

Bellisle, F., Monneuse, M.O., Steptoe, A. & Wardle, J. (1995) Weight concerns and eating patterns: A survey of university students in Europe, *International Journal of Obesity and Related Metabolic Disorders, 19*: 723–730.

Belloc, N.B. (1973) Relationship of health practices and mortality, *Preventative Medicine, 2*: 67–81.

Benarroch, E.E. (2007) Enteric nervous system: Functional organization and neurologic implications, *Neurology, 69*: 1953–1957.

Bennett, D.S. (1994) Depression among children with chronic medical problems: A meta-analysis, *Journal of Pediatric Psychology, 19*: 149–169.

Bennett, P. (2007a) Coronary heart disease: Impact, in S. Ayers et al. (eds), *Cambridge Handbook of Psychology, Health and Medicine* (2nd edition). Cambridge: Cambridge University Press. pp. 644–647.

Bennett, P. (2007b) Inflammatory bowel disease, in S. Ayers et al. (eds), *Cambridge Handbook of Psychology, Health and Medicine* (2nd edition). Cambridge: Cambridge University Press. pp. 759–760.

Bensing, J.M., Roter, D.L. & Hulsman, R.L. (2003) Communication patterns of primary care physicians in the United States and the Netherlands, *Journal of General Internal Medicine, 18*: 335–342.

Berk, L.S., Felten, D.L., Tan, S.A., Bittman, B.B. & Westengard, J. (2001) Modulation of neuroimmune parameters during the eustress of humor-associated mirthful laughter, *Alternative Therapies in Health & Medicine, 7*: 62–76.

Berkman, L.F. et al. (2003) Effects of treating depression and low perceived social support on clinical events after myocardial infarction, *Journal of the American Medical Association, 289*: 3106–3116.

Berkowitz, L. (1989) Frustration-aggression hypothesis: Examination and reformulation, *Psychological Bulletin, 106*: 59–73.

Bernal, M. et al. (2007) Risk factors for suicidality in Europe: Results from the ESEMED study, *Journal of Affective Disorders, 101*: 27–34.

Berry, L.M., Andrade, J. & May, J. (2007) Hunger-related intrusive thoughts reflect increased accessibility of food items, *Cognition and Emotion, 21*: 865–878.

Beswick, A.D. et al. (2004) Provision, uptake and cost of cardiac rehabilitation programmes: Improving services to under-represented groups, *Health Technology Assessment, 8* (41).

Bibace, R. & Walsh, M.E. (1980) Development of children's concepts of illness, *Pediatrics, 66*: 912–917.

Bischofberger, J. (2007) Young and excitable: New neurons in memory networks, *Nature Neuroscience, 10*: 273–275.

Bisson, J.I., Jenkins, P.L., Alexander, J. & Bannister, C. (1997) Randomised controlled trial of psychological debriefing for victims of acute burn trauma, *British Journal of Psychiatry, 171*: 78–81.

Blaxter, M. (1990) *Health and Lifestyles*. London: Routledge.

Blyth, F.M., March, L.M., Brnabic, A.J., Jorm, L.R., Williamson, M. & Cousins, M.J. (2001) Chronic pain in Australia: A prevalence study, *Pain, 89*: 127–134.

Bodley-Tickell, A.T. et al. (2008) Trends in sexually transmitted infections (other than HIV) in older people: Analysis of data from an enhanced surveillance system, *Sexually Transmitted Infections, 84*: 312–317.

Bogart, L.M., Bird, S.T., Walt, L.C., Delahanty, D.L. & Figler, J.L. (2004) Association of stereotypes about physicians to health care satisfaction, help-seeking behavior, and adherence to treatment, *Social Science & Medicine, 58*: 1049–1058.

Bolling, K., Grant, C., Hamlyn, B. & Thornton, A. (2007) *Infant Feeding Survey, 2005*. London: The Information Centre.

Bonanno, G.A. & Kaltman, S. (2001) The varieties of grief experience, *Clinical Psychology Review, 21*: 1–30.

Bor, R. & Allen, J. (2007) Counselling, in S. Ayers et al. (eds), *Cambridge Handbook of Psychology, Health and Medicine* (2nd edition). Cambridge: Cambridge University Press.pp. 348–351.

Borg, V. & Kristensen, T.S. (2000) Social class and self-rated health: Can the gradient be explained by differences in life style or work environment?, *Social Science & Medicine, 51*: 1019–1030.

Borrell-Carrio, F., Suchman, A.L. & Epstein, R.M. (2004) The biopsychosocial model 25 years later: Principles, practice and scientific enquiry, *Annals of Family Medicine, 2*: 576–582.

Boudreau, F. & Godin, G. (2007) Using the theory of planned behaviour to predict exercise intention in obese adults, *Canadian Journal of Nursing Research, 39*: 112–125.

Bowen, A., Neumann, V., Conner, M. & Tennant, A. (1998) Mood disorders following traumatic brain injury: Identifying the extent of the problem and the people at risk, *Brain Injury, 12*: 177–190.

Bower, P. & Rowland, N. (2006) Effectiveness and cost effectiveness of counselling in primary care, *Cochrane Database of Systematic Reviews, 3* (Art. CD001025).

Bowlby, J. (1958) The nature of the child's tie to his mother, *The International Journal of Psycho-Analysis, 39*: 350–371.

Bowlby, J. (1969) *Attachment and Loss: Vol. 1. Attachment.* New York: Basic Books.

Bowlby, J. (1973) *Attachment and Loss: Vol. 2. Separation: Anxiety and Anger.* New York: Basic Books.

Braddock, C.H., Fihn, S.D., Levinson, W., Jonsen, A.R. & Pearlman, R.A. (1997) How doctors and patients discuss routine clinical decisions. Informed decision-making in the outpatient setting, *Journal of General Internal Medicine, 12*: 339–345.

Bramley, N. & Eatough, V. (2005) The experience of living with Parkinson's disease: An interpretative phenomenological analysis case study, *Psychology & Health, 20*: 223–235.

Bray, G.A. (2000) Reciprocal relation of food intake and sympathetic activity: Experimental observations and clinical implications, *International Journal of Obesity Related Metabolic Disorders, 24*: s8–s17.

Brewin, C.R., Andrews, B. & Valentine, J.D. (2000) Meta-analysis of risk factors for posttraumatic stress disorder in trauma-exposed adults, *Journal of Consulting and Clinical Psychology, 68*: 748–766.

Brewster, K.L. & Rindfuss, R.R. (2000) Fertility and women's employment in industrialized nations, *Annual Review of Sociology, 26*: 271–296.

Broadbent, E. & Petrie, K.J. (2007) Symptom perception, in S. Ayers et al. (eds), *Cambridge Handbook of Psychology, Health and Medicine* (2nd edition). Cambridge: Cambridge University Press. pp. 219–223.

Brooks-Gunn, J. & Paikoff, R.L. (1992) Changes in self feelings during the transition towards adolescence, in H. McGurk (ed.), *Childhood Social Development.* Hove: Laurence Erlbaum. pp. 63–97.

Broom, A. & Tovey, P. (eds) (2009) *Men's Health.* New York: Wiley.

Brown, H. & Randle, J. (2005) Living with a stoma: A review of the literature, *Journal of Clinical Nursing, 14*: 74–81.

Brown, J., Pengas, G., Dawson, K., Brown, L.A. & Clatworthy, P. (2009) Self administered cognitive screening test (TYM) for detection of Alzheimer's disease, *British Medical Journal, 338*: 1423–1430.

Bruinsma, F. et al. (2006) Concern about tall stature during adolescence and depression in later life, *Journal of Affective Disorders, 91*: 145–152.

Brummett, B.H. et al. (2001) Characteristics of socially isolated patients with coronary artery disease who are at elevated risk for mortality, *Psychosomatic Medicine, 63*: 267–272.

Buckman, R. (1992) *How to Break Bad News.* UK: Papermac.

Bulik, C.M., Berkman, N.D., Brownley, K.A., Sedway, J.A. & Lohr, K.N. (2007) Anorexia nervosa treatment: A systematic review of randomized controlled trials, *International Journal of Eating Disorders, 40*: 310–320.

Burger, J.M. (1999) The foot-in-the-door compliance procedure: A multiple-process analysis and review, *Personality and Social Psychology Review, 3*: 303–325.

Burgess, H., Sharkey, K. & Eastman, C. (2002) Bright light, dark and melatonin can promote circadian adaptation in night shift workers, *Sleep Medicine Reviews, 6*: 407–420.

Buske-Kirschbaum, A., von Auer, K., Kreiger, S., Weis, S., Rauh, W. & Hellhammer, D. (2003) Blunted cortisol responses to psychosocial stress in asthmatic children: A general feature of atopic disease?, *Psychosomatic Medicine, 65*: 806–810.

Busse, J.W., Montori, V.M., Krasnik, C., Patelis-Siotis, I. & Guyatt, G.H. (2008) Psychological intervention for premenstrual syndrome: A meta-analysis of randomized controlled trials, *Psychotherapy and Psychosomatics, 78*: 6–15.

Butler, A.C., Chapman, J.E., Forman, E.M. & Beck, A.T. (2006) The empirical status of Cognitive-Behavioural Therapy: A review of meta-analyses, *Clinical Psychology Review, 26*: 17–31.

Cameron, L.D. & Moss-Morris, R. (2004) Illness-related cognition and behaviour, in A.A. Kaptein & J.A. Weinman (eds), *Health Psychology: An Introduction*. Oxford: Blackwell. pp. 84–110.

Cameron, L.D., Leventhal, E.A. & Leventhal, H. (1993) Symptom representations and affect as determinants of care seeking in a community-dwelling, adult sample population, *Health Psychology, 12*: 171–179.

Campbell, S.M. & Rowland, M.O. (1996) Why do people consult the doctor?, *Family Practice, 13*: 75–83.

Cancer Research UK (2008) Latest UK Cancer Incidence and Mortality Summary – Rates, Available at http://publications.cancerresearchuk.org/WebRoot/crukstoredb/CRUK_PDFs/mortality/IncidenceMortalitySummaryRates.pdf (last accessed 22 July 2009).

Cancer Research UK (2010) *Diet and Cancer: The Evidence*. Available at http://info.cancerresearchuk.org/healthyliving/dietandhealthyeating/howdoweknow/diet-and-cancer-the-evidence (last accessed 2 January 2010).

Cannon, M., Jones, P.B. & Murray, R.M. (2002) Obstetric complications and schizophrenia: Historical and meta-analytic review, *American Journal of Psychiatry, 159*: 1080–1092.

Capellino, S. & Straub, R.H. (2008) Neuroendocrine immune pathways in chronic arthritis, *Best Practice and Research: Clinical Rheumatology, 22*: 285–297.

Capitanio, J.P., Mendoza, S.P., Lerche, N.W. & Mason, W.A. (1998) Social stress results in altered glucocorticoid regulation and shorter survival in simian acquired immune deficiency syndrome, *Procedings of the National Academies of Science, 95*: 4714–4719.

Carey, M. et al. (2000) Using information, motivational enhancement, and skills training to reduce the risk of HIV infection, *Health Psychology, 19*: 3–11.

Carlson, N.R. (2007) *Physiology of Behavior* (9th edition) Boston, MA: Allyn & Bacon.

Carlyle, J. (2007) Psychodynamic psychotherapy, in S. Ayers et al. (eds), *Cambridge Handbook of Psychology, Health and Medicine* (2nd edition). Cambridge: Cambridge University Press. pp. 379–383.

Carrico, A.W. & Antoni, M.H. (2008) Effects of psychological interventions on neuroendocrine hormone regulation and immune status in HIV-positive persons: A review of randomized controlled trials, *Psychosomatic Medicine, 70*: 575–584.

Carroll, D., Ebrahim, S., Tilling, K., Macleod, J. & Smith, G.D. (2002) Admissions for myocardial infarction and World Cup football: Database survey, *British Medical Journal, 325*: 1439–1442.

Cash, T.F. & Deagle, E.A. (1998) The nature and extent of body-image disturbances in anorexia nervosa and bulimia nervosa: A meta-analysis, *International Journal of Eating Disorders, 22*: 107–126.

Caso, J.R., Leza, J.C. & Menchen, L. (2008) The effects of physical and psychological stress on the gastrointestinal tract, *Current Molecular Medicine, 8*: 299–312.

Centers for Disease Control and Prevention (CDC) S (2008) State-specific prevalence of obesity among adults - United States, 2007, *Morbidity & Mortality Weekly Report, 57*: 765–768.

Champagne, F. & Meaney, M.J. (2001) Like mother, like daughter: Evidence for non-genomic transmission of parental behaviour and stress responsivity, *Progress in Brain Research, 133*: 287–302.

Chan, A.O.O. et al. (2005) Differing coping mechanisms, stress level and anorectal physiology in patients with functional constipation, *World Journal of Gastroenterology, 11*: 5362–5366.

Chapillon, P., Patin, V., Roy, V., Vincent, A. & Caston, J. (2002) Effects of pre- and postnatal stimulation on developmental, emotional, and cognitive aspects in rodents: A review, *Developmental Psychobiology, 41*: 373–387.

Charles, C., Gafni, A. & Whelan, T. (1997) Shared decision-making in the medical encounter: What does it mean? (Or it takes a least two to tango), *Social Science & Medicine, 44*: 681–692.

Chartrand, T.L, Van Baaren, R.B. & Bargh, J.A. (2006) Linking automatic evaluation to mood and information processing style: Consequences for experienced affect, impression formation, and stereotyping, *Journal of Experimental Psychology: General, 135*: 70–77.

Charuvastra, A. & Cloitre, M. (2008) Social bonds and posttraumatic stress disorder, *Annual Review of Psychology, 59*: 301–328.

Chase, W. G. & Ericsson, K. A. (1982) Skill and working memory, in G.H. Bower (ed.), *The Psychology of Learning and Motivation, Vol. 16*. New York: Academic Press. pp. 1–58.

Chaudhuri, K.R., Healy, D.G. & Schapira, A.H. (2006) Non-motor symptoms of Parkinson's disease: Diagnosis and management, *Lancet Neurology, 5*: 235–245.

Chemerinski, E. & Robinson, R.G. (2000) The neuropsychiatry of stroke, *Psychosomatics, 41*: 5–14.

Chen, R., Cohen, L.G. & Hallett, M. (2002) Nervous system reorganization following injury. *Neuroscience, 111*: 761–773.

Cherry, D., Burt, C. & Woodwell, D. (2001) National ambulatory medical care survey: 1999 summary, *Division of Healthcare Statistics, 204*: 322.

Chida, Y. & Steptoe, A. (2008) Positive psychological well-being and mortality: A quantitative review of prospective observational studies, *Psychosomatic Medicine, 70*: 741–756.

Chida, Y. & Steptoe, A. (2009) The association of anger and hostility with future coronary heart disease, *Journal of the American College of Cardiology, 53*: 936–946.

Chomsky, N. (1965) *Aspects of the Theory of Syntax*. Cambridge, MA: MIT Press.

Christenfeld, N. & Gerin, W. (2000) Social support and cardiovascular reactivity, *Biomedicine & Pharmacotherapy, 54*: 251–257.

Christensen, A.J. & Ehlers, S.L. (2002) Psychological factors in end-stage renal disease: An emerging context for behavioral medicine research, *Journal of Consulting & Clinical Psychology, 70*: 712–724.

Christensen, A.J. et al. (2002) Effect of a behavioral self-regulation intervention on patient adherence in hemodialysis, *Health Psychology, 21*: 393–397.

Christian, L.M., Graham, J.M., Padgett, D.A., Glaser, R. & Kiecolt-Glaser, J.K. (2007) Stress and wound healing, *NeuroImmunoModulation, 13*: 337–346.

Church, K. & Mayhew, S.H. (2009) Integration of STI and HIV prevention, care, and treatment into family planning services: A review of the literature, *Studies in Family Planning, 40*:171–186.

Cialdini, R.B., Schaller, M., Houlihan, D., Arps, K., Fultz, J. & Beaman, A.L. (1987) Empathy-based helping: Is it selflessly or selfishly motivated?, *Journal of Personality & Social Psychology, 52*: 749–758.

Ciechanowski, P.S., Katon, W.J. & Russo, J.E. (2000) Depression and diabetes: Impact of depressive symptoms on adherence, function, and costs, *Archives of Internal Medicine, 160*: 3278–3285.

Ciesla, J.A. & Roberts, J.E. (2001) Meta-analysis of the relationship between HIV infection and risk for depressive disorders, *American Journal of Psychiatry, 158*: 725– 730.

Clark, D. & Seymour, J. (1999) *Reflections on Palliative Care*. Buckingham: Open University Press.

Clark, D.M. (1986) A cognitive approach to panic disorder, *Behaviour Research and Therapy, 24*: 461–470.

Clark, K.M. et al. (2006) Breastfeeding and mental and motor development at 5½ years, *Ambulatory Pediatrics, 6*: 65–71.

Clarke, D.M. & Currie, K.C. (2009) Depression, anxiety and their relationship with chronic diseases: A review of the epidemiology, risk and treatment evidence, *Medical Journal of Australia, 190*: s54–s60.

Cohen, R.D. (2002) The quality of life in patients with Crohn's disease, *Alimentary Pharmacology & Therapeutics, 16*: 1603–1609.

Cohen, S. (2005) The Pittsburgh common cold studies: Psychosocial predictors of susceptibility to respiratory infectious illness, *International Journal of Behavioral Medicine, 12*: 123–131.

Cohen, S., Frank, E., Doyle, W.J., Skoner, D.P., Rabin, B.S. & Gwaltney, J.M. (1998) Types of stressors that increase susceptibility to the common cold in healthy adults, *Health Psychology*, 17: 214–223.

Cohen, S., Kamarck, T. & Mermelstein, R. (1983) A global measure of perceived stress, *Journal of Health and Social Behavior*, 24: 385–396.

Cohen, S. & Rodriguez, M. (2001) Stress, viral respiratory infections, and asthma, in D.P. Skoner (ed.), *Asthma and Respiratory Infections (Volume 154 of series Lung Biology in Health and Disease)*. New York: Marcel Dekker. pp. 193–208.

Cohn, L.D., Macfralane, S., Yanez, C. & Imai, W.K. (1995) Risk-perception: Differences between adolescents and adults, *Health Psychology*, 14: 217–222.

Colloca, L., Sigaudo, M. & Benedetti, F. (2008) The role of learning in nocebo and placebo effects, *Pain*, 136: 211–218.

Conner, M., Povey, R., Sparks, P., James, R. & Shepherd, R. (2003) Moderating role of attitudinal ambivalence within the theory of planned behaviour, *British Journal of Social Psychology*, 42: 75–94.

Conroy, T., Marchal, F. & Blazeby, J.M. (2006) Quality of life in patients with oesophageal and gastric cancer: An overview, *Oncology*, 70: 391–402.

Contrada, R.J. & Goyal, T.M. (2005) Individual differences, health and illness: The role of emotional traits and generalized expectancies, in S. Sutton et al. (eds), *SAGE Handbook of Health Psychology*. London: SAGE. pp. 143–168.

Cooke, D., Newman, S., Sacker, A., DeVellis, B., Bebbington, P. & Meltzer, H. (2007) The impact of physical illnesses on non-psychotic psychiatric morbidity, *British Journal of Health Psychology*, 12: 463–471.

Coplan, J.D. & Lydiard, R.B. (1998) Brain circuits in panic disorder, *Biological Psychiatry*, 44: 1264–1276.

Cordoni, A. & Cordoni, L.E. (2001) Eutectic mixture of local anaesthetics reduces pain during intravenous catheter insertion in the paediatric patient, *Clinical Journal of Pain*, 17: 115–118.

Coresh, J. et al. (2007) Prevalence of chronic kidney disease in the United States, *Journal of the American Medical Association*, 298: 2038–2047.

Cornman, D.H. et al. (2008) Clinic-based intervention reduces unprotected sexual behaviour among HIV-infected patients in KwaZulu Natal, South Africa: Results of a pilot study, *Journal of Aquired Immune Deficiency Syndromes*, 48: 553–560.

Coulibaly, R., Séguin, L., Zunzunegui, M.V. & Gauvin, L. (2006) Links between maternal breast-feeding duration and Québec infants' health: A population-based study. Are the effects different for poor children?, *Maternal & Child Health Journal*, 10: 537–543.

Courneya, K.S. & Friedenreich, C.M. (1999) Physical exercise and quality of life following cancer diagnosis: A literature review, *Annals of Behavioral Medicine*, 21: 171–179.

Cox, D.J. et al. (1991) Intensive versus standard glucose awareness training (BGAT) with insulin-dependent diabetes: Mechanisms and ancillary effects, *Psychosomatic Medicine*, 53: 453–462.

Critchley, J. & Capewell, S. (2004) Smoking cessation for the secondary prevention of coronary heart disease, *Cochrane Database of Systematic Reviews*, 1: Art. CD003041.

Croyle, R.T. & Sande, G.N. (1988) Denial and confirmatory search: Paradoxical consequences of medical diagnosis, *Journal of Applied Social Psychology*, 18: 473–490.

Cummings, J.H. & Bingham, S.A. (1998) Diet and the prevention of cancer, *British Medical Journal*, 317: 1636–1640.

Cunningham, A.J. & Watson, K. (2004) How psychological therapy may prolong survival in cancer patients: New evidence and a simple theory, *Integrative Cancer Therapies*, 3: 214–229.

Cushing, H.W. (1932) The basophil adenomas of the pituitary body and their clinical manifestations, *Bulletin of Johns Hopkins Hospital*, 50: 137–195.

Czarnocka, J. & Slade, P. (2000) Prevalence and predictors of post-traumatic stress symptoms following childbirth, *British Journal of Clinical Psychology*, 39: 35–51.

Daniels, H. (ed.) (1996) *An Introduction to Vygotsky*. London: Routledge.

Dannemiller, J.L. & Stephens, B.R. (1988) A critical test of infant pattern preference models, *Child Development, 59*: 210–216.

Davies, J., Hey, E., Reid, W. & Young, G. (1996) Prospective regional study of planned home births, *British Medical Journal, 313*: 1302–1306.

Davis, C. (1939) Results of the self-selection of diets by young children, *Canadian Medical Association Journal, 41*: 257–261.

Davis, C., Kleinman, J.T., Newhart, M., Gingis, L., Pawlak, M. & Hillis, A.E. (2008) Speech and language functions that require a functioning Broca's area, *Brain & Language, 105*: 50–58.

de Groot, M., Anderson, R.J., Freedland, K.E., Clouse, R.E. & Lustman, P.J. (2001) Association of depression and diabetes complications: A meta-analysis, *Psychosomatic Medicine, 63*: 619–630.

de Moor, C. et al. (2002) A pilot study of the side effects of expressive writing on psychological and behavioural adjustment in patients in a phase II trial of vaccine therapy for metastatic renal cell carcinoma, *Health Psychology, 21*: 615–619.

de Sanjosé, S. et al. (2007) Worldwide prevalence and genotype distribution of cervical human papillomavirus DNA in women with normal cytology: A meta-analysis, *Lancet Infectious Diseases, 7*: 453–459.

de Visser, R., Rissel, C., Richters, J. & Smith, A. (2007) The impact of sexual coercion on psychological, physical, and sexual well-being, *Archives of Sexual Behavior, 36*: 676–686.

de Visser, R., Rissel, C., Smith, A. & Richters, J. (2006) Sociodemographic correlates of smoking, drinking, injecting drug use, and sexual risk behaviour, *International Journal of Behavioral Medicine, 13*: 153–162.

de Visser, R. & Smith, A. (2001) Relationship between sexual partners influences rates and correlates of condom use, *AIDS Education and Prevention*, 13: 413–427.

de Visser, R. & Smith, J. (2007) Alcohol consumption and masculine identity among young men, *Psychology & Health, 22*: 595–614.

de Visser, R., Smith, A., Rissel, C., Richters, J. & Grulich, A. (2003) Sex in Australia: Safer sex and condom use, *Australian and New Zealand Journal of Public Health, 27*: 223–29.

Deecher, D., Andree, T.H., Sloan, D. & Schechter, L.E. (2008) From menarche to menopause: Exploring the underlying biology of depression in women experiencing hormonal changes, *Psychoneuroendocrinology, 33*: 3–17.

Delvaux, N., Razavi, D., Marchal, S., Bredart, A., Farvacques, C. & Slachmuylder, J.L. (2004) Effects of a 105 hour psychological training program on attitudes, communication skills and occupational stress in oncology: A randomised study, *British Journal of Cancer, 90*: 106–114.

Demyttenaere, K. (2001) Compliance and acceptance in antidepressant treatment, *International Journal of Psychiatry in Clinical Practice, 5 (Suppl.1)*: s29–s35.

Dennerstein, L., Guthrie, J.R., Clark, M., Lehert, P. & Henderson, V.W. (2004) A population-based study of negative mood in middle-aged, Australian-born women, *Menopause, 11*: 563–568.

Department of Health (2001) *Treatment Choice in Psychological Therapies and Counselling: Evidence Based Clinical Practice Guidelines*. London: Department of Health.

Department of Health & Human Services (1990) *The Health Benefits of Smoking Cessation: A Report of the Surgeon General*. Washington, DC: DHSS.

Descartes, R. (1637). Discours de la Méthode. Leiden, NL: Elsevier.

Dickens, C., McGowan, L., Clark-Carter, D. & Creed, F. (2002) Depression in rheumatoid arthritis: A systematic review of the literature with meta-analysis, *Psychosomatic Medicine, 64*: 52–60.

DiMatteo, M.R. (2004a) Variations in patients' adherence to medical recommendations: A quantitative review of 50 years of research, *Medical Care, 42*: 200–209.

DiMatteo, M.R. (2004b) Social support and patient adherence to medical treatment: A meta analysis, *Health Psychology, 23*: 207–218.

DiMatteo, M.R., Giordani, P.J., Lepper, H.S. & Croghan, T.W. (2002) Patient adherence and medical treatment outcomes: A meta-analysis, *Medical Care, 40*: 794–811.

DiMatteo, M.R., Haskard, K.B. & Williams, S.L. (2007) Health beliefs, disease severity, and patient adherence: A meta-analysis, *Medical Care, 45*: 521–528.

DiMatteo, M.R., Lepper, H.S. & Croghan, T.W. (2000) Depression is a risk factor for noncompliance with medical treatment: Meta-analysis of the effects of anxiety and depression on patient adherence, *Archives of Internal Medicine, 160*: 2101–2107.

Dinges, D.F. et al. (1997) Cumulative sleepiness, mood disturbance, and psychomotor vigilance performance decrements during a week of sleep restricted to 4–5 hours per night, *Sleep, 20*: 267–277.

Dixon, R.P., Roberts, L.M., Lawrie, S., Jones, L.A. & Humphreys, M.S. (2008) Medical students' attitudes to psychiatric illness in primary care, *Medical Education, 42*: 1080–1087.

Djernes, J.K. (2006) Prevalence and predictors of depression in populations of elderly: A review, *Acta Psychiatrica Scandinavica, 113*: 372–387.

Dolin, D.J. & Booth-Butterfield, S. (1995) Foot-in-the-door and cancer prevention, *Health Communication, 7*: 55–66.

Douglas, R.M., Hemilä, H., Chalker, E. & Treacy, B. (2007) Vitamin C for preventing and treating the common cold, *Cochrane Database of Systematic Reviews, 3* (Art. sCD000980).

Dray-Spira, R., Lert, F., Marimoutou, C., Bouhnik, A.-D. & Obadia, Y. (2003) Socio-economic conditions, health status and employment among persons living with HIV/AIDS in France in 2001, *AIDS Care, 15*: 739–748.

Driver, H.S. & Taylor, S.R. (2000) Exercise and sleep, *Sleep Medicine Reviews, 4*: 387–402.

Drossman, D.A., Camilleri, M., Mayer, E.A. & Whitehead, W.E. (2002) AGA technical review on irritable bowel syndrome, *Gastroenterology, 123*: 2108–2131.

Eagley, A. & Chaiken, S. (1993) *The Psychology of Attitudes*. Fort Worth, TX: Harcourt Brace.

Eaker, E.D., Sullivan, L.M., Kelly-Hayes, M., D'Agostino, R.B. & Benjamin, E.J. (2007) Marital status, marital strain, and risk of coronary heart disease or total mortality: The Framingham offspring study, *Psychosomatic Medicine, 69*: 509–513.

Eastridge, B.J. et al. (2003) Effect of sleep deprivation on the performance of simulated laparoscopic surgical skill, *American Journal of Surgery, 186*: 169–174.

Edwards, A., Elwyn, G. & Mulley, A. (2002) Explaining risks: Turning numerical data into meaningful pictures, *British Medical Journal, 324*: 827–830.

Egede, L.E. (2007) Major depression in individuals with chronic medical disorders: Prevalence, correlates and association with health resource utilization, lost productivity and functional disability, *General Hospital Psychiatry, 29*: 409–416.

Ehlers, A. & Clark, D.M. (2000) A cognitive model of posttraumatic stress disorder, *Behaviour Research and Therapy, 38*: 319–345.

Ehlers, A., Stangier, U. & Geiler, U. (1995) Treatment of atopic dermatitis: A comparison of psychological and dermatological approaches to relapse prevention, *Journal of Consulting and Clinical Psychology, 63*: 624–635.

Ekman, P. (1992) An argument for basic emotions, *Cognition and Emotion, 6*: 169–200.

Ekman, P. (1999) 'Basic emotions' in T. Dalgleish & T. Power (eds), *Handbook of Cognition and Emotion*. Chichester, UK: Wiley. pp. 45–60.

Elkind, D. (1967) Egocentrism in adolescence, *Child Development, 38*: 1025–1034.

Elsenbruch, S. et al. (2005) Effects of mind-body therapy on quality of life and neuroendocrine and cellular immune functions in patients with ulcerative colitis, *Psychotherapy and Psychosomatics, 74*: 277–287.

Emery, C.F., Kiecolt-Glaser, J.K., Glaser, R., Malarkey, W.B. & Frid, D.J. (2005) Exercise accelerates wound healing among healthy older adults: A preliminary investigation, *Journals of Gerontology, Series A, 60*: 1432–1436.

Engel, G. (1977) The need for a new medical model: The challenge for biomedicine, *Science, 196*: 129–136.

Engelhard, I.M., van den Hout, M.A. & Arntz, A. (2001) Posttraumatic stress disorder after pregnancy loss, *General Hospital Psychiatry, 23*: 62–66.

Erikson, E.H. (1950) *Childhood and Society*. New York: Norton.

Erikson, E.H. (1968) *Identity: Youth and Crisis*. New York: Norton.

Ernst, E. (2009) Massage therapy for cancer palliation and supportive care: A systematic review of randomised clinical trials, *Support Care Cancer, 17*: 333–337.

Esgate, A. & Groome, D. (2005) *An Introduction to Applied Cognitive Psychology*. Hove: Psychology Press.

Essex, H. & Pickett, K. (2008) Mothers without companionship during childbirth: Analysis within Millennium cohort study, *Birth, 35*: 266–276.

European Centre for Disease Prevention and Control (CPDC)/WHO Regional Office for Europe (2009) *HIV/AIDS Surveillance in Europe 2008*. Stockholm: European CDPC.

Evans, G.W., Wener, R.E., Phillips, D. (2002) The morning rush hour: Predictability and commuter stress, *Environment and Behavior, 34*: 521–530.

Eysenck, M.W. (2000) *Psychology: A Student's Handbook*. Hove: Psychology Press.

Ezzy, D. (2000) Illness narratives: Time, hope, and HIV, *Social Science & Medicine, 50*: 605–617.

Ezzy, D., de Visser, R. & Bartos, M. (1999) Poverty, disease progression and employment among people living with HIV/AIDS in Australia, *AIDS Care, 11*: 405–414.

Fagan, J., Galea, S., Ahern, J., Bonner, S. & Vlahov, D. (2003) Relationship of self-reported asthma severity and urgent health care utilization to psychological sequelae of the September 11, 2001 terrorist attacks on the World Trade Center among New York City area residents, *Psychosomatic Medicine, 65*: 993–996.

Farsides, T. (2009) What counseling is, in B. Alder, C. Abraham, E. van Teijlingen & M. Porter (eds), *Psychology and Sociology Applied to Medicine* (3rd edition). Edinburgh: Elsevier Science. pp. 132–133.

Faunce, G.J. (2002) Eating disorders and attentional bias: A review, *Eating Disorders, 10*: 125–239.

Feinstein, R.E., Blumenfield, M., Orlowski, B., Frishman, W.H. & Ovanessian, S. (2006) A national survey of cardiovascular physicians' beliefs and clinical care practices when diagnosing and treating depression in patients with cardiovascular disease, *Cardiology in Review, 14*: 164–169.

Fennel, M.J.V. (1998) Low self-esteem, in N. Tarrier, A. Wells & G. Haddock (eds), *Treating Complex Cases: The Cognitive Therapy Approach*. Chichester, UK: Wiley. pp. 217–240.

Fenton, K. et al. (2001) Sexual behaviour in Britain: Reported sexually transmitted infections, *Lancet, 358*: 1851–1854.

Fenton, K. et al. (2004) Recent trends in the epidemiology of sexually transmitted infections in the European Union, *Sexually Transmitted Infections, 80*: 255–263.

Ferner, R.E. & McDowell, S. E. (2006) Doctors charged with manslaughter in the course of medical practice, 1795–2005: A literature review, *Journal of the Royal Society of Medicine, 99*: 309–314.

Ferri, C.P. et al. (2005) Global prevalence of dementia, *Lancet, 366*: 2112–2117.

Festinger, L. (1957) *A Theory of Cognitive Dissonance*. Evanston, IL: Row, Peterson.

Field, T., Diego, M. & Hernandez-Reif, M. (2007) Massage therapy research, *Developmental Review, 27*: 75–89.

Finch, S.J. (2003) Pregnancy during residency: A literature review, *Academic Medicine, 78*: 418–428.

Finlay, I.G. et al. (2002) Palliative care in hospital, hospice, at home: Results from a systematic review, *Annals of Oncology, 13(Suppl. 4)*: 257–264.

Firth-Cozens, J. (2001) Medical student stress, *Medical Education, 35*: 6–7.

Fitts, S.S., Guthrie, M.R. & Blagg, C.R. (1999) Exercise coaching and rehabilitation counseling improve quality of life for predialysis and dialysis patients, *Nephron, 82*: 115–121.

Flaherty, R.J. (2007) *Medical Myths: Evidence-based Medicine for Student Health Services*. Available at http://www.montana.edu/wwwebm/myths.htm (last accessed 31/08/07).

Flocke, S.A., Miller, W.L. & Crabtree, B.F. (2002) Relationships between physician practice style, patient satisfaction, and attributes of primary care, *Journal of Family Practice, 51*: 835–840.

Floyd, D.L., Prentice-Dunn, S. & Rogers, R.W. (2000) A meta-analysis of research on protection motivation theory, *Journal of Applied Social Psychology, 30*: 407–429.

Folstein, M.F., Folstein, S.E. & McHugh, P.R. (1975) "Mini-mental state": A practical method for grading the cognitive state of patients for the clinician, *Journal of Psychiatric Research, 12*: 189–198.

Forcier, K. et al. (2006) Links between physical fitness and cardiovascular reactivity and recovery to psychological stressors: A meta-analysis, *Health Psychology, 25*: 723–739.

Ford, A.C., Talley, N.J., Schoenfeld, P.S., Quigley, E.M.M. & Moayyedi, P. (2009) Efficacy of antidepressants and psychological therapies in irritable bowel syndrome: Systematic review and meta-analysis, *Gut, 58*: 367–378.

Fortner, B.V. & Neimeyer, R.A. (1999) Death anxiety in older adults: A quantitative review, *Death Studies, 23*: 387–411.

Foster, M.C. et al. (2008) Overweight, obesity, and the development of stage 3 CKD: The Framingham Heart Study, *American Journal of Kidney Disease, 52*: 39–48.

Frank, M.G. & Benington, J.H. (2006) The role of sleep in memory consolidation and brain plasticity: Dream or reality?, *Neuroscientist, 12*: 477–488.

Franks, H.M. & Roesch, S.C. (2006) Appraisals and coping in people living with cancer: A meta-analysis, *Psycho-Oncology, 15*: 1027–1037.

Frasure-Smith, N. et al. (2000) Depression and health-care costs during the first year following myocardial infarction, *Journal of Pychosomatic Research, 36*: 471–478.

Frattaroli, J. (2006) Experimental disclosure and its moderators: A meta-analysis, *Psychological Bulletin, 132*: 823–865.

Freeman, E. W. & Sherif, K. (2007) Prevalence of hot flushes and night sweats around the world: A systematic review, *Climacteric, 10*: 197–214.

French, S.A., Leffert, N., Story, M., Neumark-Sztainer, D., Hannan, P. & Benson, P.L. (2001) Adolescent binge/purge and weight loss behaviors: Associations with developmental assets, *Journal of Adolescent Health, 28*: 211–221.

Freud, S. (1999 [1900]) *The Interpretation of Dreams* (translator: J. Crick). Oxford: Oxford University Press.

Friedman, H.S. & Booth-Kewley, S. (1987) The "disease-prone" personality: A meta-analytic view of the construct, *American Psychologist, 42*: 539–555.

Friedman, M. et al. (1986) Alteration of Type A behaviour and its effect on cardiac recurrences in post myocardial infarction patients, *American Heart Journal, 112*: 653–665.

Friedman, T. & Gath, D. (1989) The psychiatric consequences of spontaneous abortion, *British Journal of Psychiatry, 155*: 810–813.

Fries, J.F., Green, L.W. & Levine, S. (1989) Health promotion and the compression of morbidity, *Lancet, 333*: 481–483.

Frijda, N.H. (1986) *The Emotions: Studies in Emotion and Social Interaction*. New York: Cambridge University Press.

Furnham, A., Petrides, K.V., Sisterson, G. & Baluch, B. (2003) Repressive coping style and positive self-presentation, *British Journal of Health Psychology, 8*: 223–249.

Gale, C.R., Batty, G.D. & Deary, I.J. (2008) Locus of control at age 10 years and health outcomes and behaviors at age 30 years, *Psychosomatic Medicine, 70*: 397–403.

Gamble, J. & Creedy, D. (2001) Women's preference for a caesarean section: Incidence and associated factors, *Birth, 28*: 101–110.

Gangestad, S.W. & Cousins, A.J. (2001) Adaptive design, female mate preferences, and shifts across the menstrual cycle, *Annual Review of Sex Research, 12*: 145–185.

Garakani, A. et al. (2003) Comorbidity of irritable bowel syndrome in psychiatric patients: A review, *American Journal of Therapeutics, 10*: 61–67.

Garrett, V.D., Brantley, P.J., Jones, G.H. & McKnight, G.T. (1991) The relation between daily stress and Crohns disease, *Journal of Behavioral Medicine, 14*: 87–96.

Garssen, B. (2004) Psychological factors and cancer development: Evidence after 30 years of research, *Clinical Psychology Review, 24*: 315–338.

Gavin, L. et al. (2009) Sexual and reproductive health of persons aged 10–24 years – United States, 2002–2007, *Morbidity & Mortality Weekly Report Surveillance Summary, 58*(6): 1–58.

Gdalevich, M., Mimouni, D. & Mimouni, M. (2001a) Breast-feeding and the risk of bronchial asthma in childhood: A systematic review with meta-analysis of prospective studies, *Journal of Pediatrics, 139*: 261–266.

Gdalevich, M., Mimouni, D., David, M. & Mimouni, M. (2001b) Breast-feeding and the onset of atopic dermatitis in childhood: A systematic review and meta-analysis of prospective studies, *Journal of the American Academy of Dermatology, 45*: 520–527.

Geen, R.G. & O'Neal, E.C. (1969) Activation of cue-elicited aggression by general arousal, *Journal of Personality and Social Psychology, 11*: 289–292.

Geenen, R., van Middendorp, H. & Bijlsma, J.W.J. (2006) The impact of stressors on health status and hypothalamic-pituitary-adrenal axis and autonomic nervous system responsiveness in rheumatoid arthritis, *Annals of the New York Academy of Sciences, 1069*: 77–978.

Geeraerts, B. et al. (2005) Influence of experimentally induced anxiety on gastric sensorimotor function in humans, *Gastroenterology, 129*: 1437–1444.

Gehlert, S., Song, I.H., Chang, C.-H. & Hartlage, S.A. (2008) The prevalence of premenstrual dysphoric disorder in a randomly selected group of urban and rural women, *Psychological Medicine, 39*: 129–136.

Gelb, P. (1982) The experience of nonerotic contact in traditional psychotherapy: A critical investigation of the taboo against touch, *Dissertation Abstracts, 43*: 1–13.

Gelder, M., Mayou, R. & Geddes, J. (2005) *Psychiatry* (3rd edition). Oxford: Oxford University Press.

General Medical Council (2009) *Tomorrow's Doctors*. London: General Medical Council.

Gerhardt, S. (2004) *Why Love Matters: How Affection Shapes a Baby's Brain*. New York: Brunner-Routledge.

Ghosh, S. & Mitchell, R. (2007) Impact of inflammatory bowel disease on quality of life, *Journal of Crohn's and Colitis, 1*: 10–20.

Gielissen, M., Verhagen, C. & Bleijenberg, G. (2007) Cognitive behaviour therapy for fatigued cancer survivors: Long-term follow-up, *British Journal of Cancer, 97*: 612–618.

Gigerenzer, G., Gaissmaier, W., Kurz-Milcke, E., Schwartz, L.M. & Woloshin, S. (2008) Helping doctors and patients to make sense of health statistics, *Psychological Science in the Public Interest, 8*: 53–96.

Gil, K.M., Somerville, A.M., Cichowski, S. & Savitski, J.L. (2009) Distress and quality of life characteristics associated with seeking surgical treatment for stress urinary incontinence, *Health and Quality of Life Outcomes, 7*, 8 (doi:10.1186/1477-7525-7-8).

Gilbert, P. (2000) *Overcoming Depression: A Self-Help Guide Using Cognitive Behavioural Techniques*. London: Robinson.

GINA: Global Initiative for Asthma (2001) *Global Strategy for Asthma Management and Prevention*. Bethesda, MD: NIH NHLBI.

Girón, M., Manjón-Arce, P., Puerto-Barber, J., Sánchez-García, E. & Gómez-Beneyto, M. (1998) Clinical interview skills and identification of emotional disorders in primary care, *American Journal of Psychiatry, 155*: 530–535.

Glaser, B. & Strauss, A. (1966) *Awareness of Dying*. Chicago, IL: Aldine.

Glaser, R. & Kiecolt-Glaser, J.K. (2005) Stress-induced immune dysfunction: Implications for health, *Nature Reviews: Immunology, 5*: 243–251.

Glaser, R. et al. (1987) Stress-related immune suppression: Health implications, *Brain, Behavior & Immunity, 1*: 7–20.

Goebel, M.U., Neykadeh, N., Kou, W., Schedlowski, M. & Hengge, U.R. (2008) Behavioral conditioning of antihistamine effects in patients with allergic rhinitis, *Psychotherapy & Psychosomatics, 77*: 227–234.

Goffman, E. (1959) *The Presentation of Self in Everyday Life*. New York: Doubleday.

Goldstein, L.H. & Leigh, P.N. (1999) Motor neurone disease: A review of its emotional and cognitive consequences for patients and its impact on carers, *British Journal of Health Psychology, 4*: 193–208.

Goodwin, R.D., Cox, B.J. & Clara, I. (2006) Neuroticism and physical disorders among adults in the community: Results from the national comorbidity survey, *Journal of Behavioural Medicine, 29*: 229–238.

Gorman, J.M., Kent, J.M., Sullivan, G.M. & Coplan, J.D. (2000) Neuroanatomical hypothesis of panic disorder, revised, *American Journal of Psychiatry, 157*: 493–505.

Gott, M. (2006) Sexual health and the new ageing, *Age & Ageing, 35*: 106–107.

Gottlieb, B. (2007) Social support interventions, in S. Ayers et al. (eds), *Cambridge Handbook of Psychology, Health and Medicine* (2nd edition). Cambridge: Cambridge University Press. pp. 397–402.

Gottlieb, B. & Wachala, E. (2007) Cancer support groups: A critical review of empirical studies, *Psycho-Oncology, 16*: 379–400.

Gouin, J.P., Kiecolt-Glaser, J.K., Malarky, W.B. & Glaser, R. (2008) The influence of anger expression on wound healing, *Brain, Behaviour and Immunity, 22*: 699–708.

Gould, N. & Kendall, T. (2007) Developing the NICE/SCIE guidelines for dementia care: The challenges of enhancing the evidence base for social and health care, *British Journal of Social Work, 37*: 475–490.

Government Office for Science (2007) *Tackling Obesities: Future Choices – Project Report* (2nd edition). London: Government Office for Science.

Goyal, R.K. & Hirano, I. (1996) The enteric nervous system, *New England Journal of Medicine, 334*: 1106–1115.

Gracely, R.H. et al. (2004) Pain catastrophizing and neural responses to pain among persons with fibromyalgia, *Brain, 127*: 835–843.

Grant, B.F. et al. (2006) The epidemiology of DSM-IV panic disorder and agoraphobia in the United States, *Journal of Clinical Psychiatry, 67*: 363–374.

Gravely-Witte, S., Stewart, D.E., Suskin, N., Higginson, L., Alter, D.A. & Grace, S.L. (2008) Cardiologists' charting varied by risk factor, and was often discordant with patient report, *Journal of Clinical Epidemiology, 61*: 1073–1079.

Greenhalgh, T. (2006) *How to Read a Paper: The Basics of Evidence-Based Medicine* (3rd edition). Oxford: Blackwell.

Greenhalgh, T. & Hurwitz, B. (eds) (1998) *Narrative Based Medicine: Dialogue and Discourse in Clinical Practice*. London: British Medical Journal Books.

Greer, S., Morris, T. & Pettingale, K.W. (1979) Psychological responses to breast cancer: Effect on outcome, *Lancet, 393*: 785–787.

Griffin, J.E. & Ojeda, S.R. (2004) *Textbook of Endocrine Physiology* (5th edition). Oxford: Oxford University Press.

Grilo, C.M., Masheb, R.M. & Wilson, G.T. (2005) Efficacy of cognitive behavioral therapy and fluoxetine for the treatment of binge eating disorder: A randomized double-blind placebo controlled comparison, *Biological Psychology, 57*: 301–309.

Groeger, J.A., Zijlstra, F.R.H. & Dijk, D.-J. (2004) Sleep quantity, sleep difficulties and their perceived consequences in a representative sample of some 2000 British adults, *Journal of Sleep Research, 13*: 359–371.

Gross, J.J. & Thompson, R.A. (2007) Emotion regulation; conceptual foundations, in J.J. Gross (ed.), *Handbook of Emotion Regulation*. London: Guilford. pp. 3–24.

Grover, S.A. et al. (2006) The prevalence of erectile dysfunction in the primary care setting: Importance of risk factors for diabetes and vascular disease, *Archives of Internal Medicine, 166*: 213–219.

Gruber, A.J. & Pope, H.G. (2000) Psychiatric and medical effects of anabolic-androgenic steroid use in women, *Psychotherapy & Psychosomatics, 69*: 19–26.

Grulich, A. et al. (2003) Sex in Australia: Sexually transmissible infection, *Australian and New Zealand Journal of Public Health, 27*: 234–241.

Guinjoan, S.M. et al. (2004) Cardiac parasympathetic dysfunction related to depression in older adults with acute coronary symptoms, *Journal of Psychosomatic Research, 56*: 83–88.

Gullette, E.C.D. et al. (1997) Effects of mental stress on myocardial ischaemia in daily life, *Journal of the American Medical Association, 277*: 1521–1526.

Gurevich, M., Bishop, S., Bower, J., Malka, M. & Nyhof-Young, J. (2004) (Dis)embodying gender and sexuality in testicular cancer, *Social Science & Medicine, 58*: 1597–1607.

Gustafson, J. & Welling, D. (2009) "No acid, no ulcer" – 100 years later: A review of the history of peptic ulcer disease, *Journal of American College of Surgeons, 210*: 110–116.

Gustafsson, P.A., Duchén, K., Birberg, U. & Karlsson, T. (2004) Breastfeeding, very long polyunsaturated fatty acids and IQ at 6½ years of age, *Acta Paediatrica, 93*: 1280–1287.

Gutman, D.A. & Nemeroff, C.B. (2003) Persistent central nervous system effects of an adverse early environment: Clinical and preclinical studies, *Physiology & Behaviour, 79*: 471–478.

Haas, J.S. et al. (2004) Changes in the health status of women during and after pregnancy, *Journal of General Internal Medicine, 20*: 45–51.

Hagedoorn, M., Kuijer, E.F., Buunk, V.P., DeJong, G., Wobbes, T. & Sanderman, R. (2000) Marital satisfaction in patients with cancer: Does support from intimate partners benefit those who need it the most?, *Health Psychology, 19*: 274–282.

Hahn, S. et al. (2008) Patient and visitor violence in general hospitals: A systematic review of the literature, *Aggression & Violent Behavior, 13*: 431–441.

Hall, E.T. (1966) *The Hidden Dimension*. Garden City, NY: Doubleday.

Hall, J.A. & Roter, D.L. (2002) Do patients talk differently to male and female physicians? A meta-analytic review, *Patient Education & Counseling, 48*: 217–224.

Halvorsen, L., Nerum, H., Øian, P. & Sørlie, T. (2008) Is there an association between psychological stress and request for caesarean section?, *Tidsskrift for den Norske Laegeforening, 12*: 1388–1391.

Hamer, M., Chida, Y. & Molloy, G.J. (2009) Psychological distress and cancer mortality, *Journal of Psychosomatic Research, 66*: 255–258.

Hanauer, S.B. (2008) Review article: Evolving concepts in treatment and disease modification in ulcerative colitis, *Alimentary Pharmacology & Therapeutics, 27*: 15–21.

Hancock, L., Windsor, A.C. & Mortensen, N.J. (2006) Inflammatory bowel disease: The view of the surgeon, *Colorectal Disease, 8*: 10–14.

Hardeman, W. et al. (2002) Application of the Theory of Planned Behaviour in behaviour change interventions: A systematic review, *Psychology of Health, 17*: 123–158.

Harlow, H.F. (1958) The nature of love, *American Psychologist, 13*: 673–685.

Harrigan, J.A., Oxman, T.E. & Rosenthal, R. (1985) Rapport expressed through nonverbal behaviour, *Journal of Nonverbal Behaviour, 9*: 95–110.

Harrington, P. & Ayers, S. (2008) *Systematic Review of Depression in People with Neurological Disease*. Falmer: Brighton & Sussex Medical School (unpublished).

Harrison, J.A., Mullen, P.D. & Green, L.W. (1992) A meta-analysis of studies of the Health Belief Model with adults, *Health Education Research, 7*: 107–116.

Hart, A. & Kamm, M.A. (2002) Review article: Mechanisms of initiation and perpetuation of gut inflammation by stress, *Alimentary Pharmacology & Therapeutics, 16*: 2017–2028.

Hashash, J. et al. (2008) Clinical trial: A randomized controlled cross-over study of flupenthixol & melitracen in functional dyspepsia, *Alimentary Pharmacology & Therapeutics, 27*: 1148–1155.

Hawks, S.R., Madanat, H.N. & Christley, H.S. (2008) Psychosocial associations of dietary restraint: Implications for healthy weight promotion, *Ecology of Food and Nutrition, 47*: 450–483.

Hayes, S.C. (2004) Acceptance and commitment therapy and the new behaviour therapies: Mindfulness, acceptance, and relationship, in S.C. Hayes, V.M. Follette & M.M. Linehan (eds), *Mindfulness and Acceptance: Expanding the Cognitive Behavioural Tradition*. New York: Guilford pp. 1–29.

Hayes, S.C., Strosahl, K.D. & Wilson, N.G. (1999) *Acceptance and Commitment Therapy: An Experimental Approach to Behaviour Change*. New York: Guilford.

Hay-Smith, J. & Dumoulin, C. (2006) Pelvic floor muscle training versus no treatment, or inactive control treatments, for urinary incontinence in women, *Cochrane Database of Systematic Reviews, 1* (Art. CD005654).

Healthcare Commission (2007) *Caring for Dignity*. London: Healthcare Commission.

Heinrichs, N., Hoffman, E.C. & Hofmann, S.G. (2001) Cognitive-Behavioral Treatment for social phobia in Parkinson's disease: A single-case study, *Cognitive & Behavioral Practice, 8*: 328–335.

Hemilä, H., Chalker, E., Treacy, B. & Douglas, B. (2007) Vitamin C for preventing and treating the common cold, *Cochrane Database of Systematic Reviews, Issue 3* (Art. CD000980).

Herbert, T.B. & Cohen, S. (1993) Depression and immunity: A meta-analytic review, *Psychological Bulletin, 113*: 472–486.

Heron, M.P. (2007) *Deaths: Leading Causes for 2004*. Hyattsville, MD: National Center for Health Data and Methods.

Herzog, D.B. et al. (2000) Mortality in eating disorders: A descriptive study, *International Journal of Eating Disorders, 28*: 20–26.

Hettama, J., Steele, J. & Miller, W.R. (2005) Motivational interviewing, *Annual Review of Clinical Psychology, 1*: 91–111.

Hettema, J., Neale, M.C. & Kendler, K.S. (2001) A review and meta-analysis of the genetic epidemiology of anxiety disorders, *American Journal of Psychiatry, 158*: 1568–1578.

Hewitt, J.K. & Turner, J.R. (1995) Behavior genetic studies of cardiovascular responses to stress, in J.R. Turner, L.R. Cardon & J.K. Hewitt (eds), *Behavior Genetic Approaches in Behavioral Medicine*. New York: Plenum. pp. 87–103.

Heyn, P., Abreu, B.C. & Ottenbacher, K.J. (2004) The effects of exercise training on elderly persons with cognitive impairment and dementia: A meta-analysis, *Archives of Physical Medicine and Rehabilitation, 85*: 1694–1704.

Higgins, E.T. (1987) Self-discrepancy: A theory relating self and affect, *Psychological Review, 94*: 319–340.

Hill, C., Abraham, C. & Wright, D.B. (2007) Can theory-based messages in combination with cognitive prompts promote exercise in classroom settings?, *Social Science & Medicine, 65*: 1049–1058.

Hobson, J.A. & McCarley, R.W. (1977) The brain as a dream state generator: an activation-synthesis hypothesis of the dream process, *American Journal of Psychiatry, 134*: 1335–1348.

Hodnett, E., Gates, S., Hofmeyr, G.J. & Sakala, C. (2007) Continuous support for women during childbirth, *Cochrane Database of Systematic Reviews, 3* (Art. CD003766).

Hoey, L.M., Ieropoli, S.C., White, V.M. & Jefford, M. (2008) Systematic review of peer-support programs for people with cancer, *Patient Education and Counselling, 70*: 315–337.

Hofling, C.K., Brotzman, E., Dalrymple, S., Graves, N. & Pierce, C.M. (1966) An experimental study of nurse-physician relationships, *Journal of Nervous and Mental Disease, 143*: 171–180.

Hogg, M.A. & Vaughan, G.M. (2008) *Social Psychology* (5th edition). Harlow: Pearson Prentice-Hall.

Holman, E.A., Silver, R.C., Poulin, M., Andersen, J., Gil-Rivas, V. & McIntosh, D.N. (2008) Terrorism, acute stress, and cardiovascular health: A 3-year national study following the September 11th attacks, *Archives of General Psychiatry, 65*: 73–80.

Hong, C.C.H. et al. (1996) Language in dreaming and regional EEG alpha power, *Sleep, 19*: 232–235.

Horowitz, M.J., Duff, D.F. & Stratton, L.O. (1969) Body-buffer zones, *Archives of General Psychiatry, 11*: 651–656.

Houts, P.S., Doak, C.C., Doak, L.G. & Loscalzo, M.J. (2006) The role of pictures in improving health communication: A review of research on attention, comprehension, recall, and adherence, *Patient Education and Counseling, 61*: 173–190.

Howard, F.M. (2003) Chronic pelvic pain, *Obstetrics & Gynecology, 101*: 594–611.

Huddart, R.A. et al. (2005) Fertility, gonadal and sexual function in survivors of testicular cancer, *British Journal of Cancer, 93*: 200–207.

Hudson, J.I., Hiripi, E., Pope, H.G. & Kessler, R.C. (2007) The prevalence and correlates of eating disorders in the National Comorbidity Survey Replication, *Biological Psychiatry, 61*: 348–358.

Hui, W.M., Shiu, L.P. & Lam, S.K. (1999) The perception of life events and daily stress in nonulcer dyspepsia, *American Journal of Gastroenterology, 86*: 292–296.

Hull, K.L. & Harvey, S. (2003) Growth hormone therapy and quality of life: Possibilities, pitfalls and mechanisms, *Journal of Endocrinology, 179*: 311–333.

Hunter, M., Ussher, J., Cariss, M., Browne, S. & Jelly, R. (2002) A randomised comparison of psychological (cognitive behaviour therapy, CBT), medical (fluoxetine) and combined treatment for women with Premenstrual Dysphoric Disorder, *Journal of Psychosomatic Obstetrics and Gynaecology, 23*: 193–199.

Huntley, A., White, A. & Ernst, E. (2002) Relaxation therapies for asthma: A systematic review, *Thorax, 57*: 127–131.

Hydén, L.C. (1997) Illness and narrative, *Sociology of Health and Illness, 19*: 48–69.

Ingersoll, K.S. & Jessye Cohen, J. (2008) The impact of medication regimen factors on adherence to chronic treatment: a review of literature, *Journal of Behavioural Medicine, 31*: 213–224.

Institute of Medicine (2005) *Estimating the Contributions of Lifestyle-Related Factors to Preventable Death: A Workshop Summary*. Washington: National Academies Press.

Ishigami, T. (1919) The influence of psychic acts on the progress of pulmonary tuberculosis, *American Review of Tuberculosis, 2*: 470–484.

Izard, C.E. (1991) *The Psychology of Emotions*. New York: Plenum.

Jackson, L.A. & Ervin, K.S. (1992) Height stereotypes of women and men: The liabilities of shortness for both sexes, *Journal of Social Psychology, 132*: 433–445.

Jacobsen, P.B., Bovbjerg, D.J. & Redd, W.H. (1993) Anticipatory anxiety in patients receiving cancer chemotherapy, *Health Psychology, 12*: 469–475.

Jané-Llopis, E. & Matytsina, I. (2006) Mental health and alcohol, drugs and tobacco: A review of the comorbidity between mental disorders and the use of alcohol, tobacco and illicit drugs, *Drug and Alcohol Review, 25*: 515–536.

Janis, I.L. & Mann, L. (1977) *Decision Making: A Psychological Analysis of Conflict, Choice, and Commitment*. New York: Free.

Janz, N.K. & Becker, M.H. (1984) The Health Belief Model: A decade later, *Health Education Quarterly, 11*: 1–47.

Jeffery, R.W., Adlis, S.A. & Forster, J.L. (1991) Prevalence of dieting among working men and women: The healthy worker project, *Health Psychology, 10*: 274–281.

Jin, J., Sklar, G.E., Oh, V.M.S. & Li, S.C. (2008) Factors affecting therapeutic compliance: A review from the patient's perspective, *Therapeutics & Clinical Risk Management, 4*: 269–286.

Joekes, K. (2007) Breaking bad news, in S. Ayers et al. (eds), *Cambridge Handbook of Psychology, Health and Medicine* (2nd edition). Cambridge: Cambridge University Press. pp. 423–426.

Johnson, W.D. et al. (2009) Behavioral interventions to reduce risk for sexual transmission of HIV among men who have sex with men, *Cochrane Database of Systematic Reviews, 3* (Art. CD001230).

Johnston, M. & Vogele, C. (1993) Benefits of psychological preparation for surgery: A meta-analysis, *Annals of Behavioral Medicine, 15*: 245–256.

Jonker-Pool, G. et al. (2001) Sexual functioning after treatment for testicular cancer: Review and meta-analysis of 36 empirical studies between 1975–2000, *Archives of Sexual Behavior, 30*: 55–74.

Jopson, N. & Moss-Morris, R. (2003) The role of illness severity and illness representations in adjusting to multiple sclerosis, *Journal of Psychosomatic Research, 54*: 503–511.

Jordan, J. & Neimeyer, R. (2003) Does grief counselling work?, *Death Studies, 27*: 765–786.

Kanayama, G., Hudson, J.I. & Pope, H.G. (2008) Long-term psychiatric and medical consequences of anabolic-androgenic steroid abuse: A looming public health concern?, *Drug & Alcohol Dependence, 98*: 1–12.

Kangas, M., Henry, J.L. & Bryant, R.A. (2002) Posttraumatic stress disorder following cancer: A conceptual and empirical review, *Clinical Psychology Review, 22*: 499–524.

Kaplan, G.A. & Reynolds, P. (1988) Depression and cancer mortality and morbidity: Prospective evidence from the Alameda County Study, *Journal of Behavioral Medicine, 11*: 1–13.

Kaplan, G.A., Seeman, T.E., Cohen, R.D., Knudsen, L.P. & Garulnik, J. (1987) Mortality among the elderly in the Alameda County Study: Behavioral and demographic risk factors, *American Journal of Public Health, 77*: 307–312.

Kaplan, K.A. & Harvey, A.G. (2009) Hypersomnia across mood disorders: A review and synthesis, *Sleep Medicine Reviews, 13*: 275–285.

Kaplan, R. (1990) Behavior as the central outcome in health care, *American Psychologist, 70*: 1211–1220.

Kapur, S. & Remington, G. (1996) Serotonin-dopamine interaction and its relevance to schizophrenia, *American Journal of Psychiatry, 153*: 466–476.

Kato, P.M. & Mann, T. (1999) A synthesis of psychological interventions for the bereaved, *Clinical Psychology Review, 19*: 275–296.

Katon, W.J. & Walker, E.A. (1998) Medically unexplained symptoms in primary care, *Journal of Clinical Psychiatry, 59 (suppl. 20)*: s15–s21.

Kaye, J.A. & Jick, H. (2003) Incidence of erectile dysfunction and characteristics of patients before and after the introduction of sildenafil in the United Kingdom: Cross sectional study with comparison patients, *British Medical Journal, 326*: 424–425.

Keegan, T.H.M., Gomez, S.L., Clarke, C.A., Chan, J.K. & Glaser, S.L. (2007) Recent trends in breast cancer incidence among 6 Asian groups in the Greater Bay Area of Northern California, *International Journal of Cancer, 120*: 1324–1329.

Kellett, S. & Gilbert, P. (2001) Acne: A biopsychosocial and evolutionary perspective with a focus on shame, *British Journal of Health Psychology, 6*: 1–24.

Kendrick, A.H., Higgs, C.M.B., Whitfield, M.J. & Laszlo, G. (1993) Accuracy of perception of severity of asthma: Patients treated in general practice, *British Medical Journal, 307*: 422–424.

Kennedy, R.M., Luhmann, J. & Zempsky, W.T. (2008) Clinical implications of unmanaged needle-insertion pain and distress in children, *Pediatrics, 122*: 130–133.

Kennedy, T.M. et al. (2006) Cognitive behavioural therapy in addition to antispasmodic therapy for irritable bowel syndrome in primary care: Randomised controlled trial, *British Medical Journal, 331*: 435–440.

Kenny, D.T. (2007) Stress management, in S. Ayers et al. (eds), *Cambridge Handbook of Psychology, Health and Medicine* (2nd edition). Cambridge: Cambridge University Press. pp. 403–407.

Kessels, R.P.C. (2003) Patients' memory for medical information, *Journal of the Royal Society of Medicine, 96*: 219–222.

Khaw, K.T., Wareham, N., Bingham, S., Welch, A., Luben, R. & Day, N. (2008) Combined impact of health behaviours and mortality in men and women: The EPIC-Norfolk prospective population study, *PLOS Medicine, 5*: e12.

Kiecolt-Glaser, J.K. & Glaser, R. (2002) Depression and immune function: Central pathways to morbidity and mortality, *Journal of Psychosomatic Research, 53*: 873– 876.

Kiecolt-Glaser, J.K., McGuire, L., Robles, T.F. & Glaser, R. (2002a) Psychoneuroimmunology: Psychological influences on immune function and health, *Journal of Consulting and Clinical Psychology, 70*: 537–547.

Kiecolt-Glaser, J.K., McGuire, L., Robles, T.F. & Glaser, R. (2002b) Emotions, morbidity, and mortality: New perspectives from psychoneuroimmunology, *Annual Review of Psychology, 53*: 83–107.

Kiernan, J. (2002) The experience of therapeutic touch in the lives of five postpartum women, *The American Journal of Maternal Child Nursing, 27*: 47–53.

Kim, S. et al. (2008) Self-reported experience and outcomes of care among stomach cancer patients at a median follow-up time of 27 months from diagnosis, *Supportive Care in Cancer, 16*: 831–839.

Kinsman, R.A., Dirks, J.F. & Jones, N.F. (1982) Psychomaintenance of chronic physical illness, in T. Millon, C. Green & R. Meagher (eds), *Handbook of Clinical Health Psychology*. New York: Plenum. pp. 435–466.

Kirsch, I. (2007) Placebos, in S. Ayers et al. (eds), *Cambridge Handbook of Psychology, Health and Medicine* (2nd edition). Cambridge: Cambridge University Press. pp. 161–167.

Kirsch, I., Deacon, B.J., Huedo-Medina, T.B., Scoboria, A., Moore, T.J. & Johnson, B.T. (2008) Initial severity and antidepressant benefits: A meta-analysis of data submitted to the Food and Drug Administration, *PloS Medicine, 5*: 260–268.

Kirschner-Hermanns, R. & Jakse, G. (2002) Quality of life following radical prostatectomy, *Critical Reviews in Oncology and Hematology, 43*: 141–151.

Kisely, S., Goldberg, D. & Simon, G. (1997) A comparison between somatic symptoms with and without clear organic cause: Results of an international study, *Psychological Medicine, 27*: 1011–1019.

Klein, C.T.F. & Helweg-Larsen, M. (2002) Perceived control and the optimistic bias: A meta-analytic review, *Psychology and Health, 17*: 437–446.

Ko, W.F. & Sawatzky, J.A. (2008) Understanding urinary incontinence after radical prostatectomy, *Clinical Journal of Oncology Nursing, 12*: 647–654.

Kok, G. (2007) Health promotion, in S. Ayers et al. (eds), *Cambridge Handbook of Psychology, Health and Medicine* (2nd edition). Cambridge: Cambridge University Press. pp. 355–359.

Koob, G.F. (2006) The neurobiology of addiction: A neuroadaptational view relevant for diagnosis, *Addiction, 101 (suppl.1)*: s23–s30.

Kraaij, V., Arensman, E. & Spinhoven, P. (2002) Negative life events and depression in elderly persons: A meta-analysis, *Journals of Gerontology: Series B: Psychological Sciences & Social Sciences, 57B*: 87–94.

Kramer, M.S. et al. (2008) Breastfeeding and child cognitive development: New evidence from a large randomized trial, *Archives of General Psychiatry, 65*: 578–584.

Krantz, D.S. & McCeney, M.K. (2002) Effects of psychological and social factors on organic disease: A critical assessment of research on coronary heart disease, *Annual Review of Psychology, 53*: 341–369.

Krantz, D.S., Helmers, K.F., Bairey, N., Nebel, L.E., Hedges, S.M. & Rozanski, A. (1991) Cardiovascular reactivity and mental stress-induced myocardial ischaemia in patients with coronary artery disease, *Psychosomatic Medicine, 53*: 1–12.

Kroenke, K. (2003a) Patients presenting with somatic complaints: Epidemiology, psychiatric comorbidity and management, *International Journal of Methods in Psychiatric Research, 12:* 34–43.

Kroenke, K. (2003b) The interface between physical and psychological symptoms, *Journal of Clinical Psychiatry, 5 (suppl.7):* s11–s18.

Kübler-Ross, E. (1969) *On Death and Dying.* New York: Macmillan.

Kunkel, E.J., Bakker, J.R., Myers, R.E., Oyesanmi, O. & Gomella, L.G. (2000) Biopsychosocial aspects of prostate cancer, *Psychosomatics, 41:* 85–94.

Kurtz, S.M. & Silverman, J.D. (1996) The Calgary-Cambridge observation guides: An aid to defining the curriculum and organizing the teaching in communication training programmes, *Medical Education, 30:* 83–89.

Kwekkeboom, K.L. & Gretarsdottir, E. (2006) Systematic review of relaxation interventions for pain, *Journal of Nursing Scholarship, 38:* 269–277.

Lackner, J.M. et al. (2004) Psychological treatments for irritable bowel syndrome: A systematic review and meta-analysis, *Journal of Consulting and Clinical Psychology, 72:* 1100–1113.

Ladomenou, F., Kafatos, A. & Galanakis, E. (2007) Risk factors related to intention to breastfeed, early weaning and suboptimal duration of breastfeeding, *Acta Paediatrica, 96:* 1441–1444.

Laessle, R.G. & Schulz, S. (2009) Stress-induced laboratory eating behavior in obese women with binge eating disorder, *International Journal of Eating Disorders, 42:* 505–510.

LaFrance, M. & Ickes, W. (1981) Posture mirroring and interactional involvement: Sex and sex typing effects, *Journal of Nonverbal Behaviour, 5:* 139–154.

Lahtinen, V., Lonka, K. & Lindblom-Ylänne, S. (1997) Spontaneous study strategies and the quality of knowledge construction, *British Journal of Educational Psychology, 67:* 13–24.

Lai, H., Lai, S., Krongrad, A., Trapido, E., Page, J.B. & McCoy, C.B. (1999) The effect of marital status on survival in late-stage cancer patients, *International Journal of Behavioral Medicine, 6:* 150–176.

Lang, P.J. & Davis, M. (2006) Emotion, motivation, and the brain: Reflex foundations in animal and human research, *Progress in Brain Research, 156:* 3–29.

Larkin, M., Clifton, E. & de Visser, R. (2009) Making sense of "consent" in a constrained environment, *International Journal of Law & Psychiatry, 32:* 176–183.

Larson, R.W., Richards, M.H., Moneta, G. & Holmbeck, G.C. (1996) Changes in adolescents' daily interactions with their families from ages 10 to 18: Disengagement and transformation, *Developmental Psychology, 32:* 744–754.

Larsson, S.C. & Wolk, A. (2006) Meat consumption and risk of colorectal cancer: A meta-analysis of prospective studies, *International Journal of Cancer, 119:* 2657–2664.

Larsson, S.C. & Wolk, A. (2007) Obesity and colon and rectal cancer risk: A meta-analysis of prospective studies, *American Journal of Clinical Nutrition, 86:* 556–565.

Latané, B. & Darley, J.M. (1970) *The Unresponsive Bystander.* New York: Appleton Century Crofts.

Laumann, E.O., Gagnon, J.H., Michael, R.T. & Michaels, S. (1994) *The Social Organization of Sexuality: Sexual Practices in the United States.* Chicago: University of Chicago Press.

Laumann, E.O., Paik, A. & Rosen, R.C. (1999) Sexual dysfunction in the United States: Prevalence and predictors, *Journal of the American Medical Association, 281:* 537–544.

Lavie, P. (2001) Sleep-wake as a biological rhythm, *Annual Review of Psychology, 52:* 277–303.

Lawler, M. & Nixon, E. (2010) Body dissatisfaction among adolescent boys and girls: The effects of body mass, peer appearance culture and internalization of appearance ideals, *Journal of Youth & Adolescence* [Epub ahead of print].

Lawrie, S.M. et al. (1998) General practitioners' attitudes to psychiatric and medical illness, *Psychological Medicine, 28:* 1463–1467.

Layard, R. (2006) *The Depression Report: A New Deal for Depression and Anxiety Disorders*. London: London School of Economics.

Lazarus, R.S. & Folkman, S. (1984) *Stress, Appraisal and Coping*. New York: Springer.

Lazarus, R.S., Opton, E.M., Nomikos, S.M. & Rankin, N.O. (1965) The principle of short-circuiting of threat: Further evidence, *Journal of Personality, 33*: 622–635.

Le Doux, J.E. (1996) *The Emotional Brain*. New York: Simon & Schuster.

Leichsenring, F. (2005) Are psychodynamic and psychoanalytic psychotherapies effective? A review of empirical data, *International Journal of Psychoanalysis, 86*: 841–868.

Leiter, M.P. & Maslach, C. (2000) Burnout and health, in A. Baum, T. Revenson & J. Singer (eds), *Handbook of Health Psychology*. Hillsdale, NJ: Lawrence Erlbaum. pp. 415–426.

Lepore, S.J., Helgeson, V.S., Eton, D.T. & Schulz, R. (2003) Improving quality of life in men with prostate cancer: A randomized controlled trial of group education interventions, *Health Psychology, 22*: 443–452.

Leserman, J. (2008) Role of depression, stress, and trauma in HIV disease progression, *Psychosomatic Medicine, 70*: 539–545.

Leserman, J. et al. (1999) Progression to AIDS: The effects of stress, depressive symptoms, and social support, *Psychosomatic Medicine, 61*: 397–406.

Lett, H.S. et al. (2004) Depression as a risk factor for coronary artery disease: Evidence, mechanisms, and treatment, *Psychosomatic Medicine, 66*: 305–315.

Levav, I. et al. (2000) Cancer incidence and survival following bereavement, *American Journal of Public Health, 90*: 1601–1607.

Levenstein, S. (2000) The very model of a modern etiology: A biopsychosocial view of peptic ulcer, *Psychosomatic Medicine, 62*: 176–185.

Leventhal, H., Brissette, I. & Leventhal, E.A. (2003) The common-sense model of self-regulation of health and illness, in L.D. Cameron & H. Leventhal (eds), *The Self-Regulation of Health and Illness Behaviour*. London: Routledge. pp. 42–65.

Leventhal., H., Nerenz, D.R. & Steele, D.J. (1984) Illness representations and coping with health threats, in A. Baum et al. (eds), *Handbook of Psychology and Health*. Hillsdale, NJ: Lawrence Erlbaum. pp. 219–252.

Lewin, B. (2007) Coronary heart disease: Rehabilitation, in S. Ayers et al. (eds), *Cambridge Handbook of Psychology, Health and Medicine* (2nd edition). Cambridge: Cambridge University Press. pp. 656–659.

Lewin, B. et al. (1992) Effects of self-help post myocardial infarction rehabilitation on psychological adjustment and use of health services, *Lancet, 339*: 1036–1040.

Lewis, E. & Casement, P. (1986) The inhibition of mourning by pregnancy: A case study, *Psychoanalytic Psychotherapy, 2*: 45–52.

Lewis, G. & Wesseley, S. (1992) The epidemiology of fatigue: More questions than answers, *Journal of Epidemiology and Community Health, 46*: 92–97.

Lexchin, J. (2006) Bigger and better: How Pfizer redefined erectile dysfunction, *PLoS Medicine, 3*(4): e132.

Ley, P. (1997) Recall by patients, in A. Baum et al. (eds), *Cambridge Handbook of Psychology Health & Medicine*. Cambridge: Cambridge University Press. pp. 315–317.

Leza, J.C. & Menchen, L. (2008) Editorial [Hot topic: Stress-induced deleterious consequences in the gastrointestinal tract], *Current Molecular Medicine, 8*: 244–246.

Lichtman, J.H. et al. (2008) Depression and coronary heart disease: Recommendations for screening, referral, and treatment, *Circulation, 118*: 1768–1775.

Lightener, J.M. (1980) Competition of external and internal information in an exercise setting, *Journal of Personality and Social Psychology, 39*: 165–174.

Lill, M.M. & Wilkinson, T.J. (2005) Judging a book by its cover: Descriptive survey of patients' preferences for doctors' appearance and mode of address, *British Medical Journal, 331*: 524–1527.

Lin, H.R. & Bauer-Wu, S.M. (2003) Psycho-spiritual well-being in patients with advanced cancer: An integrative review of the literature, *Journal of Advanced Nursing, 44*: 69–80.

Linkins, R.W. & Comstock, G.W. (1990) Depressed mood and development of cancer, *American Journal of Epidemiology, 132*: 962–972.

Lintz, K. et al. (2003) Prostate cancer patients' support and psychological care needs: Survey from a non-surgical oncology clinic, *Psychooncology, 12*: 769–783.

Lipp, M.R. (1986) *Respectful Treatment: A Practical Handbook of Patient-Care*. New York: Elsevier.

Little, A.C., Jones, B.C. & Burriss, R.P. (2007) Preferences for masculinity in male bodies changes across the menstrual cycle, *Hormones and Behavior, 51*: 633–639.

Lloyd, M. & Bor, R. (2004) *Communication Skills for Medicine* (2nd edition). Edinburgh: Churchill Livingstone.

Lok, I.H. & Neugebauer, R. (2007) Psychological morbidity following miscarriage, *Best Practice & Research in Clinical Obstetrics & Gynaecology, 21*: 229–247.

Lorber, W., Mazzoni, G. & Kirsch, I. (2007) Illness by suggestion: Expectancy, modeling, and gender in the production of psychosomatic symptoms, *Annals of Behavioral Medicine, 33*: 112–116.

Lorig, K.R., Ritter, P., Stewart, A.L. et al. (2001) Chronic disease self-management program: 2-year health status and health care utilization outcomes, *Medical Care, 39*: 1217–1223.

Lovallo, W.R. (2004) *Stress & Health: Biological and Psychological Interactions*. Thousand Oaks, CA: SAGE.

Lowe, C.F., Dowey, A. & Horne, P. (1998) Changing what children eat, in A. Murcott (ed.), *The Nation's Diet: The Social Science of Food Choice*. Harlow: Addison Wesley Longman. pp. 57–80.

Luebbert, K., Dahme, B. & Hasenbring, M. (2001) The effectiveness of relaxation training in reducing treatment-related symptoms and improving emotional adjustment in acute non-surgical cancer treatment: A meta-analytical review, *Psycho-Oncology, 10*: 490–502.

Luria, A.R. (1963 [1948]) *Restoration of Function after Brain Injury*. New York: Macmillan.

Lustman, P.J., Anderson, R.J., Freedland, K.E., de Groot, M., Carney, R.M. & Clouse, R.E. (2000) Depression and poor glycemic control: A meta-analytic review of the literature, *Diabetes Care, 23*: 934–942.

Lynch, J.W., Kaplan, G.A., Cohen, R.D., Tuomilehto, J. & Solonen, J.T. (1996) Do cardiovascular risk factors explain the relation between socioeconomic status, risk of all-cause mortality, cardiovascular mortality, and acute myocardial infarction?, *American Journal of Epidemiology, 144*: 934–942.

Lyons, A.C. & Willott, S.A. (2008) Alcohol consumption, gender identities and women's changing social positions, *Sex Roles, 59*: 694–712.

MacDonald, G.M., Higgins, J.P.T. & Ramchandani, P. (2006) Cognitive-behavioural interventions for children who have been sexually abused, *Cochrane Database of Systematic Reviews*, 4 (Art. CD001930).

Madey, S.F. & Gomez, R. (2003) Reduced optimism for perceived age-related medical conditions, *Basic and Applied Social Psychology, 25*: 213–219.

Magos, A.L. & Studd, J.W.W. (1988) A simple method for the diagnosis of the premenstrual syndrome by use of a self-assessment disk, *American Journal of Obstetrics and Gynecology, 158*: 1024–1028.

Mahajan, N.N. et al. (2009) Adjustment to infertility: The role of interpersonal and intrapersonal resources/vulnerabilities, *Human Reproduction, 24*: 906–912.

Mahoney, L., Ayers, S. & Seddon, P. (2010) The influence of parents and healthcare professionals on children's coping and distress during venepuncture, *Journal of Pediatric Psychology*, doi: 10.1093/jpepsy/jsq009.

Mainio, A., Hakko, H. Niemelä, A., Koivukangas, J. & Räsänen, P. (2005) Depression and functional outcome in patients with brain tumors: A population-based 1-year follow-up study, *Journal of Neurosurgery, 103*: 841–847.

Mancia, M. (ed.) (2006) *Psychoanalysis and Neuroscience*. New York: Springer.

Manne, S. (2007) Cancers of the digestive tract, in S. Ayers et al. (eds) *Cambridge Handbook of Psychology, Health and Medicine* (2nd edition). Cambridge: Cambridge University Press. pp. 581–584.

Manuck, S.B., Harvey, A., Lecheiter, S. & Neil, K. (1978) Effects of coping on blood pressure responses to threat of aversive stimulation, *Psychophysiology, 15*: 544–549.

Mapes, D.L. et al. (2004) Health-related quality of life in the Dialysis Outcomes and Practice Patterns Study (DOPPS), *American Journal of Kidney Disease, 44 (Suppl 2)*: 54–60.

Marsh, A.A. & Blair, R.J. (2008) Deficits in facial affect recognition among antisocial populations: A meta-analysis, *Neuroscience and Biobehavioral Reviews, 32*: 454–465.

Marsland, A.L., Cohen, S. & Bachen, E. (2007) Cold, common, in S. Ayers et al. (eds), *Cambridge Handbook of Psychology, Health and Medicine* (2nd edition). Cambridge: Cambridge University Press. pp. 637–638.

Marteau, T.M. & Weinman, J. (2004) Communicating about health threats and treatments, in S. Sutton et al. (eds), *The SAGE Handbook of Health Psychology*. London: SAGE. pp. 270–298.

Martinez Devesa, P., Waddell, A., Perera, R. & Theodoulou, M. (2007) Cognitive behavioural therapy for tinnitus, *Cochrane Database of Systematic Reviews, 1* (Art. CD005233).

Marucha, P.T., Kiecolt-Glaser, J.K. & Favagehi, M. (1998) Mucosal wound healing is impaired by examination stress, *Psychosomatic Medicine, 60*: 362–365.

Maslach, C. (2007) Burnout in health professionals, in S. Ayers et al. (eds) *Cambridge Handbook of Psychology, Health and Medicine* (2nd edition). Cambridge: Cambridge University Press. pp. 427–430.

Matarazzo, J. (1980) Behavioral health and behavioural medicine: Frontiers of a new health psychology, *American Psychologist, 35*: 807–817.

Mazzeo, S.E., Mitchell, K.S., Bulik, C.M., Reichborn-Kjennerud, T., Kendler, K.S. & Neale, M.C. (2009) Assessing the heritability of anorexia nervosa symptoms using a marginal maximal likelihood approach, *Psychological Medicine, 39*: 463–473.

McCaffery, J.M. et al.. (2006) Common genetic vulnerability to depressive symptoms and coronary artery disease: A review and development of candidate genes related to inflammation and serotonin, *Psychosomatic Medicine, 68*: 187–200.

McClenahan, C., Shevlin, M., Adamson, G., Bennett, C. & O'Neill, B. (2007) Testicular self-examination: A test of the health belief model and the theory of planned behaviour, *Health Education Research, 22*: 272–284.

McCrae, R.R. & Costa, P.T. (2003) *Personality in Adulthood: A Five-Factor Theory Perspective* (2nd edition). New York: Guilford.

McDonald, H.P., Garg, A.X. & Haynes, R.B. (2002) Interventions to enhance patient adherence to medication prescriptions: Scientific review, *Journal of the American Medical Association, 288*: 2868–2879.

McEwen, B.S. (1998) Protective and damaging effects of stress mediators, *New England Journal of Medicine, 338*: 171–179.

McGregor, B.A. & Antoni, M.H. (2009) Psychological intervention and health outcomes among women treated for breast cancer: A review of stress pathways and biological mediators, *Brain, Behaviour & Immunity, 23*: 159–166.

McKinstry, B. (2000) Do patients wish to be involved in decision-making in the consultation? A cross sectional survey with video vignettes, *British Medical Journal, 321*: 867–871.

McManus, F., Sacadura, C. & Clark, D.M. (2008) Why social anxiety persists: An experimental investigation of the role of safety behaviours as a maintaining factor, *Journal of Behavior Therapy & Experimental Psychiatry, 39*: 147–161.

McManus, I.C., Keeling, A. & Paice, E. (2004) Stress, burnout and doctors' attitudes to work are determined by personality and learning style: A twelve year longitudinal study of UK medical graduates, *BMC Medicine, 2*: 1–12.

McWhinney, I. (1989) The need for a transformed clinical method, in M.Stewart & D. Roter (eds), *Communicating with Medical Patients*. Newbury Park, CA: SAGE. pp.25–40.

Meechan, G., Collins, J. & Petrie, K.J. (2003) The relationship of symptoms and psychological factors to delay in seeking medical care for breast symptoms, *Preventive Medicine, 36*: 374–378.

Meissner, C.A. & Brigham, J.C. (2001) Thirty years of investigating the own-race bias in memory for faces: A meta-analytic review, *Psychology, Public Policy & Law, 7*: 3–35.

Melby, M.K., Lock, M. & Kaufert, P. (2005) Culture and symptom reporting at menopause, *Human Reproduction Update, 11*: 495–512.

Meltzoff, A.N. & Moore, M.K. (1977) Imitation of facial and manual gestures by human neonates, *Science, 198*: 75–78.

Melzack, R. (1999) From the gate to the neuromatrix, *Pain, 82 (suppl.1)*: s121–s126.

Melzack, R. & Wall, P. (1965) Pain mechanisms: A new theory, *Science, 150*: 971–979.

Mendle, J., Turkheimer, E. & Emery, R.E. (2007) Detrimental psychological outcomes associated with early pubertal timing in adolescent girls, *Developmental Review, 27*: 151–171.

Menz, R. & Al-Roubaie, A. (2008) Interruptions, status, and gender in medical interviews: The harder you brake the longer it takes, *Discourse Society, 19*: 645–666.

Mercer, C. et al. (2005) Who reports sexual function problems?, *Sexually Transmitted Infections, 81*: 394–399.

Mesmer-Magnus, J. & DeChurch, L. (2009) Information sharing and team performance: A meta-analysis, *Journal of Applied Psychology, 94*: 535–546.

Meyer, D., Levental, H. & Guttman, M. (1985) Common-sense models of illness: The example of hypertension, *Health Psychology, 4*: 115–135.

Milgram, S. (1974) *Obedience to Authority*. New York: Harper & Row.

Millar, K., Purushotham, A.D., McLatchie, E., George, W.D. & Murray, G.D. (2005) A 1-year prospective study of individual variation in distress and illness perceptions, after treatment for breast cancer, *Journal of Psychosomatic Research, 58*: 335–342.

Miller, G.A. (1956) The magic number seven, plus or minus two: Some limits on our capacity for processing information, *Psychological Review, 63*: 81–93.

Miller, G.E. & Cohen, S. (2000) Psychological interventions and the immune system: A meta-analytic review and critique, *Health Psychology, 20*: 47–63.

Miller, M., Mangano, C., Park, Y., Goel, R., Plotnick, G.D. & Vogel, R.A. (2006) Impact of cinematic viewing on endothelial function, *Heart, 92*: 261–262.

Miller, T.Q., Smith, T.W., Turner, C.W., Guijarro, M.L. & Hallet, A.J. (1996) A meta-analytic review of research on hostility and physical health, *Psychological Bulletin, 119*: 322–348.

Miller, W.C. & Zenilman, J.M. (2005) Epidemiology of chlamydial infection, gonorrhea, and trichomoniasis in the United States – 2005, *Infectious Disease Clinics of North America, 19*: 281–296.

Miller, W.R. (1995) *Motivational Enhancement Therapy with Drug Abusers*. Albuquerque, NM: University of New Mexico.

Mioshi, E., Dawson, K., Mitchell, J., Arnold, R. & Hodges, J.R. (2006) Addenbrooke's Cognitive Examination Revised (ACE-R), *International Journal of Geriatric Psychiatry, 21*: 1078–1085.

Miskovic, D. et al. (2008) Randomized controlled trial investigating the effect of music on the virtual reality laparoscopic learning performance of novice surgeons, *Surgical Endoscopy, 22*: 2416–2420.

Mitte, K. (2005) Meta-analysis of cognitive-behavioral treatments for generalized anxiety disorder: A comparison with pharmacotherapy, *Psychological Bulletin, 131*: 785–795.

Mohr, D.C. & Cox, D. (2001) Multiple sclerosis: Empirical literature for the clinical health psychologist, *Journal of Clinical Psychology, 57*: 479–499.

Molloy, G.J., Stamatakis, E., Randall, G. & Hamer, M. (2009) Marital status, gender and cardiovascular mortality: Behavioural, psychological distress and metabolic explanations, *Social Science & Medicine, 69*: 223–228.

Monahan, J.L., Murphy, S.T. & Zajonc, R.B. (2000) Subliminal mere exposure: Specific, general and diffuse effects, *Psychological Science, 11*: 462–467.

Montgomery, P. & Dennis, J. (2002) Cognitive behavioural interventions for sleep problems in adults aged 60+, *Cochrane Database of Systematic Reviews, 2* (Art. CD003161).

Monz, B. et al. (2005) Patient-reported impact of urinary incontinence – results from treatment seeking women in 14 European countries, *Maturitas, 52 (suppl.2)*: s24–s34.

Moore, P.J., Sickel, A.E., Malat, J., Williams, D., Jackson, J. & Adler, N.E. (2004) Psychosocial factors in medical and psychological treatment avoidance: The role of the doctor-patient relationship, *Journal of Health Psychology, 9*: 421–433.

Moos, R.H. & Schaefer, J.A. (1984) The crisis of physical illness: An overview and conceptual approach, in R.H. Moos (ed.), *Coping with Physical Illness: Vol 2: New Perspectives*. New York: Plenum. pp. 3–25.

Morey, M.C., Pieper, C.F., Crowley, G.M., Sullivan, R.J. & Puglisi, C.M. (2002) Exercise adherence and 10-year mortality in chronically ill older adults, *Journal of the American Geriatric Society, 50*: 2089–2091.

Morley, S. (2007) Pain management, in S. Ayers et al. (eds), *Cambridge Handbook of Psychology, Health and Medicine* (2nd edition). Cambridge: Cambridge University Press. pp. 370–374.

Morley, S., Eccleston, C. & Williams, A. (1999) Systematic review and meta-analysis of randomized controlled trials of cognitive behaviour therapy and behaviour therapy for chronic pain in adults, excluding headache, *Pain, 80*: 1–13.

Mortensen, E.L., Michaelsen, K.F., Sanders, S.A. & Reinisch, J.M. (2002) The association between duration of breastfeeding and adult intelligence, *Journal of the American Medical Association, 287*: 2365–2371.

Moseley, J.B. et al. (2002) A controlled trial of arthroscopic surgery for osteoarthritis of the knee, *New England Journal of Medicine, 347*: 81–88.

Moser, G. et al. (1993) Inflamatory bowel disease: Patients' beliefs about the etiology of their disease, *Psychosomatic Medicine, 55*: 131.

Mozurkewich, E.L., Luke, B., Avni, M. & Wolf, F.M. (2000) Working conditions and adverse pregnancy outcome: A meta-analysis, *Obstetrics and Gynecology, 95*: 623–635.

Mulligan, K. & Newman, S. (2007) Self-management interventions, in S. Ayers et al. (eds), *Cambridge Handbook of Psychology, Health and Medicine* (2nd edition). Cambridge: Cambridge University Press. pp. 393–397.

Mullington, J.M., Haack, M., Toth, M., Serrador, J.M. & Meier-Ewert, H.K. (2009) Cardiovascular, inflammatory, and metabolic consequences of sleep deprivation, *Progress in Cardiovascular Diseases, 51*: 294–302.

Murphy, C.C., Schei, B., Myhr, T.L. & Du Mont, J. (2001) Abuse: A risk factor for low birth weight? A systematic review and meta-analysis, *Canadian Medical Association Journal, 164*: 1567–1572.

Murray, E., Charles, C. & Gafni, A. (2006) Shared decision-making in primary care: Tailoring the Charles et al. model to fit the context of general practice, *Patient Education & Counseling, 62*: 205–211.

Murray, M.A., Fiset, V., Young, S. & Kryworuchko, J. (2009) Where the dying live: A systematic review of determinants of place of end-of-life cancer care, *Oncology Nursing Forum, 36*: 69–77.

Myers, L.B. & Midence, K. (1998) Concepts and issues in adherence, in L.B. Myers & K. Midence (eds), *Adherence to Treatment in Medical Conditions*. Amsterdam: Harwood. pp. 1–24.

Myunclestu (2005) *Biopsychosocialism*. Available at http://www.amazon.com/gp/product/1580461026/ref=olp_product_details/002-7908524-1290461?ie=UTF8&seller= (last accessed 6 January 2010).

Naliboff, B.D. et al. (1997) Evidence for two distinct perceptual alterations in irritable bowel syndrome, *Gut, 41*: 505–512.

National Center for Health Statistics (NCHS) (2007) *Health, United States, 2007.* Hyattsville, MD: NCHS.

National Institute for Clinical Excellence (2005) *Post-Traumatic Stress Disorder (PTSD). The Management of PTSD in Adults and Children in Primary and Secondary Care. Clinical Guideline 26.* London: NICE.

National Institute for Health and Clinical Excellence (NICE) (2006) *Urinary Incontinence: The Management of Urinary Incontinence in Women.* London: RCOG Press. Available at www. nice.org.uk/CG040.

National Institute of Allergy and Infectious Diseases (NIAID) (2006) *The Common Cold.* Avilable at http://www3.niaid.nih.gov/healthscience/healthtopics/colds/ (last accessed 18 September 2009).

Nausheen, B., Gidron, Y., Peveler, R. & Moss-Morris, R. (2009) Social support and cancer progression: A systematic review, *Journal of Psychosomatic Research, 67:* 403–415.

Navarro, X., Vivó, M. & Valero-Cabré, A. (2007) Neural plasticity after peripheral nerve injury and regeneration, *Progress in Neurobiology, 82:* 163–201.

Nelson, C.J., Lee, J.S., Gamboa, M.C. & Roth, A.J. (2008) Cognitive effects of hormone therapy in men with prostate cancer: A review, *Cancer, 115:* 1097–1106.

Nelson, J.E. (1999) Saving lives and saving deaths, *Annals of Internal Medicine, 130:* 776–777.

Nelson, L.D. & Morrison, E.L. (2005) The symptoms of resource scarcity: Judgements of food and finances influence preferences for potential partners, *Psychological Science, 16:* 167–173.

Nelson, M.D., Saykin, A.J., Flashman, L.A. & Riordan, H.J. (1998) Hippocampal volume reduction in schizophrenia as assessed by Magnetic Resonance Imaging: A meta-analytic study, *Archives of General Psychiatry, 55:* 433–440.

Newton, T.L. (2009) Cardiovascular functioning, personality, and the social world: The domain of hierarchical power, *Neuroscience and Biobehavioral Reviews, 33:* 145–159.

Nishino, S., Ripley, B., Overeem, S., Lammers, G.J. & Mignot, E. (2000) Hypocretin (orexin) deficiency in human narcolepsy, *Lancet, 355:* 39–40.

Nitti, V.W. (2001) The prevalence of urinary incontinence, *Reviews in Urology, 3(Suppl.1):* s2–s6.

Nitzan, U. & Lichtenberg, P. (2004) Questionnaire survey on use of placebo, *British Medical Journal, 329:* 944–946.

Noble, L.M. (1998) Doctor-patient communication and adherence to treatment, in L.B. Myers & K. Midence (eds), *Adherence to Treatment in Medical Conditions.* Amsterdam: Harwood. pp. 51–82.

Nolan, K., Shope, C.B., Citrome, L. & Volavka, J. (2009) Staff and patient views of the reasons for aggressive incidents, *Psychiatric Quarterly, 80:* 167–172.

Nykamp, K., Rosenthal, L., Folkerts, M., Roehrs, T., Guido, P. & Roth, T. (1998) The effects of REM sleep deprivation on the level of sleepiness/alertness, *Sleep, 21:* 609–614.

O'Connor, T.G. et al. (2000) The effects of global severe privation on cognitive competence, *Child Development, 71:* 376–390.

O'Connor, T.G., Heron, J., Golding, J., Beveridge, M. & Glover, V. (2002) Maternal antenatal anxiety and children's behavioural/emotional problems at 4 years, *British Journal of Psychiatry, 180:* 502–508.

O'Donovan, D. (2008) *The Atlas of Health: Mapping the Challenges and Causes of Disease.* London: Earthscan.

O'Hara, M.W. & Swain, A.M. (1996) Rates and risks of postpartum depression: A meta-analysis, *International Review of Psychiatry, 8:* 37–54.

O'Leary, C.J. (2007) Psoriasis, in S. Ayers et al. (eds), *Cambridge Handbook of Psychology, Health and Medicine* (2nd edition). Cambridge: Cambridge University Press. pp. 833–835.

Oddens, B.J., den Tonkelaar, I. & Nieuwenhuyse, H. (1999) Psychosocial experiences in women facing fertility problems – a comparative survey, *Human Reproduction, 14,* 255–261.

Odegård, S., Finset, A., Mowinckel, P., Kvien, T.K. & Uhlig, T. (2007) Pain and psychological health status over a 10-year period in patients with recent onset rheumatoid arthritis, *Annals of Rheumatic Disease, 66:* 1195–1201.

Oerlemans, M.E.J., van den Akker, M., Schuurman, A.G., Kellen, E. & Buntinx, R. (2007) A meta-analysis on depression and subsequent cancer risk, *Clinical Practice and Epidemiology in Mental Health, 3:* 1–11.

Office for National Statistics (2000) *Key Health Statistics from General Practice 1998: Series MB6, no.2.* London: ONS.

Office for National Statistics (2002a) *Tobacco, Alcohol and Drug Use and Mental Health.* London: ONS.

Office for National Statistics (2002b) *Households in Receipt of Benefit: By Type of Benefit, 2001/02: Regional Trends 38.* Available at www.statistics.gov.uk/STATBASE/ssdataset.asp?vlnk=7755 (last accessed 1 August 2009).

Office for National Statistics (2008) *Birth Statistics.* Newport: ONS.

Office of the Surgeon General (2004) *The Health Consequences of Smoking.* Available at http://www.surgeongeneral.gov/library/smokingconsequences (last accessed 29 September 2009).

Ogden, J., Reynolds, R. & Smith, A. (2006) Expanding the concept of parental control: A role for overt and covert control in children's snacking behaviour, *Appetite, 47:* 100–106.

Ogutmen, B. et al. (2006) Health-related quality of life after kidney transplantation in comparison to intermittent hemodialysis, peritoneal dialysis, and normal controls, *Transplantation Proceedings, 38:* 419–421.

Okano, H. & Sawamoto, K. (2008) Neural stem cells: Involvement in adult neurogenesis and CNS repair, *Philosophical Transactions of the Royal Society B, 363:* 2111–2122.

Ong, L.M.L., de Haes, J.C.J.M., Hoos, A.M. & Lammes, F.B. (1995) Doctor-patient communication: A review of the literature, *Social Science & Medicine, 40:* 903–918.

Osterberg, L. & Blaschke, T. (2005) Adherence to medication, *New England Journal of Medicine, 353:* 487–497.

Ott, M. et al. (2002) The trade-off between hormonal contraceptives and condoms, *Perspectives on Sexual & Reproductive Health, 34:* 6–14.

Ott, M.J., Norris, R.L. & Bauer-Wu, S.M. (2009) Mindfulness meditation for oncology patients: A discussion and critical review, *Integrative Cancer Therapies, 5:* 98–108.

Ouimet, A.J., Gawronski, B. & Dozois, D.J.A. (2009) Cognitive vulnerability to anxiety: A review and an integrative model, *Clinical Psychology Review, 29:* 459–470.

Owen, N., Spathonis, K. & Leslie, E. (2007) Physical activity and health, in S. Ayers et al. (eds), *Cambridge Handbook of Psychology, Health and Medicine* (2nd edition). Cambridge: Cambridge University Press. pp. 155–160.

Pae, C.U., Masand, P.S., Ajwani, N., Lee, C. & Patkar, A.A. (2007) Irritable bowel syndrome in psychiatric perspectives: A comprehensive review, *International Journal of Clinical Practice, 61:* 1708–1718.

Paniagua, F.A. (1999) Commentary on the possibility that Viagra may contribute to transmission of HIV and other sexual diseases among older adults, *Psychological Reports, 85:* 942–944.

Pantanetti, P., Sonino, N., Arnaldi, G. & Boscaro, M. (2002) Self image and quality of life in acromegaly, *Pituitary, 5:* 17–19.

Park, N.W. & Ingles, J.L. (2000) Effectiveness of attention training after an acquired brain injury: A meta-analysis of rehabilitation studies, *Brain and Cognition (Special Issue), 44:* 5–9.

Parry, C.H. (1825) *Collections From the Unpublished Writings of the Late C.H. Parry. Vol 2.* London: Underwoods.

Parsons, T. (1975) The sick role and the role of the physician reconsidered, *Millbank Memorial Fund Quarterly, 53*: 257–278.

Paulsen, J.S. et al. (2005) Depression and stages of Huntington's disease, *Journal of Neuropsychiatry & Clinical Neuroscience, 17*: 496–502.

Payne, S., Horn, S. & Relf, M. (1999) *Loss and Bereavement.* Buckingham: Open University Press.

Pearson, R. M., Cooper, R.M., Penton-Voak, I.S., Lightman, S.L. & Evans, J. (2009) Depressive symptoms in early pregnancy disrupt attentional processing of infant emotion, *Psychological Medicine 40*: 621–631.

Pennebaker, J. W. & Lightner, J.M. (1980) Hara, M.W. & Swain, A.M. (1996) Rates and risks of postpartum depression: A meta-analysis, *International Review Psychiatry, 8*: 37–54.

Perlman, R.L. et al. (2005) Quality of life in chronic kidney disease (CKD), *American Journal of Kidney Disease, 45*: 658–666.

Petrie, K.J. & Pennebaker, J.W. (2004) Health-related cognitions, in S.Sutton et al. (eds), *The SAGE Handbook of Health Psychology.* London: SAGE. pp. 127–142.

Petrie, K.J., Broadbent, E. & Meechan, G. (2003) Self-regulatory interventions for improving the self management of chronic illness, in L.D. Cameron & H. Leventhal (eds), *The Self-Regulation of Health and Illness Behaviour.* London: Routledge. pp. 257–277.

Petrie, K.J., Buick, D.L., Weinman, J. & Booth, R.J. (1999) Positive effects of illness reported by myocardial infarction and breast cancer patients, *Journal of Psychosomatic Research, 47*: 537–543.

Petrie, K.J., Cameron, L.D., Ellis, C.J., Buick, D. & Weinman, J. (2002) Changing illness perceptions after myocardial infarction: an early intervention randomized controlled trial, *Psychosomatic Medicine, 64*: 580–586.

Petrie, K.J., Moss-Morris, R., Grey, C. & Shaw, M. (2004) The relationship of negative affect and perceived sensitivity to symptom reporting following vaccination, *British Journal of Health Psychology, 9*: 101–111.

Petrie, K.J., Weinman, J., Sharpe, N. & Buckley, J. (1996) Role of patients' view of their illness in predicting return to work and functioning after myocardial infarction: Longitudinal study, *British Medical Journal, 312*: 1191–1194.

Petscher, E.S., Rey, C. & Bailey, J.S. (2009) A review of empirical support for differential reinforcement of alternative behaviour, *Research in Developmental Disabilities, 30*: 409–425.

Petticrew, M., Bell, R. & Hunter, D. (2002) Influence of psychological coping on survival and recurrence in people with cancer: Systematic review, *British Medical Journal, 325*: 1–10.

Phillips, A.C., Gallagher, S. & Carroll, D. (2009) Social support, social intimacy, and cardiovascular reactions to acute psychological stress, *Annals of Behavioral Medicine, 37*: 38–45.

Piaget, J. (1954) *The Construction of Reality in the Child.* New York: Basic.

Picardi, A. & Abeni, D. (2001) Stressful life events and skin diseases: Disentangling evidence from myth, *Psychotherapy and Psychosomatics, 70*: 118–136.

Picardi, A., Abeni, D., Melchi, C.F., Puddu, P. & Paquini, P. (2000) Psychiatric morbidity in dermatological outpatients: An issue to be recognized, *British Journal of Dermatology, 143*: 920–921.

Pierce, T.W., Grim, R.D. & King, J.S. (2005) Cardiovascular reactivity and family history, *Psychophysiology, 42*: 125–131.

Piliavin, I.M., Rodin, J. & Piliavin, J.A. (1969) Good Samaritanism: An underground phenomenon?, *Journal of Personality and Social Psychology, 1*: 289–299.

Pincus, T., Griffith, J., Pearce, S. & Isenberg, D. (1996) Prevalence of self-reported depression in patients with rheumatoid arthritis, *British Journal of Rheumatology, 35*: 879–883.

Pinel, J.P.J. (2007) *Biopsychology* (7th edition). Boston, MA: Pearson.

Plotsky, P.M., Owens, M.J. & Nemeroff, C.B. (1998) Psychoneuroendocrinology of depression: hypothalamic-pituitary-adrenal axis, *Psychiatric Clinics of North America, 21*: 293–307.

Ponsford, J. (2004) Rehabilitation following traumatic brain injury and cerebrovascular accident, in J. Ponsford (ed.), *Cognitive and Behavioral Rehabilitation*. New York: Guildford. pp. 299–342.

Pope, H.G. et al. (2006) Binge eating disorder: A stable syndrome, *American Journal of Psychology, 163*: 2181–2183.

Popham, F. & Mitchell, R. (2006) Leisure time exercise and personal circumstances in the working age population, *Journal of Epidemiology and Community Health, 60*: 270–274.

Porcelli, P., Leoci, C., Guerra, V., Taylor, G.J. & Bagby, R.M. (1996) A longitudinal study of alexithymia and psychological distress in inflammatory bowel disease, *Journal of Psychosomatic Research, 41*: 569–573.

Posner, M.I. & Petersen, S.E. (1990) The attention system of the human brain, *Annual Review of Neuroscience, 13*: 25–42.

Powers, M.B., Vedel, E. & Emmelkamp, P.M.G. (2008) Behavioural couples therapy (BCT) for alcohol and drug use disorders: A meta-analysis, *Clincial Psychology Review, 28*: 952–962.

Pressman, S. D. & Cohen, S. (2005) Does positive affect influence health?, *Psychological Bulletin, 131*: 925–971.

Presson, P.K. & Benassi, V.A. (1996) Locus of control orientation and depressive symptomatology: A meta-analysis, *Journal of Social Behavior & Personality, 11*: 201–212.

Price, D.D. et al. (2007) Placebo analgesia is accompanied by large reductions in pain-related brain activity in irritable bowel syndrome patients, *Pain, 127*: 63–72.

Price, J. et al. (2006) Attitudes of women with chronic pelvic pain to the gynaecological consultation, *British Journal of Obsetrics & Gynaecology, 113*: 446–452.

Price, J.R. & Couper, J. (2000) Cognitive behaviour therapy for chronic fatigue syndrome in adults, *Cochrane Database of Systematic Reviews*, Issue 1. (Art. CD001027).

Priest, R.G., Vize, C., Roberts, A., Roberts, M. & Tylee, A. (1996) Lay people's attitudes to treatment of depression: Results of opinion poll for Defeat Depression Campaign just before its launch, *British Medical Journal, 313*: 858–859.

Prigatano, G.P. (1999) *Principles of Neuropsychological Rehabilitation*. Oxford: Oxford University Press.

Prochaska, J.O. & DiClemente, C.C. (1983) Stages and processes of self-change of smoking: toward an integrative model of change, *Journal of Consulting and Clinical Psychology, 51*: 390–395.

Prochaska, J.O., Velicer, W.F., Fava, J.L., Rossi, J.S. & Tsoh, J.Y. (2001) Evaluating a population-based recruitment approach and a stage-based expert system intervention for smoking cessation, *Addictive Behaviors, 26*: 583–602.

Proudfoot, J. et al. (2004) Clinical efficacy of computerised cognitive-behavioural therapy for anxiety and depression in primary care: randomised controlled trial, *British Journal of Psychiatry, 185*: 46–54.

Proudfoot, J., Goldberg, D. P., Mann, A. et al. (2003) Computerised, interactive, multimedia cognitive behaviour therapy for anxiety and depression in general practice, *Psychological Medicine, 33*: 217–227.

Pyett, P. et al. (2005) Using hormone treatment to reduce the adult height of tall girls: Are women satisfied with the decision in later years?, *Social Science & Medicine, 61*: 1629–1639.

Rajaratnam, S.M.W. et al. (2009) Melatonin agonist tasimelteon (VEC-162) for transient insomnia after sleep-time shift: Two randomised controlled multicentre trials, *Lancet, 373*: 482–491.

Ramchand, R., Marshall, G.N., Schell, T.L. & Jaycox, L.H. (2008) Posttraumatic distress and physical functioning: A longitudinal study of injured survivors of community violence, *Journal of Consulting and Clinical Psychology, 76*: 668–676.

Ramirez, A.J. et al. (1996) Mental health of hospital consultants: The effects of stress and satisfaction at work, *Lancet, 347*: 724–728.

Ranson, K.E. & Urichuk, L.J. (2008) The effect of parent-child attachment relationships on child biopsychosocial outcomes: A review, *Early Child Development and Care, 178*: 129–152.

Rao, J.K., Anderson, L.A., Inui, T.S. & Frankel, R.M. (2007) Communication interventions make a difference in conversations between physicians and patients: a systematic review of the evidence, *Medical Care*, 45: 340–349.

Rapkin, A. (2003) A review of treatment of premenstrual syndrome & premenstrual dysphoric disorder, *Psychoneuroendocrinology*, 28: 39–53.

Raven, B.H. (1965) Social influence and power, in I.D.Steiner & M.Fishbein (eds), *Current Studies in Social Psychology*. New York: Holt, Reinhart & Winston. pp. 399–444.

Read, J., van Os, J., Morrison, A.P. & Ross, C.A. (2005) Childhood trauma, psychosis and schizophrenia: A literature review with theoretical and clinical implications, *Acta Psychiatrica Scandinavica*, 112: 330–350.

Rees, K., Bennett, P., West, R., Davey, S.G. & Ebrahim, S. (2004) Psychological interventions for coronary heart disease, *Cochrane Database of Systematic Reviews*, 2 (CD002902).

Rehman, S.U., Neater, P.J., Cope, D.W. & Kilpatrick, A.O. (2005) What to wear today? Effect of doctor's attire on the trust and confidence of patients, *American Journal of Medicine*, 118: 1279–1286.

Reiche, E.M.V., Nunes, S.O.V. & Morimoto, H.K. (2004) Stress, depression, the immune system, and cancer, *Lancet Oncology*, 5: 617–625.

Reiss, S., Peterson, R.A., Gursky, D.M. & McNally, R.J. (1986) Anxiety sensitivity, anxiety frequency and the prediction of fearfulness, *Behaviour Research & Therapy*, 24: 1–8.

Rey, E. & Talley, N.J. (2009) Irritable bowel syndrome: Novel views on the epidemiology and potential risk factors, *Digestive and Liver Disease*, 41: 772–780.

Reynolds, C.F., Kupfer, D.J., Hoch, C.C., Stack, J.A., Houck, P.R. & Berman, S.R. (1986) Sleep deprivation in healthy elderly men and women: Effects on mood and on sleep during recovery, *Sleep*, 9: 492–501.

Rhudy, J.L. & Meagher, M.W. (2000) Fear and anxiety: Divergent effects on human pain thresholds, *Pain*, 84: 65–75.

Rice, F., Jones, I. & Thapar, A. (2007) The impact of gestational stress and prenatal growth on emotional problems in offspring: A review, *Acta Psychiatrica Scandinavica*, 115: 171–183.

Richardson, P. (2006) National Clinical Practice Guidelines (NICE Guidelines on Depression) – Core interventions in the management of depression in primary & secondary care, *APP Newsletter*, 34: 2–5.

Richters, J. et al. (2003a) Sexual difficulties, *Australian and New Zealand Journal of Public Health*, 27: 164–170.

Richters, J. et al. (2003b) Sexual and emotional satisfaction in regular relationships, *Australian and New Zealand Journal of Public Health*, 27: 171–179.

Ridsdale, L. et al. (2001) Chronic fatigue in general practice: Is counselling as good as cognitive behaviour therapy? A UK randomised trial, *British Journal of General Practice*, 51: 19–24.

Rissel, C.E., Richters, J., Grulich, A.E., de Visser, R.O. & Smith A.M.A. (2003) Attitudes towards sex in a representative sample of adults, *Australian & New Zealand Journal of Public Health*, 27: 118–123.

Ritz, T. & Roth, W.T. (2003) Behavioral interventions in asthma, *Behavior Modification*, 27: 710–730.

Roberts, A.R. (2005) *Crisis Intervention Handbook: Assessment, Treatment, and Research* (3rd edition). Oxford: Oxford University Press.

Robertson, I.M., Jordan, J.M. & Whitlock, F.A. (1975) Emotions and skin (II): The conditioning of scratch responses in cases of lichen simplex, *British Journal of Dermatology*, 92: 407–412.

Robine, J.M. et al. (2007) Who will care for the oldest people in our ageing society?, *British Medical Journal*, 334: 570–571.

Rogers, C. (1951) *Client-centered Therapy: Its Current Practice, Implications and Theory*. London: Constable.

Roig, E., Castaner, A., Simmons, B., Patel, R., Ford, E. & Cooper, R. (1987) In-hospital mortality rates from acute myocardial infarction by race in US hospitals: Findings from the National Hospital Discharge Survey, *Circulation*, 76: 280–288.

Ropacki, S.A. & Jeste, D.V. (2005) Epidemiology of and risk factors for psychosis of Alzheimer's Disease, *American Journal of Psychiatry*, *162*: 2022–2030.

Rosen, M.I., Ryan, C. & Rigsby, M. (2002) Motivational enhancement and MEMS review to improve medication adherence, *Behaviour Change*, *19*: 183–190.

Rosenblatt, A. & Leroi, I. (2000) Neuropsychiatry of Huntington's Disease and other basal ganglia disorders, *Psychosomatics*, *41*: 24–30.

Rosenstock, I.M. (1974) Historical origins of the Health Belief Model, *Health Education Monographs, 2*: 1–8.

Ross, L. (1977) The intuitive psychologist and his shortcomings, in L. Berkowitz (ed.), *Advances in Experimental Social Psychology, Vol.10*, Orlando, FL: Academic. pp. 173–240.

Ross L.E. & McLean, L.M. (2006) Anxiety disorders during pregnancy and the postpartum period: A systematic review, *Journal of Clinical Psychiatry, 67*: 1285–98.

Roter, D.L. & Hall, J.A. (2004) Physician gender and patient-centered communication: A critical review of empirical research, *Annual Review of Public Health*, *25*: 497–519.

Roter, D.L., Hall, J.A. & Katz, N.R. (1988) Patient-physician communication: A descriptive summary of the literature, *Patient Education & Counseling*, *12*: 99–119.

Roth, A. & Fonagy, P. (2004) *What Works for Whom? A Critical Review of Psychotherapy Research* (2nd edition). New York: Guilford.

Rothman, A.J. & Salovey, P. (1997) Shaping perceptions to motivate healthy behavior: The role of message framing, *Psychological Bulletin*, *121*: 3–19.

Rowles, S.V., Prieto, L., Badia, X., Shalet, S.M., Webb, S.M. & Trainer, P.J. (2005) Quality of Life (QOL) in patients with acromegaly is severely impaired, *Journal of Clinical Endocrinology & Metabolism*, *90*: 3337–3341.

Rozin, P., Haidt, J. & McCauley, C.R. (2000) Disgust, in M. Lewis & J.M. Haviland Jones (eds), *Handbook of Emotions* (2nd edtion). New York: Guilford. pp. 637–652.

Rudberg, L., Nilsson, S., Wikblad, K. & Carlsson, M. (2005) Testicular cancer and testicular self-examination: Knowledge and attitudes of adolescent Swedish men, *Cancer Nursing*, *28*: 256–262.

Rusted, J. (2007) Dementias, in S. Ayers et al. (eds), *Cambridge Handbook of Psychology, Health and Medicine* (2nd edition). Cambridge: Cambridge University Press. pp. 667–670.

Rutishauser, C., Esslinger, A., Bond, L. & Sennhauser, F.H. (2003) Consultations with adolescents: The gap between their expectations and their experiences, *Acta Pædiatrica*, *92*: 1322–1326.

Ryback, R.S. & Lewis, O.F. (1971) Effects of prolonged bed rest on EEG sleep patterns in young, healthy volunteers, *Electroencephalography & Clinical Neurophysiology*, *31*: 395–399.

Sabini, J. & Silver, M. (2005) Ekman's basic emotions: Why not love and jealousy?, *Cognition & Emotion*, *19*: 693–712.

Sackett, D.L., Rosenberg, W.M.C., Gray, J.A.M., Haynes, R.B. & Richardson, W.S. (1996) Evidence based medicine: What it is and what it isn't, *British Medical Journal*, *312*: 71–72.

Salkovskis, P. M., Hackmann, A., Wells, A., Gelder, M.G. & Clark, D.M. (2006) Belief disconfirmation versus habituation processes to situational exposure in panic disorder with agoraphobia: A pilot study, *Behaviour Research and Therapy*, *45*: 877–885.

Sandberg, S. et al. (2000) The role of acute and chronic stress in asthma attacks in children, *Lancet, 356*: 982–987.

Sanders, S. & Reinisch, J. (1999) Would you say you 'had sex' if ... ?, *Journal of the American Medical Association, 281*: 275–277.

Santos, J., Alonso, C., Vicario, M., Ramos, L., Lobo, B. & Malagelada, J.R. (2008) Neuropharmacology of stress-induced mucosal inflammation: Implications for inflammatory bowel disease and irritable bowel syndrome, *Current Molecular Medicine, 8*: 258–273.

Saracci, R. (1997) The World Health Organisation needs to reconsider its definition of health, *British Medical Journal, 314*: 1409.

Sarafino, E.P. (2002) *Health Psychology: Biopsychosocial Interactions* (5th edition). New Jersey: Wiley.

Saunders, K.A. & Hawton, K. (2001) Suicidal behaviour and the menstrual cycle, *Psychological Medicine, 36*: 901–912.

Savage, L.J. (1954) *The Foundations of Statistics*. New York: Wiley.

Sawyer, A., Ayers, S. & Field, A. (2010) Posttraumatic growth and adjustment among individuals with cancer or HIV/AIDS: A meta-analysis, *Clinical Psychology Review, 30* (4): 436–447.

Sayette, M.A. (2007) Alcohol abuse, in S. Ayers et al. (eds) *Cambridge Handbook of Psychology, Health and Medicine* (2nd edition). Cambridge: Cambridge University Press. pp. 534–537.

Sayin, A., Mutluay, R. & Sindel, S. (2007) Quality of life in hemodialysis, peritoneal dialysis, and transplantation patients, *Transplantation Proceedings, 39*: 3047–3053.

Scharloo, M., Kaptein, A.A., Weinman, J., Hazes, J.M., Breedveld, F.C. & Rooijmans, H.G.M. (1999) Predicting functional status in patients with rheumatoid arthritis, *Journal of Rheumatology, 26*: 1686–1693.

Schedlowski, M. & Tewes, U. (1992) Physiological arousal and perception of bodily state during parachute jumping, *Psychophysiology, 29*: 95–103.

Scheier, M.F., Carver, C.S. & Bridges, M.W. (1994) Distinguishing optimism from neuroticism (and trait anxiety, self-mastery, and self-esteem): A re-evaluation of the Life Orientation Test, *Journal of Personality and Social Psychology, 67*: 1063–1078.

Schneider, M.L., Moore, C.F., Roberts, A.D. & Dejesus, O. (2001) Prenatal stress alters early neurobehavior, stress reactivity and learning in non-human primates: A brief review, *Stress, 4*: 183–193.

Schout, B.M.A., Hendrikx, A.J.M., Scheele, F., Bemelmans, B.M.H. & Scherpbier, A.J.J.A. (2010) Validation and implementation of surgical simulators: A critical review of present, past, and future, *Surgery & Endoscopy, 24*: 536–546.

Schouten, B.C. & Meeuwesen, L. (2006) Cultural differences in medical communication: A review of the literature, *Patient Education and Counselling, 64*: 21–34.

Schwartz, G. (1982) Testing the biopsychosocial model: The ultimate challenge facing behavioural medicine?, *Journal of Consulting and Clinical Psychology, 50*: 1040–1053.

Schwarz, J.K. (2004) Responding to persistent requests for assistance in dying: a phenomenological inquiry, *International Journal of Palliative Nursing, 10*: 225–235.

Seale, C. (1998) *Constructing Death: The Sociology of Dying and Bereavement*. Cambridge: Cambridge University Press.

Sechrest, L. & Wallace, J. (1964) Figure drawings and naturally occurring events: Elimination of the expansive euphoria hypothesis, *Journal of Educational Psychology, 55*: 42–44.

Segal, Z.V., Williams, J.M.G. & Teasdale, J.D. (2002) *Mindfulness-Based Cognitive Therapy for Depression: A New Approach for Preventing Relapse*. New York: Guilford.

Segerstrom, S.C., Taylor, S.E., Kemeny, M.E. & Fahey, J.L. (1998) Optimism is associated with mood, coping, and immune change in response to stress, *Journal of Personality and Social Psychology, 74*: 1646–1655.

Segerstrom, S.C. (2005) Optimism and immunity: Do positive thoughts always lead to positive effects?, *Brain, Behavior, and Immunity, 19*: 195–200.

Segerstrom, S.C. & Miller, G.E. (2004) Psychological stress and the human immune system: A meta-analytic study of 30 years of inquiry, *Psychological Bulletin, 130*: 601–630.

Seibt, B., Häfner, M. & Deutsch, R. (2007) Prepared to eat: How immediate affective and motivational responses to food cues are influenced by food deprivation, *European Journal of Social Psychology, 37*: 359–379.

Seligman, M.E.P. (1975) *Helplessness: On Depression, Development, and Death*. San Francisco, CA: W.H. Freeman.

Selye, H. (1956) *The Stress of Life*. New York: McGraw-Hill.

Shack, L. et al. (2008) Variation in incidence of breast, lung and cervical cancer and malignant melanoma of the skin by socioeconomic group in England, *BMC Cancer, 8*: 1–10.

Shapiro, D.E., Boggs, S.R, Melamed, B.G. & Graham-Pole, J. (1992) The effect of varied physician affect on recall, anxiety, and perceptions in women at risk for breast cancer: An analogue study, *Health Psychology, 11*, 61–66.

Sharpley, C.F., Halat, J., Rabinowicz, T., Weiland, B. & Stafford, J. (2001) Standard posture, postural mirroring, and client-perceived rapport, *Counselling Psychology Quarterly, 14*: 267–280.

Sheeran, P. et al. (1999) Psychosocial correlates of condom use, *Psychological Bulletin, 125*: 90–132.

Sheps, D.S. et al. (2002) Mental stress-induced ischemia and all-cause mortality in patients with coronary artery disease: Results from the psychophysiological investigations of myocardial ischemia study, *Circulation, 105*: 1780–1784.

Shields, C.G. et al. (2009) Patient-centered communication and prognosis discussions with cancer patients, *Patient Education and Counseling, 77*: 437–442.

Silverman, D.H.S., Munakata, J.A., Ennes, H., Mandelkern, M.A., Hoh, C.K. & Mayer, E.A. (1997) Regional cerebral activity in normal and pathological perception of visceral pain, *Gastroenterology, 112*: 64–72.

Simoni, J.M., Pearson, C.R., Pantalone, D.W., Marks, G. & Crepaz, N. (2006) Efficacy of interventions in improving highly active antiretroviral therapy adherence and HIV-1 RNA viral load: A meta-analytic review of randomized controlled trials, *Journal of Acquired Immune Deficiency Syndromes, 43*: s23–s35.

Singh, S., Graff, L.A. & Bernstein, C.N. (2009) Do NSAIDs, antibiotics, infections, or stress trigger flares in IBD?, *American Journal of Gastroenterology,* 104: 1298–1313.

Sirois, F. (1992) Denial in coronary heart disease, *Canadian Medical Association Journal, 147*: 315–321.

Skinner, B.F. (1957) *Verbal Behaviour.* Acton, MA: Copley.

Slachter, R.B. & Pennebaker, J.W. (2007) Emotional expression and health, in S. Ayers et al. (eds), *Cambridge Handbook of Psychology, Health and Medicine* (2nd edition). Cambridge: Cambridge University Press. pp. 84–87.

Sloboda, J.A., Davidson, J.W. & Howe, M.J.A. (1994) Is everyone musical?, *The Psychologist,* 7: 349–354.

Smedslund, G., Dalsb, T.K., Steiro, A.K., Winsvold, A. & Clench-Aas, J. (2007) Cognitive behavioural therapy for men who physically abuse their female partner, *Cochrane Database of Systematic Reviews, 3* (Art. CD006048).

Smith, J. (2007) From base evidence through to evidence base: A consideration of the NICE guidelines, *Psychoanalytic Psychotherapy, 21*: 40–60.

Smith, T.P., Kennedy, S.L. & Fleshner, M. (2004) Influence of age and physical activity on the primary in vivo antibody and T cell–mediated responses in men, *Journal of Applied Physiology,* 97: 491–498.

Smith, T.W. & MacKenzie, J. (2006) Personality and risk of physical illness, *Annual Review of Clinical Psychology, 2*: 435–467.

Soo, C. & Tate, R. (2007) Psychological treatment for anxiety in people with traumatic brain injury, *Cochrane Database of Systematic Reviews, 3* (Art. CD005239).

Speigel, D. & Giese-Davis, J. (2003) Depression and cancer: mechanisms and disease progression, *Biological Psychiatry, 54*: 269–282.

Spiegel, B., Schoenfeld, P. & Naliboff, B. (2007) Systematic review: The prevalence of suicidal behaviour in patients with chronic abdominal pain and irritable bowel syndrome, *Alimentary Pharmacology & Therapeutics,* 26: 183–193.

Spiegel, D., Bloom, J.R., Kraemer, H.C. & Gottheil, E. (1989) Effect of psychosocial treatment on survival of patients with metastatic breast cancer, *Lancet, 334*: 888–891.

Squier, R.W. (1990) A model of empathic understanding and adherence to treatment regimens in practitioner-patient relationships, *Social Science & Medicine, 30*: 325–339.

Stabler, B. et al. (1996) Links between growth hormone deficiency, adaptation and social phobia, *Hormone Research, 45*: 30–33.

Stahl, S.M. (2000) *Essential Psychopharmacology of Depression and Bipolar Disorder*. Cambridge: Cambridge University Press.

Stangier, U. (2007) Skin disorders, in S. Ayers et al. (eds) *Cambridge Handbook of Psychology, Health and Medicine* (2nd edition). Cambridge: Cambridge University Press. pp. 880–883.

Stangier, U. & Ehlers, A. (2000) Stress and anxiety in dermatological disorders, in D.I. Mostofsky & D.H. Barlow (eds), *The Management of Stress and Anxiety in Medical Disorders*. Needham Heights, MA: Allyn & Bacon. pp. 304–333.

Stapleton, A.B., Lating, J., Kirkhart, M. & Everly, G.S. (2006) Effects of medical crisis intervention on anxiety, depression, and posttraumatic stress symptoms: A meta-analysis, *Psychiatric Quarterly, 77*: 231–238.

Stead, L.F., Bergson, G. & Lancaster, T. (2008) Physician advice for smoking cessation (review), *Cochrane Library*, issue 1. (Art. CD000165).

Steadman, L. & Quine, L. (2004) Encouraging young males to perform testicular self-examination: A simple, but effective, implementation intentions intervention, *British Journal of Health Psychology, 9*: 479–487.

Steinberg, L. & Silverberg, S. (1986) The vicissitudes of autonomy in early adolescence, *Child Development, 57*: 841–851.

Steptoe, A. (2006) *Depression and Physical Illness*. Oxford: Oxford University Press.

Steptoe, A. & Ayers, S. (2005) Stress, health and illness, in S.Sutton et al. (eds), *SAGE Handbook of Health Psychology*. London: SAGE. pp. 169–196.

Steptoe, A. & Brydon, L. (2009) Emotional triggering of cardiac events, *Neuroscience and Biobehavioral Reviews, 33*: 63–70.

Steptoe, A. & Vogele, C. (1986) Are stress responses influenced by cognitive appraisal? An experimental comparison of coping strategies, *British Journal of Psychology, 77*: 243–255.

Stevens, L. & Rodin, I. (2001) *Psychiatry*. Edinburgh: Churchill Livingstone.

Stevenson, F.A., Barry, C.A., Britten, N., Barber, N. & Bradley, C.P. (2000) Doctor-patient communication about drugs: The evidence for shared decision making, *Social Science & Medicine, 50*: 829–840.

Stewart, M.A. et al. (1997) *The Impact of Patient-Centred Care on Patient Outcomes in Family Practice*. London, ON: University of Western Ontario.

Stice, E. & Shaw, H. (2007) Eating disorders, in S. Ayers et al. (eds), *Cambridge Handbook of Psychology, Health and Medicine* (2nd edition). Cambridge: Cambridge University Press. pp. 690–693.

Stice, E., Shaw, H. & Marti, C.N. (2008) A meta-analytic review of eating disorder prevention programs, *Annual Review of Clinical Psychology, 3*: 207–231.

Stickgold, R., Hobson, J.A., Fosse, R. & Fosse, M. (2001) Sleep, learning, and dreams: Off-line memory reprocessing, *Science, 294*: 1052–1057.

Stiles, W.B., Barkam, M., Twigg, E., Mellor-Clark, J. & Cooper, M. (2006) Effectiveness of cognitive-behavioural, person-centred and psychodynamic therapies as practised in the UK National Health Service settings, *Psychological Medicine, 36*: 555–566.

Stockhorst, U. et al. (1998) Effects of overshadowing on conditioned nausea in cancer patients: An experimental study, *Physiology & Behaviour, 64*: 743–753.

Stockhorst, U., Steingrueber, H.J., Enck, P. & Klosterhalfen, S. (2006) Pavlovian conditioning of nausea and vomiting, *Autonomic Neuroscience: Basic & Clinical, 129*: 50–57.

Stone, A.A., Neale, J.M., Cox, D.S., Napoli, A., Valdimarsdottir, H. & Kennedy-Moore, E. (1994) Daily events are associated with a secretory immune response to an oral antigen in men, *Health Psychology, 13*: 440–446.

Stone, N. & Ingham, R. (2003) When and why do young people in the United Kingdom first use sexual health services?, *Perspectives on Sexual & Reproductive Health, 35*: 114–120.

Stone, S.V. & McCrae, R.R. (2007) Personality and health, in S. Ayers et al. (eds), *Cambridge Handbook of Psychology, Health and Medicine* (2nd edition). Cambridge: Cambridge University Press. pp. 151–155.

Stones, W., Cheong, Y.C. & Howard, F.M. (2005) Interventions for treating chronic pelvic pain in women, *Cochrane Database of Systematic Reviews, 2* (Art. CD000387).

Straus, S.E., Richardson, W.S., Glasziou, P. & Haynes, R.B. (2005) *Evidence-Based Medicine: How to Practice and Teach EBM.* London: Elsevier.

Strecher, V.J., Chapion, V.L. & Rosenstock, I.M. (1997) The Health Belief Model and health behaviour, in D.S. Gochman (ed.), *Handbook of Health Behavior Research I: Personal and Social Determinants.* New York, NY: Plenum Press. pp.71–91.

Street, R.L., Makoul, G., Arora, N.K. & Epstein, R.M. (2009) How does communication heal? Pathways linking clinician–patient communication to health outcomes, *Patient Education & Counseling, 74:* 295–301.

Striegel-Moore, R.H. & Franko, D.L. (2008) Should binge eating disorder be included in the DSM-V? A critical review of the state of the evidence, *Annual Review of Clinical Psychology, 4:* 305–324.

Stroebe, M., Schut, H. & Stroebe, W. (2007) Coping with bereavement, in S. Ayers et al. (eds), *Cambridge Handbook of Psychology, Health and Medicine* (2nd edition). Cambridge: Cambridge University Press. pp. 41–46.

Sturm, L.A., Mays, R.M. & Zimet, G.D. (2005) Parental beliefs and decision making about child and adolescent immunization: from polio to sexually transmitted infections, *Journal of Developmental & Behavioral Pediatrics, 26:* 441–452.

Subramanian, S.W., Elwert, F. & Christakis, N. (2008) Widowhood and mortality among the elderly: The modifying role of neighborhood concentration of widowed individuals, *Social Science & Medicine, 66:* 873–884.

Sullivan, P.F., Neale, M.C. & Kendler, K.S. (2000) Genetic epidemiology of major depression: Review and meta-analysis, *American Journal of Psychiatry, 157:* 1552–1562.

Sullivan, P.F., Kendler, K. & Neale, M. (2003) Schizophrenia as a complex trait: Evidence from a meta-analysis of twin studies, *Archives of General Psychiatry, 60:* 1187–1192.

Suls, J., Martin, R. & Wheeler, L. (2002) Social comparison: Why, with whom and with what effect?, *Current Directions in Psychological Science, 11:* 159–163.

Surtees, P.G., Wainwright, N.W.J., Luben, R.N., Wareham, N.J., Bingham, S.A. & Khaw, K.T. (2008) Depression and ischemic heart disease mortality: Evidence from the EPIC-Norfolk United Kingdom prospective cohort study, *American Journal of Psychiatry, 165:* 515–523.

Sutton, S. (2007) Transtheoretical model of behaviour change, in S. Ayers et al. (eds), *Cambridge Handbook of Psychology, Health and Medicine* (2nd edition). Cambridge: Cambridge University Press. pp. 228–232.

Swami, V. & Tovee, M.J. (2006) Does hunger influence judgements of female physical attractiveness?, *British Journal of Psychology, 97:* 353–363.

Tajfel, H. & Turner, J. (1986) An integrative theory of intergroup conflict, in S. Worchel & W. Austin (eds), *Psychology of Intergroup Relations.* Chicago: Nelson-Hall. pp. 2–24.

Talge, N.M., Neal, C. & Glover, V. (2007) Antenatal maternal stress and long-term effects on child neurodevelopment: How and why?, *Journal of Child Psychology and Psychiatry, 48:* 245–261.

Tallis, R.C. (1996) Burying Freud, *The Lancet, 347:* 669–671.

Taylor, C.B., Miller, N.H., Smith, P.M. & DeBusk, R.F. (1997) The effect of a home-based, case-managed, multifactorial risk-reduction program on reducing psychological distress in patients with cardiovascular disease, *Journal of Cardiopulmonary Rehabilitation, 17:* 157–162.

Taylor, R.S. et al. (2004) Exercise-based rehabilitation for patients with coronary heart disease: Systematic review and meta-analysis of randomized controlled trials, *American Journal of Medicine, 116:* 682–692.

Taylor, S.E. (2007) Social support, in H.S. Friedman and R.C. Silver (eds), *Foundations of Health Psychology.* New York: Oxford University Press. pp. 145–171.

Taylor, S.E., Cousino Klein, L., Lewis, B.P., Gruenewald, T.L., Gurung, R.A.R. & Updegraff, J.A. (2000) Biobehavioral responses to stress in females: Tend-and-befriend, not fight-or-flight, *Psychological Review, 107*: 411–429.

Taylor, S.E., Welch, W.T., Kim, H.S. & Sherman, D.K. (2007) Cultural differences in the impact of social support on psychological and biological stress responses, *Psychological Science, 18*: 831–837.

Tedstone, J.E. & Tarrier, N. (2003) Posttraumatic stress disorder following medical illness and treatment, *Clinical Psychology Review, 23*: 409–448.

Teri, L. et al. (1999) Anxiety of Alzheimer's disease: Prevalence, and comorbidity, *Journals of Gerontology Series A, 54*: 348–352.

Teutsch, C. (2003) Patient-doctor communication, *Medical Clinics of North America, 87*: 1115–1145.

The, A.M., Hak, T., Koeter, G. & van der Wal, G. (2000) Collusion in doctor-patient communication about imminent death: An ethnographic study, *British Medical Journal, 321*: 1376–1381.

Thiblin, I. & Petersson, A. (2004) Pharmacoepidemiology of anabolic androgenic steroids: A review, *Fundamental & Clinical Pharmacology, 19*: 27–44.

Thomas, J.J. & Brownell, J.D. (2007) Obesity, in S.Ayers et al. (eds), *Cambridge Handbook of Psychology, Health and Medicine* (2nd edition). Cambridge: Cambridge University Press. pp. 797–800.

Thomas, P.W., Thomas, S., Hillier, C., Galvin, K. & Baker, R. (2006) Psychological interventions for multiple sclerosis, *Cochrane Database of Systematic Reviews*, Issue 1 (Art.: CD004431).

Thorburn, A.W. (2005) Prevalence of obesity in Australia, *Obesity Review, 6*: 187–189.

Tian, J., Chen, Z.C. & Hang, L.F. (2009) Effects of nutritional and psychological status of the patients with advanced stomach cancer on physical performance status, *Support Care Cancer, 17*: 1263–1268.

Timmons, B.H. & Ley, R. (1994) *Behavioral and Psychological Approaches to Breathing Disorders*. New York: Plenum.

Tomlinson, J. (ed.) (2004) *ABC of Sexual Health* (2nd edition). London: Wiley.

Towle, A., Godolphin, W. & van Staalduinen, S. (2006) Enhancing the relationship and improving communication between adolescents and their health care providers: A school based intervention by medical students, *Patient Education & Counseling, 62*: 189–192.

Treasure, J. & Maissi, E. (2007) Motivational interviewing, in S. Ayers et al. (eds), *Cambridge Handbook of Psychology, Health and Medicine* (2nd edition). Cambridge: Cambridge University Press. pp. 363–366.

Treiber, F.A., Kamarck, T., Schneiderman, N., Sheffield, D., Kapuku, G. & Taylor, T. (2003) Cardiovascular reactivity and development of preclinical and clinical disease states, *Psychosomatic Medicine, 65*: 46–62.

Trenholm, C. et al. (2008) Impacts of abstinence education on teen sexual activity, risk of pregnancy, and risk of sexually transmitted diseases, *Journal of Policy Analysis and Management, 27*: 255–276.

Trojian, T.H., Mody, K. & Chain, P. (2007) Exercise and colon cancer: Primary and secondary prevention, *Current Sports Medicine Reports, 6*: 120–124.

Trufelli, D.C. et al. (2008) Burnout in cancer professionals: A systematic review and meta-analysis, *European Journal of Cancer Care, 17*: 524–531.

Trzepacz, P.T. & Baker, R.W. (1993) *The Psychiatric Mental Status Examination*. Oxford: Oxford University Press.

Tsai, Y.-C. et al. (in press) Quality of life predicts risks of end-stage renal disease and mortality in patients with chronic kidney disease, *Nephrology Dialysis Transplantation*.

Tsakanikos, E. (2006) Perceptual biases and positive schizotypy: The role of perceptual load, *Personality and Individual Differences, 41*: 951–958.

Tsugane, S. (2005) Salt, salted food intake, and risk of gastric cancer: Epidemiological evidence, *Cancer Science, 96*: 1–6.

Tucker, L.A. & Bates, L. (2009) Restrained eating and risk of gaining weight and body fat in middle-aged women: A 3-year prospective study, *American Journal of Health Promotion, 23*: 187–194.

Turk Charles, S., Gatz, M., Kato, K. & Pedersen, N.L. (2008) Physical health 25 years later: The predictive ability of neuroticism, *Health Psychology, 27*: 369–378.

Turton, P., Hughes, P., Evans, C.D.H. & Fainman, D. (2001) Incidence, correlates, and predictors of post-traumatic stress disorder in the pregnancy after stillbirth, *British Journal of Psychiatry, 178*: 556–560.

Tversky, A. & Kahneman, D. (1974) Judgment under uncertainty: Heuristics and biases, *Science, 185*: 1124–1130.

UK ECT Review Group (2003) Efficacy and safety of electroconvulsive therapy in depressive disorders: a systemic review and meta-analysis, *Lancet, 361*: 799–808.

UNAIDS/WHO (2009) *AIDS Epidemic Update*. Geneva: UNAIDS.

Ünal, B., Critchley, J.A., Fidan, D. & Capewell, S. (2005) Life-years gained from modern cardiological treatments and population risk factor changes in England and Wales, 1981–2000, *American Journal of Public Health, 95*: 103–108.

UNICEF Innocenti Research Centre (2001) *A League Table of Teenage Births in Rich Nations*. Florence: UNICEF.

Ussher, J.M., Hunter, M. & Cariss, M. (2002) A woman-centred psychological intervention for premenstrual symptoms, drawing on cognitive-behavioural and narrative therapy, *Clinical Psychology and Psychotherapy, 9*: 319–331.

Ussher, M. (2007) Physical activity interventions, in S. Ayers et al. (eds), *Cambridge Handbook of Psychology, Health and Medicine* (2nd edition). Cambridge: Cambridge University Press. pp. 375–379.

Valentiner, D.P., Holahan, C.J. & Moos, R.H. (1994) Social support, appraisals of event controllability, and coping: An integrative model, *Journal of Personality and Social Psychology, 66*: 1094–1102.

van der Bruggen, C.O., Stams, G.J., Bogels, S.M. (2008) Research review: The relation between child and parent anxiety and parental control, *Journal of Child Psychology and Psychiatry, and Allied Disciplines, 49*: 1257–1269.

van der Klink, J.J.L., Blonk, R.W.B., Schene, A.H. & van Dijk, F.J.H. (2001) The benefits of interventions for work-related stress, *American Journal of Public Health, 91*: 270–276.

van Dixhoorn, J. & White, A. (2005) Relaxation therapy for rehabilitation and prevention in ischaemic heart disease: A systematic review and meta-analysis, *European Journal of Cardiovascular Prevention and Rehabilitation, 12*: 193–202.

van Ijzendoorn, M.H. & Kroonenberg, P.M. (1988) Cross-cultural patterns of attachment: A meta-analysis of the Strange Situation, *Child Development, 59*: 147–156.

van Londen, W.M., Juffer, F. & van Izendoorn, M.H. (2007) Attachment, cognitive and motor development in adopted children: Short-term outcomes after international adoption, *Journal of Pediatric Psychology, 32*: 1259–1263.

Van Oudenhove, L. & Aziz, Q. (2009) Recent insights on central processing and psychological processes in functional gastrointestinal disorders, *Digestive and Liver Disease, 41*: 781–787.

Venn, A. et al. (2004) The use of oestrogen to reduce the adult height of tall girls: Long term effects on fertility, *Lancet, 364*: 1513–1518.

Vertes, R.P. & Eastman, K.E. (2000) The case against memory consolidation in REM sleep, *Behavioral and Brain Sciences, 23*: 867–876.

Villanacci, V. et al. (2008) Enteric nervous system abnormalities in inflammatory bowel diseases, *Neurogastroenterol Motility, 20*: 1009–1016.

Vogel, T., Brechat, P.H., Leprêtre, P.M., Kaltenbach, G., Berthel, M. & Lonsdorfer, J. (2009) Health benefits of physical activity in older patients: A review, *International Journal of Clinical Practice, 63*: 203–320.

Vos, M.S. & de Haes, J.C.J.M. (2007) Denial in cancer patients: An explorative review, *Psycho-Oncology, 16*: 12–25.

Voth, J. & Sirois, F.M. (2009) The role of self-blame and responsibility in adjustment to inflammatory bowel disease, *Rehabilitation Psychology, 54*: 99–108.

Vuilleumier, P. (2005) How brains beware: Neural mechanisms of emotional attention, *Trends in Cognitive Sciences, 9*: 585–594.

Vuilleumier, P. & Huang, Y.M. (2009) Emotional attention: Uncovering the mechanisms of affective biases in perception, *Current Directions in Psychological Science, 18*: 148–152.

Walker, J. (2001) *Control and the Psychology of Health*. Buckingham: Open University Press.

Wallston, K.A. (2007) Perceived control, in S. Ayers et al. (eds), *Cambridge Handbook of Psychology, Health and Medicine* (2nd edition). Cambridge: Cambridge University Press. pp.148–150.

Wallston, K.A., Wallson, B.S. & DeVellis, R. (1978) Development of the multidimensional health locus of control (MHLC) scales, *Health Education Monographs, 6*: 160–170.

Walsh, J.C., Lynch, M., Murphy, A.W. & Daly, K. (2004) Factors influencing the decision to seek treatment for symptoms of acute myocardial infarction: An evaluation of the Self-Regulatory Model of illness behaviour, *Journal of Psychosomatic Research, 56*: 67–73.

Wampold, B.E., Minami, T., Tierney, S.C., Baskin, T.W. & Bhati, D.S. (2005) The placebo is powerful: Estimating placebo effects in medicine and psychotherapy from randomised clinical trials, *Journal of Clinical Psychology, 61*: 835–854.

Wardle, J., Griffith, J., Johnson, F. & Rapoport, L. (2000) Intentional weight control and food choice habits in a national representative sample of adults in the UK, *International Journal of Obesity, 24*: 534–540.

Wardle, J., Steptoe, A., Burckhardt, R., Vögele, C., Vila, J. & Zarczynski, Z. (1994) Testicular self-examination: Attitudes and practices among young men in Europe, *Preventive Medicicne, 23*: 206–210.

Wardle, J., Steptoe, A., Oliver, G. & Lipsey, Z. (2000) Stress, dietary restraint and food intake, *Journal of Psychosomatic Research, 48*: 195–202.

Watson, D. & Tellegen, A. (1985) Toward a consensual structure of mood, *Psychological Bulletin, 98*: 219–223.

Watson, P.W.B. & McKinstry, B. (2009) A systematic review of interventions to improve recall of medical advice in healthcare consultations, *Journal of the Royal Society of Medicine, 102*: 235–243.

Webb, E., Ashton, C.H., Kelly, P. & Kamali, F. (1996) Alcohol and drug use in university students, *Lancet, 348*: 922–925.

Wegner, D.M. (2003) The mind's best trick: How we experience conscious will, *TRENDS in Cognitive Science, 7*: 65–69.

Weinman, J., Ebrecht, M., Scott, S., Walburn, J. & Dyson, M. (2008) Enhanced wound healing after emotional disclosure intervention, *British Journal of Health Psychology, 13*: 95–102.

Weinstein, N.D. (1987) Unrealistic optimism about susceptibility to health problems: Conclusions from a community-wide sample, *Journal of Behavioral Medicine, 10*: 481–500.

Weiser, E.B. (2007) The prevalence of anxiety disorders among adults with asthma: A meta-analytic review, *Journal of Clinical Psychology in Medical Settings, 14*: 297–307.

Weisz, G. & Knaapen, L. (2009) Diagnosing and treating premenstrual syndrome in five western nations, *Social Science & Medicine, 68*: 1498–1505.

Weiten, W. (2004) *Psychology Themes and Variations* (6th edition). Belmont, CA: Wadsworth/ Thomson Learning.

Welch, J.L. & Thomas-Hawkins, C. (2005) Psycho-educational strategies to promote fluid adherence in adult hemodialysis patients: A review of intervention studies, *International Journal of Nursing Studies, 42*: 597–608.

Wells, A. (1997) *Cognitive Therapy of Anxiety Disorders: A Practice Manual and Conceptual Guide*. New York: Wiley.

West, R. (2006) *Theory of Addiction*. Oxford: Blackwell.

West, R. & Hardy, A. (2007) Tobacco use, in S. Ayers et al. (eds), *Cambridge Handbook of Health Psychology* (2nd edition). Cambridge: Cambridge University Press. pp. 908–912.

Wettergren, L., Kettis-Lindblad, A., Sprangers, M. & Ring, L. (2009) The use, feasibility and psychometric properties of an individualised quality-of-life instrument: A systematic review of the SEIQoL-DW, *Quality of Life Research, 18*: 737–746.

White, J., Levinson, W. & Roter, D. (1994) "Oh by the way" – the closing moments of the medical interview, *Journal of General Internal Medicine, 9*: 24–28.

Whitten, C.E., Donovan, M. & Cristobal, K. (2005) Treating chronic pain: New knowledge, more choices, *The Permanente Journal, 9*: 9–18.

Wiklund, I., Edman, G. & Andolf, E. (2007) Cesarean section on maternal request: Reasons for the request, self-estimated health, expectations, experience of birth and signs of depression among first-time mothers, *Acta Obstetricia et Gynecologica Scandinavica, 86*: 451–456.

Wilbert-Lampen, U. et al. (2008) Cardiovascular events during World Cup soccer, *New England Journal of Medicine, 358*: 475–483.

Wilfley, D.E., Wilson, G.T. & Agras, W.S. (2003) The clinical significance of binge eating disorder, *International Journal of Eating Disorders, 34 (suppl.1)*: s96–s106.

Wilhelmsen, I. (2000) Brain-gut axis as an example of the bio-psycho-social model, *Gut, 47 (Suppl.IV)*: iv5–iv7.

Williams, J.M. & Binnie, L.M. (2002) Children's concepts of illness: An intervention to improve knowledge, *British Journal of Health Psychology, 7*: 129–147.

Williams, S., Weinman, J. & Dale, J. (1998) Doctor-patient communication and patient satisfaction: A review, *Family Practice, 15*: 480–492.

Wills, T.A. & Ainette, M.G. (2007) Social support and health, in S. Ayers et al. (eds), *Cambridge Handbook of Psychology, Health and Medicine* (2nd edition). Cambridge: Cambridge University Press. pp. 202–207.

Wilson, B.A. (2007) Neuropsychological rehabilitation, in S. Ayers et al. (eds), *Cambridge Handbook of Psychology, Health and Medicine* (2nd edition). Cambridge: Cambridge University Press. pp. 367–369.

Winstanley, S. (2005) Cognitive model of patient aggression towards health care staff: The patient's perspective, *Work & Stress, 19*: 340–350.

Winterich, J.A. et al. (2009) Masculinity and the body: How African American and white men experience cancer screening exams involving the rectum, *American Journal of Men's Health, 3*: 300–309.

Witte, K. & Allen, M. (2000) A meta-analysis of fear appeals: Implications for effective public health campaigns, *Health Education & Behavior, 27*: 591–615.

Wolf, F.M., Guevera, J.P., Grum, C.M., Clark, N.M. & Cates, C.J. (2003) Educational interventions for asthma in children, *Cochrane Library,* issue 2 (Art. CD000326).

Wolitzky-Taylor, K.B., Horowitz, J.D., Powers, M.B. & Telch, M.J. (2008) Psychological approaches in the treatment of specific phobias: A meta-analysis, *Clinical Psychology Review, 28*: 1021–1037.

Women's Health Initiative (2009) *Postmenopausal Hormone Therapy Trials*. Available at http:// www.nhlbi.nih.gov/whi/index.html. (last accessed 21 July 2009).

Wong, J.G., Clare, I.C.H., Gunn, M.J. & Holland, A.J. (1999) Capacity to make health care decisions: Its importance in clinical practice, *Psychological Medicine, 29*: 437–446.

Worden, J.W. (1991) *Grief Counselling and Grief Therapy: A Handbook for the Mental Health Practitioner* (2nd edtion). New York: Springer.

World Association for Sexual Health (2007) *Definitions Accepted by the WAS General Assembly, 17 April 2007, Sydney Australia.* Available at http://www.worldsexology.org/doc/definitions-of-specialties.pdf

World Health Organisation (1992) *Basic Documents* (39th edition). Geneva: WHO.

World Health Organisation (1996) *Diagnostic and Management Guidelines for Mental Disorders in Primary Care. ICD-10 Chapter V Primary Care Version.* Geneva: WHO.

World Health Organisation (2002) *Global Strategy on Infant and Young Child Feeding.* Geneva: WHO.

World Health Organisation (2004) *International Statistical Classification of Diseases and Health Related Problems (The) ICD-10* (2nd edition). Geneva: WHO.

World Health Organisation (2005) *Gender, Health & Alcohol Use.* Geneva: WHO.

World Health Organisation (2008) *The Top Ten Causes of Death: Fact Sheet Number 310.* Geneva: WHO.

World Health Organisation (2009) *Mortality Database.* Available at http://apps.who.int/whosis/database/mort/table1.cfm (last accessed 30 July 2009).

Wright, D.B. & Loftus, E.F. (2008) Eyewitness memory, in G. Cohen & M. Conway (eds), *Memory in the Real World* (3rd edtion). New York: Psychology. pp. 91–105.

Wright, R.J. et al. (2004) Community violence and asthma morbidity, *American Journal of Public Health, 94*: 625–632.

Wyatt, K., Dimmock, P., Jones, P., Obhrai, M. & O'Brien, S. (2001) Efficacy of progesterone and progestogens in management of premenstrual syndrome: Systematic review, *British Medical Journal, 323*: 776–780.

Xi, J. & Zhang, S.-C. (2008) Stem cells in development of therapeutics for Parkinson's disease: A perspective, *Journal of Cellular Biochemistry, 105*: 1153–1160.

Yabroff, K.R. & Mandelblatt, J.S. (1999) Interventions targeted towards patients to increase mammography use, *Cancer Epidemiology Biomarkers and Prevention, 8*: 749–775.

Yamamoto, T., Nakahigashi, M. & Saniabadi, A.R. (2009) Diet and inflammatory bowel disease – epidemiology and treatment, *Alimentary Pharmacology & Therapeutics, 30*: 99–112.

Yarzebski, J., Goldberg, R.J., Gore, J.M. & Alpert, J.S. (1994) Termporal trends and factors associated with extent of delay to hospital arrival in patients with acute myocardial infarction, *American Heart Journal, 128*: 255–263.

Yedidia, M.J. et al. (2003) Effect of communications training on medical student performance, *Journal of the American Medical Association, 290*: 1157–1165.

Yorke, J., Fleming, S.L. & Shuldham, C.M. (2004) Psychological interventions for adults with asthma, *Cochrane Database of Systematic Reviews, 1* (Art. CD002982).

Yoshida, F. & Hori, H. (1989) Personal space as a function of eye-contact and spatial arrangements of a group, *Japanese Journal of Psychology, 60*: 53–56.

Young, J.E., Klosko, J.S. & Weishaar, M.E. (2004) Cognitive therapy of borderline personality disorder, *Bipolar Disorders, 5*: 14–21.

Young, K.D. (2005) Pediatric procedural pain, *Annals of Emergency Medicine, 45*: 160–171.

Young, Q.R., et al. (2007) Brief screen to identify 5 of the most common forms of psychosocial distress in cardiac patients: Validation of the screening tool for psychological distress (STOP-D), *Journal of Cardiovascular Nursing, 22*: 525–534.

Zellner, D.A., Garriga-Trillo, A., Centeno, S. & Wadsworth, E. (2004) Chocolate craving and the menstrual cycle, *Appetite, 42*: 119–121.

Zhang, Q.-L. & Rothenbacher, D. (2008) Prevalence of chronic kidney disease in population-based studies: Systematic review, *BMC Public Health, 8*: 117.

Zillmer, E.A., Spiers, M.V. & Culbertson, W.C. (2008) *Principles of Neuropsychology* (2nd edition). Belmont, CA: Wadsworth.

Zondervan, K.T. et al. (2001) The community prevalence of chronic pelvic pain in women and associated illness behaviour, *British Journal of General Practice*, 51: 541–547.

Zorrilla, E.P. et al. (2001) The relationship of depression and stressors to immunological assays: A meta-analytic review, *Brain, Behavior, and Immunity*, 15: 199–226.

Zvolensky, M.J. & Eifert, G.H. (2001) A review of psychological factors/processes affecting anxious responding during voluntary hyperventilation and inhalations of carbon dioxide-enriched air, *Clinical Psychology Review*, 21: 375–400.

Zweifel, J.E. & O'Brien, W.H. (1997) A meta-analysis of the effect of hormone replacement therapy upon depressed mood, *Psychoneuroendocrinology*, 22: 189–212.

Zweyer, K., Velker, B. & Willibald, R. (2004) Do cheerfulness, exhilaration, and humor production moderate pain tolerance?, *Humor: International Journal of Humor Research*, 17: 85–119.

索 引

注：下文中的页码是指英文原版图书中的页码，请参见本书的边码。英文人名、网站和交叉参照都保留原文。

acetylcholine, 150, 158, 165
乙酰胆碱
acquired immune deficiency syndrome *see* HIV/AIDS
获得性免疫缺陷综合征
action potentials, 148 – 52, 158
动作电位
Addenbrooke's Cognitive Examination, 394
艾登布鲁克认知测验
addiction, 151, 204
成瘾
Addison's disease, 340
艾迪生病
adherence to treatment, 408 – 15
治疗的依从性
   strategies for improvement of, 414
   促进策略
adolescence, 186 – 90, 202
青少年
adopted children, 174 – 7
领养的孩子
adulthood, 190
成年期
affect, 30, 37 – 8, 76, 369
情感
   positive and *negative*, 37, 252
   积极的和消极的
affective behaviour and affective responses, 419, 421
情感性的行为和情感反应
ageing, 191 – 2
老化

agendas, doctors' and patients', 432 – 3, 445
日常事项，医生的和患者的
aggression, 215 – 16, 236, 440
攻击，攻击行为
AIDS *See* HIV/AIDS
艾滋病
alcohol consumption, 14, 28, 202, 216, 272, 301, 313 – 17, 320
饮酒
   AUDIT screening tool for problems with, 314 – 17
   酗酒问题筛查
alcoholism, 314, 317
酗酒
altruistic behaviour, 216 – 17
利他行为
Alzheimer's disease, 150, 242, 392
阿尔茨海默病
ambivalent feelings, 201
矛盾心理
American Heart Association, 277
美国心脏协会
American Psychological Association, 377
美国心理学协会
'Ames room', 225
"艾姆斯小屋"
amino acids, 151
氨基酸
amygdala, 34, 156
杏仁核
anabolic steroids, 342 – 3
合成类固醇

anaesthesia, 223 – 4
麻醉
anger, 276, 440 – 1
愤怒
anorexia nervosa, 304 – 8
神经性厌食症
antenatal stress and antenatal care, 334, 338
产前压力和产前护理
antidepressants, 91, 308, 318 – 19, 322, 369, 379, 382
抗抑郁药
antigens, 249
抗原
antiretroviral medication, 354, 410 – 11
抗逆转录药物 [治疗]
Antonovsky, A., 7
安东诺维斯基
anxiety and anxiety disorders, 122 – 3, 225, 230, 235, 289 – 92, 299, 323, 333 – 4, 337, 339, 379 – 82, 390 – 3, 422, 441 – 2, 464; *see also* generalised anxiety disorder
焦虑和焦虑障碍
anxiolytics, 388
抗焦虑药，镇静剂
appraisal
评估，评价
   of events, 262
   事件的
   of situations, 32 – 3, 36, 55 – 7, 60
   情境的
   of oneself, 205
   自我的

of symptoms, 72
症状的

Asher, R., 341
亚瑟

associative learning, 232, 238
联想学习

asthma, 72 – 3, 128, 286, 288, 291 – 2, 409
哮喘

asymptomatic illnesses, 88, 90, 320
无症状或症状不明显的疾病

attachment theory, 61, 172 – 6, 460
依恋理论

attention, 220 – 1, 225 – 31
注意

　biased, 230 – 1
　偏差

　and clinical skills, 227 – 30
　与临床技能

　and emotions, 230 – 1
　与情绪

　theories of, 73
　理论

attitudes
态度

　and behaviour, 199 – 201
　与行为

　definition of, 197
　的定义

　measurement of, 198 – 9
　的测量

　see also polarization of attitudes

attributions, 75. 204 – 5
归因

　internal and external, 204
　内部和外部

autism, 225
自闭症

autoimmune diseases, 253 – 4
自体免疫性疾病

automatic behaviour, 228 – 30
自动化的行为

automatic thoughts, 457
自动思维

avoidant coping strategies, 60 – 1, 262
回避性应对策略

babbling, 180
牙牙学语

'baby blues', 337, 452
产后抑郁

bad news, giving of, 443 – 5
传达坏消息

Bandura, A., 236
班杜拉

basal ganglia, 156, 160 – 1, 391
基底神经节

Beating the Blues program, 452
战胜抑郁程序

Beck, A.T., 379, 456 – 7
贝克

behaviour, changes in, 199 – 200, 206, 281,
　　422, 468 – 71; *see also* health behaviour
行为，改变

behavioural therapy and behavioural
　　experiments, 453 – 5
行为治疗和行为实验

behaviourism, 453
行为主义

beliefs about health and illness, 87 – 92, 370
健康和疾病信念

bereavement, 132 – 5, 193
丧亲

bereavement counselling, 468, 472 – 5
丧亲咨询

biased attention, 230 – 1
注意偏差

Bieber, David, 343
比伯

binge drinking, 314
狂饮，暴饮

binge eating, 304 – 9
暴食

biomedical approach to illness, 11 – 19, 375
疾病的生物医学取向

biopsychosocial approach to illness, 15 – 19,
　　80, 296, 300 – 1, 327, 331, 351, 375 – 6
疾病的生物 – 心理 – 社会取向

bipolar disorder, 10, 378 – 9
双相障碍，躁郁症

blind trials, 406
盲测

body building, 206
健身

body image, 186 – 7, 206, 322, 342
身体形象

body language, 441 – 2; *see also* posture
身体语言

body mass index (BMI), 309 – 10, 313
体重指数

bonding, 176 – 7
联结

boredom, 73 – 4, 167
厌倦，无聊

bottom-up processing, 221, 226
自下而上的加工

bowel disorders *see* gastrointestinal cancer;
　　inflammatory bowel disorders;irritable
　　bowel syndrome
肠道疾病

brain damage, 226; *see also* traumatic brain
　　injury
脑损伤

brain-gut axis, 295 – 301
脑肠轴

brain regions, 153 – 60, 165, 174, 178, 390
脑区

breastfeeding, 175 – 8
母乳喂养

breathing difficulties *see* respiratory disorders
呼吸困难

British Heart Foundation, 272
英国心脏基金会

Broca's area, 155
布洛卡区

bulimia nervosa, 305 – 9
神经性贪食症

burnout, 62 – 4, 136
倦息

caesarean sections, 334 – 5, 338
剖宫产

Calgary-Cambridge model of clinical
　　interviewing,434－9, 446
临床访谈的卡尔加里－剑桥模型
cancer, 14, 124, 127, 203, 259－67, 295－6,
　　320－3, 361－6
癌症
　　interventions for, 265－7
　　的干预
　　positive changes associated with, 265
　　有关的积极变化
　　psychological responses to, 261－5
　　的心理反应
　　psychosocial risk factors for,259－61, 266
　　的心理社会风险因素
cardiac rehabilitation, 283－5, 292
心脏康复
cardiovascular disease, 14, 39, 42, 163,
　　270－85, 292
心血管疾病
　　coronary heart disease (CHD), 270－80
　　冠心病
　　chronic risk factors for, 271, 276
　　的慢性风险因素
　　clinical treatment of, 283
　　的临床治疗
　　impact of, 281
　　的影响
　　psychological risk factors for,271－80,
　　285
　　的心理风险因素
cardiovascular reactivity,280, 285
心血管反应性
Carlyle, J., 460
卡莱尔
case-control studies, 406
案例－对照研究
case reports, 406
案例报告
cataplexy, 167
猝倒
causal relationships, 18, 232
因果关系
Ceausescu, Nicolae, 174
齐奥塞斯库

cerebellum, 156－7, 160－1
小脑
cerebral cortex, 153－4
大脑皮层
cerebrospinal fluid (CSF),153, 395
脑脊液
Charles, C., 417
查尔斯
Chartrand, T.L., 36
沙特郎
chemotherapy, 233－4, 296
化疗
chest pain, 89－90
胸痛
childbirth, 334－6
分娩
childhood, 172－86
童年
children's understanding of illness,183－5
儿童对疾病的理解
chlamydia, 355
衣原体
cholera, 13
霍乱
Chomsky, N., 178
乔姆斯基
chronic grief, 134－5, 120－8, 136, 190, 253
慢性悲痛
chronic illness, 72, 76, 88, 90
慢性疾病
　　impact of, 122－4
　　的影响
　　positive changes associated with, 124
　　有关的积极变化
　　treatment of, 127－8, 136
　　的治疗
chronic kidney disease (CKD),368－71
慢性肾病
chronic pain, 78, 82－4
慢性疼痛
chronic pelvic pain (CPP), 352－3
慢性盆腔痛
chronic stress, 249－50, 256
慢性应激

'chunking' of information, 240
信息的组块
Churchill, Winston, 204
丘吉尔
circadian rhythms, 165, 168
生理节律，昼夜节律
class differences, 13
阶层差异
classical conditioning, 86, 232－5, 238
经典条件作用
　　and physical symptoms, 233
　　和生理症状
　　and psychological problems,233－5
　　和心理问题
clinical interviewing, 432－43
临床访谈
　　closure in, 437－9
　　的结束
　　in difficult circumstances,439－43
　　高难度
Clinton, Bill, 350
克林顿
closed questions, 428
封闭式问题
cognitive analytic therapy(CAT), 453
认知分析治疗
cognitive behavioural therapy(CBT), 10, 123,
　　265, 375,379, 388, 390, 453－60, 465
认知行为治疗
　　core features of, 459
　　的核心特征
　　increasing popularity of,459－60
　　的日渐流行
　　limitations of, 460
　　的局限
　　recent developments in, 459
　　最近的发展
cognitive-behavioural stress management, 64
认知－行为压力管理
cognitive dissonance, 198－9
认知失调
cognitive theory of mental illness (Beck), 456
心理疾病的认知理论

collaborative approach to treatment, 433,
    445 − 6
治疗的协作取向

common colds, 58, 287
普通感冒

common sense, 8 − 9
常识

communication, *verbal* and *non-verbal*,
    427 − 32
沟通，言语和非言语

communication skills, 419 − 21,426 − 7, 434,
    437 − 8
沟通技能

comparisons, *downward* and *upward*, 204
比较，向下的和向上的

competence, *conscious* and *unconscious*, 446
胜任，有意识的和无意识的

compliance with treatment regimes, 408; *see*
    also adherence to treatment
顺从医嘱

comprehension on the part of patients, 416
站在病人的角度进行理解

computerised therapy,128, 452 − 3
计算机化的治疗

conditioned and *unconditioned* stimuli and
    responses, 232
条件和无条件的刺激和反应

conditioning, 232; *see also* classical
    conditioning; operant conditioning
条件化

condoms, use of, 355 − 9
避孕套，使用

confidence intervals, 421
置信区间

conformity, 208 − 10, 215
从众

conscientiousness, 14, 39
尽责性

consciousness, 166
意识

    disorders of, 167 − 8
    障碍

consent, concept of, 388 − 9
知情同意，概念

contraception, 358 − 9; *see also* condoms,
    use of
避孕

control of health behaviour,105 − 6, 115
健康行为的控制

controllable and *uncontrollable* illness, 88
可控的和不可控的疾病

coping strategies, 60, 262
应对策略

cortisol, 49, 53, 60, 249 − 50, 254, 289,
    339 − 40, 345
皮质醇

    hypersecretion and hyposecretion of, 340
    增多症和减少症

counselling, 463 − 5
咨询

crisis interventions, 467, 472
危机干预

crisis theory of chronic illness, 122
慢性疾病的危机理论

critical incident debriefing,66 − 7, 471, 475
紧急事件应激晤谈

Crohn's disease, 319
克罗恩氏病

cross-sectional surveys, 406
横断调查

crying patients, 442
哭泣的病人

cue-arousal theory of aggression, 215
攻击的线索唤起理论

cues to action on health, 100 − 1
健康的行动线索

cultural differences, 225, 430 − 1
文化差异

current drive state, 223
当前驱力状态

Cushing's syndrome, 49, 340
库欣综合征

Danish National Work Environment Cohort
    Study,13 − 14
丹麦全国工作环境群组研究

death, 129 − 41
死亡

main causes of, 97, 120 − 1
的主因

and medical practice 135 − 41
和医疗实践

decision-making
决策

    capacity for, 188 − 9
    决策能力

    in groups, 209, 215
    群组决策

    involvement of patients in,417 − 19, 423
    病人参与的

    in mental illness, 388 − 9
    心理疾病的

    shared decision-making, 417 − 21
    共同决策

defences, psychological 461
心理防御

delusions, 382, 392
妄想

dementia and dementia care, 123, 191, 216,
    238, 392
痴呆及其护理

denial
否认

    of illness, 122, 262
    疾病的

    of risks, 422
    风险的

    of unwelcome thoughts, 461
    讨厌想法的

depression, 5, 10, 14, 30, 37 − 9, 122 − 3,
    190 − 3, 202,208, 250 − 6, 262, 321,
    323, 331, 333, 337, 369, 378 − 80,
    390 − 3, 456 − 7, 464; *see also* manic
    depression
抑郁

    and heart disease, 265 − 8, 279 − 80
    与心脏病

depth perception, 221 − 2
深度知觉

Descartes, René, 11
笛卡尔

diabetes, 76 − 7, 90, 254, 368
糖尿病

Diagnostic and Statistical Manual of Mental Disorders (DSM), 377 − 8, 383 − 4
《精神障碍诊断与统计手册》

diagnostic disorders, 10
诊断性的障碍

dialysis, 368 − 71
透析

diathesis stress model, 59
素质 − 压力模型

diet, 272, 301 − 4, 309 − 10, 319, 369
饮食

dieting, 27, 304, 309
节食

digital rectal examination (DRE), 362
直肠指检

disgust, 297 − 9
恶心

distress
痛苦，苦恼
　shown by doctors, 443
　医生表现的
　shown by patients, 307, 333, 338,
　　415 − 16, 431
　病人表现的

doctor-patient communication and the doctor-
　patient relationship, 411 − 23, 429
医患沟通及医患关系

doctor-patient model of clinical interviewing,
　432 − 4, 445
临床访谈的医患模型

dramaturgical theory (Goffman), 207 − 8
拟剧论

dreams, 162 − 3, 168
梦

drive theory, 26 − 7
驱力理论

drug abuse, 235
药物滥用

drug therapy for psychiatric disorders,
　386 − 7
精神障碍的药物治疗

DSM *See Diagnostic and Statistical Manual
　of Mental Disorders*

eating disorders, 202, 206, 230, 304 − 9
进食障碍
　prevention and treatment of, 308 − 9
　的预防及治疗

eating habits, 304; *see also* diet
饮食习惯

echoing, 436
重复

egocentrism, 182 − 5, 188 − 9
自我中心

electroconvulsive therapy (ECT), 388
电休克治疗

emotional dispositions, 39 − 41
情绪倾向

emotional distress of patients, 415 − 17
病人的情绪苦恼

emotional expression, 42
情绪表达

emotional regulation, 42
情绪调节

emotional responses
情绪反应
　of doctors, 441
　医生的
　of patients, 421 − 3, 439, 443 − 4
　病人的

emotional stimuli, 230
情绪刺激

emotions, 24, 30 − 45
情绪
　and attention, 230 − 1
　与注意
　behavioural components of, 35 − 6
　的行为成分
　and breathing difficulties, 286, 291
　与呼吸困难
　cognitive components of, 32 − 3
　的认知成分
　and gastrointestinal function, 297 − 9
　与胃肠功能
　and health generally, 37 − 45
　与健康

and immune function, 250 − 2
与免疫功能

and perception, 75 − 6, 79, 225
与知觉

positive and *negative*, 231, 250 − 2, 256 − 8
积极的与消极的

psychological components of, 34
的心理成分

theory of, 30, 36 − 7
的理论

empathy, 216 − 17, 441 − 2, 469 − 70
同理心

encoding of information, 238, 240
信息的编码

endocrine disorders, 339 − 46
内分泌紊乱
　treatment of, 342 − 5
　的治疗

end-stage renal disease (ESRD), 368 − 71
晚期肾病

Engel, G., 15
恩格尔

epilepsy, 167, 217
癫痫

erectile dysfunction, 351, 355, 365 − 6
勃起障碍

Erikson, E.H., 171 − 2, 189
埃里克森

ethical issues, 120, 141, 326, 343 − 5
伦理问题

ethological theory, 175
动物行为学理论

euthanasia, 137 − 41
安乐死
　arguments for and against, 137
　支持和反对的论据

evaluation of experience, 33
经验的评价

evidence-based medicine (EBM), 402 − 8
循证医学
　hierarchy of evidence for, 404 − 5
　证据的等级

exercise, benefits of, 62, 107, 272, 321, 392
锻炼的好处

existentialism, 132
存在主义

expectancy-value models, 99, 197 − 8
期望价值模型

expressive writing interventions, 127
表达性写作干预

eye movements and eye contact, 429 − 30;
　　see also rapid eye movement
目光移动和目光接触

facial expressions, 36, 225, 429
面部表情

female doctors, 334, 419 − 20
女医生

fight-flight response, 35, 49, 52, 249
战斗 − 逃跑反应

fish, consumption of, 302
吃鱼

flashbacks, 242
闪回

'flooding', 235
漫灌疗法

foetal programming hypothesis, 333 − 4
胎儿编程假说

football matches, 274
足球比赛

'foot-in-the-door' techniques, 199
登门槛方法

framing of messages, 201
框架信息

Freud, Sigmund, 163, 175, 460
弗洛伊德

frontal cortex, 34, 36, 160
额叶皮层

frontal lobes, 154, 157
额叶

fruit and vegetables, consumption of, 302
吃水果和蔬菜

frustration-aggression hypothesis, 215
挫败 − 攻击假说

fundamental attribution error, 204 − 7, 216
基本归因错误

'funnel approach' to questioning, 428
漏斗式提问

Gage, Phineas, 34
盖奇

gastrointestinal cancer, 320 − 3
胃肠癌症

gastrointestinal (GI) system, 295 − 323
胃肠系统

　　biopsychosocial approach to disorders of,
　　　300 − 1
　　疾病的生物 − 心理 − 社会取径

　　clinical treatment for disorders of, 322
　　疾病的临床治疗

　　lifestyle factors in disorders of, 295 − 6,
　　　301 − 22
　　疾病的生活方式因素

　　and psychological factors, 296 − 301
　　与心理因素

gate theory of pain, 80 − 2
疼痛的闸门理论

general adaptation syndrome, 51 − 2
一般适应综合征

generalised anxiety disorder (GAD),
　　379 − 82, 459
广泛性焦虑障碍

genitourinary medicine, 349 − 71
泌尿生殖医学

goal-setting, 394 − 6
设定目标

Goffman, E., 202, 207 − 8
戈夫曼

Goody, Jade, 100
杰德古迪

Greenhalgh, T., 406
格林哈尔希

grief, 132 − 5, 473
悲痛

group membership and group identity, 207
群体成员和群体同一性

groupthink, 209 − 10
群体思维

growth hormone, 341 − 2, 346
生长激素

Hale, Fred Snr, 192
弗雷德·黑尔

hallucinations, 382, 392
幻觉

happiness, 7, 30, 38
幸福

Harlow, H.E., 175
哈洛

head injuries, *open* and *closed*, 393
头部损伤，开放性和闭合性

health
健康

　　definition of, 4 − 8, 19
　　的定义

　　different ways of thinking about, 6
　　思考的不同层面

　　physical and *psychological*, 10
　　生理的和心理的

health behaviour, 97 − 117
健康行为

　　ambivalence towards, 201
　　对健康的矛盾心理

　　influences on, 99
　　对健康的影响

　　prediction and changing of, 97 − 100
　　的预测和变化

　　theories of, 99 − 117
　　的理论

health belief model (HBM),100 − 4, 117, 365
健康信念模型

health promotion, 191, 199, 236, 289, 422,
　　467 − 9
健康促进

　　targeted, 469
　　有目标的

health protective behaviours and health risk
　　behaviours, 98
保护健康的行为和危害健康的行为

heart disease *see* cardiovascular disease
心脏病

height, endocrine treatment for, 344 − 5
身高，内分泌治疗

helicobacter pylori, 248, 261, 299, 300
幽门螺旋杆菌

helping others, 217
帮助他人

hierarchies in medicine, 212, 404 − 5
医疗中的等级

high-fibre diets, 302
高纤维膳食

hippocampus, 156
海马

Hippocrates, 203
希波克拉底

HIV/AIDS, 10, 90, 124, 203, 254 − 6, 265,
　　354, 358, 410 − 11, 470 − 1
艾滋病

holistic approach to medical treatment, 17,
　　126, 327, 396
医疗的整体论取向

homeostasis, 26
体内平衡，内稳态

homosexuality, 377
同性恋

hormones and hormone therapy, 151, 331 − 2,
　　343 − 6
激素治疗

hospices, 135
临终关怀医院

hostility, 276
敌意

human immunodeficiency virus see HIV/
　　AIDS
人类免疫缺陷病毒

humanism and humanistic approaches to
　　therapy, 452
人本主义和人本主义治疗取向

Huntington's disease, 392
亨廷顿氏病

hypertension, 73, 280, 368, 409
高血压

hyperthyroidism and hypothyroidism, 341
甲状腺机能亢进症和甲状腺功能减退症

hyperventilation, 286
换气过度

hypothalamic-pituitary-adrenal (HPA) axis,
　　49 − 53, 61 − 2, 123, 249 − 50, 254,
　　339, 341
下丘脑 – 垂体 – 肾上腺轴

hypothalamus, 156
下丘脑

identity, personal and social, 202
个体同一性和社会同一性

illness identity, concept of, 88
疾病特性的概念

illness narratives, 124 − 7
疾病叙事

illness representations, 88 − 92, 95, 290
疾病表征

　　application to clinical practice, 90 − 1
　　临床实践中的应用

immune disorders, psychological aspects of,
　　253 − 6
免疫疾病，的心理方面

immune function, 53, 234, 248 − 53, 257,
　　261
免疫功能

　　and affect, 252
　　与情感

　　and emotions, 250 − 2
　　与情绪

immunisations, 252 − 3
免疫接种

incentive theories, 27
激励理论

infectious diseases, 12
传染病

infertility, 332
不孕症

inflammatory bowel disorders (IBD),
　　319 − 20, 323
炎症性肠病

in-groups, 209
内群体

insomnia, 166
失眠

intellectual development, 181 − 6
智力发展

intelligence, crystalline and fluid, 191 − 2
晶体智力和液体智力

interactionism, 178, 181
相互作用论

International Statistical Classification of
　　Diseases (ICD), 377 − 8, 384
《国际疾病统计分类》

internet resources, 128
网络资源

interpersonal relationships, 61 − 2, 287
人际关系

interpersonal therapy, 453
人际治疗

interruption of patients by doctors, 436
医生打断患者的讲话

interviewing see clinical interviewing;
　　motivational interviewing
访谈

intimate examinations, 368, 431
私密部位检查

introjection, 460
内投射

introspection, 188 − 9
内省

irritable bowel syndrome (IBS), 11, 295,
　　318 − 19, 322
肠易激综合征

Irwin, Michael, 139 − 40
欧文

jet lag, 165
时差

journals of research literature, 405
登载研究文献的期刊

kidney disease, 368 − 71
肾病

Kirsch, I., 87, 465

Kübler-Ross, E., 132
库伯勒·罗斯

labelling of emotional states, 32 − 3
情绪状态的贴标签

language development, 155, 178 − 81
语言发展

　　stages of, 180
　　的阶段

Layard, R., 449

Lazarus, R.S., 56
拉扎勒斯

leadership, 211 – 12, 215
领导

leading questions, 428 – 9
诱导性问题

learned helplessness, 123, 379
习得性无助

learning theory, 175, 232 – 8, 375
学习理论

Lewinsky, Monica, 350
莱温斯基

life events, 54 – 5
生活事件

life expectancy, 190
寿命

life orientation test, 41
生活取向测试

lifespan development, 171 – 2
毕生发展

lifestyle factors in health, 13 – 14, 261, 272, 292, 295 – 6, 301 – 22
健康的生活方式因素

Likert scales, 198
李克特量表

limbic system, 34, 36, 156 – 7, 174
边缘系统

limited capacity processors, 227
有限的加工能力

listening, attentive, 436
专注地倾听

liver disease, 314
肝病

locus of control, *internal* and *external*, 106, 205
控制点，内部的和外部的

long life, behaviours associated with, 98
长寿，有关的行为

Lorber, W., 86

Luria, A.R., 157
鲁里亚

lymphocytes, 249, 251
淋巴细胞

McCartney, Linda, 100
琳达·麦卡特尼

malpractice claims, 434
医疗事故索赔

Mandelblatt, J.S., 102

manic depression, 378; *see also* bipolar disorder
躁郁症

Mann, T., 472 – 3

Markwardt, Claire, 74
克莱尔

Marshall, Barry, 300
巴里·马歇尔

Martinez-Regino, Anamarie, 8

Marucha, P.T., 256

masculinity, perceptions of, 361, 366
男子气的知觉

mastectomy, 5
乳房切除术

Meagher, M.W., 79

medical consultations
医疗咨询

　with children and adolescents, 180 – 9
　儿童和青少年的

　culture-related communication difficulties in, 225
　中的文化相关的沟通困难

　giving information to patients in, 243, 413 – 19, 423; *see also* bad news; risk information
　中给病人传递信息

　information gathering in, 436 – 7
　中的信息搜集

medical mistakes, 228 – 9
医疗失误

medical students
医学生

　barriers to learning about psychology, 2, 10
　学习心理学的障碍

　communication skills of, 426, 434
　的沟通技能

　examination performance of, 241 – 2
　的考试成绩

　prejudices of, 213
　的偏见

　stress and anxiety for, 64, 75, 209, 287
　的压力与焦虑

medical training, 17
医疗培训

memory, 238 – 43
记忆

　short-term and long-term, 239 – 43
　短时与长时

　and study of medicine, 240 – 1
　与医学的学习

　see also primacy and recency effect

menopause, 331 – 2
绝经

menstruation, 327, 332
行经

Mental Health Act, 388
精神健康法案

mental illness, 5, 449
精神疾病

　cognitive theory of, 456
　的认知理论

　definition of, 377
　的定义

　doctors' attitudes to, 213 – 14
　医生的态度

　medical decision-making in cases of, 388 – 9
　中的医疗决策

　predisposing, *precipitating* and *perpetuating* factors for, 376 – 377
　的易感、诱发和持续因素

mental state examination, 384 – 6, 390; *see also* mini mental state examination
精神状态测试

meta analysis, 404 – 5
元分析

metacognition, 182, 188 – 9
元认知

methodone, 235
美沙酮

mind-body dualism, 11
身心二元论

mindfulness interventions, 265
正念干预

mini mental state examination (MMSE), 394
迷你精神状态测试

mirroring, 431
模仿，映照

miscarriages, 338 − 9
流产

Miskovic, D., 229

MMR vaccine, 253
麻疹、腮腺炎、风疹疫苗

mnemonics, 241
记忆术

modelling, 86, 217, 236, 238
模仿

mood disorders, 378 − 9, 390
心境障碍

'morning sickness', 333
孕妇晨吐

'motherese', 178 − 81
妈妈语

motivation
动机

  and behaviour change, 206
  和行为变化

  biological and *social*, 26
  生物的和社会的

  definition of, 25 − 7
  的定义

  and health, 28 − 30
  与健康

  and health behaviour, 101, 115
  与健康行为

  theories of, 26 − 7
  的理论

motivational interviewing, 29, 466, 469 − 70
动机性会谈

motor neurone disease, 390 − 1
运动神经元病

motor neurons, 157 − 8
运动神经元

mourning, 132 − 5; *see also* grief
哀悼

movement, control of, 157 − 61
运动控制

multiple questions, 428, 436
多重问题

multiple sclerosis (MS), 152, 390
多发性硬化症

multitasking, 228, 231
多任务作业

Murray, E., 417 − 18

muscle dysmorphia, 206
肌肉上瘾症

music, listening to, 229
听音乐

myocardial infarction (MI), 91 − 2, 276, 281 − 2
心肌梗死

narcolepsy, 167 − 8
发作性睡病

narrative-based medicine, 126
基于叙事的医疗

National Health Service (NHS), 7
国民健康服务

National Institute for Clinical Excellence (NICE), 123
英国国家临床规范研究院

nativism, 178
先天论

nausea, 232 − 4, 296, 333
恶心

needle-related distress, 253
打针造成的痛苦

negative reinforcement, 236
负强化

Nelson, J.E., 141

nervous system, 146 − 52, 157 − 8; see also central nervous system
神经系统

  organisation of, 146 − 8
  的组成

  autonomic nervous system (ANS), 49 − 50, 147 − 8,157, 254
  自主神经系统

  central nervous system (CNS),146 − 52, 158, 296
  中枢神经系统

  enteric nervous system, 148, 296, 301
  肠道神经系统

parasympathetic nervous system, 147 − 8, 296
副交感神经系统

peripheral nervous system (PNS), 147 − 9, 152
外周神经系统

somatic nervous system (SNS), 148
躯体神经系统

neurological disorders, 390 − 3
神经障碍

neuromodulators, 150 − 1
神经调质

neurons, 148 − 61
神经元

  communication within and between, 149 − 52
  内部和之间的传导

neuropsychological assessment, 394 − 6
神经心理学评估

neuropsychological rehabilitation, 393 − 6, 468, 474
神经心理学康复

neuroticism, 39, 59 − 60, 441
神经质

neurotransmitters, 150 − 1, 167 − 8
神经递质

Newton, T.L., 276

nocebo effects, 86 − 7, 223
反安慰剂效应

nociception, 79
伤害感受

norepinephrine, 150
去甲肾上腺素

norms, 16, 104 − 6, 207, 209
规范

nurse-physician relationships, 210 − 11
医护关系

obedience, 210 − 11
服从

obesity, 7 − 8, 14, 28, 309 − 13, 368 − 9
肥胖，肥胖症

observational learning, 178
观察学习

obstetrics and gynaecology, 420
妇产科，妇产学

occipital lobe, 154, 157
枕叶

older people, health and health care of, 190 − 4
老年人，的健康和保健

online support groups, 128
在线支持群体

open questions, 428, 436
开放式问题

operant conditioning, 178, 212, 235 − 8
操作性条件作用
  and medicine, 236
  和医疗

optimism about health, 28, 40 − 1
健康的乐观主义
  unrealistic, 421 − 2
  不现实的

orbitofrontal cortex, 34
眶额叶皮层

orgasm, 351 − 2
性高潮

osteoarthritis, 15
骨关节炎

ostomies, 321 − 3
造瘘术

out–groups, 209
外群体

pain, 78 − 84, 94; *see also* chronic pain
疼痛
  acute and *chronic*, 78
  急性和慢性
  multidimensional model of, 79 − 82
  的多维度模型
  paediatric, 237
  儿科
  psychophysiology of, 80 − 2
  的心理生理学机制
  SOCRATES examination for, 241
  检查疼痛的苏格拉底法

pain management, 466, 474
疼痛管理

pain tolerance and pain threshold, 79
疼痛耐受性和疼痛阈限

palliative care, 135 − 41, 321
姑息治疗

panic and panic disorders, 33, 286, 380 − 2, 442
惊恐和惊恐障碍

paraphrasing, 436
改述

parent-child relationships, 176 − 7, 187, 303, 460
亲子关系

parietal lobe, 154, 157
顶叶

Parkinson's disease, 160, 391 − 2
帕金森氏病

Parry, C.H., 341
帕里

pathogenic stimuli, 16
病原刺激

patient-centred approach to health care, 17, 415 − 16, 419
以患者为中心的医疗保健方法

patient-centred interviewing, 434
以患者为中心的访谈

Pearson, R.M., 231
皮尔逊

pelvic pain, 352 − 3
盆腔痛

peptic ulcers, 300 − 1
消化性溃疡

peptides, 151
多肽

perception, 220 − 6
知觉
  abnormal processes of, 225
  的异常加工
  of threats and benefits to health, 100 − 4
  健康威胁和好处的
  visual, 221 − 5
  视知觉

perceptual sets, 221 − 3, 226
知觉定势

personal fables, 189
个人神话

personality
人格
  and response to stress, 59 − 60
  与应激反应
  traits of, 40
  特质

personality disorders, 10, 383 − 4
人格障碍

persuasive messages, 200
说服信息

pessimism about health, 40 − 1
关于健康的悲观主义

phobias, 230 − 5, 238, 380 − 2, 453
恐怖症

physical activity, 62, 191, 310, 321, 392
体力活动

Piaget, J., 181 − 2, 188
皮亚杰

placebo effects, 15, 72, 85 − 7, 223, 296, 298, 465
安慰剂效应
  use in clinical practice, 86 − 7, 94
  在临床实践中的应用

polarisation of attitudes, 209
态度的极化

positive psychology, 30
积极心理学

positive reinforcement, 235 − 6, 238
正强化

postnatal problems and postnatal care, 335 − 9
产后问题和产后护理

post-traumatic stress disorder (PTSD), 66, 242, 250, 281, 289, 453, 463
创伤后应激障碍
  postnatal, 335, 337, 455 − 8
  产后的

posture, 430 − 1, 441
体态，姿势

pregnancy, 332 − 4, 353
妊娠，怀孕
  amongst doctors, 334
  女医生的

prejudice, 212 − 15
偏见

premenstrual dysphoric disorder (PMDD),
    328 − 9
经前焦虑障碍

premenstrual syndrome (PMS), 326 − 31
经前综合征

primacy effect in relation to memory, 239
记忆有关的首因效应

primary motor cortex, 159, 161
初级运动皮层

PRIME theory, 27, 114 − 17
PRIME 理论

probabilities, understanding of, 421
概率，的理解

problem-focused coping strategies, 60, 262
问题聚焦的应对策略

projection process, 460
投射过程

pro-social behaviour, 216 − 17
亲社会行为

prostate cancer, 361 − 6
前列腺癌

psychiatric disorders, 375 − 90（精神障碍）
    assessment of, 384 − 6
    的评估
    classifications of, 377 − 8
    的分类
    common forms of, 378 − 84
    的常见形态
    management and treatment of, 386 − 90
    的管理和治疗
    models of, 375 − 7
    的模型

psychoanalysis and psychoanalytic theory,
    163, 166 − 7, 175, 375 − 6, 463
精神分析和精神分析理论

psychodynamic therapy, 460 − 5
心理动力学治疗
    core features of, 461
    的核心特点

psychoneuroendocrinology, 339, 346
精神神经内分泌学

psychological interventions in medical
    settings, 466 − 75
医疗背景中的心理干预
    for changing behaviour, 468 − 71
    为了改变行为
    in difficult circumstances, 471 − 2
    困难情境下的
    for specific illnesses and symptoms,
        473 − 4
    针对特殊疾病和症状的

psychology
心理学
    reasons for importance of, 8 − 11
    重要的原因
    seen as common sense, 8 − 9
    被视为常识
    specialisms in, 2 − 3, 450 − 1
    的分支
    usefulness of, 9 − 11
    的用处
    approach to thinking, 11
    思考方式

psychoneuroimmunology (PNI), 248
心理神经免疫学

'psychopharmacological bridge', 339
"精神药理学桥梁"

psychosis, 225, 392
精神病，精神错乱

psychosocial development, 171 − 94
心理社会性发展

psychotherapy, 387 − 8, 451 − 64
心理治疗
    choice between different types of, 464 − 5
    各种方法之间的选择
    and clinical practice, 473
    和临床实践
    definition and aim of, 451 − 2
    的定义和目标
    main approaches to, 454
    的主要取向
    specialisms within, 449
    内部分支

psychotropic drugs, 386 − 7
抗精神病药物

puberty, 186 − 9
青春期

PubMed database, 405
PubMed 数据库

puerperal psychosis, 337 − 8
产后精神病

punishment, 236
惩罚

purging and non-purging, 306, 308
清除和非清除行为

quality of life (QoL), 5, 30, 123 − 4, 253,
    256, 319 − 22, 369 − 70
生活质量

questioning styles, 428 − 9, 457; *see also*
    open questions and closed questions
提问方式

racism, 215
种族主义

radical prostatectomy, 362
根治性前列腺切除术

randomised controlled trials (RCTs), 405 − 6
随机化控制试验

rapid eye movement (REM), 161 − 5, 168
快速眼动

recency effect in relation to memory, 239
记忆有关的近因效应

red meat in the diet, 302
饮食中的红肉

reflexes, 158
反射

reinforcers, *primary* and *secondary*, 235
强化物，初级的和次级的

relapse, 110, 112
复发

relaxation techniques, 127 − 8, 235, 258
放松技术

renal failure, 368 − 71
肾衰竭

reproductive health, 326 − 39, 349
生殖健康

research papers, 405 − 7
研究论文

respiratory disorders, 286 − 92
呼吸系统疾病

clinical treatment of, 289－90
的临床治疗

retrieval of information in relation to
memory, 241
记忆有关的信息提取

rheumatoid arthritis, 254
类风湿性关节炎

Rhudy, J.L., 79

Richardson, P., 465

risk information, patients' understanding
of, 420－3, 442
风险信息，患者的理解

risky behaviours, 189, 274, 469
危险行为

Rogers, Carl, 415
卡尔·罗杰斯

'roid rage', 343; see also Steroids
固醇狂怒

role models, 236
角色榜样

'rules for living', 456－7
生活的规则

Sackett, D.L., 402

salt in the diet, 302
饮食中的盐分

schemas, 75
图式

schizophrenia, 10, 214, 225, 382－3, 430
精神分裂症

secondary motor cortex, 159, 161
次级运动皮层

self-consciousness, 189
自我意识

self-diagnosis, 88
自我诊断

self image and self-esteem, 202－6, 209
自我形象和自尊

self-management interventions, 91－2,
290－2, 467, 473－4
自我管理式干预

self-regulation model of illness, 88－92, 409
疾病的自我调节模型

Seligman, M.E.P., 379
塞利格曼

Selye, H., 51
塞里

semantic differential scales, 198－9
语意差异量表

sensory buffers, 226, 238
感觉缓冲器

'September 11th' terrorist attacks, 35, 274,
289
9·11 恐怖袭击

serotonin, 150－1, 165
5- 羟色胺，血清素

sex hormones, 342－3
性激素

sexual abstinence, 357
性禁欲

sexual freedom and sexual coercion, 350, 353
性自由和性胁迫

sexual health, 349－55, 359－60
性健康
　definition of, 349－50
　的定义

sexual pleasure and sexual problems, 351－3
性快感和性问题

'sexual relations', definition of, 350
性关系，的定义

sexual safety, 353, 470－1; see also
condoms, use of
性安全

sexually transmitted infections, 354－61
性传播疾病

sexually transmitted infection (STI), 355－6,
359－61
性传播感染

shift work, 165
倒班

shocking images, use of, 422
震撼图片的使用

'sick role', 208
病人角色

silent pauses, 436
沉默停顿

size constancy, perception of, 221－3
知觉的大小恒常性

skill acquisition, 227
技能获得

skin and skin disorders, 256－8
皮肤和皮肤病

Skinner, B.F., 178
斯金纳

sleep and sleep deprivation, 161－8
睡眠和睡眠剥夺

SMART goals, 395－6
符合 SMART 的目标

smoking, 14, 16, 28, 97－116, 191, 202, 262,
272, 288－9, 301, 319
吸烟

Snow, John, 13
约翰·斯诺

social-cognition models of health behaviour,
99－100
健康行为的社会认知模型

social factors in illness and health, 13－17,
377
疾病和健康的社会因素

social identity theory, 207
社会同一性理论

social isolation, 278－80
社会孤立

social learning theory, 217, 236
社会学习理论

social psychology, 197, 216
社会心理学

social roles, 207－8, 214
社会角色
　ascribed or acquired, 208
　被赋予和习得的

social support, 61－2
社会支持

sociocultural environment, 15－16
社会文化环境

SOCRATES examination for pain, 241
检查疼痛的苏格拉底法

Socratic questioning, 457
苏格拉底式提问

spatial behaviour, 429－30
空间行为

specialisms in psychology and psychotherapy, 449 – 51
心理学与心理治疗的分支

speech
言语

capacity for, 155
能力

characteristics of, 429
特征

stage theories of bereavement, 133, 472
丧亲的阶段理论

stage theory of child development (Piaget), 181 – 2, 188
儿童发展的阶段理论

'stages of change' model, 108, 111
"改变的阶段"模型

STD, see sexually transmitted infections

stereotypes, 212 – 15
刻板印象

steroids, use of, 342 – 3
类固醇，的使用

STI see sexually transmitted infections

stillbirths, 338 – 9
死产

'strange situation' research methodology, 173
"陌生情境"的研究方法学

Straus, S.E., 402 – 4
施特劳斯

stress, 14, 24, 30, 48 – 67, 88, 208, 254 – 8, 261, 333 – 4, 338,345 – 6, 442
压力，应激

and the gastrointestinal system, 299 – 301, 319, 323
和胃肠系统

and heart disease, 274 – 6, 280
和心脏病

and the immune system, 53, 249 – 50
和免疫系统

life events approach to, 54 – 5
生活事件导致的

links with health, 57 – 9
与健康的联系

management of, 64 – 7, 250, 467, 471 – 2
的管理

measurement of, 54
的测量

in the medical profession, 62 – 4
医疗职业中的

models of, 59
的模型

as a person-environment interaction, 55 – 7
作为人与环境相互作用的结果

physical response to, 49 – 53
的生理反应

protection against, 59 – 62
防止

and respiratory disorders, 287 – 92; see also chronic stress
和呼吸系统疾病

stress innoculation, 64
压力接种

stress responses 49 – 52
应激反应

stress theories of bereavement, 134, 472 – 3
丧亲的应激理论

stressors, 48
压力源

strokes, 392 – 3
中风

suicide, 5, 30, 379, 383
自杀

assisted, 137 – 41
协助的

summarising, 444
总结

support groups and support networks, 61 – 2, 128, 261, 265 – 6, 278 – 9, 335 – 6, 468, 474
支持群体和支持网络

suprachiasmatic nucleus (SCN),165, 168
视交叉上核

sympathetic nervous system, 49, 53, 123, 147, 249, 296
交感神经系统

symptoms, 71 – 94
症状

of chronic illness, 72
慢性疾病的

and clinical practice, 94
和临床实践

common occurrence of, 71
的普遍性

lack of, 88, 90
的缺乏

perceptions of, 71 – 8, 93, 223
的知觉

psychological, 10
心理的

synapses, 148 – 52
突触

synopses of best practice, 404
最佳治疗实践的概要

systematic desensitisation, 235
系统脱敏

systematic reviews, 405
系统性的综述

tectum, 156
顶盖

teenage pregnancies, 353
未成年人怀孕

tegmentum, 156
大脑脚盖

temporal lobe, 154 – 7
颞叶

terminal illness
晚期疾病

challenges of, 130, 141
的挑战

and clinical practice, 136 – 7
和临床实践

responses to, 132
的反应

Test Your Memory (TYM) tool, 394
测试你的记忆工具

testicular cancer, 361, 364 – 6
睾丸癌

testosterone, 342, 362, 364
睾丸激素，睾酮

thalamus, 156
丘脑

theory of mind, 183, 185
心理理论

theory of planned behavior (TPB), 104－8, 117, 365
计划行为理论

therapeutic relationship, 461, 465
治疗关系

thought disorders, 382
思维障碍

thyroid disorders, 341; *see also* hyperthyroidism
甲状腺疾病

timelines of illness, 88
疾病的时间线

Tomorrow's Doctors report (2009), 2
《明日医生》报道

top-down processing, 221, 226
自上而下加工

touch, use of, 431
触碰的运用

transference, 461
移情

transtheoretical model of health behaviour, 108－13, 117
健康行为的跨理论模型

traumatic brain injury (TBI), 393－6
创伤性脑损伤

treatment plans, 413
治疗计划

Type A behaviour pattern, 276
A 型行为模式

unconditional positive regard, 452, 463
无条件积极关注

unconscious mental processes, 166－7
无意识的心理过程

upper respiratory tract infections (URI), 287, 291
上呼吸道感染

urinary incontinence (UI), 362, 366－8, 371
尿失禁

vaccines, 12, 253
疫苗

vasodilation, 280
血管舒张

verbal communication, 427－9, 432
言语沟通

visual imagery, 240－1
视觉表象

vulnerability-stress model, 59, 262
脆弱－压力模型

Vygotsky, L.S., 183
维果斯基

Warren, Robin, 300
罗宾·沃伦

Williams, Brooks, 125－6
威廉

working memory, 239, 243
工作记忆

World Health Organisation (WHO), 6－7, 177, 288, 349, 377－8, 384
世界卫生组织

wound healing, 42－3, 256－8
伤口愈合

Yabroff, K.R., 102

zone of proximal development, 183
最近发展区

图书在版编目（CIP）数据

医学心理学 /（英）苏珊·艾尔斯，（英）理查德·
维泽著；洪炜译. -- 北京：商务印书馆，2019
ISBN 978-7-100-17790-0

Ⅰ.①医…　Ⅱ.①苏…②理…③洪…　Ⅲ.①医学心
理学—医学院校—教材　Ⅳ.①R395.1

中国版本图书馆CIP数据核字（2019）第189338号

医学心理学

〔英〕苏珊·艾尔斯　理查德·维泽　著
洪炜　等译
刘力　陆瑜　策划
谢呈秋　特约编审
王伟平　责任编辑

商　务　印　书　馆　出　版
（北京王府井大街36号　邮政编码100710）
商　务　印　书　馆　发　行
山东临沂新华印刷物流集团
有　限　责　任　公　司　印　刷
ISBN 978-7-100-17790-0

2019年10月第1版　　开本 850×1092　1/16
2019年10月第1次印刷　　印张 28.25

定价：128.00元